제2판

# 병원재무관리

제2판

# 병원재무관리

안영창 · 신성목

보문각

안영창

한림성심대학교 의무행정과 교수
E-mail : ayc939@hsc.ac.kr

신성목

병원재무관리 제2판

2판발행 2023년 09월 12일
초판인쇄 2013년 11월 12일

지은이 안영창 · 신성목
펴낸이 이호동
발행처 보문각
블로그 http://bomungak.blog.me
e-mail bomungak@naver.com
주소 서울시 서초구 바우뫼로7길 8 세신종합우면상가
등록번호 302-2003-00085
전화 02)468-0457
팩스 02)468-0458

값 27,000원

ISBN 978-89-6220-294-6 93510

# 머리말

재무관리란 기업 내의 자금흐름과 관련한 모든 의사결정을 효율적으로 유도하고 관리하기 위한 이론과 기법이다. 재무관리에서 가장 중요한 의사결정은 최적의 투자를 결정하고, 투자를 실행하기 위한 자본을 조달하고, 생산 및 판매활동을 통하여 부를 배분하는 것이다. 재무관리는 이러한 기업의 투자결정, 자금조달 및 부의 배분을 효율적으로 수행하기 위한 이론 및 기법을 연구하는 학문이다.

최근 기업 환경의 변화로 재무관리의 영역이 점차 확대되어 가고 있고 재무의사결정기법이 다양화되고 있다. 이에 따라 재무관리의 내용도 복잡해지고 어려워지고 있다. 그리고 재무관리 관련 교재도 신 개념과 신 기법들을 다루면서 발전을 거듭하고 있다.

우리나라 병원은 비영리법인으로 분류되어 주식을 통한 자기자본을 구성할 수 없고, 원칙적으로 사채발행이 금지된다. 이로 인하여 전통적 재무관리 이론을 병원 재무관리 이론으로 접목시키기에는 매우 어려운 점이 많다. 이러한 이유로 인하여 지금까지 병원재무관리 교재의 내용을 살펴보면 많이 부족한 것이 사실이다. 최근 우리나라 병원계는 영리병원 도입에 대한 논의가 계속되고 있지만 영리병원 도입이 병원환경에 어떠한 영향을 주는 지에 대한 정확한 이해 없이 우려의 목소리만 내고 있다. 따라서 의료계에 있는 실무자나 연구자들도 재무관리의 기본 개념에 대한 충분한 이해가 필요한 상황이다. 그리고 앞으로 병원 행정실무를 담당하게 될 보건관련학과(의무행정과, 보건행정과, 의료행정과, 병원경영과, 의료경영과, 의료정보과 등) 학생들은 재무관리에 관한 심도있는 학습이 필요하다.

이 같은 상황에서 병원재무관리 교재를 집필하게 되었으며 본 교재는 다음과 같은 특징이 있다.

첫째, 병원가치의 극대화라는 하나의 큰 흐름 속에 기업 재무관리의 전체적인 내용을 우리나라 의료시장의 현실을 최대한 반영하여 일관성 있게 구성하려고 노력하였다.

둘째, 가능한 한 어렵고 복잡한 수식을 피하고 재무이론의 기본적인 개념을 습득할 수 있도록 노력하였다. 그러나 재무관리의 의미를 올바르게 이해하기 위해서는 수식들이 도출되는 과정이나 함축적 의미를 이해하지 않고 단순히 공식을 암기하는 방식으로는 어려움이 많을 것이다. 따라서 본 서에서 언급한 수식은 가능한 이해를 하는 것이 바람직하며 수식의 이해가 어려울 경우 본 서에서 제시한 예제는 반드시 이해하여야 할 것으로 생각된다.

셋째, 본 교재는 각 장마다 충분한 연습문제를 수록하였다. 주관식 연습문제에서는 병원재무관리의 이론이 병원현장에서 어떻게 활용되고 있는지 간접적인 경험을 할 수 있을 것이며, 객관식 연습문제를 통하여 병원행정사 자격증 시험에 충실히 대비할 수 있을 것이다. 그리고 연습문제 풀이는 자격증 병원행정사 수험 준비에 많은 도움이 될 것으로 판단된다.

병원재무관리를 연구하고 강의하면서도 많이 부족하다는 것을 느껴 오랜 망설임 끝에 본  교재를 집필하게 되었다. 향후 독자들의 질책들은 여과 없이 받아들일 것을 약속드린다.

본 교재를 집필함에 있어 큰 틀은 Gapenski의 Understanding Healthcare Financial Management를 참조하여 우리나라 실정에 맞도록 재구성하였고, 재무관리이론은 박정식 교수님, 이필상 교수님, 김영규 교수님, 감형규 교수님, 병원의 특수상황은 정기선 교수님의 문헌과  그 외에도 많은 문헌들을 참조하여 쓰여 졌다. 이 자리를 빌어 국내 외 학자들의 양해를 구하며, 그들에게 깊은 감사의 뜻을 전합니다.

그리고 본 교재를 출간할 수 있게 해 준 보문각 이호동 사장님과 편집부 직원들에게도 진심으로 감사드립니다.

저자 일동

CONTENTS

# 표 목차

# 그림 목차

Hospital Financial Management · 병원재무관리

# 제 1 편 재무관리기초

1장 • 재무관리 입문

2장 • 병원 재무관리 환경

Hospital Financial Management

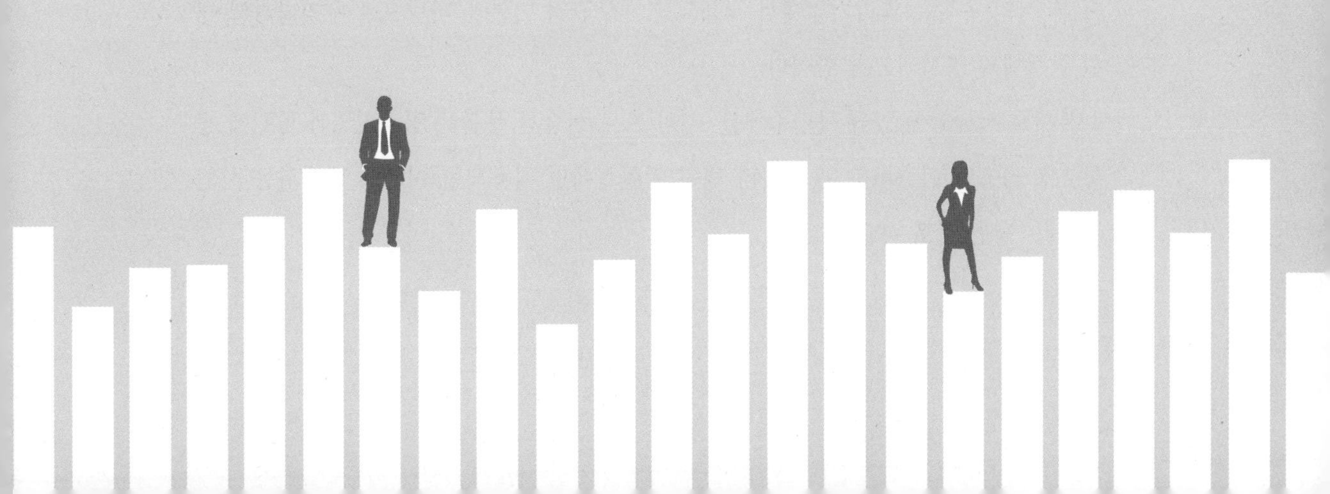

우리나라 의료법 시행령 제20조에는 의료법인과 민법 또는 특별법에 의하여 설립한 의료기관에 대하여 영리추구를 금지하고 있다. 이러한 규정 때문에 우리나라 병원은 주식거래를 통한 자기자본을 구성할 수 없고, 원칙적으로 사채발행이 금지된다. 이러한 주요한 특징들 때문에 병원의 재무관리는 일반 영리기업과는 다른 측면에서 접근이 요구된다.

재무관리 이론의 토대는 영리기업을 대상으로 발전되어 왔고, 이러한 영리기업의 재무관리 이론을 병원으로 그대로 적용시키는데 현실과 상충되는 부분이 많다. 따라서 본 서의 목적은 영리기업에서 적용되는 재무관리 이론을 바탕으로 우리나라의 병원 현실에 반영시키고자 함이다.

본서를 서술함에 있어 사업주체를 "기업"으로 서술한 부분은 영리기업과 병원에 공통으로 적용될 이론이고, 우리나라 병원의 현실에만 적용되는 이론에 대해서는 사업주체를 "병원"으로 서술하였다.

# 제1장 재무관리 입문

재무관리를 본격적으로 다루기에 앞서 예비적인 지식들을 소개한다. 제1장에서는 재무관리의 의의와 기능 그리고 재무관리의 목표를 강조한다. 재무관리의 목표를 어떻게 설정하는가는 매우 중요하다. 재무관리의 목표에 따라 기업의 의사결정방향이 설정되고 기업의 성과에 대한 평가기준이 확립될 수 있기 때문이다. 여기서는 재무관리의 목표로서 기업가치의 극대화를 제시한다. 그리고 재무관리의 목표 하에 재무관리자의 역할에 대하여 설명하고자 한다.

## 1. 재무관리의 의의

재무관리(financial management)는 기업재무(corporate finance)라고도 하며 기업이나 병원이 필요로 하는 자금을 합리적으로 조달하고, 조달된 자금을 어떻게 효율적으로 운용할 것인가에 관한 학문이다. 따라서 기업이나 병원이 경영활동에 필요한 자금의 조달 및 운용 그리고 그와 관련된 계획 및 통제 등이 재무관리의 연구대상이 된다.

병원의 기능이 진단, 치료, 재활 및 예방을 포함한 완전한 의료를 제공하고 의료인의 교육과 훈련 및 의학연구를 수행하는 것이라면, 이러한 기능을 효과적으로 수행하기 위해서는 자금이 필요하다. 우리나라 병원은 비영리조직[1]으로 영리기업의 자금조달 방법과는 다르다. 영리기업이 주식이나 사채발행, 차입금 등의 형태로 자금을 조달하는데 반해 병원은 주식이나 사채발행이 금지되어 있어 설립주체의 출연금과 차입금의 형태로 자금을 조달해야 한다.

병원이 그 기능을 수행하기 위해서는 조달된 자금으로 경영활동에 필요한 토지나 건물, 의료기기나 설비 등을 구입하게 된다. 그리고 병원의 영업활동의 결과 순이익이 창출되면 창출된 순이익을 잉여금 형태로 재무활동에 투여하게 되고, 그 반대의 경우 외부로부터 자금을 차입해야 한다.

기업이나 병원의 경영활동에서 가장 중요한 문제로 나타나는 것이 자본이다. 이는 적절한 자본의 축적과 흐름이 없이는 기업의 활동을 포함하여 모든 경제활동이 가능하지 않기 때문이다. 이러한 관점에서 저축을 유도하여 기업이나 병원들로 하여금 필요자본을 조달하게 할 뿐만 아니라 일반소비자들에게 부의 증식의 기회를 제공하는 금융시장의 존재는 필연적인 것이다. 결국 금융시장이란 자본을 거래대상으로 하고 있는 자원시장으로 어느 나라 경제이건 시장경제를 유지하는 이상, 건전한 기업의 발전과 경제성장에 필요 불가결한 중추 요소로 인식되고 있다.

바로 이와 같은 금융시장을 배경으로 하여 기업이나 병원 내의 자금흐름과 관련된 모든 의사결정을 보다 효율적으로 유도하고 관리하기 위한 이론과 기법으로 발전된 것이 재무관리(financial management)이다. 즉 기업이나 병원의 부(wealth) 또는 가치(value)를 극대화하는 과정에서 모든 재무의사결정을 합리적으로 내리기 위한 방법에 대한 연구가 바로 재무관리라고 정의할 수 있다.

넓은 의미로서의 재무관리란 기업재무[2](corporate finance)와 투자론(investments), 금융기관경영론(financial institutions management), 국제재무(international finance) 등을 포함한다. 그러나 본 교과서에서 다룰 재무관리는 기업의 재무의사결정 담당자

---

1) 의료법시행령 제20조(의료법인 등의 사명) 의료법인과 법 제33조제2항제4호에 따라 의료기관을 개설한 비영리법인은 의료업(법 제49조에 따라 의료법인이 하는 부대사업을 포함한다)을 할 때 공중위생에 이바지하여야 하며, 영리를 추구하여서는 아니 된다.

2) 기업재무는 기업의 유지와 발전을 위하여 필요로 하는 자금을 합리적으로 조달하고, 조달된 자금을 효율적으로 관리하는 것을 말한다.

관점에서의 재무관리, 즉 좁은 의미의 재무관리로 사업주체를 병원을 주 대상으로 하고자 한다.

## 2. 재무관리의 기능

병원의 경영활동은 의료서비스를 생산하고 제공하는 일련의 순환과정으로 요약될 수 있다. 의료서비스를 생산하기 위해서는 병원은 많은 자산(assets)이 필요하다. 그리고 병원이 의료서비스 생산에 필요한 자산에 투자하려면 많은 자금이 필요하다. 이러한 자금은 출연금, 차입금, 이익잉여금 등에 의하여 조달된다. 또한 투자결과 얻어진 수익을 효과적으로 운용하여야 한다.

이러한 재무관리의 기능을 재무상태표(대차대조표)의 관점에서 살펴보면 다음과 같다.

〈표 1-1〉 병원의 재무상태표(대차대조표)

| 차변 | | | 대변 | | |
|---|---|---|---|---|---|
| 계정과목 | 20×1년 | 20×2년 | 계정과목 | 20×1년 | 20×2년 |
| Ⅰ. 유동자산 계 | | | Ⅰ. 유동부채 계 | | |
| 1. 현금예금 | | | 1. 지급채무 | | |
| 2. 유가증권 | | | 2. 단기차입채무 | | |
| 3. 매출채권 | | | 3. 기타유동부채 | | |
| (의료미수금) | | | Ⅱ. 비유동부채 계 | | |
| (기타 받을채권) | | | 1. 장기차입채무 | | |
| 4. 재고자산 | | | (외화장기차입금) | | |
| (약품) | | | (기타장기차입금) | | |
| (진료재료) | | | 2. 퇴직급여충당금 | | |
| (기타재고자산) | | | 3. 기타 충당금 | | |
| 5. 기타유동자산 | | | 부 채 합 계 | | |
| Ⅱ. 비유동자산 계 | | | Ⅰ. 기본금 | | |
| 1. 투자자산 | | | Ⅱ. 적립금 | | |
| 2. 유형자산 | | | Ⅲ. 미처리잉여금 계 | | |
| (토지) | | | 1. 이월잉여금 | | |
| (건물) | | | 2. 당기순손익 | | |

| (의료기기) | | | | | |
|---|---|---|---|---|---|
| (건설가계정) | | | | | |
| (기타 유형자산) | | | | | |
| 3. 무형자산 | | | 기본재산 합계 | | |
| 자 산 합 계 | | | 부채와 기본재산합계 | | |

재무상태표는 특정시점에서 병원의 재무상태를 나타내는 것으로 〈표 1-1〉과 같은 형태를 갖게 된다.

병원의 자산은 재무상태표 왼쪽(차변)에 위치하며, 크게 유동자산과 비유동자산으로 구분할 수 있다.

비유동자산은 토지, 건물, 의료기기 등과 같이 장기간 동안 보유하는 자산이다. 그 중 의료기기, 건물 등과 같이 구체적 형태를 갖고 있는 자산을 유형자산이라고 하며, 특허권, 영업권, 저작권 등과 같이 구체적 형태가 없는 자산은 무형자산이라고 한다. 유동자산은 현금이나 예금, 약품이나 진료재료 등의 재고자산 등과 같이 단기간 동안 보유하는 자산이다.

자산에 투자하기 위해서는 자금이 필요하다. 이 같은 자금조달이 어떤 형태를 갖느냐 하는 것은 재무상태표 오른쪽(대변)에 나타나며, 크게 타인자본(부채)과 자기자본으로 구분된다. 자산과 마찬가지로 부채도 단기적 성격의 유동부채와 장기적 성격의 비유동부채로 구분된다. 유동부채와 비유동부채의 구분은 회계 관행상 1년 기준(one year rule)에 따르는 것이 보통이다. 유동부채는 1년 이내에 갚아야 할 부채이며, 비유동부채는 상환기간이 1년 이상인 부채이다. 한편 자기자본에 의한 자금조달은 기본금(출연금), 적립금, 미처리잉여금으로 이루어지며, 그 성격상 비유동부채와 함께 장기성자금조달로 구분된다.

이상의 설명을 바탕으로, 재무상태표 관점에서 재무관리의 기능을 살펴보면 다음과 같다.

첫째, 재무관리의 기능 중의 하나는 투자결정(investment decision)기능이다. 이 기능은 병원가치를 극대화하기 위하여 어떤 자산에 얼마만큼 투자할 것인가를 결정하는 것으로서 기업의 미래수익성과 성장성을 결정짓게 된다. 투자결정은 〈표 1-1〉 재무상태표의 차변에 나타나 있는 항목을 다루는 것으로서 자산의 최적구성(optimal structure of assets)을 찾으려는 노력이다. 재무관리에서는 특히 건물 · 설비 등의 투자수명이 긴 비유동자산에 대한 투자를 중요시하는데, 이는 자본예산(capital budgeting)이라 하여 재무관리분야에서 중요한 위치를 차지하고 있다. 현금, 유가증권, 매출채권과 재고자산 등 유동자산의 관리는 유동자산관리라 하여 별도로 다루고 있다.

둘째, 재무관리의 또 다른 기능은 자본조달결정(financing decision)기능이다.

이는 〈표 1-1〉 재무상태표의 대변에 관계되는 기능으로서 위와 같이 결정된 투자를 실행에 옮기기 위하여 자금을 어떻게 조달하는가에 대한 기업의 최적 자본구조(optimal capital structure)를 찾으려는 노력이다. 자본조달 중에서 중요한 위치를 차지하는 것은 장기성자금조달이며, 유동부채의 조달은 유동부채관리라 하여 별도로 설명한다.

셋째, 의료행위의 결과로 나타나는 이득을 어떻게 분배해야 하는가에 대한 소득분배결정(income distribution decision)이다. 영리기업의 소득분배는 주주에게 배당이나 채권자에게 이자로 지급하고 나머지는 기업내부에 유보하는 것이 일반적이다. 그러나 우리나라 병원은 비영리조직으로 주식이나 사채발행이 불가능하므로 배당금이나 이자지급과 같은 분배는 없고, 이득의 전부를 동일 목적으로 재투자되어야 한다.

## 3. 재무관리의 목표

재무관리가 기업이나 병원의 여러 관리적 기능 중의 하나이고 또한 궁극적으로 추구하는 것이 기업이나 병원 전체의 목표달성이라면 병원 재무관리의 목표는 병원의 목표와 일치한다고 할 수 있다. 즉 병원 재무관리는 병원의 활동을 자금의 측면에서 다루는 것으로 재무관리의 목표는 병원의 목표와 동일한 것이다. 따라서 병원의 역할이 무엇인가에 대하여 정의해볼 필요가 있다.

### 3.1 병원의 역할

세계보건기구(World Health Organization)는 지역사회에 치료와 예방을 포함한 충분한 수준의 의료를 제공하고 보건의료 인력의 교육훈련과 생태 사회학적 연구의 중심적인 역할을 담당하는 조직을 병원으로 정의하고 있다.

미국병원협회(American Hospital Association)는 조직화된 의료 및 전문인력, 병실을 포함한 시설, 의료서비스와 지속적인 간호서비스를 통하여 환자의 진단과 치료를 행하는 곳을 병원으로 정의하고 있다.

이와 같이 병원은 입원환자를 수용하여 진료할 수 있는 시설과 인력을 갖추어 진단, 치료, 재활 및 예방을 포함한 완전한 의료를 제공하고 의료인의 교육과 훈련 및 의학연구를 수행하는 하나의 조직으로 정의할 수 있다. 즉 병원은 사회, 의료조직의 핵심적 기능이며, 치료와 예방을 통합한 완전한 형태의 보건의료 서비스를 제공하는 기관이며, 보건의료 인력의 양성과 생태 사회학적 연구의 중심기관이기도 하다.

우리나라의 의료법은 의료인이 공중 또는 특정 다수인을 위하여 의료 조산의 업을 행하는 곳으로 규정하고, 종합병원, 병원, 치과병원, 한방병원, 요양병원, 의원, 치과의원, 한의원 및 조산소를 의료기관으로 정의하고 있지만, 대표적인 의료기관의 실체는 법인으로 설립되는 병원이다.

의료가 필요한 사람이 여러 가지 이유로 의료혜택을 받지 못한다면 인간다운 생활을 향유할 수 없다. 사회보장제도는 개인에게 의료를 보장함으로써 인간의 존엄성을 유지할 수 있는 기본조건을 마련하여 주는데 그 목적이 있다. 의료서비스는 국민 전체의 건강에 미치는 영향이 매우 크고 외부효과[3]도 매우 크기 때문에 보건의료서비스는 국가가 관여하게 된다. 이러한 영향으로 인하여 병원의 궁극적 목적이 영리추구에 있지 않고 사회적 공기관으로서 역할을 병행해야 하는 이유이다[4].

이러한 공익적 성격에도 불구하고 국 · 공립 병원이외에는 국가로부터의 재정지원이 거의 없는 상황에서 국 · 공립을 제외한 병원의 경우 스스로 자생하여야 하며, 자금이 부족한 경우 외부시장으로부터 자금을 조달하여야 한다. 이 경우 자본조달 비용과 이자를 지급하기 위해서는 적절한 수익창출이 필요하다. 이러한 이유로 인하여 병원은 기업성을 가진다.

3) 어떤 경제활동과 관련하여 다른 사람에게 의도하지 않은 혜택이나 손해를 가져다 주면서도 이에 대한 댓가를 받지도 않고 비용을 지불하지도 않은 상태를 말한다. 타인에게 이로운 효과를 제공했을 때 정(+)의 외부효과, 해로운 효과를 제공했을 때 부(-)의 외부효과가 있다고 한다. 정의 외부효과의 대표적 예는 양봉업자와 과수원을 운영하는 농장주와의 관계를 들 수 있고, 부의 외부효과의 대표적 예는 하천이나 대기를 오염시키는 기업을 들 수 있다.

4) 우리나라 의료법 시행령 제20조는 의료법인 등의 사명에서 "의료법인과 의료기관을 개설한 비영리법인은 의료업을 행할 때 공중위생에 이바지하여야 하며, 영리추구를 하여서는 아니 된다"라고 규정하고 있다.

기업재무에서 재무관리의 가장 일반적인 목표가 기업가치의 극대화라고 할 수 있는데, 영리기업과 비영리기업의 자기자본구성 방식이 다르기 때문에 다소 무리가 있지만, 병원이 기업성을 일부 가진다면 기업가치의 극대화를 병원 재무관리의 목표로 보아도 무방할 것이다.

### 3.2 기업가치의 극대화

기업가치는 기업이 벌어들일 미래의 현금흐름을, 시간성과 불확실성을 고려한 현재의 가치, 즉 현물(present value)로 나타낸 것을 말한다. 기업의 목표로서 이윤극대화(profit maximization)가 제시되기도 하지만, 다음과 같은 문제점으로 인하여 기업의 목표로는 적절치 않다라고 보는 것이 일반적이다.

이윤극대화 목표가 갖는 문제점은 다음과 같다[5].

첫째, 이윤이라는 개념이 모호하다. 이윤의 극대화라는 목표에서 극대화의 대상이 되는 이윤이 장기적 이윤인지 단기적 이윤인지 불분명하며, 당기순이익을 의미하는지 주당순이익을 의미하는지 불분명하다. 위의 기준에 따라 기업의 목표는 달라질 수 있기 때문에 이윤극대화 목표는 부적절하다.

둘째, 이윤극대화는 화폐의 시간적 가치를 고려하지 못한다는 문제점이 있다. 즉 각기 다른 시점에서 발생하는 이익을 동일한 가치로 평가할 수 없다는 것이다. 동일한 수익이라고 하더라도 그 수익을 실현하는 시점이 다르면 수익의 가치는 다를 것이다. 1월의 1억원과 12월의 1억원의 가치는 분명 다르다는 것이다. 현재수익과 미래수익의 가치는 수익의 실현시점까지의 시간 즉, 화폐의 시간적 가치를 고려하지 않고는 판단하기 어렵다. 이러한 화폐의 시간가치는 시점에 따라 달리 평가되므로 이윤이라는 절대금액을 기업의 목표로 삼는다는 것은 적절하지 않다.

셋째, 미래의 불확실성을 반영하지 못한다. 이윤극대화 목표는 미래이익의 위험의 정도에 따른 이익의 질적 가치를 무시하고 있다. 이 경우 미래에 발생할 이익의 절대적인 크기만이 중요하며, 실현 가능성은 고려하지 않게 된다는 것이다. 예를 들어 한 투자안은 현재 시점에서 100만원을 투자하여 3년 후 200만원을 얻기로 되어 있는 정기예금에 투자하는 것이고, 다

5) 이필상, 재무관리, 박영사, 1999, p10.

른 투자안은 동일한 조건하에 파산 가능성이 있는 회사채에 투자하는 안이 있다고 가정해보자. 이 경우 이윤극대화를 목표로 한다면 두 투자안은 동일한 투자안이 된다. 이 경우 이성적인 투자자라면 당연히 전자를 택하게 될 것이다. 즉 이윤극대화의 목표하에서는 두 투자안에 대한 우열을 가릴 수 없다.

기업가치의 극대화는 기업의 미래 현금흐름을 그 시간성과 불확실성을 고려하여 현재시점의 가치로 환산한 것으로 이윤보다는 훨씬 정확하고 포괄적인 개념이라 할 수 있다. 그런데 미래의 현금흐름을 정확히 추정하여 시간성과 불확실성을 반영한 현재가치로 환산하는 것은 매우 어렵다. 따라서 기업가치 극대화가 측정 가능한 기업의 목표로 되기 위해서는 이에 대한 정의가 구체적으로 내려져야 한다. 그런데 기업가치를 무엇으로 볼 것인가에 대하여 두가지 입장이 존재한다. 첫 번째 입장은 주주를 기업의 주인으로 보아 '주주 부의 극대화'(maximization of shareholders' wealth)를 기업가치의 극대화와 동일시하는 것이다. 이와는 달리 기업에는 여러 이해관계자가 존재하기 때문에 주주뿐만 아니라 다른 이해관계자의 부도 극대화해야 된다고 보는 입장이다. 이 경우 기업가치의 극대화는 '이해관계자 부의 극대화'(maximization of stakeholders' wealth)와 같은 개념으로 볼 수 있다[6]. 우리나라 병원은 비영리법인으로 주주가 존재하지 않아 주주 부의 극대화를 병원가치의 목표로 보기는 어렵고 이해관계자 부의 극대화를 병원가치의 목표로 보는 것이 타당할 것으로 판단된다.

## 4. 재무관리자의 역할

과거의 재무관리자의 역할은 특정 기업이 재화와 용역을 생산하고 판매하는데 필요한 자금을 안정적으로 제공하는 것이었다. 그러나 재무관리의 대상영역이 넓어짐에 따라 재무관리자(financial manager)의 기능과 책임 또한 더욱 확장되었다. 여기서 재무관리자는 보통 한 기업의 최고재무경영자(chief financial officer: CFO)를 말하며 기업의 규모에 관계없이 재무관리는 재무의 최고관리자인 CFO의 책임하에 관리를 수행하게 된다.

6) 이해영 · 김병기 · 김성우, 재무관리 제3판, 도서출판 청람, 2012, p11-12

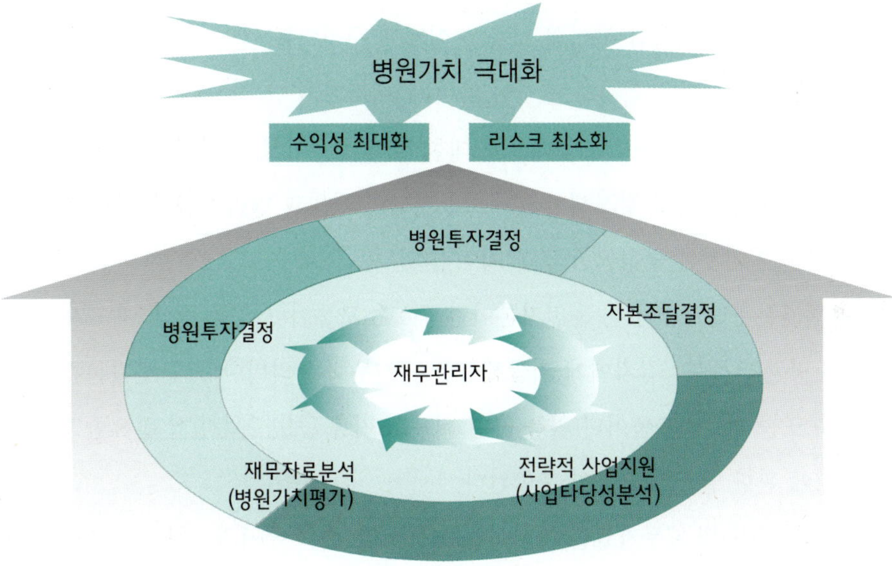


〈그림 1-1〉 재무관리자의 역할

이러한 재무활동과정에서 병원 재무관리자가 수행하는 역할[7]은 첫째, 투자결정(investment decisions) 기능이다. 병원이 정상적인 진료기능을 수행하기 위해서는 건물이나 의료장비와 같은 실물자산(real assets) 등이 필요하다. 이는 주로 대차대조표(재무상태표) 상의 차변에 나타난 어떠한 종류의 자산에 얼마만큼을 투자하여야 하는 가를 결정하는 기능이다. 그 중에서도 고정자산에 대한 투자결정은 매우 중요하다. 왜냐하면 병원의 고정자산은 상당히 고가이며 병원 가치에 장기적 영향을 미치기 때문이다. 투자결정에 의하여 자산의 규모와 구성상태가 결정되며 투자결정의 목표는 병원자산의 최적배합(optimal assets mix)

7) 주순제 외, 재무관리 이보다 쉬울 수 없다, 원앤원북스, 2012. 전략경영연구소에서 편역한 글로벌시대의 경영학, 이해영 외 2인 공저 재무관리, 도서출판 청람의 내용을 요약 정리하여 재 구성함.

에 있다.

둘째, 자본조달결정(financing decisions) 기능이다. 이는 대차대조표(재무상태표)상의 대변에 나타난 투자에 필요한 자금을 어떻게 조달할 것인가를 결정하는 것이다. 이는 병원의 장 · 단기 부채와 기본금 사이의 비율을 어떻게 구성하는 것인가 하는 것이다. 이 기능은 단순히 자본의 규모만을 의미하는 것이 아니라, 어떠한 수단(장 · 단기차입, 리스 등)으로 조달하느냐를 결정하는 것으로 조달대상에 대한 절차적 용이성, 조달비용 등을 감안하여 필요한 조달 방안을 평가하고 결정해야 한다. 이 기능이 병원과 영리기업이 많은 차이를 보이고 있으며 특히 자기자본 구성에서 많은 차이가 있다.

셋째, 운전자본관리기능이다. 운전자본이란 의료소모품이나 약품 등의 재고자산과 같은 단기자산과 병원의 물품공급자에게 지급해야할 단기부채를 의미한다. 운전자본관리는 의료미수금 회수 또는 의료소모품이나 약품 구입 비용의 지출 등 병원운영상 필요한 단기자본의 조달과 운영에 관한 일상적 활동이 포함된다.

넷째, 병원의 회계 및 재무자료를 분석하는 기능이다. 이는 투자결정과 자본조달결정을 효과적으로 하기 위해 필요한 자료를 분석하고 병원재무와 관련된 활동을 계획 통제하는 기능으로 재무제표의 비율분석을 통한 안전성평가와 장기 자금수요예측, 손익분기점분석, 병원가치평가 등과 같이 병원의 미래를 예측하는 영역까지 포함된 재무관리자의 가장 기초적인 기능이라 할 수 있다.

다섯째, 전략적 사업지원 기능이다. 최근 병원의 규모가 커지면서 사업투자에는 거대한 자금이 필요하며 이러한 사업을 수행하기 위해서는 자금소요 예측이 필수적이다. 따라서 재무적 관점에서 사업의 타당성을 검토하고 그 결과를 실행부서에 전달함으로서 의사결정을 지원하는 기능이 매우 중요하다.

## 5. 본서의 구성

본서는 전체 내용을 다음과 같이 6개의 편으로 나누어 일반 재무관리에서 중요시 하는 과제를 다루고, 병원분야에서 필요로 하는 부분을 상세하게 다루고 있다.

제1편 : 재무관리 기초

제2편 : 가치평가의 기본구조

제3편 : 병원투자결정

제4편 : 자본조달과 자본구조

제5편 : 운전자본의 관리

제6편 : 재무분석과 재무계획

각 편에서 설명될 내용을 간략히 소개하면 다음과 같다.

제1편에서는 재무관리의 기본적인 개념과 병원 재무관리 환경에 대하여 서술하였다.

제2편에서는 가치평가의 기본구조로 화폐의 시간적 가치와 위험과 수익률, 기업가치와 가격 대하여 서술하였다.

제3편에서는 병원의 투자결정으로 병원의 자본예산의 기초와 자본예산 편성기법, 그리고 자본예산의 실제적용에 대하여 서술하였다.

제4편에서는 자본조달과 자본구조로 자본비용과 병원의 자본조달 원천, 리스금융, 자본구조 이론을 다루었다.

제5편에서는 운전자본 관리로 병원의 운전자본과 직결되는 현금 및 유가증권 관리, 의료미수금관리, 재고자산관리를 다루었다.

제6편 재무분석과 재무계획에서는 레버리지 분석, 재무분석, 재무계획과 통제를 중심으로 서술하였다.

## 연습문제 주관식

01 재무관리의 의의를 설명하라.

02 재무관리의 기능을 재무상태표(대차대조표)관점에서 설명하라.

03 재무관리자의 역할을 설명하라.

01 재무관리의 기능으로 사실과 다른 것은?

① 어떤 자산에 얼마만큼을 투자할 것인가를 결정하는 투자결정
② 부채와 자본비용을 결정하는 자본조달 결정
③ 기업의 최적자본구조를 찾으려는 노력으로 장기성자금조달만 해당된다.
④ 자본과 자산구성이 계획한 바로 되었는지 검토하는 합리적 재무통제

02 재무관리의 궁극적 목표로서 가장 적당한 것은?

① 기업가치의 극대화 ② 기업이윤의 극대화
③ 매출액의 극대화 ④ 자금수지의 균형

03 재무관리의 목표로 이윤극대화가 지니는 문제점으로 사실과 다른 것은?

① 이윤 개념의 모호성 ② 화폐의 시간적 가치 무시
③ 회계이익 측정의 어려움 ④ 미래이익의 불확실성 무시

04 병원 재무관리자의 역할 중 병원자산의 최적배합의 기능은?

① 자본조달 결정 기능 ② 투자결정 기능
③ 전략적 사업지원 기능 ④ 운전자본관리 기능

05 일반적으로 병원 재무관리자의 기능으로 보기 어려운 것은?

① 회계처리방법 결정 기능 ② 자본조달 결정 기능
③ 투자결정 기능 ④ 병원의 회계 및 재무자료 분석 기능

제2장

# 병원 재무관리 환경

## 1. 병원의 특성과 병원재무관리

병원은 인적 물적 시스템이 결합된 복잡한 조직으로 일반 기업에서 적용된 경영기법들의 적용이 어려운데 그 주요한 원인을 보면 다음과 같다.[1)]

첫째, 과업의 내용을 명확히 규정하기 어렵다. 영리기업의 경우는 이윤의 극대화나 주주들의 부의 극대화 등을 목표로 할 수 있다. 그러나 병원의 경우 의료법의 규정에 근거하여 목표를 추론하여야 한다. 의료법의 목적은 모든 국민이 수준 높은 의료 혜택을 받을 수 있도록 국민의료에 필요한 사항을 규정함으로써 국민의 건강을 보호하고 증진하는 것이다. 따라서 의료법의 적용을 받는 의료인과 의료기관은 모든 국민의 수준 높은 의료 혜택을 받을 수 있도록 하는 것을 목적으로 하여야 한다. 그러나 일치된 견해는 없는 상황이다.

둘째, 내부자원의 가장 중요한 요소가 인적자원이다. 그 중에서도 특히 의료인력이기 때문에 경영기법을 적용하는데는 많은 제약이 있다.

셋째, 조직의 권한 및 통제구조가 복잡하다. 병원 조직에서는 의사들을 조직의 틀 속으로

1) Arnold D. Kaluzny et al., Management of Health Services. Prentice Hall Inc. 1982. p 221-231. 정기선. 현대병원재무관리. p 23 재인용.

통제하는 것이 어렵다. 그리고 의료진들은 극도로 전문화되어 있으므로 조직의 문제를 협동적인 방법으로 의사결정을 하는데에는 훈련이 되어 있지 않다.

넷째, 병원의 외부환경이 너무 광범위하다. 다른 산업도 여러 가지 법적 사회적 경영적 여건에 영향을 받지만 병원의 경우는 인간의 생사를 다루기 때문에 그 강도가 더 심하다.

위의 4가지 요인으로 인하여 병원이 갖는 특성은 많다. 그러나 재무관리와 관련되는 특성은 다음과 같다.[2)]

첫째, 법인형태의 병원은 비영리조직으로서 영리추구가 금지되어 있다. 따라서 이윤은 병원을 유지 발전시키기 위한 최소한의 것이어야 한다. 의료법시행령 제18조(의료법인 등의 사명)을 보면 "비영리법인은 의료법을 행함에 있어 공중위생에 기여하여야 하며 영리를 추구하여서는 아니 된다"라고 규정하고 있다.

영리를 추구해서는 아니 된다는 규정의 해석은 불분명하지만, 일반적으로 조직을 유지 발전시키기 위한 적정한 이윤추구는 가능하고 부조리하고 비도덕적인 방법까지 동원하여 과다하게 이윤을 추구하지는 말아야 한다는 의미로 해석하여야 할 것이다.

둘째, 의료법인이나 재단법인과 같이 민법 제32조의 규정에 의거 설립된 병원의 경우 출연자는 이익에 대하여 배당을 받지 못하며, 청산 등의 경우 잔여재산분배권도 갖지 못하여 병원에 대한 구상권이 없다. 그리고 병원이 도산한 경우 이사장 등은 잔여재산에 대하여 권리를 가질 수 없고, 잔여재산은 국고에 귀속하게 된다.

셋째, 진료거부를 할 수 없으며 선진료 후진료비 청구절차를 밟도록 되어 있어 의료미수금이 과다하게 발생된다. 따라서 자금운용상 큰 부담이 되며 또한 대손발생률이 높다.

넷째, 병원의 특성이 노동집약적인 면과 자본집약적인 면이 양존하고 있어 투자수익률이 낮은 수준이다.

2) 정기선(1998)의 내용을 요약 정리함

## 2. 병원의 경영환경

오늘날 병원의 경영환경이 급변함에 따라 병원의 재무적 의사결정은 더욱 복잡해지고 있고 어려워지고 있다. 재무적 의사결정과정은 불확실한 환경에 적응하는 과정이며 거시적인 환경변화에 대응하는 과정이다. 따라서 올바른 재무적 의사결정을 하기위해서는 재무환경에 영향을 미치는 환경변화를 거시적으로 살펴볼 필요가 있다.

우리나라 병원의 환경변화를 거시적으로 살펴보면

첫째, 국민의료비가 지속적으로 증가하고 있고, 앞으로도 지속적으로 증가할 것으로 예상된다.

둘째, 인구의 고령화가 가속화되어 노인에 대한 의료비 지출 규모가 급증할 것으로 예상된다.

셋째, 의료인의 증가와 병상수의 증가로 의료에 있어 공급초과 현상이 나타나 소비자 중심의 구조가 전개될 것으로 예측된다. 이는 병원간 경쟁이 과속화 됨을 의미하며 이는 시설의 고급화를 초래하여 병원시설에 대한 투자가 급증할 것으로 예상된다.

넷째, 의료관광 산업의 활성화로 외국인 환자 비중이 점차 증가할 것으로 예측된다.

다섯째, 보험급여 보장 범위가 더욱 확대되어 의료미수금 비중이 증가할 것으로 전망된다.

이들을 중심으로 병원의 경영환경 변화를 살펴보면 다음과 같다.

### 2.1 국민의료비[3)]

재무관리는 예산수립, 예산집행, 회계 및 재무관리의 평가 등의 단계를 거치게 된다. 예산수립은 수입과 지출계획을 세우고 자원을 조달하여 자원을 할당하는 활동을 말하는 것으로 수입계획은 매우 중요한 재무관리 기능 중의 하나가 된다. 병원의 수입계획은 병원 자체의 노력에 의해서도 영향을 받지만 국민의료비 지출규모과 같은 외부 환경의 변화에도 많은 영향을 받을 수 있다. 따라서 병원의 경영환경으로 국민의료비 지출규모나 추이, 재원 등을 살펴볼 필요가 있다.

3) 보건복지부, 연세대학교 의료 · 복지연구소의 2015년 국민의료비 및 국민보건계정 보고서 내용을 요약 정리함.

### 2.1.1 국민의료비 규모

우리나라 국민의료비의 규모는 1980년 1.5조원이던 것이 급격히 증가하여 2013년에는 102.9조원에 달하고 있다. 그리고 GDP대비 국민의료비 비율이 1980년에는 3.7%이던 것이 2013년에는 7.2% 비율로 증가하였다. 이러한 추세로 본다면 향후 국민의료비의 규모와 GDP대비 국민의료비 비율은 지속적으로 상승할 것으로 예측된다. 이러한 추세는 일반경제의 상승속도를 훨씬 상회하는 것으로 향후 의료비 규모는 지속적으로 증가 될 것으로 예측되어 진다.

〈표 2-1〉 우리나라 국민의료비 규모의 추이

| 연도 | 국민의료비 | | GDP | | 국민의료비/GDP(%) | 1인당의료비(천원) | 1인당GDP(천원) |
|---|---|---|---|---|---|---|---|
| | 조원 | 증가율(%) | 조원 | 증가율(%) | | | |
| 1980 | 1.5 | 34.0 | 39.5 | 22.5 | 3.7 | 38 | 1,035 |
| 1985 | 3.1 | 13.0 | 87.2 | 12.1 | 3.5 | 75 | 2,138 |
| 1990 | 7.6 | 19.2 | 197.7 | 20.9 | 3.8 | 176 | 4,612 |
| 1995 | 15.8 | 15.9 | 428.9 | 17.2 | 3.7 | 349 | 9,512 |
| 2000 | 26.8 | 10.7 | 635.2 | 10.2 | 4.2 | 571 | 13,512 |
| 2005 | 49.0 | 12.8 | 919.8 | 5.0 | 5.3 | 1,018 | 19,107 |
| 2010 | 86.0 | 12.1 | 1,265.3 | 9.9 | 6.8 | 1,740 | 25,608 |
| 2011 | 91.1 | 5.9 | 1,332.7 | 5.3 | 6.8 | 1,829 | 26,772 |
| 2012 | 96.6 | 6.1 | 1,377.5 | 3.4 | 7.0 | 1,932 | 27,547 |
| 2013 | 102.9 | 6.5 | 1,429.4 | 3.7 | 7.2 | 2,049 | 28,441 |

자료 : 보건복지부, 연세대학교 의료 · 복지연구소의 2013년 국민의료비 및 국민보건계정, 2015.

그러나 우리나라의 GDP대비 국민의료비 비율이 1980년에는 3.7%이던 것이 2013년에는 7.2% 비율로 증가하였다고 하지만 OECD 34개 국가와 비교하면 아직도 낮은 수준이다. 〈그림 2-2〉를 보면 OECD국가의 평균은 9.6%이며, 전체 34개 국가중 28번째로 나타나고 있다. 미국(17.4%), 네덜란드(12.0%), 프랑스(11.8%), 독일(11.6%), 덴마크(11.5%), 캐나다(11.4%), 스위스(11.4%) 등을 포함한 11개 국은 10%를 상회하고 있다.

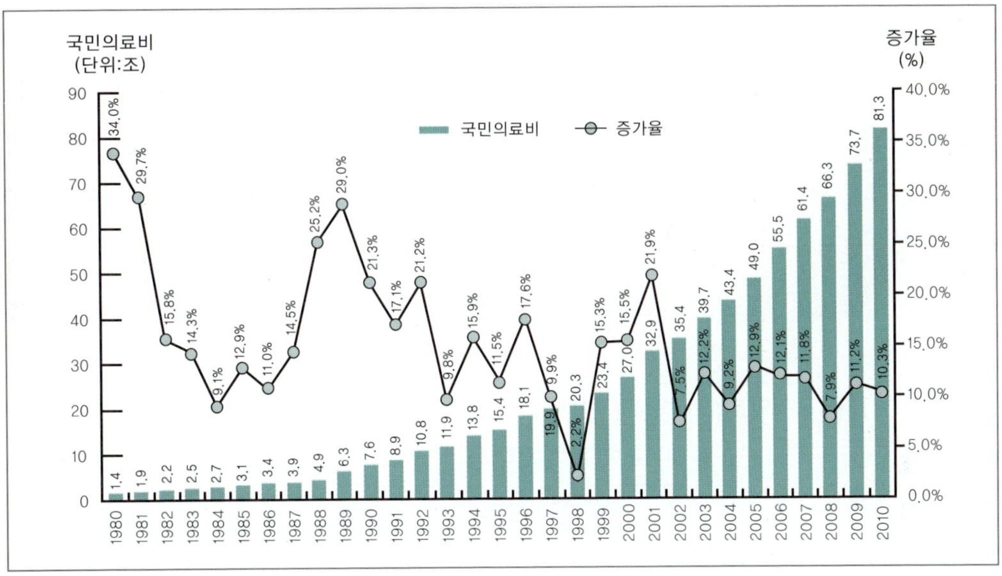


자료 : 보건복지부, 연세대학교 의료 · 복지연구소의 2013년 국민의료비 및 국민보건계정, 2015

〈그림 2-1〉 국민의료비 규모의 추이

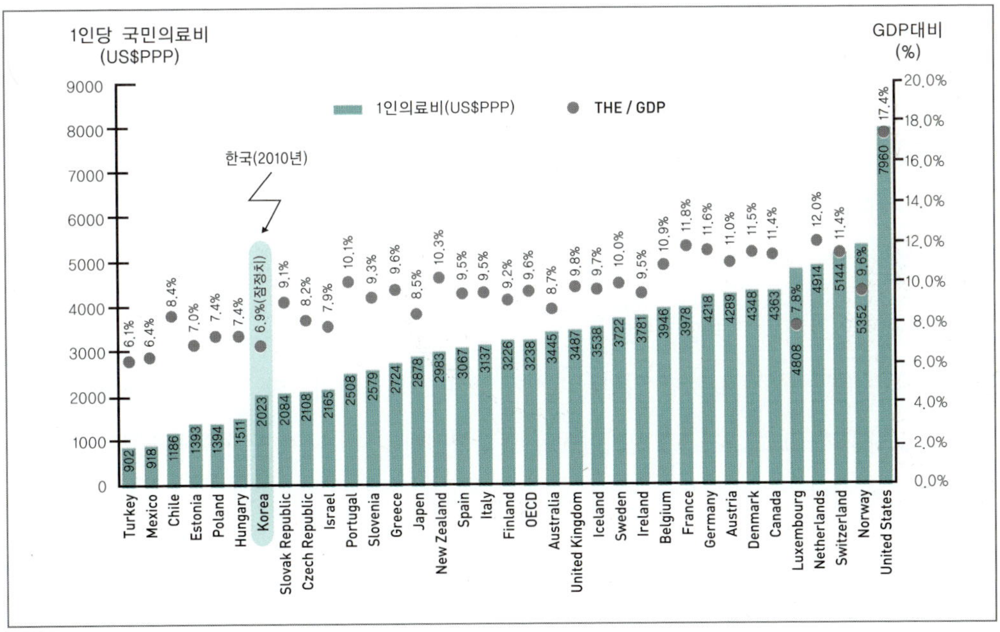


주) 2009년 자료, 한국은 2010년 자료, 터키, 포르투칼, 일본, 호주는 2008년, 그리스는 2007년

출처 : OECD Health Data 2011(Access date: 7-Dec-2011)

자료 : 보건복지부, 연세대학교 의료 · 복지연구소의 2010년 국민의료비 및 국민보건계정 재인용

〈그림 2-2〉 OECD 국가의 GDP대비 국민의료비 비율

### 2.1.2 국민의료비의 재원

국민의료비를 재원별로 보면 공공재원의 비중은 55.9조원으로 54.3%이며 민간재원의 비중은 47.0조원으로 45.7%이다. 공공재원은 사회보장기금재원이 44.1조원으로 42.8%이며, 정부재원은 11.8조원으로 11.5%이다. 민간재원은 가계의 직접부담재원이 36.2조원으로 35.2%이며 민영보험재원이 6.4조원으로 6.2%이며, 기타가 4.3%이다.

2013년 공공재원 의료비의 GDP대비 비율은 2010년 4.1%보다 0.2% 감소한 3.9%이다.

〈표 2-2〉 2013년 국민의료비의 재원별 구성

| 구분 | 규모 | 비중 | |
|---|---|---|---|
| | | 국민 의료비 대비 | GDP대비(잠정치) |
| 공공재원 | 55.9조원 | 54.3% | 3.9% |
| 정부 | 11.8조원 | 11.5% | 0.8% |
| 사회보장기금 | 44.1조원 | 42.8% | 3.1% |
| 민간재원 | 47.0조원 | 45.7% | 3.3% |
| 민영보험 | 6.4조원 | 6.2% | 0.4% |
| 가계직접부담 | 36.2조원 | 35.2% | 25% |
| 기타 | 4.4조원 | 4.3% | 0.3% |
| 합계(국민의료비) | 102.9조원 | 100% | 7.2% |

자료 : 보건복지부, 연세대학교 의료 · 복지연구소의 2010년 국민의료비 및 국민보건계정

### 2.1.3 국민의료비의 기능별 구성

국민의료비를 기능별로 보면 입원서비스가 32.4%, 외래서비스가 32.1%, 의약품 등을 포함한 의료재화가 21.3%, 자본형성이 4.5%, 보건행정관리 4.1%, 예방이나 공중보건이 3.2%로 구성되어 있다.

〈표 2-3〉 2013년 국민의료비의 기능별 구성

| 구분 | 규모 | 비중 | |
|---|---|---|---|
| | | 개인의료비 대비 | 국민의료비 대비 |
| 입원서비스 | 33.3조 원 | 36.7% | 32.4% |
| 외래서비스 | 33.0조 원 | 36.4% | 32.1% |
| 기타서비스 | 2.5조 원 | 2.8% | 2.4% |
| 의료재화 | 21.9조 원 | 24.1% | 21.3% |
| 의약품 등 | 20.3조 원 | 22.4% | 19.7% |
| 소계(개인의료비) | 90.7조 원 | 100% | 88.2% |
| 예방/공중보건 | 3.3조 원 | | 3.2% |
| 보건행정관리 | 4.2조 원 | | 4.1% |
| 소계(집합보건의료비) | 7.5조 원 | | 7.3% |
| 자본형성 | 4.6조 원 | | 4.5% |
| 합계(국민의료비) | 102.9조 원 | | 100% |

자료: 보건복지부, 연세대학교 의료 · 복지연구소의 2013년 국민의료비 및 국민보건계정, 2015

## 2.2 노인인구 구조 및 노령화지수

2010년 통계청이 추계한 만 65세 이상의 노인인구의 비중은 2010년에 11%에서 2030년에는 24.3%로 증가할 것으로 전망하고 있다. 앞으로도 저출산이 지속될 것이며, 지속적으로 평균수명도 연장될 것으로 보여 만 65세 이상 고령인구의 비중은 매우 빠른 속도로 증가할 것으로 예측하고 있다.

〈표 2-4〉 만 65세 이상 노인인구 추계

(단위 : 천명, %)

| | | 1970 | 1980 | 1990 | 2000 | 2010 | 2011 | 2020 | 2030 | 2040 | 2050 | 2060 |
|---|---|---|---|---|---|---|---|---|---|---|---|---|
| 인구수 | 0~14세 | 13,709 | 12,951 | 10,974 | 9,911 | 7,975 | 7,771 | 6,788 | 6,575 | 5,718 | 4,783 | 4,473 |
| | 15~64세 | 17,540 | 23,717 | 29,701 | 33,702 | 35,983 | 36,353 | 36,563 | 32,893 | 28,873 | 25,347 | 21,865 |
| | 65세 이상 | 991 | 1,456 | 2,195 | 3,395 | 5,452 | 5,656 | 8,084 | 12,691 | 16,501 | 17,991 | 17,622 |
| 구성비 | 0~14세 | 42.5 | 34 | 25.6 | 21.1 | 16.1 | 15.6 | 13.2 | 12.6 | 11.2 | 9.9 | 10.2 |
| | 15~64세 | 54.4 | 62.2 | 69.3 | 71.7 | 72.8 | 73 | 71.1 | 63.1 | 56.5 | 52.7 | 49.7 |
| | 65세 이상 | 3.1 | 3.8 | 5.1 | 7.2 | 11 | 11.4 | 15.7 | 24.3 | 32.3 | 37.4 | 40.1 |
| | 계 | 100 | 100 | 100 | 100 | 100 | 100 | 100 | 100 | 100 | 100 | 100 |

출처 : 통계청「장래인구추계」2010

국민건강보험공단 건강보험통계연보에 따르면 65세 이상 1인당 월평균 진료비는 전체 평균진료비의 3.1배에 해당하는 것으로, 2014년 기준 전체 인구의 11.9%를 차지하는 65세 이상 인구가 공적 의료비지출의 35.5%를 차지하는 것으로 나타났다. 향후 만 65세 노인인구의 증가가 가속화 됨에 따라 노인인구 대상 국민의료비 비중은 더욱 증가할 것으로 전망된다.

〈표 2-5〉 건강보험상 노인의료비 추이

(단위 : 억 원, %)

| | 2010년 | 2011년 | 2012년 | 2013년 | 2014년 |
|---|---|---|---|---|---|
| 전체인구 | 48,907 | 49,299 | 49,662 | 49,999 | 50,316 |
| 65세 이상 의료비 | 4,979<br>(10.2) | 5,184<br>(10.5) | 5,468<br>(11.0) | 5,740<br>(11.5) | 6,005<br>(11.9) |
| 전체 의료비 | 436,570 | 460,760 | 482,349 | 507,246 | 545,275 |
| 65세 이상 구성비 | 137,847<br>(31.6) | 148,384<br>(32.3) | 160,382<br>(33.3) | 175,283<br>(34.5) | 193,551<br>(35.5) |

자료: 한국보건산업진흥원, KHISS 보건산업통계, 2016

고령화는 전체인구에서 65세이상 인구가 차지하는 비율로 7%이상일 경우 고령화 사회, 14% 이상일 경우 고령사회, 20%이상일 경우 초 고령사회로 구분한다. 65세 이상 노령인구는 2000년을 기점으로 총인구의 7%를 상회하여 본격적인 고령화사회(Aging Society)에 돌입하였고, 2017년에는 14%를 넘어 고령사회(Aged Society)에 진입될 것으로 전망되며, 2026년에는 20%를 상회하여 초고령사회로 진입할 것으로 전망하고 있다.

더욱 심각한 것은 OECD 주요국과 비교했을 때 고령화 속도가 매우 빠르게 진행되고 있다는 점이다.

〈표 2-6〉 고령화 속도 국제비교

| | 도달년도 | | | 증가소요년수 | |
|---|---|---|---|---|---|
| | 7%<br>(고령화) | 14%<br>(고령) | 20%<br>(초고령) | 7% → 14% | 14% → 20% |
| 일본 | 1970 | 1994 | 2005 | 24 | 11 |
| 프랑스 | 1864 | 1979 | 2018 | 115 | 39 |
| 영국 | 1929 | 1975 | 2028 | 46 | 53 |

| 미국 | 1942 | 2014 | 2032 | 72 | 18 |
|---|---|---|---|---|---|
| 한국 | 2000 | 2017 | 2026 | 17 | 9 |

자료 : 일본 국립사회보장.인구문제연구소, 「인구통계자료집」, 2010

노령화지수는 유소년층 인구(0~14세)에 대한 노년층 인구(65세 이상)의 비율로서 인구의 노령화 정도를 나타내는 지표이다. 노령화 지수가 높아진다는 것은 장래에 생산 연령에 유입되는 인구에 비하여 부양해야 할 노년 인구가 상대적으로 많아진다는 것을 의미한다. 우리나라의 노령화 지수는 1970년의 7.2%에서 1995년의 25.2%, 2000년 34.3%로 급격한 증가를 보였으며, 2020년까지는 119.1%에 이를 것으로 보인다.

우리나라의 경우 1960년대에 6.0명이던 출산율이 2001년에는 1.3명까지 급격하게 떨어져 미국(2.13명) 프랑스(1.89명)는 물론이고 저출산율을 심각한 사회문제로 보는 영국(1.64명)이나 일본(1.33명)보다도 낮은 수준이다.

〈표 2-7〉 부양비별 인구구조 및 노령화지수

| | 유소년부양비 | 노인부양비 | 노령화지수 | 65세 이상 인구비중 |
|---|---|---|---|---|
| 1980 | 54.6 | 6.1 | 11.2 | 3.8 |
| 1985 | 46 | 6.5 | 14.2 | 4.3 |
| 1990 | 36.9 | 7.4 | 20 | 5.1 |
| 1995 | 33 | 8.3 | 25.2 | 5.9 |
| 2000 | 29.4 | 10.1 | 34.3 | 7.2 |
| 2005 | 26.8 | 12.6 | 47.3 | 9.1 |
| 2010 | 22.2 | 15.2 | 68.4 | 11 |
| 2015 | 19.1 | 17.9 | 94.1 | 13.1 |
| 2020 | 18.6 | 22.1 | 119.1 | 15.7 |
| 2025 | 19.3 | 29.6 | 153.3 | 19.9 |
| 2030 | 20 | 38.6 | 193 | 24.3 |
| 2035 | 20.2 | 47.8 | 236.1 | 28.4 |
| 2040 | 19.8 | 57.2 | 288.6 | 32.3 |
| 2045 | 19 | 64.3 | 337.8 | 35.1 |
| 2050 | 18.9 | 71 | 376.1 | 37.4 |

자료 : 한국보건산업진흥원, KHISS 보건산업통계. 2013

## 2.3 의료인 수 추이

병원 경영환경에서 의료인 수 추이 자료가 중요한 이유는 의료인 수가 증가하면 의료기관의 수가 증가될 가능성이 크며 이는 병원 간 경쟁에 매우 중요한 영향을 미친다고 할 수 있다. 병원 경쟁이 치열해지면 규모, 시설, 장비 경쟁으로 이어져 투자규모가 증가할 가능성이 매우 높다.

의료법 제2조에 의하면 의료인은 해당학문을 전공하는 대학을 졸업하고 국가시험에 합격 후 보건복지부장관의 면허를 받은 의사. 치과의사, 한의사. 조산사. 간호사를 말하는 것으로 적정 의료인력 확보는 의료수준의 선진화 달성에 매우 중요한 척도이며, 궁극적으로 국민건강 증진 기여 및 사회 안전망 확충의 척도이기도 하다.

그리고 의료인 수는 병상자원에 대한 적정 수급 및 관리를 통해 국민의료비를 적정 관리하고 의료이용의 접근성을 제고하기 위한 정책판단의 기초자료로도 활용된다.

2014년 현재 인구 10만명당 의사수는 222.92명으로 지속적 증가 추세이며, 2005년과 대비할 때 25.97% 증가한 수치이다. 2014년 현재 인구 10만명당 간호사수는 640.65명으로, 이는 최근 간호사 인력의 꾸준한 증가세로 인하여 2005년에 비하여 44.3% 증가하였다.

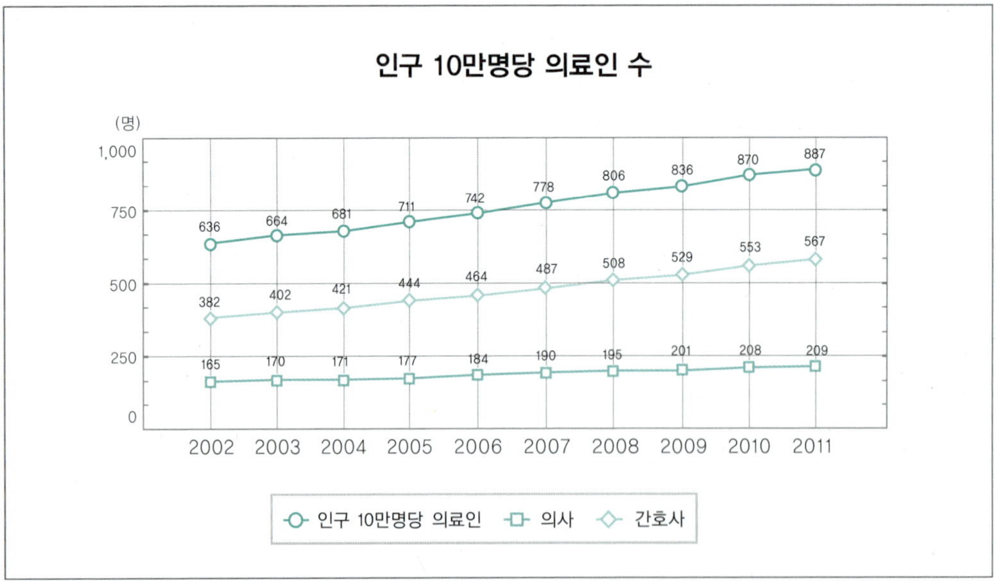


자료 : 보건복지부, 「보건복지통계연보」, 통계청 「인구추계」 2015

〈그림 2-3〉 인구 10만명당 의료인 수

〈표 2-8〉 인구10만명당 의료인수 추이

(단위 : 명)

| | 2005 | 2006 | 2007 | 2008 | 2009 | 2010 | 2011 | 2012 | 2013 | 2014 |
|---|---|---|---|---|---|---|---|---|---|---|
| 인구 10만명당 의료인 | 711 | 742 | 778 | 806 | 836 | 870 | 887 | 917 | 945 | 980 |
| 의사 | 177 | 184 | 190 | 195 | 201 | 208 | 209 | 214 | 218 | 223 |
| 한의사 | 45 | 46 | 35 | 36 | 38 | 39 | 40 | 41 | 42 | 44 |
| 치과의사 | 32 | 33 | 48 | 49 | 50 | 52 | 52 | 54 | 55 | 56 |
| 조산사 | 18 | 18 | 18 | 18 | 18 | 18 | 17 | 17 | 17 | 17 |
| 간호사 | 444 | 464 | 487 | 508 | 529 | 553 | 567 | 591 | 613 | 641 |

출처 : 보건복지부 「보건복지통계연보」, 통계청 「장래인구추계」 2016.

### 2.4 의료관광 산업 활성화 전망

의료관광은 개인이 자신의 거주지를 벗어나 다른 지방이나 외국으로 이동하여 현지의 의료기관이나 요양기관, 휴양기관 등을 통해 본인의 질병을 치료하거나 건강의 유지, 회복, 증진 등의 활동을 하는 것으로 본인의 건강상태에 따라 현지에서의 요양, 관광, 쇼핑, 문화체험 등의 활동을 겸하는 것을 의미한다.

10여년 전부터 태국, 싱가포르, 인도 등은 의료관광 산업을 국가 핵심전략 산업으로 선정하여 정부의 전폭적인 지원을 바탕으로 의료관광산업을 육성 발전시키고 있다. 최근에는 말레이시아, 필리핀, 대만 등의 국가에서도 의료관광을 21세기 국가전략산업으로 정하고 정부차원에서 적극적으로 지원하고 있다. 태국의 경우 전체 관광객의 40%를 의료관광객으로 추정하고 있고, 2007년 기준으로 싱가포로는 57만여명이 방문하여 한화를 기준으로 약 1억4천만원의 매출을 올렸고, 인도의 경우도 2012년 기준으로 한화 기준으로 약 2조2천억원의 수입을 올릴 것으로 예상하고 있다(한국관광공사. 2009).

이에 비해 우리나라 의료수준은 세계 최고 수준으로 평가되고 있지만 아직도 초기단계의 수준에 머물고 있는 것으로 평가된다. 그러나 이명박 정부 시절 대한민국의 차세대 신성장 동력산업 중의 하나로 고부가가치 창출 사업인 Global Healthcare 산업(의료관광사업/외국인환자유치사업)을 선정하였고, 2009년 5월 1일 개정 의료법의 시행으로 의료관광사업(외국인환자유치사업)을 적극지원하였다. 이후 박근혜 정부에 들어와서도 의료관광사업은 고부가가치 창출을 통한 국가경제 발전과 Global Healthcare 산업 전문가 육성 등을 통한 고용창출에 대한 기대효과가 커 신정부의 핵심 국정목표인 창조 경제를 더욱 활성화시킬 수 있는 주요 산업으로 평가받고 있다[4]. 이에 향후 우리나라의 의료관광 산업은 비약적으로 발전할 것으로 예상된다.

의료관광 산업의 활성화는 외화를 벌어들이는 것은 물론 경제활성화 및 고용창출에도 커다란 역할을 할 것으로 기대된다. 이는 의료수요의 창출로 향후 의료산업 활성화에 매우 큰 역할을 할 것으로 예상된다.

한국보건산업진흥원이 연구한 자료에 의하면 2020년 약 13조 8,990억원의 생산유발, 5조 8,640억원의 부가가치 및 107,205명의 고용이 창출될 것으로 예상하고 있다.

〈표 2-9〉 외국인 환자 유치사업의 경제적 파급효과 및 전망

(단위 : 10억명, 명)

| | 2014년 | 2015년 | 2016년 | 2017년 | 2018년 | 2019년 | 2020년 |
|---|---|---|---|---|---|---|---|
| 생산유발 액 | 3,475 | 4,448 | 5,560 | 6,950 | 8,756 | 11,119 | 13,899 |
| 부가가치 유발 액 | 1,466 | 1,877 | 2,346 | 2,932 | 3,694 | 4,691 | 5,864 |
| 고용유발 | 28,304 | 33,502 | 42,882 | 53,602 | 67,003 | 84,424 | 107,205 |

자료 : 한국보건산업진흥원, 2013 외국인환자 통계, 2015.

외국인 실환자는 2009년 0.13%에 불과하였으나 2013년 0.45%까지 증가하였고 앞으로 더욱 증가될 것으로 예상된다.

〈표 2-10〉 외국인 실환자 및 비중

(단위 : 명, %)

| | 2009 | 2010 | 2011 | 2012 | 2013 |
|---|---|---|---|---|---|
| 총 환자수 | 45,061,684 | 45,238,684 | 45,630,849 | 45,561,143 | 46,451,392 |
| 외국인환자수 | 60,201 | 81,789 | 122,297 | 159,464 | 211,218 |
| 입원 | 3,915 | 7,987 | 11,945 | 14,809 | 20,137 |
| 외래 | 56,286 | 63,891 | 95,810 | 128,711 | 172,702 |
| 건강검진 | – | 9,911 | 14,542 | 15,944 | 18,379 |
| 외국인 환자 비중 | 0.13 | 0.18 | 0.27 | 0.35 | 0.45 |

자료 : 한국보건산업진흥원, 2013 외국인환자 통계, 2015.

4) 위키백과, http://ko.wikipedia.org/wiki

우리나라의 경우 2009년 의료법 시행으로 의료관광 산업의 지원 후 2009년 0.13%이던 외국인 환자 비중이 2011년 0.27%로 2배 이상 증가하였고 앞으로 더욱 증가될 것으로 예상된다.

외국인 환자의 비중이 증가되고 있지만 OECD 주요국들과 비교하면 아직 미미한 수준으로 의료관광 선진국의 사례를 벤치마킹하고, 외국인 의료관광객의 다양한 욕구를 파악하여 의료관광 산업을 더욱 육성발전 시켜야 할 것이다.

〈표 2-11〉 OECD국가별 의료비 수출 현황

(단위 : 백만$)

| 국가별 | 2005 | 2006 | 2007 | 2008 | 2009 |
|---|---|---|---|---|---|
| 미국 | 1,964.0 | 2,166.0 | 2,306.0 | 2,467.4 | 2,623.4 |
| 체코 | 167.2 | 318.7 | 480.9 | 614.7 | 542.3 |
| 프랑스 | – | 445.3 | 526.9 | 540.5 | 479.3 |
| 벨기에 | 526.0 | 723.8 | 340.8 | 369.1 | 444.5 |
| 터키 | 402.0 | 226.0 | 273.0 | 394.0 | 377.0 |
| 멕시코 | 274.3 | 258.0 | 311.3 | 296.9 | 260.4 |
| 이탈리아 | 156.7 | 180.6 | 212.1 | 246.4 | 166.8 |
| 캐나다 | 90.8 | 106.7 | 117.3 | 121.8 | 117.2 |
| 한국 | – | 59.0 | 67.5 | 69.8 | 82.7 |
| 그리스 | 60.9 | 45.3 | 57.1 | 73.8 | 56.0 |
| 룩셈부르크 | 12.8 | 29.7 | 40.0 | 47.8 | 48.5 |
| 이스라엘 | 24.0 | 22.0 | 32.0 | 16.0 | 20.0 |
| 오스트리아 | 9.9 | 10.0 | 10.9 | 14.6 | 12.5 |
| 에스토니아 | 4.8 | 4.1 | 4.8 | 8.0 | 8.9 |
| 슬로베니아 | 6.0 | 6.4 | 8.1 | 9.4 | 8.9 |
| 뉴질랜드 | 8.4 | 7.8 | 8.8 | 8.4 | 7.5 |
| 폴란드 | 145.0 | 99.9 | 193.7 | 561.7 | – |
| 헝가리 | 220.4 | 180.6 | 211.2 | 228.0 | – |
| 영국 | 129.1 | 143.5 | 162.2 | 152.6 | – |
| 아이슬란드 | 0.1 | 0.1 | – | 0.3 | – |

자료 : KHIDI 보건산업통계집, 한국보건산업진흥원, 2013

## 2.5 제3자 지불자 시스템

건강보험 제도가 도입되기 전에는 병원이 환자에게 의료서비스를 제공하고, 그 대가로 진료비를 받는 단순한 관계였다. 그러나 보험제도가 도입된 이후에는 보험단체인 제3자 단체가 생겨나 보험료를 징수하고 징수한 보험료를 가지고 진료비의 일부를 대신하는 3원적 관계로 바뀌게 되었다.

제3자보험자 단체로는 건강보험 환자에 대하여 국민건강보험관리공단, 의료급여 환자는 지방자치단체, 자동차보험 환자는 삼성화재보험 주식회사와 11개의 손해보험회사, 산업재해 보상보험 환자는 고용노동부 등이다. 2013년, 2014년 2년 동안 급여종류별 백병상당 월 평균 수익의 비중을 보면 건강보험의 비중이 82.0%, 의료급여 7.7%, 산재보험 1.4%, 자동차보험 2.5%, 일반 및 기타 비율이 6.4%이다. 이는 총 진료비의 93.6%가 제3자 지불자 시스템을 통한 진료수익이라는 것을 말한다.

〈표 2-12〉 급여종류별 백병상당 월평균 수익

(단위 : 천원, %)

| | | 보험 | | | | 일반 | 계 |
|---|---|---|---|---|---|---|---|
| | | 건강보험 | 의료급여 | 산재보험 | 자동차보험 | | |
| 2013 | 입원 | 688,412 | 65,402 | 13,781 | 24,345 | 26,469 | 818,409 |
| | 외래 | 426,519 | 30,351 | 2,653 | 5,590 | 43,810 | 508,923 |
| | 계 | 1,114,931(84.0) | 95,753(7.2) | 16,434(1.2) | 29,935(2.3) | 70,279(5.3) | 1,327,332(100.0) |
| 2014 | 입원 | 489,095 | 59,092 | 14,567 | 23,213 | 20,685 | 606,652 |
| | 외래 | 312,703 | 24,271 | 2,524 | 5,719 | 58,790 | 404,007 |
| | 계 | 801,798(79.3) | 83,363(8.2) | 17,091(1.7) | 28,932(2.9) | 79,475(7.9) | 1,010,659(100.0) |
| 평균 | 입원 | 588,754 | 62,247 | 14,174 | 23,779 | 23,577 | 712,531 |
| | 외래 | 369,611 | 27,311 | 2,589 | 5,655 | 51,300 | 456,466 |
| | 계 | 958,365(82.0) | 89,558(7.7) | 16,763(1.4) | 29,434(2.5) | 74,877(6.4) | 1,168,997(100.0) |

자료 : 한국보건산업진흥원, 2013, 2014 병원경영분석, 2016.

환자와 병원의 관계가 2원적 관계에 있었을 때 병원은 입원 중인 환자에 대한 재원미수금과 퇴원한 환자로부터 징수하지 못한 일부 퇴원미수금 외에는 의료미수금이 없었다. 그러나 3원적 관계로 바뀜에 따라 상당 부분의 진료비가 몇 개월 후에 현금화되어 더 많은 운전자본이 필요하게 되었다. 왜냐하면 건강보험 환자는 전체진료비 중 본인부담금으로 외래의 경우는 40~50%, 입원의 경우는 20%만을 지불하며, 나머지 진료비는 국민건강보험공단에 청구하여 받아야 하기 때문이다.

일반적으로 진료비는 월별로 청구하므로 월간 평균 미수기간은 15일 내지 15.5일이 된다. 보험급여의 평균 청구기관은 전산처리를 하는 병원의 경우 5~10일, 수작업하는 병원의 경우는 약 1개월이 소요된다.

의료급여 환자의 경우 환자 본인부담금이 없고 100%의 진료비를 각 지방자체단체를 통하여 지급받는다. 의료급여환자의 경우 노인환자가 많으므로 평균 재원일수도 길고, 진료비 청구도 퇴원 후에야 가능하므로 진료비가 현금화되는 시기는 각 지방자체단체의 재정 상태에 따라 차이가 있지만 대략 3개월 이상 소요된다. 자동차사고 환자 역시 본인부담금이 없고 100%의 진료비를 보험회사를 통하여 지급 받게 된다. 보험회사별 차이는 있지만 대략 3개월에서 6개월이 소요 된다.

이러한 미수금의 발생은 병원의 현금동원능력에 악영향을 미치고 추가적으로 이자비용이 발생하게 되어 병원 재무구조를 악화시키는 한 요인이 될 수 있어 효과적 관리가 필요하다.

## 3. 병원의 소유구조

소유구조가 병원재무관리 분야에서 중요한 이유는 병원은 설립형태에 따라 세제구조가 달라 소유구조별 부채 사용에 따른 법인세 절감효과가 다르기 때문이다. 그리고 최근 병원들의 경영난이 심화되고 도산 및 위기감이 점차 고조되고 있는 상황에서 영리병원의 도입에 대한 논의가 활발히 진행되고 있다. 이 같은 상황에서 우리나라 병원의 소유구조에 대한 정확한 이해가 필요하다.

현행 민법이 인정하고 있는 법인을 법인의 목적에 따라 분류해 보면 영리법인, 비영리법인으로 나눌 수 있다. 영리법인은 영리를 목적으로 하는 사단법인으로 전형적인 예로 상법상의 회사를 들 수 있다. 비영리법인은 학술, 종교, 자선, 기예, 사교 기타 영리 아닌 사업을 목적으로 하는 사단법인 또는 재단법인을 들 수 있고(민법 제32조), 이에는 공익법인과 협동조합으로 나눌 수 있다. 이외에도 공공기업은 시장의 실패를 보완하거나 교정하기 위한 정부의 역할로서 정의된다.

위의 기준에 따라 병원의 법적 소유형태를 분류하면 공공병원, 법인병원, 개인병원으로 구분할 수 있다. 공공병원은 국립병원, 공립병원, 특수법인, 군병원 등이 있다. 법인병원은 여러 종류의 비영리조직이 설립한 병원인데 학교법인, 사단법인, 재단법인, 사회복지법인, 회사법인, 의료법인을 들 수 있다. 그리고 개인병원을 들 수 있다.

〈표 2-13〉 우리나라 병원의 소유형태별 현황

| 구 분 | | 병원수 | 소계 |
|---|---|---|---|
| 공공병원 | 국립 | 11 | 250(7.96%) |
| | 공립 | 71 | |
| | 특수법인 | 148 | |
| | 군병원 | 20 | |
| 법인병원 | 학교법인 | 84 | 1,241(39.51%) |
| | 사단법인 | 17 | |
| | 재단법인 | 62 | |
| | 사회복지법인 | 43 | |
| | 회사법인 | 1 | |
| | 종교법인 | 1 | |
| | 의료법인 | 1,033 | |
| 개인병원 | | 1,650 | 1,650(52.53%) |
| 계 | | 3,141 | 3,141(100%) |

자료 : 2014년 건강보험통계연보, 국민건강보험, 2015. 12.
본 자료는 치과 병 · 의원, 한방 병 · 의원, 의원은 제외한 통계자료임

공공병원은 원칙적으로 국가나 지방자치단체가 설립한 병원인데 이외에도 정부투자기관 관리기본법의 규정에 의한 정부투자기관과 지방공기업법에 의한 지방공사, 그리고 한국보훈복지공단법에 의한 한국보훈복지공단에서 운영하는 공사형태의 병원이나 기타 특별법에 의한 특수법인형태의 병원도 공공병원의 범주에 포함된다.

법인병원은 학교법인, 사단법인, 재단법인, 사회복지법인, 회사법인, 의료법인을 말한다. 학교법인은 대부분의 사립대학 부속병원이 이에 해당하고, 사단법인병원은 부산의 해양병원과 울산기독병원, 목포노동병원 등이 있다. 재단법인은 서울아산병원, 서울위생병원, 부산의

메리놀병원, 대구 곽병원 등이다. 사회복지법인은 삼성서울병원, 부산의 구덕병원, 강원의 실로요양병원, 충북의 초정 노인병원 등이 있다. 회사법인은 서울의 충무병원과 인천의 대우종합기계부속병원 등이 속한다.

## 4. 병원의 세제구조

우리 법인세법에서 규정하고 있는 과세소득에는 해당 법인이 일정한 과세단위기간의 경제활동을 통하여 얻은 이윤인 각 사업연도의 소득과 토지 등 부동산의 양도 차익, 법인이 해산 또는 합병에 의하여 소멸하는 경우에 발생하는 청산소득 등이 있다. 법인세법은 이러한 소득의 종류에 따라 각각 납세범위를 규정하고 있다.

### 4.1 법인세 차이

법인세법 제2조에 의하면 내국법인과 국내원천소득(國內源泉所得)이 있는 외국법인은 소득에 대한 법인세 납세 의무가 있다고 규정하고, 동법 제3조에서 당해 법인에 귀속되는 모든 소득에 대하여 납세 의무를 규정하고 있다. 동법 제55조의 과세표준은 2억원 이하인 경우에는 10%, 2억을 초과하고 200억원 이하의 경우 2억원 초과분에 대하여는 20%, 200억원을 초과하는 경우 초과액의 22% 법인세가 부과된다(개정 2011. 12 .31). 그러나 동법 제1조 제1항의 단서에 의하여 "비영리내국법인[5)]"의 경우 본래의 목적 사업에서 발생되는 소득은 과세하지 않으며, 법률이 규정한 수익사업에서 발생되는 소득[6)]에 대하여만 납세의무를 진다고 규

---

5) 비영리 내국법인
   가. 「민법」 제32조에 따라 설립된 법인
   나. 「사립학교법」이나 그 밖의 특별법에 따라 설립된 법인으로서 「민법」 제32조에 규정된 목적과 유사한 목적을 가진 법인(대통령령으로 정하는 조합법인 등이 아닌 법인으로서 그 주주(株主) · 사원 또는 출자자(出資者)에게 이익을 배당할 수 있는 법인은 제외한다)
   다. 「국세기본법」 제13조제4항에 따른 법인으로 보는 단체(이하 "법인으로 보는 단체"라 한다)

6) 제3조 (과세소득의 범위)
   ① 법인세는 다음 각 호의 소득에 대하여 부과한다. 다만, 비영리내국법인과 외국법인에 대하여는 제1호 및 제3호의 소득에 대하여만 법인세를 부과한다.
      1. 각 사업연도의 소득

정하였다. 따라서 비영리법인의 소득에 대한 법인세 과세문제는 비영리법인이 영리를 목적으로 운영하는 수익사업체의 소득과 기타 수입원에서 얻게 되는 소득을 중심으로 연구된다.

이에 대하여 법인세법 제1조 제1항 단서와 동법 시행령 제2조에는 수익사업의 범위를 규정하고 있으며, 이 규정의 수익사업 범위의 제한에 의료업은 없기 때문에 비영리 의료기관들은 법인세 과세대상이 된다.

또한 비영리법인의 수익사업에 의한 각 사업연도 소득과 영리법인의 각 사업연도 소득은 법인세과세의 대상이 된다는 점에 있어서는 동일하나 적용되는 세율이 다르다. 조세특례제한법 제72조[7)]에 의한 과세특례 조합법인에 의료업이 포함되지 않았기 때문에 의료업의 경우

---

2. 청산소득(清算所得)
3. 제55조의2 및 제95조의2에 따른 토지등 양도소득

② 연결법인의 각 사업연도의 소득은 제76조의14제1항의 각 연결사업연도의 소득으로 한다.

③ 비영리내국법인의 각 사업연도의 소득은 다음 각 호의 사업 또는 수입(이하 "수익사업"이라 한다)에서 생기는 소득으로 한다. [개정 2013.1.1]

1. 제조업, 건설업, 도매업 · 소매업, 소비자용품수리업, 부동산 · 임대 및 사업서비스업 등의 사업으로서 대통령령으로 정하는 것
2. 「소득세법」 제16조제1항에 따른 이자소득
3. 「소득세법」 제17조제1항에 따른 배당소득
4. 주식 · 신주인수권(新株引受權) 또는 출자지분(出資持分)의 양도로 인하여 생기는 수입
5. 고정자산(고유목적사업에 직접 사용하는 고정자산으로서 대통령령으로 정하는 것은 제외한다)의 처분으로 인하여 생기는 수입
6. 「소득세법」 제94조제1항제2호 및 제4호에 따른 자산의 양도로 인하여 생기는 수입
7. 제1호부터 제6호까지의 규정 외에 대가(對價)를 얻는 계속적 행위로 인하여 생기는 수입으로서 대통령령으로 정하는 것[전문개정 2010.12.30]

7) 제72조(조합법인 등에 대한 법인세 과세특례) ① 다음 각 호의 어느 하나에 해당하는 법인의 각 사업연도의 소득에 대한 법인세는 2014년 12월 31일 이전에 끝나는 사업연도까지 「법인세법」 제13조 및 같은 법 제55조에도 불구하고 해당 법인의 결산재무제표상 당기순이익[법인세 등을 공제하지 아니한 당기순이익(當期純利益)을 말한다]에 「법인세법」 제24조에 따른 기부금(해당 법인의 수익사업과 관련된 것만 해당한다)의 손금불산입액과 같은 법 제25조에 따른 접대비(해당 법인의 수익사업과 관련된 것만 해당한다)의 손금불산입액 등 대통령령으로 정하는 손금불산입액을 합한 금액에 100분의 9의 세율을 적용하여 과세(이하 이 조에서 "당기순이익과세"라 한다)한다. 다만, 해당 법인이 대통령령으로 정하는 바에 따라 당기순이익과세를 포기한 경우에는 그 이후의 사업연도에 대하여 당기순이익과세를 하지 아니한다. 〈개정 1999.12.28, 2000.10.21, 2000.12.29, 2001.12.29, 2003.12.30, 2004.12.31, 2005.12.31, 2006.12.30, 2008.12.26, 2010.1.1, 2013.1.1〉

1. 「신용협동조합법」에 따라 설립된 신용협동조합 및 「새마을금고법」에 따라 설립된 새마을금고
2. 「농업협동조합법」에 따라 설립된 조합 및 조합공동사업법인
3. 삭제 〈1999.12.28〉

는 영리법인과 동일하게 과세하는 것으로 해석해야 할 것이다.

개인병원의 경우 상법상의 개인사업자로 보아야하기 때문에 소득세 납세 의무자로 보아야 한다. 따라서 설립주체가 개인병원인 경우와 법인형 병원의 경우 사업소득에 따라 적용되는 세율은 다르게 된다. 이의 차이는 〈표 2-13〉에 잘 나타나 있다.

〈표 2-14〉 병원의 설립형태별 세율비교

| 구 분 | 목 적 | 과 세 표 준 | 근 거 |
|---|---|---|---|
| 개인병원 | 영리 | 연간소득이<br>1천2백만원 이하 : 6%<br>1,200만원 초과 4,600만원 미만 72만원+초과금의 15%<br>4,600만원 초과 8,800만원 미만: 582만원 +초과금의 24%<br>8,800만원 초과 3억원 미만: 1,590만원 + 초과금의 35%<br>3억원 초과: 9,010만원 + 초과금액의 38% | 상법의 개인사업자 |
| 사단 · 재단 · 의료 · 사회복지 · 학교법인, 공공법인 | 비영리 | 수익사업 연간소득이<br>2억원 이하 : 10%<br>2억원 초과 200억 이하 : 2000만원 + 초과금액의 20%<br>200억 초과 : 39억8천만원 + 초과금의 22% | 민법 제32조에 의한 의료업을 하는 재단법인, 사단법인 의료법에 의한 법인병원, 사회복지사업법, 사립학교법, 특별법에 의한 국립 대학병원 시도 의료원 |

### 4.2 고유목적사업준비금의 손금산입특례

의료기관별로 가장 차이가 심한 조세제도 항목은 의료기관의 고유 목적사업 준비금이다. 고유목적사업준비금이란 비영리내국법인이 고유목적사업이나 지정기부금에 지출하기 위해 일정한 한도 내에서 손금으로 계상한 준비금을 말한다. 준비금의 설정대상소득은 이자소득과 증권투자신탁수익의 분배금, 사회복지사업으로서 회원 등에게 대출한 융자금에서 발생한 이자금액과 기타의 수익사업에서 발생한 소득에 일정률을 곱한 금액으로 하고 있다.

현행 법인세법에는 비영리법인의 고유목적사업준비금을 손금으로 인정하고 있다[8]. 고유목적사

4. 「수산업협동조합법」에 따라 설립된 조합(어촌계를 포함한다)
5. 「중소기업협동조합법」에 따라 설립된 협동조합 · 사업협동조합 및 협동조합연합회
6. 「산림조합법」에 따라 설립된 산림조합(산림계를 포함한다) 및 조합공동사업법인
7. 「엽연초생산협동조합법」에 따라 설립된 엽연초생산협동조합
8. 「소비자생활협동조합법」에 따라 설립된 소비자생활협동조합

8) 법인세법 제29조(고유목적사업준비금의 손금산입)

업준비금의 손금이란 내부이익 중에서 추후 고유목적사업에 지출할 금액을 별도로 적립하고 이를 당해 이익이 발생한 시점에 수익사업의 비용으로 인정하여 과세를 면제시켜 주는 제도를 말한다. 따라서 비영리법인인 학교법인이 의료기관을 운영하는 경우에는 의료기관의 수익 전부를 고유목적사업준비금의 손금으로 인정해 주고 있다. 그러나 비영리법인으로 설립된 의료법인의 경우에는 수도권 과밀억제권역 및 광역시를 제외하고 인구 등을 고려하여 대통령령으로 정하는 지역[9]에 한하여 수익사업에서 발생한 소득을 고유목적사업준비금으로 손금에 산입할 수 있다.

---

① 비영리내국법인(법인으로 보는 단체의 경우에는 대통령령으로 정하는 단체만 해당한다)이 각 사업연도에 그 법인의 고유목적사업이나 지정기부금(이하 이 조에서 "고유목적사업등"이라 한다)에 지출하기 위하여 고유목적사업준비금을 손금으로 계상한 경우에는 다음 각 호의 금액을 합한 금액(제4호에 따른 수익사업에서 결손금이 발생한 경우에는 제1호부터 제3호까지의 소득금액을 합한 금액에서 그 결손금을 차감한 금액을 말한다)의 범위에서 그 사업연도의 소득금액을 계산할 때 이를 손금에 산입한다. 〈개정 2011.12.31., 2015.12.15.〉

조세특례제한법 제74조 (고유목적사업준비금의 손금산입특례)

① 다음 각 호의 어느 하나에 해당하는 법인에 대해서는 2016년 12월 31일(제7호바목의 경우에는 2015년 12월 31일, 제9호의 경우에는 2017년 12월 31일) 이전에 끝나는 사업연도까지 「법인세법」 제29조를 적용하는 경우 같은 조 제1항제4호에도 불구하고 해당 법인의 수익사업(이 항 제4호 및 제5호의 경우에는 해당 사업과 해당 사업 시설에서 그 시설을 이용하는 자를 대상으로 하는 수익사업만 해당한다)에서 발생한 소득을 고유목적사업준비금으로 손금에 산입할 수 있다. 〈개정 2010.12.27., 2011.7.25., 2011.12.31., 2012.1.26., 2013.1.1., 2014.1.1., 2014.12.23., 2015.12.15., 2016.5.29.〉

1. 다음 각 목의 어느 하나에 해당하는 법인
   가. 「사립학교법」에 따른 학교법인
2. 「사회복지사업법」에 따른 사회복지법인
3. 다음 각 목의 어느 하나에 해당하는 법인
   가. 「국립대학병원 설치법」에 따른 국립대학병원 및 「국립대학치과병원 설치법」에 따른 국립대학치과병원
   나. 「서울대학교병원 설치법」에 따른 서울대학교병원
   다. 「서울대학교치과병원 설치법」에 따른 서울대학교치과병원
   라. 「국립암센터법」에 따른 국립암센터
   마. 「지방의료원의 설립 및 운영에 관한 법률」에 따른 지방의료원
   바. 「대한적십자사 조직법」에 따른 대한적십자사가 운영하는 병원
   사. 「국립중앙의료원의 설립 및 운영에 관한 법률」에 따른 국립중앙의료원

④ 수도권 과밀억제권역 및 광역시를 제외하고 인구 등을 고려하여 대통령령으로 정하는 지역에 「의료법」 제3조제2항제1호 또는 제3호의 의료기관을 개설하여 의료업을 영위하는 비영리내국법인(제1항이 적용되는 비영리내국법인은 제외한다)에 대하여는 2016년 12월 31일 이전에 끝나는 사업연도까지 「법인세법」 제29조를 적용하는 경우 그 법인의 수익사업에서 발생한 소득을 고유목적사업준비금으로 손금에 산입할 수 있다. 〈신설 2010.12.27., 2013.1.1., 2014.12.23.〉

9) 조세특례제한법 시행령 70조 ⑤ 법 제74조제4항에서 "대통령령으로 정하는 지역"이란 다음 각 호의 요건을 모두 갖춘 지역으로서 기획재정부령으로 정하는 지역을 말한다. 〈신설 2010.12.30, 2016.1.22〉1. 인구수가 30만명 이

### 4.3 청산소득에 대한 과세

영리법인은 청산소득에 대하여 각 사업연도 소득과 동일한 납세의무를 지고 적용되는 세율도 법인세율과 동일하다. 그러나 비영리법인의 청산소득에 대하여는 납세의무를 부담하지 않는다. 이는 영리법인은 주주의 출자에 의하여 설립되고 비영리법인은 출연자의 출연에 의하여 설립된다는 차이점에서 출발한다. 따라서 영리법인은 출자자의 출자지분이 그 법인의 자산성을 보유하고 있으므로 당해 법인이 청산을 하게 되는 경우에 청산 후의 잔여재산이 있으면 당연히 이에 대한 청구권을 갖게 된다[10].

그러나 비영리법인에 출연한 것은 기부 또는 증여와 같은 개념으로 출연자산에 대한 지분권이 없으며 잔여재산에 대한 청구권도 없다. 이는 비영리법인이 해산되는 경우에 잔여재산을 국고에 귀속시키거나 유사한 목적을 가진 비영리법인에 귀속시킨다라고 규정하고 있다. 따라서 비영리법인의 청산소득에 대하여는 법인세 납세의무를 지지 않는다.

### 4.4 양도차익에 대한 과세

법인이 토지, 건물, 부동산에 관한 권리 및 주식을 양도함으로써 발생하는 양도차익에 대하여는 특별부가세를 납부할 의무가 있으며, 미등기자산의 경우에는 30%의 세율이 적용되고 기타 자산의 경우에는 15%의 세율이 적용된다. 특별부가세는 양도일까지 2년 이상 계속하여 당해 법인의 업무용(목장용, 매매사업용, 임대사업용은 제외)으로 직접 사용한 토지를 다른 고정자산을 취득하기 위해 양도한 경우 등에는 면제된다. 이러한 특별부가세는 영리법인과 비영리법인에 모두 적용되는 것으로 양도된 자산이 고유목적사업용이든지 수익사업용이든지 가리지 않고 특별부가세를 부담하여야 한다. 그러나 사회복지법인이나 공익법인에 대하여는 특별부가세의 면세 혜택이 있다.

---

하인 시(「제주특별자치도 설치 및 국제자유도시 조성을 위한 특별법」 제10조제2항에 따라 제주특별자치도에 두는 행정시를 포함한다) · 군 지역2. 「국립대학병원 설치법」에 따른 국립대학병원 또는 「사립학교법」에 따른 사립학교가 운영하는 병원이 소재하고 있지 아니한 지역

10) 김민규, “비영리법인의 개념과 납세의무의 범위에 관한 고찰”, 계간 세무사 78권, 1997. p 46 - 51

### 4.5 상속과 증여에 대한 과세

자연인이 생전행위로 법인에게 재산을 증여하거나 유언 또는 사인증여계약에 의하여 법인에게 재산을 증여한 경우에 증여 받은 영리법인은 증여 받은 재산가액을 각 사업연도 소득으로 보아 법인세를 내게 되고 증여세나 상속세는 면제된다[11]. 이러한 근거는 상속세법 제4조 제1항 단서에서 영리법인은 상속세 및 증여세 납부의무가 없다고 규정하였기 때문이다.

그러나 비영리법인의 경우에는 증여받은 재산에 대한 법인세 납세의무는 없으며 상속세와 증여세의 납세의무만을 부담한다. 위에서 언급한 상속세법 및 증여세법 제4조 제1항의 단서에 영리법인만을 규정하고 있기 때문에 비영리법인은 상속세법 및 증여세의 납부의무가 있다고 본다. 그러나 비영리법인에 대한 증여 및 상속은 상속세법 및 증여세법 제16조, 제17조의 규정에 의한 공익목적출연자산에 해당되어 과세가액에 포함시키지 않기 때문에 증여 받은 자산에 대하여 상속세나 증여세를 부담하지 않는다.

11) 법인세법 시행령 제12조 제1항 제6호.

01 병원만이 가지고 있는 조직적 특성으로 인하여 일반 기업에서 적용된 경영기법들의 적용이 어려운데, 그 원인을 설명하라.

02 병원이 갖는 특성으로 인하여 발생하는 병원 재무관리의 특성을 설명하라.

03 병원 재무환경에 영향을 미치는 환경변화를 거시적 관점에서 설명하라.

04 제3자 지불자 시스템을 설명하고, 제3자 지불자 시스템이 병원 재무환경에 미친 영향을 설명하라.

05 병원재무관리 분야에서 소유구조가 중요한 이유를 설명하라.

06 고유목적사업준비금의 개념을 설명하고, 고유목적사업준비금의 손금 산입특례에 관하여 설명하라.

## 연습문제 객관식

**01** 병원재무관리의 특성으로 거리가 먼 것은?

① 법인형태의 병원은 비영리조직으로 영리추구가 금지되어 있다.
② 법인형태의 병원은 이익에 대한 배당청구권이 없다.
③ 법인형태의 병원은 청산시 잔여재산에 대한 권리 청구권이 없다
④ 병원은 자본집약적 특성으로 투자수익률이 매우 높다.

**02** 병원의 재무관리와 관련한 우리나라 병원의 환경변화를 설명한 것 중 사실과 다른 것은?

① 국민의료비가 지속적으로 증가하고 있고, 앞으로도 지속적으로 증가할 것으로 예상된다.
② 인구의 고령화로 인하여 노인에 대한 의료비 지출 규모가 급증할 것으로 예상된다.
③ 의료관광 산업의 활성화로 외국인 환자 비중이 점차 증가할 것으로 예측된다.
④ 보험급여 보장 범위가 더욱 확대되어 의료미수금 비중이 감소할 것으로 전망된다.

**03** 병원의 세제구조에 대한 설명 중 사실과 다른 것은?

① 우리나라의 개인병원은 소득세를 납부할 의무가 있고 법인형 병원은 법인세를 납부할 의무가 있다.
② 개인병원인과 법인형 병원의 사업소득에 따라 적용되는 세율은 다르다.
③ 고유목적사업준비금의 손금산입 특례는 개인병원은 적용되지 않고, 법인형 병원들은 설립주체와 무관하게 동일한 특례가 적용되고 있다.
④ 비영리법인은 청산소득에 대하여 납세의무를 부담하지 않는다.

# 제 2 편 가치평가의 기본구조



Hospital Financial Management

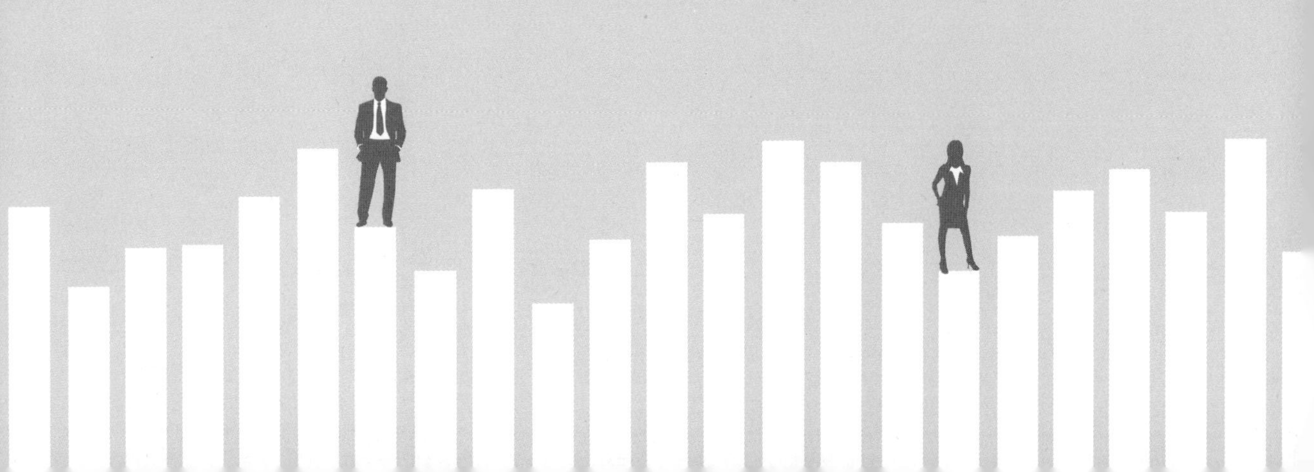

제3장

# 화폐의 시간가치

재무의사결정(financial decision making)에 있어서 중요한 변수로 작용하는 것이 시간(time)과 이에 따른 불확실성(uncertainty)이다. 그 중에서도 특히 중요시 되는 것은 시간이라 할 수 있는데, 불확실성도 근본적으로 보면 시간요소에 근거하기 때문이다. 즉 대부분의 기업의 재무적 의사결정은 현시점에서 이루어지며, 이에 대한 결과로 얻어지는 투자에 대한 대가인 현금흐름은 미래의 서로 다른 시점에서 실현된다. 그런데 의사결정시점에서는 이에 대한 비교 · 평가를 바탕으로 최종적인 투자여부를 결정해야 한다. 그러므로 이때 필요한 것이 미래에 발생하는 현금흐름의 가치를 합리적으로 측정하여 이들의 가치를 비교하는 작업이다. 여기서 서로 다른 미래시점에서 발생하는 현금흐름의 가치를 일정시점의 가치로 환산하는 화폐의 시간가치(time value of money)개념은 재무의사결정과정에서 무엇보다도 중요한 개념이 된다.

따라서 본장에서는 재무관리의 기본이 되는 현재가치와 미래가치의 개념에 대하여 알아보고 , 확장된 개념으로 다기간 현재가치와 미래가치를 설명하고, 연금의 미래가치와 현재가치를 설명한 후, 이에 대한 이해를 바탕으로 순현재가치와 내부수익률의 개념을 소개하고 소득의 현재가치와 부의 의미에 대해 알아본다.

# 1. 미래가치와 현재가치

## 1.1 미래가치의 계산

현재의 일정금액이 일정기간 후에는 그 가치가 얼마로 될 것인가를 알아보는 계산을 미래가치(future value)계산이라고 한다. 화폐의 미래가치계산은 복리계산방법과 단리계산방법이 있는데, 여기서는 복리계산 방법만 설명한다.

현재의 원금을 $P_0$, 1기간 동안의 이자금액을 $I$, 이자율을 $r$이라고 한다면 1기간 후의 미래가치 $P_1$은 다음과 같다.

$$P_1 = P_0 + I = P_0 + P_0 r = P_0(1+r) \qquad (3 \cdot 1)$$

$P_0$의 2기간 후의 미래가치를 구하기 위해서는 1기간 동안의 이자율과 함께 2기간 동안의 이자율을 알아야 하며, 이때의 미래가치 $P_2$는 다음과 같이 계산된다.

$$P_2 = P_1(1+r_2) = P_0(1+r_1)(1+r_2) \qquad (3 \cdot 2)$$

$r_1$ : 1기간의 이자율
$r_2$ : 2기간의 이자율

같은 방법으로 일반화하면 $n$기간 후의 미래가치 $P_n$은 다음과 같이 나타낼 수 있다.

$$P_n = P_{n-1}(1+r_n) = P_0(1+r_1)(1+r_2) \cdots (1+r_n) \qquad (3 \cdot 3)$$

$r_i$ : $i$기간의 이자율

식 (3 · 3)은 미래가치계산의 개념을 정확히 표현하는 식이다. 그러나 현실적으로 미래의 매기간의 이자율을 현시점에서 정확히 알기는 어려우므로, 매기의 이자율이 동일하다는 가정하에서 식 (3 · 3)을 단순화시킨 식을 사용하게 된다. 식 (3 · 3)의 각 $r_i$가 $r$로 동일하다면 미래가치 $P_n$은 다음과 같이 나타낼 수 있다.

$$P_n = P_0(1+r)(1+r) \cdots (1+r) = P_0(1+r)^n \qquad (3 \cdot 4)$$

예제 3-1

현금 10,000원을 연리 12%로 저축한다면 1년 뒤의 미래가치는? 그리고 2년 후, 3년 후의 미래가치는 얼마인가?

풀이

1년 후 미래가치를 $P_1$, 2년 후 미래가치를 $P_2$, 3년 후 미래가치를 $P_3$라 하고 현재가치를 $P_0$, 이자율을 $r$이라 하면,

1년 후 미래가치 $P_1 = 10,000(1+0.12) = 11,200$

2년 후 미래가치 $P_2 = 10,000(1+0.12)^2 = 12,544$

3년 후 미래가치 $P_3 = 10,000(1+0.12)^3 = 14,049$

위의 식 (3 · 4)는 미래가치를 계산하는데 가장 자주 사용되는 식이다. 그러나 이 식을 사용함에 있어서는 다음과 같은 점을 주의하여야 한다.

첫째, 매 기간의 이자율은 $n$기간 동안 일정하게 유지하여야 한다.

둘째, 원금 $P_0$에 대하여 매 기간 일정한 금액 $(P_0 \cdot r)$의 가치가 증가하는 단리계산과 구분되어야 한다. 〈예제 3-1〉을 단리계산방법으로 미래가치를 구하면 다음과 같다.

$P_1 = 10,000(1+0.12) = 11,200$

$P_2 = 10,000(1+0.12 \times 2) = 12,400$

$P_3 = 10,000(1+0.12 \times 3) = 13,600$

단리계산방법에 의한 미래가치 13,600원이 복리계산에 의한 미래가치 14,049원과 차이가 나는 이유는 단리계산의 경우 원금에 대한 이자만 고려되었을 뿐, 매 기마다 붙는 이자가 계

산되지 않았기 때문이다. 따라서 보다 정확한 의미의 미래가치는 식 (3 · 4)와 같은 복리계산을 통해 구해질 수 있다. 〈표 3-1〉은 〈예제 3-1〉의 복리계산을 통한 미래가치가 어떻게 되는가를 보여주고 있다.

〈표 3-1〉 복리계산과정

(단위 : 원)

| 년 | 기존가치 | 이자금액 | 기말가치 |
|---|---|---|---|
| 1 | 10,000 | 1,200 | 11,200 |
| 2 | 11,200 | 1,344 | 12,544 |
| 3 | 12,544 | 1,505 | 14,049 |

이자율이 $r_i$일때 현재의 1원은 $n$기간 후에는 $(1+r)^n$이 된다. 이 $(1+r)^n$을 복리이자요소(compound value interest factor: CVIF)라고 하는데, 매번 계산하는 불편함을 없애기 위하여 미리 계산할 표를 만들어 사용하고 있다. 부록의 〈표 1〉이 그것이다.

예제 3-2

원금 10,000원을 연리 12%에 5년 동안 예금할 때, 5년 후의 미래가치를 복리표를 사용하여 계산하라.

풀이

$P_5 = P_0(1+0.12)^5$에서 $(1+0.12)^5$는 부록의 〈표 1〉에서 $CVIF$(12%, 5년) = 1.7623이므로 다음과 같이 계산된다.

$P_5 = 10,000 \times 1.7623 = 17,623$

### 1.2 현재가치의 계산

미래가치가 현재의 화폐가치를 미래의 특정시점을 기준으로 하여 그 시점에서의 화폐가치로 환산한 것이라면, 현재가치 즉 현가(present value)라는 것은 미래에 발생하게 될 현금흐름의 화폐가치를 현시점에서의 화폐가치로 평가한 금액을 말한다. 현가의 개념은 재무관리의 의사결정영역에서 매우 중요하게 사용된다.

현가계산을 위한 공식은 미래가치의 계산식인 식 (3 · 3)과 (3 · 4)로부터 도출할 수 있다.

미래가치의 계산에서는 현재의 현금흐름($P_0$)을 알고 $n$기간 후의 미래가치($P_n$)을 계산하는 데 반하여, 현가계산에서는 미래의 현금흐름($P_n$)을 알 경우 그것의 현재가치($P_0$)를 계산하고자 하는 것이므로 식(3 · 3)과 (3 · 4)를 다음과 같이 변형한 것이 현가를 계산하는 공식이 된다.

$$P_0 = \frac{P_n}{(1+r_1)(1+r_2)\cdots(1+r_n)} \qquad (3 \cdot 5)$$

또는

$$P_0 = \frac{P_n}{(1+r)^n} = P_n(1+r)^{-n} \qquad (3 \cdot 6)$$

미래가치계산에서와 같은 이유로 현재가치계산에는 주로 식(3 · 6)이 사용된다.

미래가치의 계산공식에서의 $r$은 이자율 또는 증가율의 의미를 가지고 있지만, 현가계산에 있어서는 할인률(discount rate)의 의미를 갖는다. 식(3 · 6)에서 $(1+r)^{-n}$은 $n$기간 후의 1원이 현재 얼마의 가치를 나타내는가를 계산한 것으로서 이를 현가이자요소(present value interest factor : PVIF)라 한다. 부록의 〈표 2〉는 할인율 $r$과 기간 $n$에 따른 $PVIF$의 값을 계산한 것인데, 이를 현가표(present value table)라고 한다.

미래가치계산에 사용되는 복리이자요소(CVIF)와 현가계산에 사용되는 현가이자요소(PVIF) 사이에는 역수의 관계가 성립한다. 현가계수는 본 서의 부록부분을 참조하기 바란다.

$$PVIF = \frac{1}{CVIF} \qquad (3 \cdot 7)$$

예제 3-3

5년 후 1,000만원을 받을 수 있는 채권의 현재가치는 얼마인가? 기간 중 이자지급은 없고 할인율은 연 12%라고 한다.

풀이

$$P_0 = \frac{P_n}{CVIF} = \frac{1,000}{1.7623} = 567.44(\text{만원})$$

예제 3-4

〈예제 3-3〉을 복리표 및 현가표를 이용하여 각각 계산하라.

풀이

부록 〈표 1〉의 복리표로부터 $CVIF(12\%, 5\text{년}) = 1.7623$이므로

$$P_0 = \frac{P_n}{CVIF} = \frac{1,000}{1.7623} = 567.44(\text{만원})$$

부록 〈표 2〉의 현가로부터 $PVIF(12\%, 5\text{년}) = 0.56744$이므로

$P_0 = P_n \times PVIF = 1,000 \times 0.56744 = 567.44(\text{만원})$이 된다.

예제 3-5

다음은 A병원의 사례를 통하여 화폐의 시간적가치의 사례를 분석해보자.
A병원의 2013년 9월 1개월 동안(9월 30일 시점)의 의료수익이다. 내역은 다음과 같다.(단, 연이자율은 12%)

| 항　　목 | 내　　역 | 현금화 시기 |
|---|---|---|
| 현금수익 | 20,000,000원 | 즉시 |
| 국민건강보험공단 청구분 | 40,000,000원 | 3개월 후 |
| 자동차보험 청구분 | 30,000,000원 | 4개월 후 |
| 산업재해보상보험 청구분 | 10,000,000원 | 6개월 후 |
| 계 | 100,000,000원 | |

풀이

소득의 시간적 가치를 고려하지 않는다면 A병원의 9월 1개월 동안의 총 의료수익은 1억이 된다. 그러나 화폐의 시간적 가치를 고려한다면 의료수익은 다음과 같이 달라지게 된다.(단, 이자율 년 12%)

국민건강보험공단 청구분 수익은 3개월 후에 현금화가 가능하므로,

국민건강보험공단 청구분 수익은 40,000,000/(1+0.03) = 38,834,951원

자동차보험공단 청구분 수익은 30,000,000/(1+0.04) = 28,846,154원

산업재해보상보험 청구분 수익은 10,000,000/(1+0.06) = 9,433,962원

으로 총수익은 97,115,067원이 된다.

즉 9월 총수익 1억은 화폐의 시간적 가치를 고려한다면 2,884,933원이 감소하게 된다.

## 2. 다기간 현금흐름 평가

지금까지는 현금흐름이 단 한 번 일어나는 경우 미래가치와 현재가치의 계산에 대하여 알아보았다. 그러나 일반적으로 현금흐름은 여러 기간에 걸쳐서 일어나는 경우가 많다. 따라서 현금흐름이 여러 기간에 걸쳐 일어나는 경우 현금흐름의 미래가치와 현금가치를 계산하는 것을 살펴보도록 하자.

### 2.1 다기간 현금흐름의 미래가치의 계산

다기간 현금흐름의 미래가치를 구하려면 어떻게 해야 할 것인가? 1년 후에 $C_1$, 2년 후에 $C_2$, 3년 후에 $C_3$, $n$년 후에 $C_n$만큼의 금액을 예금하였을 때 일정기간 후의 현금흐름의 미래가치를 구하면 될 것이다. 이는 다시 말해 각 시점별로 현금흐름의 미래가치를 개별적으로 환산한 다음 이를 모두 합하면 된다.

〈그림 3-1〉은 다기간에 걸쳐 발생하는 현금흐름의 크기가 서로 다를 때 미래가치를 계산하는 과정을 보여주고 있다.

이 경우 현재시점의 예금액 $C_0$는 $n$년 후의 미래가치는 $C_0(1+r)^n$이고 1년 후의 예금액 $C_1$이 $n$년 후의 미래가치는 $C_1(1+r)^{n-1}$이고, $n-1$년 후의 예금액 $C_{n-1}$이 $n$년 후의 미래가치는 $C_{n-1}(1+r)$이며, $n$년 시점의 예금액 $C_n$은 $C_n$이 된다. 이를 합한 총 미래가치(total future value: TFV)는 다음과 같이 구할 수 있다.

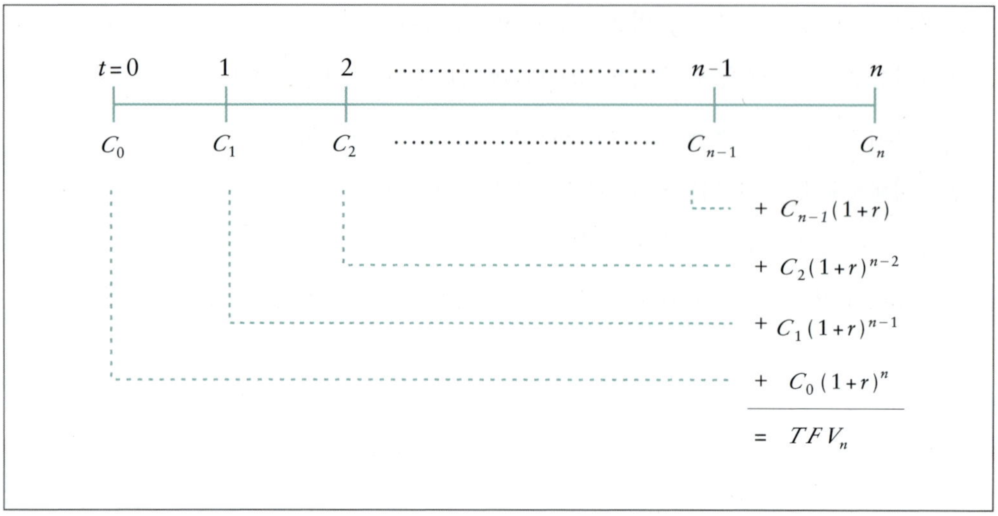


〈그림 3-1〉 다기간 현금흐름의 미래가치 계산

즉

$$TFV_n = C_0(1+r)^n + C_1(1+r)^{n-1} + C_2(1+r)^{n-2} + \cdots + C_{n-1}(1+r) + C_n \qquad (3 \cdot 8)$$

**예제 3-6**

다음은 A병원이 현재시점에 10,000원, 1년 후에 20,000원, 2년 후에 30,000원, 3년 후에 40,000원을 연간 이자율 10%로 예금하여 4년 후에 얼마가 되겠는가?

**풀이**

4년 후 시점에서의 총 미래가치는 각 시점별 현금흐름의 미래가치의 합과 동일하므로

$= 10{,}000(1+0.4)^4 + 20{,}000(1+0.1)^3 + 30{,}000(1+0.1)^2 + 40{,}000(1+0.1)$

$= 153{,}330$

또는

$= 10{,}000(CVIF_{0.1,4}) + 20{,}000(CVIF_{0.1,3}) + 30{,}000(CVIF_{0.1,2}) + 40{,}000(CVIF_{0.1,1})$

$= 10{,}000(1.46410) + 20{,}000(1.33100) + 30{,}000(1.2100) + 40{,}000(1.100)$

$= 153{,}330$

## 2.2 다기간 현금흐름의 현재가치의 계산

다기간 현금흐름의 현재가치를 구하려면 어떻게 해야 할 것인가? 1년 후에 $C_1$, 2년 후에 $C_2$, 3년 후에 $C_3$, $n$년 후에 $C_n$만큼의 현금흐름을 가져다 주는 투자안이 있다고 할 때 이 투자안의 현재시점에서 투자안을 평가하면 어떻게 될까? 이는 각 시점별로 현금흐름의 현재가치를 개별적으로 환산한 다음 이를 모두 합하면 된다.

〈그림 3-2〉는 다기간에 걸쳐 발생하는 현금흐름의 크기가 서로 다를 때 현재가치를 계산하는 과정을 보여주고 있다.

이 경우 현재시점에서의 현금흐름 $C_0$는 현재가치와 동일하고, 1년 후의 현금흐름 $C_1$의 현재가치는 $\frac{C_1}{(1+r)}$ 이고, 2년 후의 현금흐름 $C_2$의 현재가치는 $\frac{C_2}{(1+r)^2}$ 이며, $n$년 후의 현금흐름 $C_n$의 현재가치는 $\frac{C_n}{(1+r)^n}$ 이 된다. 이를 합한 총 현재가치(total present value: TPV)는 다음과 같이 구할 수 있다.

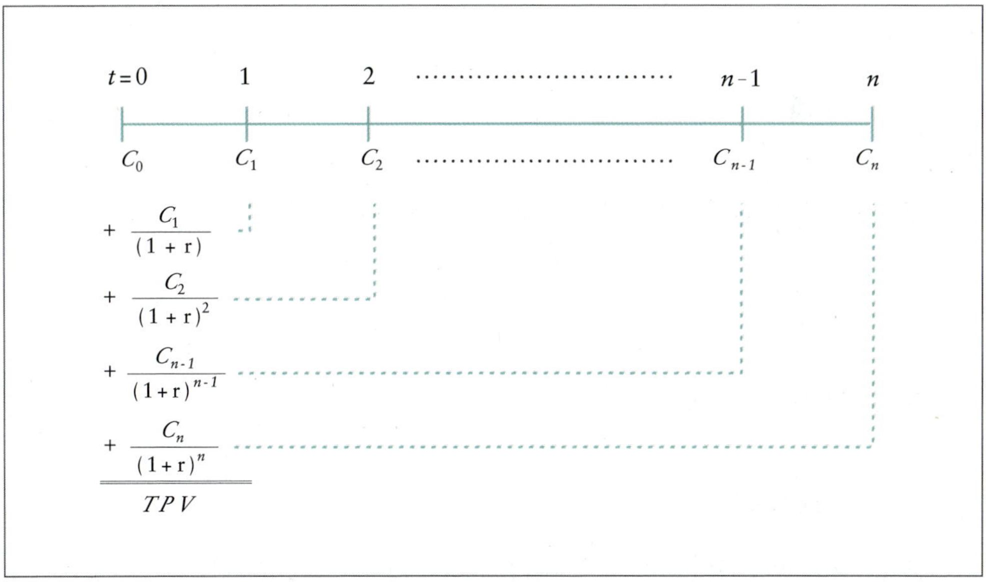


〈그림 3-2〉 다기간 현금흐름의 현재가치 계산

즉

$$TPV = C_0 + \frac{C_1}{(1+r)} + \frac{C_2}{(1+r)^2} + \ldots + \frac{C_{n-1}}{(1+r)^{n-1}} + \frac{C_n}{(1+r)^n} \quad (3 \cdot 9)$$

**예제 3-7**

다음은 A병원은 다음과 같은 투자안을 고려하고 있다. 1년 후에 20,000원, 2년 후에 30,000원, 3년 후에 40,000원을 얻을 수 있다. 이 투자안의 현재가치는 얼마인가? (단, 연간 이자율은 10%)

**풀이**

이 투자안의 총 현재가치는 각 각의 미래시점의 현금흐름을 현재가치로 환산한 다음 이들을 합하면 된다.

$$= \frac{20,000}{(1+0.1)^1} + \frac{30,000}{(1+0.1)^2} + \frac{40,000}{(1+0.1)^3}$$

$$= 73,027.7$$

또는

$$= 20,000(PVIF_{0.1,1}) + 30,000(PVIF_{0.1,2}) + 40,000(PVIF_{0.1,3})$$

$$= 73,027.7$$

## 3. 연금의 현금흐름 평가

### 3.1 연금의 미래가치

연금(annuity)이란 일정기간 동안 동일한 금액이 매기간마다 발생하는 현금흐름의 형태를 말한다. 연금의 미래가치(compound value of an annuity)는 매기간 발생하는 일정금액의 연금을 $n$시점의 미래가치로 계산한 금액의 합계를 말한다.

〈그림 3-3〉은 연금의 미래가치를 계산하는 과정을 보여주고 있다. 연금 수령액은 $C_1$, $C_2$,

…, $C_n$시점 동일한 금액의 연금을 수령하게 되므로 현재시점의 연금액 $C_n$의 $n$년 후의 미래가치는 $C_0(1+r)^n$이고 1년 후의 연금액 $C_1$의 $n$년 후의 미래가치는 $C_1(1+r)^{n-1}$이고, $n-1$년 후의 연금액 $C_{n-1}$이 $n$년 후의 미래가치는 $C_{n-1}(1+r)$이며, $n$년 시점의 연금 $C_n$은 $C_n$이 된다. 여기에서 $C_1$, $C_2$, … , $C_n$은 동일하므로 매기간 연금액을 $C$로 통일하여 나타낼 수 있다. 이 경우 총 미래가치 (total future value: TFV)는 다음과 같이 구할 수 있다.

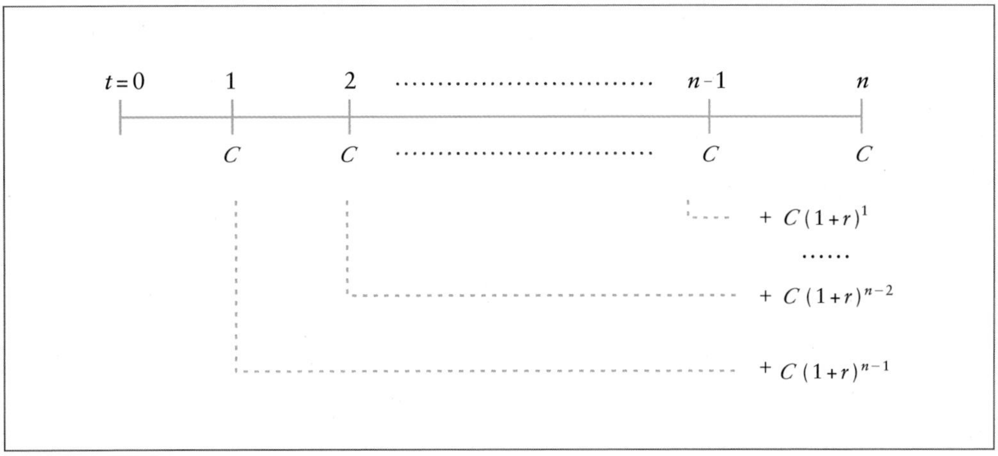


〈그림 3-3〉 연금의 미래가치

이 때 같은 논리로 연금의 총 미래가치 ($TFV$)는 다음과 같이 계산된다.

$$TFV_n = C + C(1+r) + C(1+r)^2 + \cdots + C(1+r)^{n-1} = \frac{C[(1+r)^n-1]}{(1+r)-1} \quad (3 \cdot 10)$$
$$= \frac{C[(1+r)^n-1]}{r}$$

여기서 $\frac{[(1+r)^n-1]}{r}$을 계수화한 것을 연금의 복리이자요소, $CVIFA_{r,n}$(compound value interest factor for an annuity: 이자율 $r_i$, 기간 $n$)이라 하며, 역시 부록〈표 3〉의 계수표에서 쉽게 찾을 수 있다.

**예제 3-8**

1년도 말부터 5년 동안 매년 10만원씩 납입하는 보험에 가입하여 원금과 연리 10%의 이자를 받는다면 이 때 지급받을 금액은 얼마인가?

**풀이**

연금의 미래가치는 공식을 이용하여 직접 계산하거나, 또는 본 서 뒤에 있는 〈표 3〉 연금의 복리표를 이용하여 계산할 수 있다.

$$
\begin{aligned}
FV_5 &= 100{,}000(1+0.1)^4 + 100{,}000(1+0.1)^3 + 100{,}000(1+0.1)^2 + 100{,}000(1+0.1) \\
&\quad + 100{,}000 \\
&= \frac{100{,}000[(1+0.1)^5 - 1]}{0.1} \\
&= 610{,}510\text{원}
\end{aligned}
$$

또는

$$
\begin{aligned}
FV_5 &= 100{,}000(CVIFA_{0.1,5}) \\
&= 100{,}000(6.10510) \\
&= 610{,}510\text{원}
\end{aligned}
$$

### 3.2 연금의 현재가치

연금의 현재가치(present value of an annuity)는 매기간 발생하는 일정금액을 현재가치로 환산한 합계의 금액을 말한다. 예를 들어, 매년 말 100만원씩 3년간 받을 수 있는 연금이 있다 가정하자. 할인율이 10%라 했을 때, 3년 동안 받는 연금을 현재시점에서 가치를 평가한 것이 연금의 현재가치가 된다. 이 연금의 현재가치는 다음과 같이 계산된다.

1년 후 100만원의 현재가치 $\frac{100\text{만원}}{(1+0.1)} = 909{,}090$원

2년 후 100만원의 현재가치 $\frac{100\text{만원}}{(1+0.1)^2} = 826{,}450$원

3년 후 100만원의 현재가치 $\frac{100\text{만원}}{(1+0.1)^3} = 751{,}310\text{원}$

이 연금의 현재가치는 3년에 걸쳐 매년 말에 받을 100만원의 현재가치의 합계액이 된다.

연금의 현재가치를 간단히 계산할 수 있는 공식을 유도해보면, 〈그림 3-4〉의 과정을 보면 계산하는 과정을 알 수 있다.

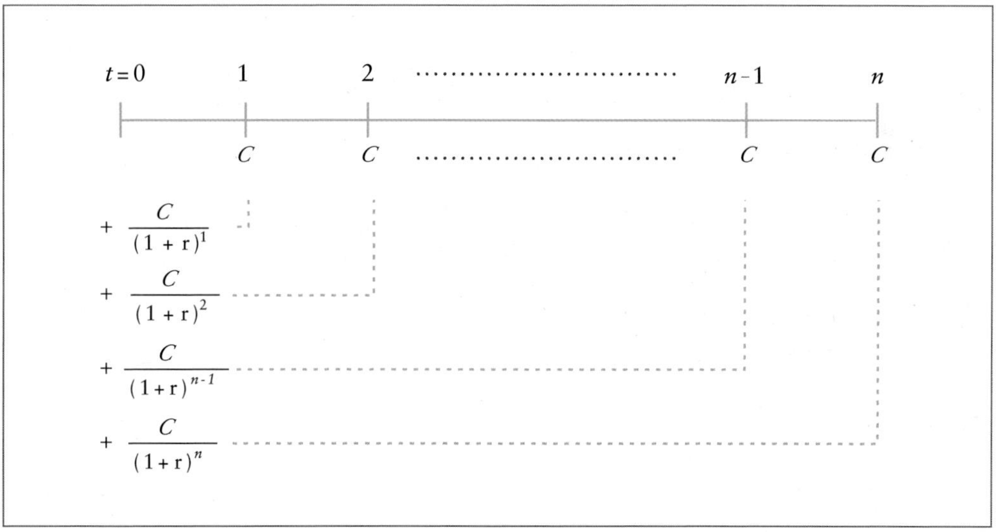


〈그림 3-4〉 연금의 현재가치 계산

$t=0$ 시점에서 연금의 총 현재가치 ($TPV$)는

$$TPV_0 = \frac{C}{(1+r)} + \frac{C}{(1+r)^2} + \cdots + \frac{C}{(1+r)^{n-1}} + \frac{C}{(1+r)^n}$$

$$= \frac{\frac{C}{(1+r)}\left[1-\left(\frac{1}{1+r}\right)^n\right]}{\left[1-\frac{1}{(1+r)}\right]} = \frac{C\left[1-\left(\frac{1}{1+r}\right)^n\right]}{r}$$

$$= \frac{C[(1+r)^n-1]}{r(1+r)^n} \qquad (3 \cdot 11)$$

여기서 $\frac{[(1+r)^n-1]}{r(1+r)^n}$ 을 계수화한 것을 연금의 현가이자요소, $PVIFA_{r,n}$ (present value interest factor for an annuity: 이자율 $r_i$, 기간 $n$)이라 하며 부록 〈표 4〉의 연금의 현재가치계수표를 이용하면 쉽게 찾을 수 있다.

**예제 3-9**

1년도 말부터 5년 동안 매년 50만원씩을 지급받을 수 있는 연금의 현재가치는 얼마인가? (단, 연간 이자율은 8%이다)

**풀이**

연금의 현재가치는 공식을 이용하여 직접 계산하거나, 또는 본 서 뒤에 있는 〈표 4〉 연금의 현재가치계수표를 이용하여 계산할 수 있다.

$$PV = \frac{50\text{만원}}{(1+0.08)} + \frac{50\text{만원}}{(1+0.08)^2} + \frac{50\text{만원}}{(1+0.08)^3} + \frac{50\text{만원}}{(1+0.08)^4} + \frac{50\text{만원}}{(1+0.08)^5}$$

$$= \frac{50\text{만원}\,[(1+0.08)^5 - 1]}{0.08(1+0.08)^5}$$

$$= 1{,}996{,}355\text{원}$$

또는

$$PV = 50\text{만원}(FVIFA_{0.08,5})$$

$$= 50\text{만원} \times (3.99271)$$

$$= 1{,}996{,}355\text{원}$$

## 4. 순현재가치와 내부수익률

1.2에서 설명한 현재가치의 개념을 바탕으로 투자수익(return on investment)의 계산에 대해서 알아보기로 하자. 투자(investment)란 미래에 실현될 보다 큰 수익을 기대하고 현재 자금을 투하하는 것을 뜻한다. 따라서 투자는 현재에 투하되는 자금과 미래에 얻게 되는 투자수익을 고려하여 결정하여야 한다. 예를 들어 다음과 같은 2개의 투자안 A, B가 있다고 하자.

| 시점(t) | 현재(t=0) | 1년후(t=1) | 2년후(t=2) |
|---|---|---|---|
| 투자안A | −1,000,000 | 700,000 | 500,000 |
| 투자안B | −1,000,000 | 500,000 | 700,000 |

이 투자안들은 현재 1,000,000원을 투자하여, 투자안 A의 경우에는 1년 후에 700,000원을 2년 후에는 500,000원을 받게 되며, 투자안 B의 경우에는 1년 후에 500,000원을, 2년 후에는 700,000원을 받게 된다. 단순히 두 투자안의 1년 후 수익과 2년 후 수익을 합하면 모두 1,200,000원이 된다. 그러면 두 투자안 중 어느 투자안이 더 많은 수익을 가져다 주는 투자안이라 할 수 있겠는가?

이는 두 투자안의 각 시점별 현재가치를 계산함으로써 해결할 수 있다. 즉 각 투자안의 1년 후 현금흐름의 현재가치와 2년 후 현금흐름의 현재가치를 더하여, 현재(t=0)시점의 현재가치와 비교함으로써 투자안의 수익을 판단할 수 있는 것이다. 여기에서 현재의 투자금액을 현금유출(cash outflow)이라 하며, 미래의 투자수익을 현금유입(cash inflow)이라 한다.

### 4.1 순현재가치(net present value)

순현재가치(NPV : net present value)는 현금유입의 현재가치(PVCI : present value of cash inflow)에서 현금유출의 현재가치(PVCO : present value of cash outflow)를 차감한 것으로 투자안의 순이익의 현재가치를 의미한다.

$$\underset{(NPV)}{\text{순현재가치}} = \underset{(PVCI)}{\text{현금유입의 현재가치}} - \underset{(PVCO)}{\text{현금유출의 현재가치}}$$

순현재가치의 계산에 있어서 현금유입이나 현금유출을 현재가치화하기 위해서는 할인율(discount rate) 이 필요하게 되는데, 이 할인율은 투자자의 기회비용이 되며, 적절한 할인율로 가장 많이 쓰이는 것이 시장이자율이다. 시장이자율이 10%라 할 때, 앞의 예에서 투자안 A의 순현재가치를 구하면, 현금유출의 현재가치는 1,000,000원이며, 현금유입의 현재가치는 $\frac{700,000}{1.1} + \frac{500,000}{1.1^2}$ = 1,049,587원이므로, 투자안 A의 순현재가치는 49,587원이 된다. 또한 투자안 B의 순현재가치를 구하면, 현금유출의 현재가치는 투자안 A와 동일하고, 투자안 현금 B의 현재가치가 $\frac{500,000}{1.1^2} + \frac{700,000}{1.1^2}$ = 1,033,058원이므로 투자안 B의 순현재가치는 33,058원이 된다. 따라서, 투자안 A의 순현재가치가 투자안 B의 순현재가치보다 크므로(49,587원 〉 33,058원), 투자안 A가 더 나은 투자안이라 할 수 있다.

투자안에 대한 현금유출은 현재시점뿐 아니라 미래시점에서도 나타날 수 있다. 현실적으로 투자는 몇 년에 걸쳐서 이루어지거나, 또는 몇 년 후에 추가적인 투자가 필요한 경우가 대부분이다. 따라서 현금유출이 여러 시점에 걸쳐 발생하는 경우, 현금유출의 현재가치는 현재시점의 투자액뿐 아니라 미래시점의 투자액도 함께 고려하여야 한다.

순현재가치의 계산에 이용되는 할인율은 투자자의 기회비용, 즉 투자자금의 자본비용(cost of capital)을 의미한다. 그러므로 투자안의 순현재가치는 투자에 소요된 자금의 기회비용인 자본비용을 고려한 후의 순이익을 뜻한다. 즉 여러 기간에 걸쳐 발생하는 투자에 따른 현금유입과 현금유출에 대하여 시간가치를 반영하여 구한 순이익의 개념이다. 따라서 순현재가치가 0보다 크다(NPV〉0)는 것은 투자자금의 자본비용을 제외하고도 순이익이 발생한다는 것이므로, 투자가치가 있다는 것을 의미한다. 반대로 순현재가치가 0보다 작다(NPV〈0) 는 것은 투자가치가 없다는 것을 의미한다.

**예제 3-10**

다음과 같은 현금흐름을 갖는 투자안의 순 현재가치(NPV)를 구하여라. 단 시장이자율은 12%이다.

| 시점(t) | t=0 | t=1 | t=2 | t=3 | t=4 | t=5 |
|---|---|---|---|---|---|---|
| 현금유출 | −500 | 0 | 0 | −450 | 0 | 0 |
| 현금유입 | 0 | 450 | 350 | 200 | 350 | 400 |

**풀이**

$$PVCO = 500 + \frac{450}{(1+0.12)^3} = 820.28$$

$$PVCI = \frac{450}{(1+0.12)} + \frac{350}{(1+0.12)^2} + \frac{200}{(1+0.12)^3} + \frac{350}{(1+0.12)^4} + \frac{400}{(1+0.12)^5}$$
$$= 1,272.6$$

$$NPV = PVCI - PVCO = 1,272.6 - 820.28 = 452.35$$

### 4.2 내부수익률(internal rate of return)

내부수익률(IRR : internal rate of return)이란 투자로부터 기대되는 현금유입의 현재가치와 현금유출의 현재가치를 같게 하는 할인율을 말한다. 즉 투자안의 순현재가치를 0으로 만드는 할인율을 의미한다.

내부수익률(IRR) = 투자안의 순현재가치(NPV)를 0으로 만드는 할인율

내부수익률을 이해하기 위하여 앞의 예를 들어보자.

앞의 예에서 단순히 두 투자안의 1년 후 수익과 2년 후 수익을 더하여 수익률을 계산한다면, 투자안 A와 B의 수익률은 20%가 되나, 이는 현금흐름의 시간가치를 고려하지 않았기 때문에 아무런 의미가 없다. 따라서 여러 기간에 걸쳐 현금흐름이 발생하는 경우에는 시간가치를 고려하여 투자안의 수익률을 구하여야 하는데, 투자수익률의 계산에서 현금유입의 현재가치와 현금유출의 현재가치를 비교하여 현금흐름의 내재적인 수익률을 구하기 때문에 이를 내부수익률이라 한다. 즉 내부수익률은 바로 시간가치를 고려한 수익률의 개념이다.

앞의 예에서 투자안 A의 내부수익률을 구하면,

$$-1,000,000 + \frac{700,000}{(1+r)} + \frac{500,000}{(1+r)^2} = 0,\ \text{IRR(A)} = 13.90\%$$이며,

투자안 B의 내부수익률을 구하면,

$$-1000,000 + \frac{500,000}{(1+\mathrm{r})} + \frac{700,000}{(1+\mathrm{r})^2} = 0,\ \text{IRR(B)} = 12.32\%$$이다.

따라서 IRR(A) = 13.90% 〉 IRR(B) = 12.32%이므로, 투자안 A가 더 나은 투자안이라고 할 수 있다.

**예제 3-11**

다음과 같은 현금흐름을 갖는 투자안의 내부수익률(IRR)을 구하라. 단 이자율은 10%이다.

| 시점(t) | t=0 | t=1 | t=2 | t=3 | t=4 | t=5 |
|---|---|---|---|---|---|---|
| 현금유출 | -1,500 | 0 | 0 | 0 | 0 | 0 |
| 현금유입 | 0 | 300 | 450 | 750 | 750 | 900 |

**풀이**

IRR은 NPV = 0으로 하는 할인율이므로 IRR을 $r$이라 하면

$$NPV = PVCI - PVCO = 0$$

$$= \frac{300}{(1+r)} + \frac{450}{(1+r)^2} + \frac{750}{(1+r)^3} + \frac{750}{(1+r)^4} + \frac{900}{(1+r)^5} - 1,500 = 0$$

$$\therefore IRR = 25.4\%$$

〈예제 3-11〉에서 내부수익률을 구하기가 쉽지 않다. 현금흐름이 여러 시점에 걸쳐 발생하는 투자안의 내부수익률은 간단한 계산으로 구하기 어려우며, 현가표를 이용하여 시행착오 방법(trial and error method)으로 구할 수 있다. 그러나 이러한 반복적인 계산은 전자계산기나 컴퓨터를 이용하면 쉽게 해결할 수 있다.

내부수익률은 투자안의 현금흐름에 내재되어 있는 수익률의 개념으로 이는 투자안으로부터 발생하는 현금이 그 투자안에 재투자된다는 가정하에서 구한 수익률이다. 즉 투자안으로부터 발생한 현금의 재투자수익률을 그 투자안의 수익률과 같다고 가정하여 구한 수익률인 것이다. 따라서 IRR을 $r$이라고 하고, 기업의 자본비용이나 시장이자율을 $i$라고 한다면 $r > i$이면 그 투자안을 채택하고, $r < i$이면 그 투자안을 기각한다.

## 5. 소득의 현재가치와 부의 의미

흔히 사람들은 여러 기간에 걸쳐 소득의 흐름을 가지면서 서로 누구의 부가 더 큰가를 비

교한다. 이에 대하여 가장 객관적인 부의 척도로 사용될 수 있는 것이 소득흐름의 현재가치이다. 예로 A와 B 두 사람이 다음과 같은 소득의 흐름을 갖는다고 하자.

| | t=0 | t=1 |
|---|---|---|
| A의 소득 | $y^A$=1,000 | $y^A$=1,000 |
| B의 소득 | $y^B$=500 | $y^B$=1,700 |

현재시점(t = 0)에서는 A가, 미래시점(t = 1)에서는 B가 소득이 크다. 그러나 문제는 소득이 발생하는 전 기간을 고려할 때 누가 더 많은 부를 갖고 있는가를 판단하기 어렵다는 것이다. 이러한 경우 소득흐름의 총 현재가치가 일반적인 부의 비교기준으로 사용될 수 있다.

그러면 누가 더 많은 부를 가지고 있다고 할 수 있는가?

현재 금융시장의 이자율 $r_i$= 10%라고 할 때,

A, B 두 사람의 부를 비교하면 A에 대한 소득흐름의 현재가치

$w_0^A = y_0^A + \frac{y_1^A}{1+r} = 1,000 + \frac{1,000}{1.1} = 1,909.09$ 가 되며,

B에 대한 소득흐름의 현재가치

$w_0^B = y_0^B + \frac{y_1^B}{1+r} = 500 + \frac{1,700}{1.1} = 2,045.45$ 가 되어

B의 부가 더 높은 수준임을 알 수 있다. 이때 물론 부의 비교는 시장이자율의 크기에 따라 달라지게 되는데,

예를 들어 시장 이자율 $r_i$ = 50%라 할 경우

$w_0^A = 1,000 + \frac{1,000}{1.5} = 1,667.67$ 이 되며,

$w_0^B = 500 + \frac{1,700}{1.5} = 1,633.33$ 이 되어 오히려 A의 부가 더 높다고 할 수 있다.

이와 같이 이자율이 높을 경우 B가 불리해지는 이유는 B의 경우에는 소득의 흐름이 t=1의 미래시점에서 대부분 실현되는데, 이자율이 높아짐에 따라 이 미래소득의 현재가치가 작아지기 때문이다.

결론적으로 현재의 부란 미래에 발생하게 될 소득흐름의 현재가치의 합으로 나타낼 수 있으며, 그 크기는 시장이자율과 소득이 발생하게 될 기간에 의해 결정되어질 것이다. 만약 현

재 100만원을 갖고 있는 투자자가 은행에 연리 12%의 정기예금에 이를 예치한다면, 매년 12만원의 이자수익을 기대할 수 있을 것이다. 따라서 영구연금의 현재가치공식을 이용하여 $\frac{120,000}{0.12}$ = 100만원 이므로 시장이자율이 12%일 때 현재의 100만원(부)과 매년 12만원의 이자수익(소득흐름)은 동일함을 알 수 있다.

01 화폐의 미래가치란 무엇인가?

02 화폐의 현재가치는 무엇인가?

03 다기간 현금흐름을 평가하는 이유는 무엇인가?

04 다기간 현금흐름과 연금의 현금흐름 측정 시 가장 중요한 차이는 무엇인가?

05 순현재가치는 무엇인가?

06 현재시점에서 100,000원의 3년 후의 가치는 얼마인가? 단 이자는 5%이다.

07 한국병원은 3년 후에 CT 장비의 교체가 필요하여 5천만원의 자금이 필요할 것으로 예측된다. 한국병원은 매년 말 총 3번에 걸쳐 저축하여 이 자금을 마련한다고 할 때 매년 저축하여야 하는 금액은 얼마인가?(단 연이자율은 8%).

07-1 동일한 조건에서 저축을 매 년초에 한다고 가정할 때 매년 저축하여야 할 금액은 얼마인가?

08 3년 후 은행에 12,425,000원을 지급하기로 하고 현재 은행으로부터 10,000,000원을 차입하기로 했다면 연간이자율은 얼마인가?

09 매년 100,000원씩 저축하여, 5년 후 원금과 7%의 이자를 받는다면, 이 때 받는 금액은 얼마인가?

10 매년 말 1,200,0000원씩 10년간 지급되는 연금을 일시불로 받을 수 있는 연금이 있다. 연금보험회사에서 연금을 10년간 받을 것인지? 아니면 일시불로 10,000,000원을 받을 것인지에 대한 선택을 하라는 제안을 받았다. 어떤 선택을 하는 것이 효율적인지를 판단하시오. 단 이자율은 5%이다.

**01** 현재가치와 미래가치의 상호관계로 맞지 않는 것은?

① 이자율이 높을수록 미래가치가 커진다.
② 기간이 길수록 현재가치가 커진다.
③ 이자율이 낮을수록 현재가치는 커진다.
④ 미래가치는 이자율 및 기간의 변수가 동시에 영향을 미친다.

**02** 현재의 현금 10,000원을 연리 10%로 저축한다면 2년 뒤의 미래가치는?

① 19,000원 ② 12,000원
③ 12,100원 ④ 12,200원

**03** 2년 후 10,000원을 받을 수 있는 채권의 현재가치는 얼마인가?

① 9,090원 ② 8,265원
③ 7,513원 ④ 6,830원

**04** 순 현재가치에 관한 설명 중 사실과 다른 것은?

① 순 현재가치는 현금유입의 현재가치에서 현금유출의 현재가치를 차감한 것이다.
② 순 현재가치는 투자안의 순이익의 현재가치를 의미한다.
③ 순 현재가치의 계산 시 할인율을 사용하게 되는데 할인율은 투자자의 기회비용이 되며, 적절한 할인율로 가장 많이 쓰이는 것이 시장이자율이다.
④ 순 현재가치는 현재시점에서만 계산가능하고, 미래시점의 투자액은 고려될 수 없다.

# 제4장 위험과 수익률

본장에서는 위험있는 투자대상을 분석하기 위한 기초개념을 설명한다. 즉, 투자대상의 위험과 기대수익률을 어떻게 측정하며, 이 두 요인이 투자자산의 가치에 어떤 영향을 줄 것인가를 논의한다. 본 장의 목적은 재무분야에서 가장 기본이 되는 개념인 평균-분산모형(mean-variance model)을 이해시키는 데 있다. 이 모형은 앞으로 설명할 중요 재무이론을 이해하기 위한 필수적인 기본지식이 된다.

## 1. 위험의 개념

기업이나 개인이 투자를 할 때 부딪히게 되는 의사결정 상황은 크게 두 가지로 나눌 수 있다. 하나는 미래에 발생할 상황을 정확하게 아는 확실성 상황이고 또 하나는 미래에 발생할 여러 상황에 대해 알려져 있지 않은 불확실성 상황이다.

확실성 상황하에서 투자자는 미래에 대한 완전한 정보를 가지고 있기 때문에 가장 높은 수익률을 가져오는 투자안을 선택하는 것이 최적투자가 된다. 그러나 이러한 확실성 상황은 현실세계에서는, 특히 투자자들이 의사결정을 하여야 하는 현실에서는 존재하지 않는다. 따라서 투자자가 실제로 투자를 할 때 처하게 되는 세계는 바로 미래 상태가 알려지지 않은 불확실성의 세계이다.

일반적으로 논의되는 미래에 나타나리라고 예상되는 상황(states of nature)과 그 상황이 발생할 가능성의 정도에 따라 의사결정을 다음과 같이 구분하고 있다.

① 확실성상태에서 의사결정(decision making under certainty)
② 위험상태에서 의사결정(decision making under risk)
③ 불확실성상태에서 의사결정(decision making under uncertainty)

확실성상태는 미래에 발생할 상황이 명확하게 알려진 상태를 말하는 것으로서, 의사결정을 위한 복잡한 분석이 필요없다. 확실성은 자연법칙이나 물리적인 현상에서나 볼 수 있으며, 기업이 활동하는 현실세계에서는 있을 수 없는 상황이다.

위험상태는 미래에 발생가능한 상황에 대해 예측을 할 수 있으며, 그 발생 가능한 상황의 객관적인 확률분포가 알려져 있는 상황을 말한다. 객관적 확률(objective probability)이란 선험적인 확률이나 경험적인 확률을 말한다. 선험적인 확률은 동전을 던졌을 때 앞면이 나올 확률이 1/2이라든지, 주사위를 던져 6이 나올 확률이 1/6이라든지 등의 예와 같이 수학적 또는 이론적으로 계산되어 누구나 인정할 수 있는 확률을 말한다. 경험적인 확률은 인구사망률, 화재발생률 등의 확률과 같이 미래의 상황이 과거와 비슷하게 움직일 것이라는 가정하에서 과거의 경험을 토대로 하여 계산하는 확률이다.

불확실성상태는 미래에 발생할 상황에 대한 객관적인 확률분포를 알지 못하는 상황이다. 이와 같은 상황에서는 미래에 발생할 사건의 확률을 주관적으로 추정하여 분석하게 된다. 주관적 확률(subjective probability)이라는 것은 의사결정자의 직관이나 주관적 경험을 토대로 한 확률로서 객관적인 증명이 불가능한 것이다.

## 2. 위험의 측정

### 2.1 위험척도의 필요성

위험을 어떻게 측정하며, 왜 위험을 측정할 척도가 필요한가를 다음과 같은 예를 살펴보기로 하겠다.

〈표 4-1〉 6가지 투자안의 수익률

| 경기상황 | 확률 | A | B | C | D | E | F |
|---|---|---|---|---|---|---|---|
| 불황 | 1/3 | 5 | 7 | 4 | 8 | 5 | 3 |
| 정상 | 1/3 | 5 | 7 | 5 | 6 | 7 | 7 |
| 호황 | 1/3 | 5 | 7 | 6 | 4 | 9 | 11 |

〈표 4-1〉은 내년도 경제상황을 세 가지로 예상하여 그 확률을 구하고, 경제상황에 따라서 여섯 가지 주식의 수익률이 어떻게 변할 것인가를 나타낸 표이다. 우선, 주식 A와 주식 B를 살펴보면 내년도 경제상황이 어떻게 되든 각각 5와 7만큼의 수익률이 확정되어 있는 확실성의 세계에 있음을 알 수 있다. 이 경우 주식 A보다는 수익률이 높은 주식 B가 선호되리라는 것은 자명하다. 이처럼 최대의 수익률을 갖는 투자안을 선택하는 기준을 수익률 극대화기준(the maximum return criterion)이라고 한다. 이때 선택된 주식 B는 주식 A를 지배(dominate)한다고 말하며, 주식 A는 주식 B에 지배당한다고 말한다.

수익률 극대화기준은 확실성하에서 투자안을 선택하는 좋은 방법이 될 수 있으나, 위험하에서는 그 적용이 어렵다. 〈표 4-1〉의 주식 C, D, E, F는 각 경제상황에 따라서 기대되는 수익률이 다른 불확실성의 세계, 즉 위험하에 있는 상황을 나타내고 있다. 이 경우 수익률 극대화기준을 적용시키려면 각 경제상황별로 주식들간의 지배여부를 살펴보아야 한다. 이미 주식 A는 주식 B에 지배당했으므로 고려의 대상이 되는 주식은 B, C, D, E, F가 된다. 이때 어느 경제 상황에서든 주식 C는 주식 B보다 낮은 수익률을 보이므로 주식 C는 주식 B에 지배당하게 된다. 그러나 주식 B, D, E, F 사이에는 각 경제상황별 지배관계가 서로 엇갈려 있어서 더 이상의 지배여부를 논의할 수가 없다. 이와 같이 어떤 기준에 따라 선택을 함에 있어서 상호간의 지배여부를 더 이상 논의할 수 없는 투자안들의 집합을 가리켜 효율적인 집합(efficient set)이라고 한다. 즉, 수익률 극대화기준에 따른 효율적인 집합은 B, D, E, F 가 된다.

〈표 4-2〉 수익률 극대화기준에 의한 효율적 조합

| 경기상황 | 확률 | B | D | E | F |
|---|---|---|---|---|---|
| 불황 | 1/3 | 7 | 8 | 5 | 3 |
| 정상 | 1/3 | 7 | 6 | 7 | 7 |
| 호황 | 1/3 | 7 | 4 | 9 | 11 |

위험하에서의 투자안의 선택이란 〈표 4-2〉와 같은 상황에서 과연 어떠한 투자안을 선택할 것인가에 대한 논의이다. 이를 위해서는 수익률 극대화기준이 아닌, 수익률 분포의 전체 상황을 나타낼 수 있는 새로운 선택기준이 마련되어야만 한다. 우선 생각할 수 있는 것이 확률분포의 대표값으로 가장 널리 사용되고 있는 기대수익률(expected return)을 선택기준으로 삼는 것이다. 각각의 주식들의 기대수익률은 다음과 같이 계산한다.

$$E(B) = 7 \times \frac{1}{3} + 7 \times \frac{1}{3} + 7 \times \frac{1}{3} = 7$$

$$E(D) = 8 \times \frac{1}{3} + 6 \times \frac{1}{3} + 4 \times \frac{1}{3} = 6$$

$$E(E) = 5 \times \frac{1}{3} + 7 \times \frac{1}{3} + 9 \times \frac{1}{3} = 7$$

$$E(F) = 3 \times \frac{1}{3} + 7 \times \frac{1}{3} + 11 \times \frac{1}{3} = 7$$

가장 큰 기대수익률을 갖는 주식을 선택하는 기준을 기대수익률 극대화기준(the maximum expected return criterion)이라고 하는데, 기대수익률 극대화기준에 따른 효율적 집합은 주식 B, E, F가 된다.

그러나 과연 동일한 기대수익률을 가지고 있는 B, E, F에 대하여 투자자들은 모두 다 같은 선호도를 나타낼 것인가? 분명 그렇지는 않다. 투자자의 위험에 대한 태도에 따라서 위험을 좋아한다면 F를, 위험을 싫어한다면 B를 선택하게 된다.

그렇다면, 위험을 매우 싫어하는 투자자라면 주식 F와 같이 위험이 매우 큰 투자안보다는 1만큼 작은 기대수익률을 감수하면서라도 보다 안정된 수익률분포를 보여주고 있는 주식 D를 선호할 가능성은 없을까? 물론 있을 수 있다. 그러나 기대수익률 극대화기준만으로는 이와 같은 문제에 대한 해결책을 제시할 수 없다. 문제가 제기되는 과정에서도 나타났지만. 위험을 가지고 있는 투자안의 선택문제를 해결하기 위해서는 반드시 다음의 두 가지 요건이 필요하다.

첫째, 투자안의 위험을 측정할 수 있는 척도가 있어야 한다.

둘째, 위험을 대하는 투자자들의 태도를 분석하여야 한다.

〈표 4-2〉에 제시되어 있는 투자안들 가운데 어느 하나의 최적투자안을 선택하는 문제에 대한 해결책은 위의 두 가지 요건을 설명한 이후로 접어둔다.

## 2.2 위험의 측정방법

재무관리에서 위험은 수익률의 분포가 분산되어 있는 정도로 나타낸다.

통계학에서 위험, 즉 분산도의 크기를 나타내는 방법을 찾는다면 범위(range), 평균편차(mean deviation) 등을 열거할 수는 있으나, 무엇보다도 널리 사용되고 있는 것은 분산(variance)과 표준편차(standard deviation)이다.

분산($\sigma^2$)은 미래수익률의 확률분포가 있을 때 각 실현가능수익률과 기대수익률의 차이(이를 편차라고 한다)를 제곱하여 이를 각 수익률이 실현될 확률로 가중평균한 값이다.

$$\sigma^2 = \sum [r_i - E(r)]^2 \cdot p_i = E[r_i - E(r)]^2$$

$$= E(r_i^2) - [E(r)]^2 \qquad (4 \cdot 1)$$

표준편차($\sigma$)는 분산의 양의 제곱근을 구한 것이며, 이는 편차를 제곱함으로써 단위적용이 힘들어진 분산을 수익률의 단위와 같도록 표준화한 값이라고 할 수 있다.

$$\sigma = \sqrt{\sigma^2} \qquad (4 \cdot 2)$$

식 (4 · 1) 및 식 (4 · 2)를 이용하여 투자안의 분산과 표준편차를 계산하는 과정을 〈표4-3〉에 정리하였다.

〈표 4-3〉 수익률의 확률분포와 표준편차의 계산

주식 B의 위험의 계산

| 상황 | 확률($p_i$) | 수익률($R_i$) | $R_i - E(R)$ | $p_i\,[R_i - E(R)]^2$ |
|---|---|---|---|---|
| 불황 | 1/3 | 7 | 0 | 0 |
| 정상 | 1/3 | 7 | 0 | 0 |
| 호황 | 1/3 | 7 | 0 | 0 |

$E(R) = 7, \sigma^2 = 0$

$\sigma = 0$

주식 D의 위험의 계산

| 상황 | 확률($p_i$) | 수익률($R_i$) | $R_i - E(R)$ | $p_i\,[R_i - E(R)]^2$ |
|---|---|---|---|---|
| 불황 | 1/3 | 8 | 2 | 4/3 |
| 정상 | 1/3 | 6 | 0 | 0 |
| 호황 | 1/3 | 4 | –2 | 4/3 |

$E(R) = 6, \sigma^2 = 8/3 = 2.667$

$\sigma = \sqrt{2.667} = 1.633$

주식 E의 위험의 계산

| 상황 | 확률($p_i$) | 수익률($R_i$) | $R_i - E(R)$ | $p_i\,[R_i - E(R)]^2$ |
|---|---|---|---|---|
| 불황 | 1/3 | 5 | 2 | 4/3 |
| 호황 | 1/3 | 7 | 0 | 0 |
| 정상 | 1/3 | 9 | –2 | 4/3 |

$E(R) = 7, \sigma^2 = 8/3 = 2.667$

$\sigma = \sqrt{2.667} = 1.633$

주식 F의 위험의 계산

| 상황 | 확률 | 수익률 | $R_i - E(R)$ | $p_i[R_i - E(R)]^2$ |
|---|---|---|---|---|
| 불황 | 1/3 | 3 | −4 | 16/3 |
| 호황 | 1/3 | 7 | 0 | 0 |
| 정상 | 1/3 | 11 | 4 | 16/3 |

$$E(R) = 7, \sigma^2 = 32/3 = 10.667$$

$$\sigma = \sqrt{10.667} = 3.266$$

위에서 주식 B와 주식 E, 주식 F는 기대수익률이 동일하다. 그러나 주식 B의 표준편차는 0이고, 주식 E이 표준편차는 1.633, 주식 F의 표준편차는 3.266이다. 기대수익률이 동일한 조건하에서 주식 B가 위험이 가장 적고, 주식 F가 가장 위험이 많은 투자대상이라 할 수 있다.

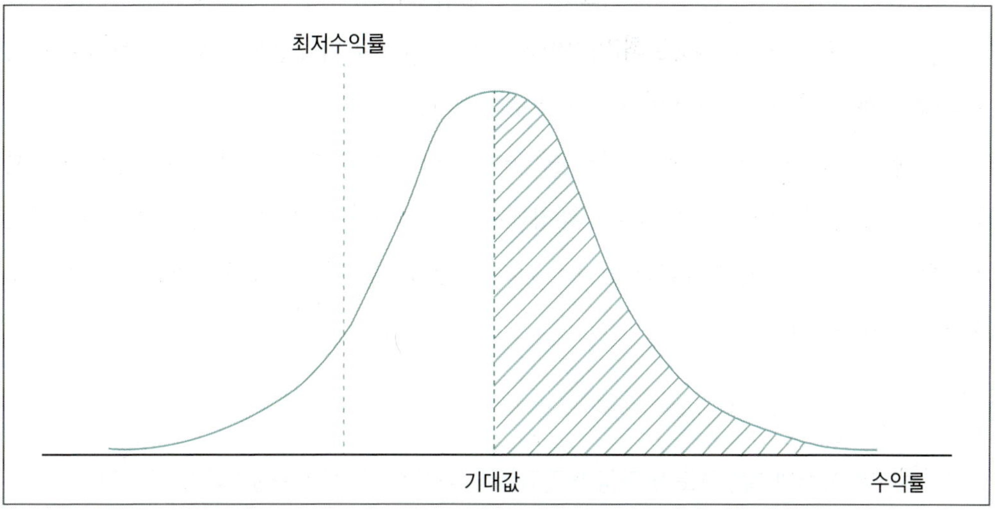


〈그림 4-1〉 위험과 확률분포

## 2.3 표준편차와 위험

미래에 기대되는 수익률의 표준편차가 투자안의 위험을 측정하는 수단으로서 타당한가 하는 문제가 논란의 대상이 되고 있다.

수익률의 분산이 있더라도 〈그림 4-1〉에서와 같이 기대값을 중심으로 확률분포의 오른쪽은 수익률이 기대값 보다 높으므로 이것은 위험이 될 수 없으며, 기대값의 왼쪽에 있는 분산 즉 미래수익률이 기대값에 미달할 가능성이 진정한 위험이라는 것이다. 그러므로 기대값 이하의 분포의 분산도로만 위험을 측정하여야 한다는 것이다. 이러한 주장은 타당성이 있는 것으로 받아들여지고 있다. 특히 미래수익률의 확률분포가 기대값을 중심으로 대칭이 되거나 정규분포(normal distribution)의 양상을 띨 때에는 이러한 것이 문제가 되지 않으나, 비대칭인 경우에는 문제가 된다. 분포모양이 대칭이면 기대값 왼쪽의 분산도는 전체 분산도의 반이기 때문에 전체 표준편차를 써서 비교하거나 그것의 절반값으로써 비교하거나 차이가 없지만, 비대칭의 경우에는 좌우분포가 다르므로 기대값 이하의 분산도를 계산하여 위험도를 측정해야 한다.

또 한 가지 문제가 되는 것은 왜 기대값을 기준으로 하여 그 이하를 위험으로 간주하느냐 하는 것이다. 그 대신 보다 타당성 있는 것은 기업이 투자를 결정할 때 기대하는 최저수익률을 기준으로 하여야 한다는 것이다. 〈그림 4-1〉에서와 같이 기업이 목표로 하는 최저수익률 이하의 분산도를 구하여, 바라는 최저수익률 이하가 발생할 가능성을 위험으로 보아야 한다는 견해가 매우 설득력 있게 받아들여지고 있다.

이렇게 표준편차로써 위험을 측정하는 데에는 어려움이 있으나, 대체로 투자안의 수익률의 분포는 완전히 대칭은 아니더라도 대칭에서 크게 벗어나는 예가 적고, 기업이 요구하는 최저수익률은 수익률의 기대값과 커다란 차이가 없다는 가정하에 표준편차를 위험의 측정수단으로 사용하고 있다.

**예제 4-1**

두 투자안 A, B의 확률분포가 다음과 같다. 두 투자안의 분산과 표준편차를 구하라.

| 경 기 | 수익률(%) | | $p_i$ |
|---|---|---|---|
| | A | B | |
| 호황 | 16 | 4 | 0.25 |
| 보통 | 12 | 6 | 0.50 |
| 불황 | 8 | 8 | 0.25 |

풀이

① 투자안 A의 경우

| 경기 | 확률($p_i$) | 수익률($R_i$) | $R_i - E(R)$ | $p_i [R_i - E(R)]^2$ |
|---|---|---|---|---|
| 호황 | 1/4 | 16 | 4 | 16/4 |
| 보통 | 2/4 | 12 | 0 | 0 |
| 불황 | 1/4 | 8 | −4 | 16/4 |

$$E(R) = 12,\ \sigma^2 = 32/4 = 8$$

$$\sigma = \sqrt{8} = 2.828$$

② 투자안 B의 경우

| 경기 | 확률($p_i$) | 수익률($R_i$) | $R_i - E(R)$ | $p_i [R_i - E(R)]^2$ |
|---|---|---|---|---|
| 호황 | 1/4 | 4 | −2 | 4/4 |
| 보통 | 2/4 | 6 | 0 | 0 |
| 불황 | 1/4 | 8 | 2 | 4/4 |

$$E(R) = 6,\ \sigma^2 = 8/4 = 2$$

$$\sigma = \sqrt{2} = 1.414$$

### 2.4 정규확률분포

위험하에 놓여 있는 투자대상을 분석할 때에는 미래의 발생가능한 상황과 그 상황이 일어날 확률, 그리고 각 상황에서의 투자안의 예상수익률을 추정한 확률분포를 필요로 한다. 투자대상의 평가라고 하는 것은 결국 그 투자안의 확률분포로부터 얻을 수 있는 정보를 이용하여 투자대상의 가치를 결정하는 작업이다. 확률분포의 특성을 나타내는 정보에는 평균 · 중앙값 · 최빈도값 등 확률분포의 대표값을 나타내는 정보나, 범위 · 평균편차 · 분산 등 확률분포의 분산도를 나타내는 정보뿐만이 아니라, 분포의 치우친 정도를 나타내는 왜도(skewness), 분포의 중심화 경향을 나타내는 첨도(kurtosis) 등 수없이 많은 것들이 있다.

과연 이들 정보 가운데에서 어떤 특성치를 사용하는 것이 바람직할 것인가?

우리가 투자대상의 확률분포 가운데 특히 정규확률분포에 관심을 가지는 데에는 여러 가지 이유가 있다. 우선, 현실적으로 사회적 · 자연적 현상에 기인하는 자료의 분포가 정규분포가 아니더라도 표본의 크기가 커지거나 표본의 수가 많아지면 그 표본의 평균들의 분포양상은 점차 정규분포에 가깝게 접근한다는 사실도 중요하다.

무엇보다도 투자대상의 평가에서 뿐만 아니라 재무관리의 많은 이론들이 수익률의 분포를 정규분포로 가정하고 있는 이유는 정규분포의 모양과 위치가 오직 기대값과 표준편차라고 하는 두 개의 특성치만으로 결정된다는 것 때문이다.

앞에서 기대수익률 극대화기준에 따라서 여러 가지 위험하의 투자안을 평가해 보았을 때 투자대상의 선택에 큰 어려움을 겪은 적이 있다. 그 이유는 기대수익률만으로는 위험을 내포하고 있는 투자대상의 특성을 명확하게 나타낼 수 없었기 때문이다. 그러나, 이제 투자대상의 확률분포가 정규분포임을 가정한다면 그러한 투자대상은 정규분포의 특성에 따라 기대수익률과 수익률의 표준편차만으로 충분히 분석할 수 있는 것이다. 수많은 분포의 특성치들 가운데 오직 두 가지 요인만으로 모든 분석이 이루어질 수 있다는 것은 매우 큰 매력이 아닐 수 없다.

정규분포의 가정은 투자대상들의 선택문제를 해결하는 실마리가 될 뿐만 아니라 어떤 투자대상의 가치를 계량화할 수 있는 발판을 마련해 준다. 즉, 정규분포하에서 투자대상의 가치는 수익성을 평가하는 기대수익률과 위험을 평가하는 분산(또는 표준편차)의 함수가 된다.

$$
\begin{aligned}
\text{투자대상의 가치}(V) &= f\ (\text{수익성, 위험}) \\
&= f\ [\ \text{기대수익률}\ E(R)\ ,\ \text{분산}(\sigma^2)\ ] \qquad (4 \cdot 3)
\end{aligned}
$$

이제 앞으로 논의되는 모든 내용은 위의 함수관계를 규명해 내는 작업이라고 할 수 있다.

## 3. 위험과 투자자의 태도

기대효용은 불확실성하에서 수익뿐 아니라 위험을 동시에 고려하는 것으로 각 상황에서 투자안으로부터 얻게 되는 수익에 대한 효용들의 기대값으로 정의된다. 이것의 계산을 위해서는 투자자의 효용함수(utility function)을 알아야 하는데, 효용함수는 수익의 크기에 따라 효용의 크기를 결정지어주는 함수를 말한다. 효용함수는 투자자의 위험에 대한 선호도가 고려되어 있는 함수이므로 이를 통해 투자자의 위험에 대한 태도를 구분할 수 있다.

투자자의 위험에 대한 태도는 위험회피형, 위험선호형, 위험중립형의 세가지로 구분된다. 위험회피형은 같은 기대수익이라면 위험이 적은 투자안의 기대효용이 큰 투자자를 말하며 위험선호형은 이와 반대로 같은 기대수익이라면 위험이 큰 투자안의 기대효용이 더 큰 투자자를 말한다. 위험중립형은 기대수익이 같은 한 위험과 무관하게 기대효용이 일정한 투자자를 말한다.

재무관리에서는 위험회피형의 투자자를 합리적인 투자자로 보고 있는데, 합리적인 투자자의 효용함수는 다음과 같은 두가지 조건을 만족시켜야 한다.

첫째, 투자자의 부가 증가하면 할수록 투자자의 효용도 그에 따라 증가한다는 것이다.

둘째, 한계효용은 부의 증가에 따라 감소한다는 것이다. 즉, 한계효용체감의 법칙(law of diminishing marginal utility)이 적용된다는 것이다

한 투자자의 수익 $w$에 대한 효용함수가 $U(w_i)$라고 주어졌다면, 이때의 기대효용 $E[U(w)]$는 다음과 같이 정의된다.

$$E[U(w)] = \sum P(w_i)\ U(w_i) \qquad (4 \cdot 4)$$

$P(w_i)$ : 부 $w_i$가 발생할 확률

$U(w_i)$ : 부 $w_i$의 효용

다음의 예를 통하여 기대효용에 대한 투자결정이 어떻게 이루어지는 지를 살펴보기로 한다.

한국주식회사는 A, B, C라는 새로운 투자기회에 직면해 있다. 세 투자안의 수익률의 확률분포는 다음과 같다.

〈표 4-4〉 세 투자안의 수익률의 확률분포

| 상태 | 확 률 | A | B | C |
|---|---|---|---|---|
| 호황 | $\frac{1}{3}$ | 11% | 10% | 13% |
| 정상 | $\frac{1}{3}$ | 10% | 8% | 10% |
| 불황 | $\frac{1}{3}$ | 9% | 6% | 7% |

투자자의 효용함수가 $U(w) = \sqrt{w}$ 로 주어졌다고 하자.

한국주식회사의 각 투자안에 대한 기대효용을 구하면 다음과 같다.

$$E(U_A) = \sqrt{11} \times \frac{1}{3} + \sqrt{10} \times \frac{1}{3} + \sqrt{9} \times \frac{1}{3} = 3.1596$$

$$E(U_B) = \sqrt{10} \times \frac{1}{3} + \sqrt{8} \times \frac{1}{3} + \sqrt{6} \times \frac{1}{3} = 2.8134$$

$$E(U_C) = \sqrt{13} \times \frac{1}{3} + \sqrt{10} \times \frac{1}{3} + \sqrt{7} \times \frac{1}{3} = 3.1379$$

이의 결과에서 볼 수 있듯이 기대수익극대화 기준에 의할 때에는 무차별한 투자안 A와 C가 기대효용 극대화기준에 의해 투자안을 선택한다면, 투자안 A의 기대효용이 C의 기대효용보다 크므로 투자안 A를 선택하게 될 것이다.

효용함수를 이용하여 합리적인 투자자의 부$(w)$와 효용간의 관계를 그림으로 나타내면 〈그림 4-2〉와 같다.

〈그림 4-2〉에서 가로축은 부의 크기$(w)$를 나타내고 세로축은 효용의 크기 $U(w)$를 나타낸다. 여기서 $U = U(w)$곡선을 살펴보면 일단 부$(w)$가 커짐에 따라 투자자의 효용 $U(w)$가 커진다는 것을 알 수 있다. 다음으로 투자자의 부의 크기가 $w_1$수준에서 $E(w)$수준으로, 다시 $E(w)$에서 $w_2$수준으로 커져갈 때 투자자의 효용 $U(w)$가 커지는 정도를 살펴보자($w_1$과 $E(w)$사이의 간격과 $E(w)$와 $w_2$사이의 간격은 동일하다). 투자자의 부가 $w_1$에서 $E(w)$로 옮겨갈 때 투자자의 효용 $U(w)$는 $U(w_1)$에서 $U[E(w)]$수준만큼 증가하지만, 투자자의 부$(w)$가 $E(w)$에서 $w_2$로 옮겨갈 때에는 투자자의 효용 $U(w)$는 $U[E(w)]$에서 $U(w_2)$까지밖에 증가하지 않는다.

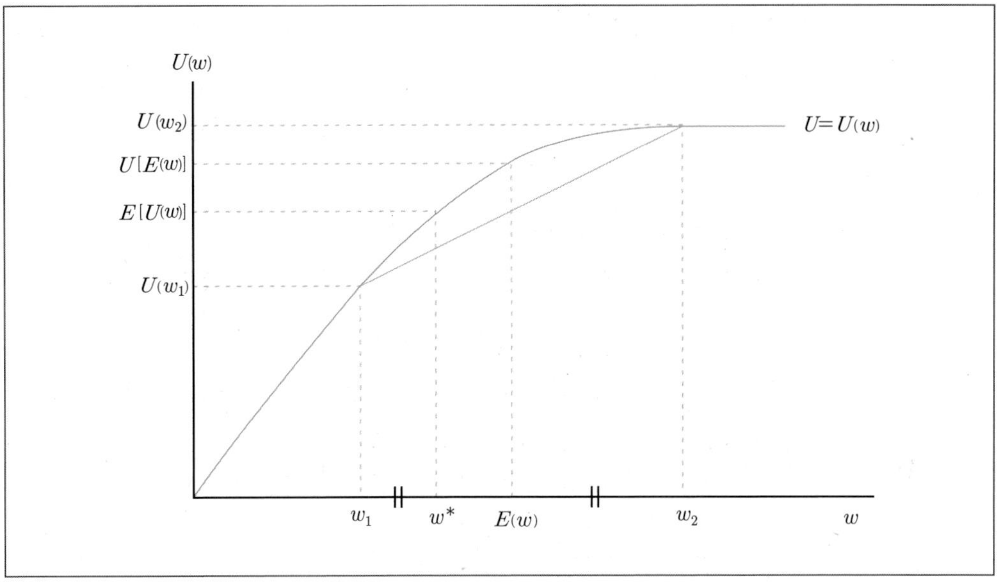


〈그림 4-2〉 위험회피형의 효용곡선

즉 부가 동일한 정도로 커질 때 효용이 커지는 정도는 점점 줄어든다는 것을 알 수 있다. 이것은 합리적인 투자자의 효용함수가 갖추어야 할 조건들과 동일하다는 것을 알 수 있다. 따라서 합리적인 투자자의 효용곡선은 〈그림 4-2〉처럼 원점에 대하여 오목한(concave)형태를 띠게 되는 것이다.

〈그림 4-2〉를 보면 기대수익 $E(w)$에 대한 효용 $U[E(w)]$가 불확실한 수익 $w$의 기대효용 $E[U(w)]$보다 큰 것으로 나타나고 있다. 이것은 $E(w)$와 동일한 수익을 주는 어떤 확실한 투자안이 있다면 그것에 대한 효용이 불확실한 상황에서의 기대효용보다 크다는 것을 말한다. 이러한 투자자는 불확실한 상황에서의 위험을 싫어한다는 뜻이므로 위험회피형의 투자자라고 할 수 있다. 일반적으로 합리적인 투자자의 위험에 대한 태도는 위험회피형이다.

그리고 〈그림 4-2〉에서 기대효용 $E[U(w)]$와 동일한 효용을 주는 부의 크기는 $w^*$이다. 즉 $E[U(w)] = U(w^*)$이며, 이 때 이러한 $w^*$를 확실성 등가(certainty equivalent)라고 한다. 그리고 불확실한 상황에서의 기대수익 $E(w)$와 확실성 등가 $w^*$와의 차이 $E(w) - w^*$를 위험대가(risk premium)라고 한다. 다시 말해 확실성 등가란 불확실한 기대수익과 동일한 효용을 주는 확실한 수익을 뜻하며, 확실성하에서의 $w^*$와 같은 효용을 얻기 위해서는

$E(w) - w^*$ 만큼의 위험대가를 지불해야 한다는 것이다. 이것은 위험대가가 불확실한 상황에서 위험을 제거하기 위해 최대로 지불할 수 있는 보험료와 같다는 것을 의미한다.

**예제 4-2**

A는 현재 10,000원의 부를 가지고 있으며, 그의 효용함수는 $U(w) = \sqrt{w}$ 이다. A와 B는 게임을 해서 지는 사람이 이기는 사람에게 2,000원을 주어야 한다.(단 게임에 이기고 질 확률은 각 각 1/2이다.)

① 이 게임을 할 경우 A의 기대효용을 구하라.
② 이 게임에 대한 A의 확실성등가를 계산하라. 만약 110원을 주고 보험에 들 경우, 이 게임의 위험이 완전히 없어진다면 A는 보험에 가입하겠는가?
③ A는 이 게임을 하여 진 후 그의 부는 8,000원이 되었다. 이 경우 B가 또 게임을 제안할 경우 A의 기대효용과 확실성등가를 구하라.
④ ③의 경우 120원의 보험료를 지불함으로써 위험이 완전히 제거된다면 A는 보험에 가입하겠는가?

**풀이**

① 기대효용은 이길 경우의 효용과 질 경우의 효용의 기댓값이므로

$$E[U(w)] = 0.5\sqrt{12,000} + 0.5\sqrt{8,000} = 99.49$$

②

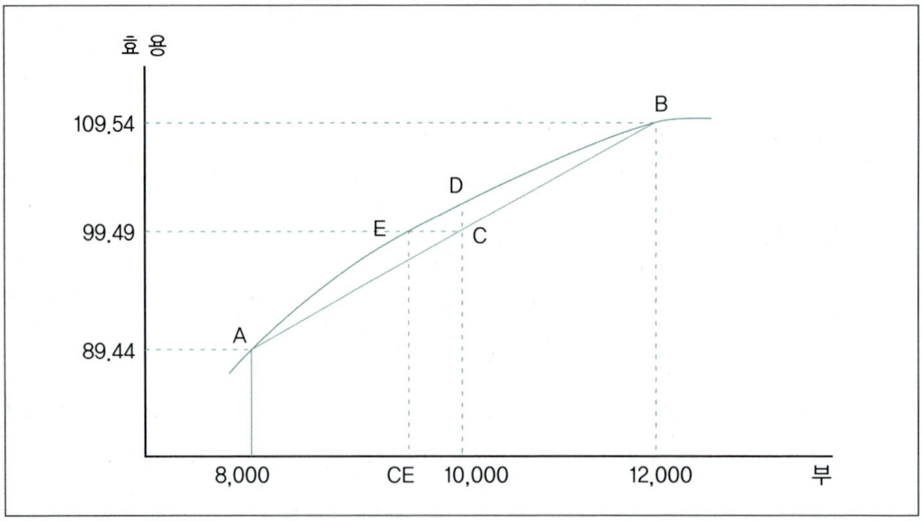

위 그림에서 $C$점은 게임을 할 경우 A의 기대효용이다. 이러한 기대효용과 같은 수준의 효용은 $E$점에서 얻을 수 있다. 즉 $E$점은 게임을 하지 않고 확실하게 $CE$의 부를 달성함으로써 달성될 수 있는 효용수준이다. 그러므로 $CE$는 확실성등가이다. $CE$를 얻기 위해 다음과 같이 계산된다.

$$\sqrt{CE} = 99.49$$

$$CE = (99.49)^2 = 9.898.3$$

위험대가(risk premium)는 기대부 $[E(w)]$수준인 10,000에서 확실성등가 9,898.3원을 뺀 101.7원이 된다. 따라서 A는 위험을 회피하기 위하여 최대로 지급하게 되는 금액은 101.7원이므로 120원의 보험료는 들지 않을 것이다.

③ A의 현재의 부는 8,000원이다.

$$E[U(w)] = 0.5\sqrt{10,000} + 0.5\sqrt{6,000} = 88.73$$

아래의 그림에서 $C$점은 기대효용을 나타내며, $E$점은 확실성등가를 나타내는 점이다. 확실성등가 계산은 다음과 같다.

$$\sqrt{CE} = 88.73$$

$$CE = (88.73)^2 = 7,873.0$$

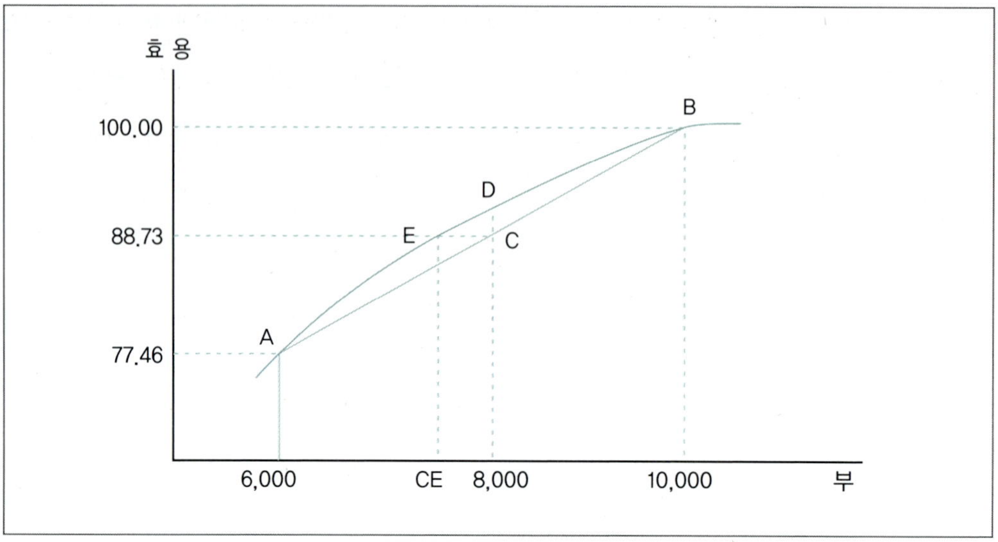


④ 이 경우 위험대가(risk premium)는 (8,000 - 7,873) = 127원이다. 따라서 120원의 보험에 가입하게 될 것이다.

다음으로 위험선호형 투자자의 예를 들어보자. 위험선호형 투자자의 경우에는 대가를 지불하면서 불확실성하에서의 투자를 선택할 것이므로 〈그림 4-3〉과 같은 효용과 부의 관계를 가진다.

이 그림에서 보는 바와 같이 위험회피형의 경우와는 달리 기대수익의 효용 $U[E(w)]$가 기대효용 $E[U(w)]$보다 작다. 따라서 이 투자자는 오히려 $w^* - E(w)$만큼을 지불하고 위험자산을 선택할 것이다. 이러한 투자자를 위험추구형(risk seeker)이라고 한다. 이 경우에 앞서 본 위험대가 $E(w) - w^*$ 는 (-)값을 가지게 된다.

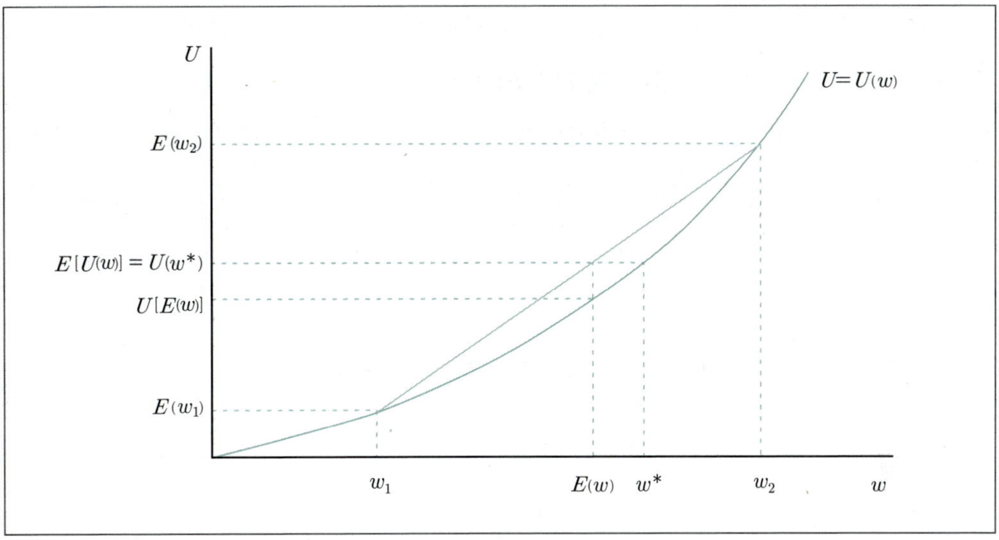


〈그림 4-3〉 위험추구형의 효용곡선

마지막으로 위험을 전혀 고려하지 않는 투자자의 효용과 부의 관계에 대하여 알아보면 〈그림 4-4〉와 같이 나타낼 수 있다.

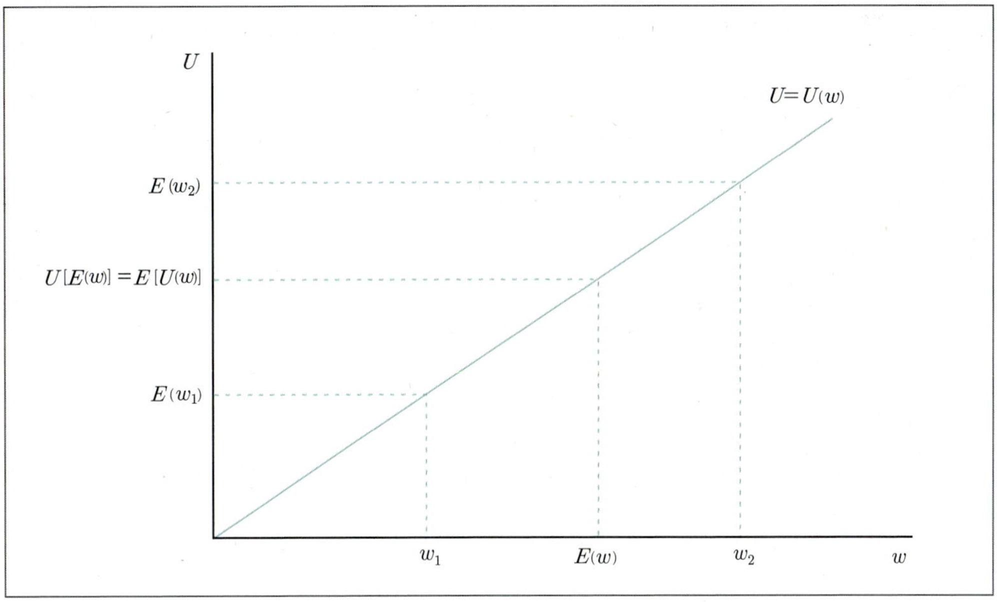


〈그림 4-4〉 위험중립형의 효용곡선

이때에는 기대수익에 대한 효용 $U[E(w)]$와 불확실한 수익에 대한 기대효용 $E[U(w)]$가 동일하게 되고, 확실성등가 $w^*$와 기대수익 $E(w)$가 같아지게 되어 $E(w) - w^*$ 는 0이 된다. 즉 어떠한 위험에 대한 대가를 요구하지도 지불하지도 않는 것이다. 이러한 투자자는 위험과 관계없이 오직 기대수익만으로 투자를 결정하는 사람으로 이를 위험중립형(risk neutral)이라고 한다.

## 4. 평균-분산 모형

### 4.1 평균-분산모형[1)]

어떤 투자대상의 확률분포가 정규분포를 이룬다면, 그 확률분포의 양상은 기대값(또는 평균)과 분산(또는 표준편차)만으로 나타낼 수 있음을 살펴보았다. 투자의 주체인 인간은 기대효용을 극대화하는 방향으로 투자안을 선택하며, 이성적인 투자자들은 위험을 회피하는 경향이 있음을 보인 바 있다. 앞선 내용들을 접목시켜 보면 다음과 같다.

즉, 위험을 회피하는 경향을 보이는 이성적인 투자자들이 그들의 기대효용을 극대화하려면 평균과 분산으로 표현되어 있는 여러 가지 투자대상들 중에서 어떤 방법으로 어떤 투자안을 선택하여야 할 것인가를 알아보는 것이다.

분석을 쉽게 하기 위해서는 무엇보다도 투자의 가치를 나타내는 방법과 투자의 기대효용을 나타내는 방법을 일치시켜야만 한다. 이미 정규분포를 가정하는 투자안의 경우 투자안의 가치는 평균과 분산으로 나타낸 바 있다.

$$V = f[E(w), \sigma^2(w)] \qquad (4 \cdot 5)$$

따라서 투자자의 기대효용도 평균과 분산만으로 나타내는 것이 편리하다. 기대효용이 미래 현금흐름에 대한 함수이고 미래 현금흐름의 확률분포가 정규분포를 이룰 경우, 기대효용

1) 평균-분산 모형의 정리는 박정식(1995) 재무관리의 내용을 요약 정리 함.

은 현금흐름의 평균과 분산의 함수로 표시할 수 있다.[2] 즉, 투자자의 기대효용은 식 (4 · 6)과 같이 나타낼 수 있다.

$$E[U(w)] = f[E(w), \sigma^2(w)] \tag{4 · 6}$$

식 (4 · 5)와 식 (4 · 6)과 같이 현금흐름의 평균(기대값)과 분산의 두 요인만으로 투자안의 가치와 인간의 기대효용을 접목시킨 모형을 평균-분산모형(Mean-variance model: M-V model)이라고 한다.

## 4.2 지배원리

어떤 투자자가 투자대상으로 다음의 일곱 가지 주식을 고려하고 있으며, 이들에 대한 기대수익률과 분산으로 나타낸 위험은 〈표 4-5〉과 같다고 가정하자.

이들 주식의 확률분포를 제시하지 않고 기대수익률과 분산만을 자료로 활용하는 것은 이들의 확률분포가 정규분포임을 가정한 것이다. 이성적인 투자자라면 보다 높은 수익성과 보다 낮은 위험을 갖는 주식을 선택함으로써 자신의 기대효용을 극대화할 수 있게 된다.

〈표 4-5〉 개별주식의 기대수익률과 분산

| 주식 | 기대수익률(%) | 분산 |
|---|---|---|
| A | 10 | 1.0 |
| B | 15 | 1.0 |
| C | 10 | 0.9 |
| D | 15 | 1.5 |
| E | 8 | 1.2 |
| F | 20 | 2.5 |
| G | 17 | 1.8 |

2) R. Haugen, Modern Investment Theory(Prentice-Hall, 1986), pp.156 - 161
다음의 두 조건 중 하나만 만족된다면 투자안의 가치 또는 기대효용을 평균과 분산만으로 나타낼 수 있다.
① 현금흐름이 정규분포를 이루며, 인간의 태도가 위험회피형이다.
② 투자자의 효용함수가 2차함수이다.

〈표 4-5〉의 각 주식의 기대수익률과 분산을 〈그림 4-5〉와 같은 평균-분산의 2차원 평면에 나타낼 수 있음이 평균-분산 모형의 가장 큰 장점이다. 여기에서 주식 A와 B를 비교하여 보자. 주식 A와 B는 분산이 모두 1.0이나, 기대수익률은 주식 B가 15%이고, 주식 A가 10%이므로 위험을 싫어하는 투자자는 주식 B를 선호한다. 다시 말해 주식 B가 주식 A를 지배한다고 볼 수 있다. 주식 B와 주식 D를 비교하면 기대수익률은 15%로 동일하지만, 분산은 주식 D가 크므로 주식 B는 다시 주식 D를 지배하게 된다. 이러한 투자안 선택기준을 가리켜 지배원리(dominance principle)라고 한다.

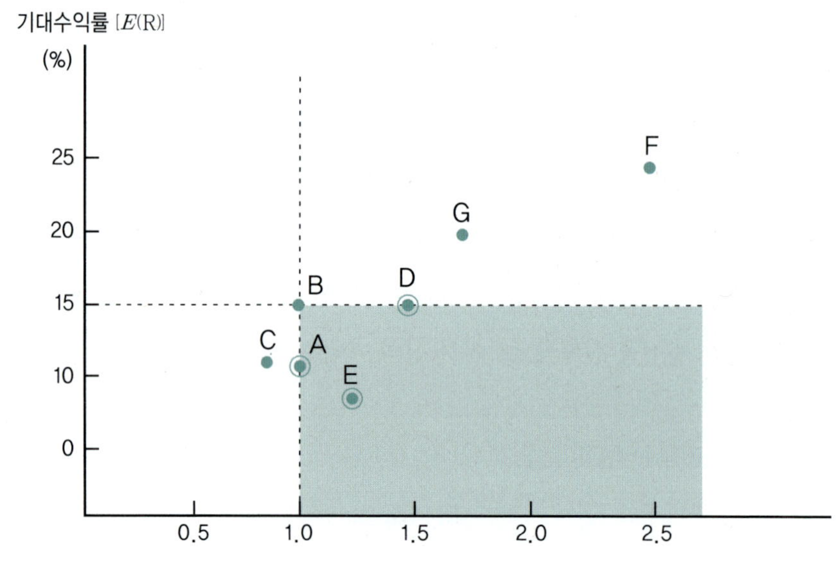


〈그림 4-5〉 개별주식의 기대수익률과 위험

지배원리란 평균-분산모형에 입각하여 위험을 회피하는 투자자들의 선호체계를 나타내는 투자안의 선택기준이라고 할 수 있다. 〈그림 4-5〉를 보면, 투자안 B를 중심으로 직교축을 그었을 때 직교축을 포함하는 4사분면에 놓이는 모든 투자안이 투자안 B에 지배당하게 된다. 그러나 C, B, G, F는 어느 주식으로부터도 지배를 받지 않는다. 즉, 지배원리에 입각한 효율적 집합은 C, B, G, F가 된다고 할 수 있다.

🔒 예제 4-3

다음은 미래의 기대수익률과 분산을 추정하기 위하여 수집한 상호배타적인 투자 안들의 2012 – 2016년 동안의 실제 연간 수익률 자료이다.

| 년 도 | A | B | C | E |
|---|---|---|---|---|
| 2012 | 0.20 | 0.22 | 0.06 | 0.10 |
| 2013 | 0.40 | 0.21 | 0.08 | 0.12 |
| 2014 | 0.30 | 0.18 | 0.05 | 0.18 |
| 2015 | 0.22 | 0.16 | 0.04 | 0.20 |
| 2016 | 0.36 | 0.20 | 0.06 | 0.15 |

① 위의 과거자료를 이용하여 각 투자안의 기대수익률과 표준편차를 추정하라.
② 평균–분산 기준에 의하여 효율적인 투자안과 비효율적인 투자 안을 구분하라.

🔑 풀이

① $$E(R_A) = \frac{0.20 + 0.40 + 0.30 + 0.22 + 0.36}{5} = 0.296$$

$$\sigma^2_{(A)} = [(0.20 - 0.296)^2 + (0.40 - 0.296)^2 + (0.30 - 0.296)^2 + (0.22 - 0.296)^2 + (0.36 - 0.296)^2]/5 = 0.00748$$

$$\sigma_A = \sqrt{0.00748} = 0.0865$$

$$E(R_B) = \frac{0.22 + 0.21 + 0.18 + 0.16 + 0.20}{5} = 0.194$$

$$\sigma^2_{(B)} = [(0.22 - 0.194)^2 + (0.21 - 0.194)^2 + (0.18 - 0.194)^2 + (0.16 - 0.194)^2 + (0.20 - 0.194)^2]/5 = 0.00058$$

$$\sigma_B = \sqrt{0.00058} = 0.0241$$

$$E(R_C) = \frac{0.06 + 0.08 + 0.05 + 0.04 + 0.06}{5} = 0.058$$

$$\sigma^2_{(C)} = [(0.06 - 0.058)^2 + (0.08 - 0.058)^2 + (0.05 - 0.058)^2 + (0.04 - 0.058)^2 + (0.06 - 0.058)^2]/5 = 0.00022$$

$$\sigma_C = \sqrt{0.00022} = 0.0148$$

$$E(R_D) = \frac{0.10 + 0.12 + 0.18 + 0.20 + 0.15}{5} = 0.150$$

$$\sigma^2_{(D)} = [(0.10 - 0.150)^2 + (0.12 - 0.150)^2 + (0.18 - 0.150)^2 + (0.20 - 0.150)^2 + (0.15 - 0.150)^2]/5 = 0.00170$$

$$\sigma_D = \sqrt{0.00170} = 0.0412$$

② 4개의 투자안을 평균-표준편차 평면상에 나타내면 다음과 같다.

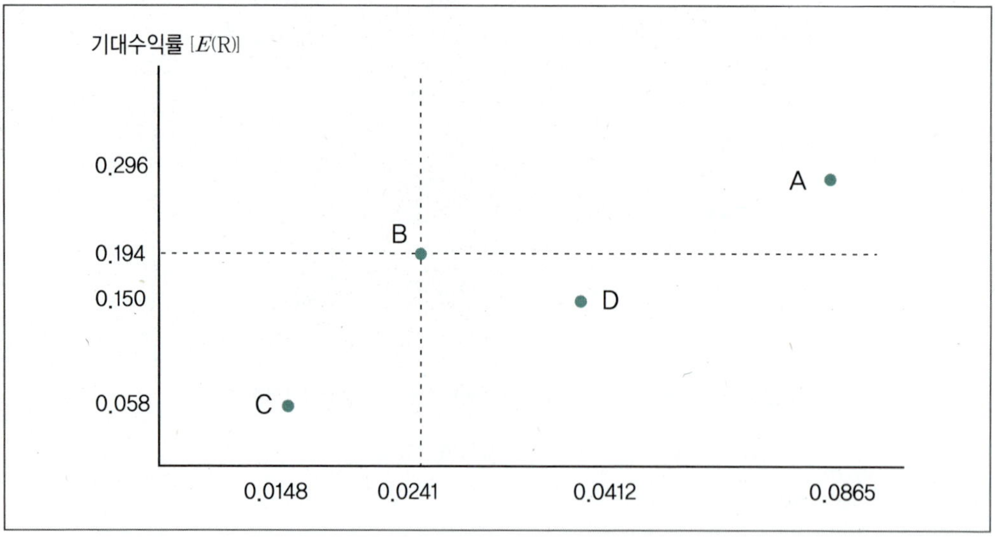


위의 그림에서 볼 수 있는 바와 같이 투자안 B는 투자안 D보다 기대수익률이 높고, 위험이 작다. 그러므로 투자안 B는 투자안 D를 지배한다. 그러나 투자안 A, 투자안 B, 투자안 C의 지배관계는 발생하지 않는다. 즉 기대수익률이 높은 투자안은 위험이 높은 반면, 기대수익률이 낮은 투자안은 위험이 낮기 때문에 세 투자안의 지배관계를 말할 수 없다.

결론적으로 효율적인 투자안은 A, B, C이며, 비 효율적인 투자안은 투자안 D이다. 효율적인 투자안 중 어느 투자안을 선택하느냐는 투자자가 위험을 회피하는 정도, 즉 무차별 곡선의 형태에 따라 달라진다.

### 4.3 평균–분산 무차별곡선

이성적인 투자자들은 위험을 나타내는 분산에 대해서는 회피하려고 하며 기대수익에 대하여는 선호하므로, 투자안의 위험이 증가하면 효용은 작아지고, 기대수익이 증가하면 효용은 커진다. 특정 투자자에게 동일한 기대효용을 가져다주는 기대수익과 분산의 조합은 수없이 많이 있다. 기대효용이 동일한 평균-분산의 조합을 연결한 선을 평균-분산 무차별곡선(mean-variance indifference curve)이라고 한다.

위험회피의 태도를 지니는 이성적인 투자자의 무차별곡선을 그려보면 일반적으로 〈그림 4-6〉과 같다.

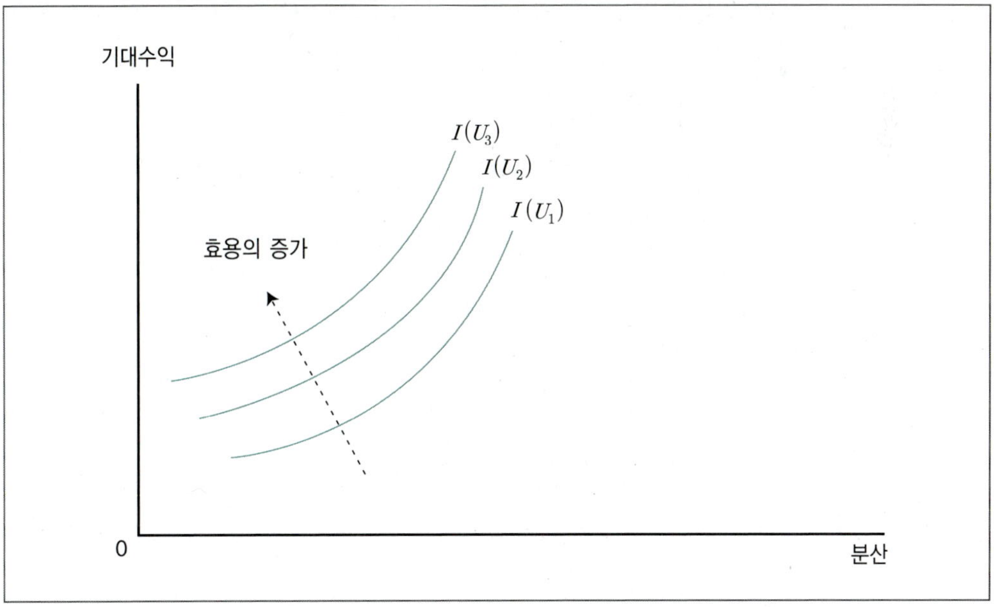


〈그림 4–6〉 위험회피형의 무차별곡선

〈그림 4-6〉에서 살펴보면 $I(U_2)$는 $I(U_1)$보다 더 큰 효용의 무차별곡선이며 $I(U_3)$는 보다 효용이 큰 무차별곡선이다. 이러한 무차별곡선은 다음과 같은 주요한 특성을 가진다.

첫째, 위로 올라갈수록 큰 효용을 갖는다.

둘째, 한 개인의 무차별곡선은 서로 교차하지 않는다. 즉 하나의 투자안은 반드시 하나의 효용값을 갖는다.

셋째, 위험회피자의 무차별곡선은 아래로 볼록한 모양이다. 즉 위험이 한단위 증가할 때마다 추가로 요구되는 수익의 크기는 점차로 증가한다.

### 4.4 최종적인 개별투자안의 선택

앞서 설명한 무차별곡선을 이용하면 투자자의 위험회피의 정도가 구체적으로 반영된 평균-분산모형을 만들어낼 수 있다.

투자자들이 위험회피형이라고 하여 모두 같은 모양의 무차별곡선을 갖는 것은 아니다. 투자자들마다 위험증가에 따라 보상을 바라는 정도에 서로 차이가 있을 수 있으며, 개인마다 평균-분산 무차별곡선은 그 모양을 달리하게 된다. 위험을 극히 회피하는 보수적인 투자자는 위험증가에 따라 많은 보상을 요구하게 되어 〈그림 4-7〉의 (a)와 같은 가파른 경사의 무차별곡선을 갖는다.

반면, 공격적인 투자자는 위험증가에 비하여 요구하는 보상의 정도가 보수적인 투자자들보다 적기 때문에 〈그림 4-7〉의 (a)보다는 완만한 경사의 무차별곡선을 갖는다〈그림 4-7 (b)〉.

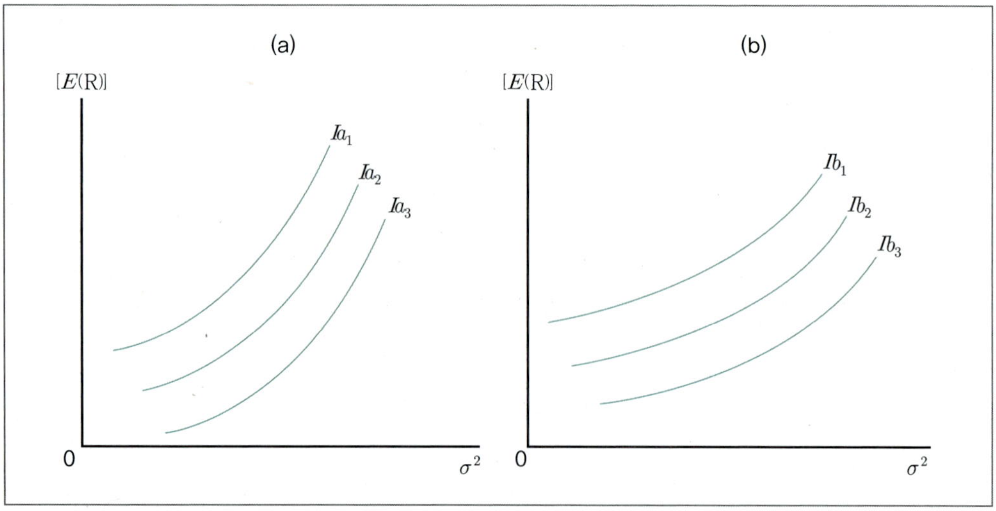


〈그림 4-7〉 서로 다른 무차별곡선

이제 지배원리를 설명하면서 개별주식의 선택문제를 살펴보면 다음과 같다.

주식 C, B, G, F에서는 어느 한 주식이 다른 주식을 지배하고 있지 못하다. 그러므로 이들 중에서 어느 것이 더 좋다고 간단하게 결론을 내릴 수가 없으며, 위험과 기대수익률에 대한 투자자의 주관적인 효용함수에 따라 선호대상이 달라지게 된다. 어떤 사람은 주식 B가 좋다고 하겠고, 위험을 매우 회피하는 사람은 수익률이 낮더라도 주식 C를 택할 것이다. 이를 앞에서 설명한 평균 분산 무차별곡선으로 설명하여 보자.

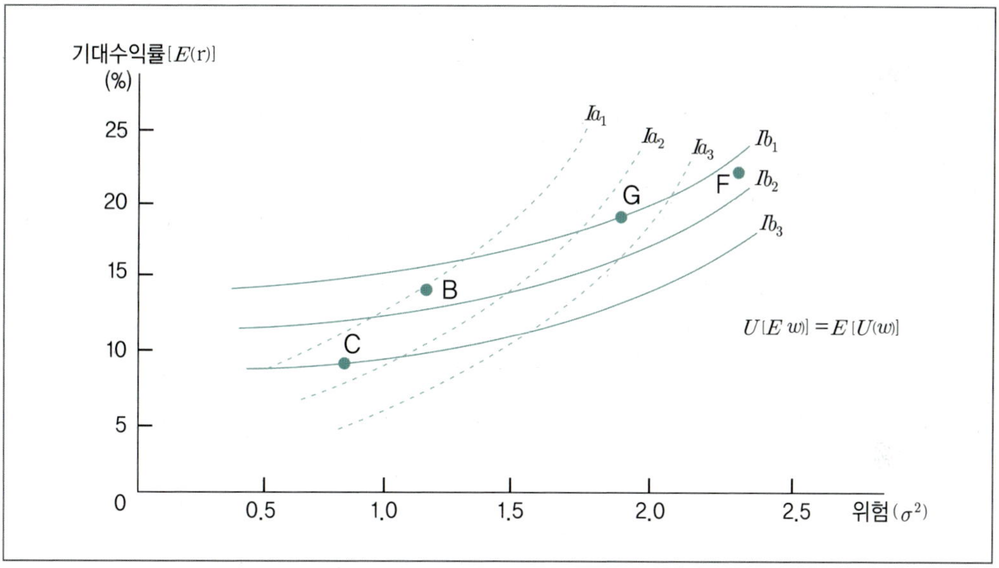


〈그림 4-8〉 투자자의 선택

투자대상들이 1차적으로 지배원리에 의하여 평가되고 다음에 투자자의 효용곡선이 결정되면, 최종적으로 어느 투자대상이 선택될 것인가는 간단한 문제이다. 〈그림 4-5〉와 〈그림 4-7〉을 결합함으로써 가능한데, 〈그림 4-8〉에 그 결합된 결과를 도표화하였다. 보수적인 투자자의 무차별 곡선은 $I_a$로 공격적인 투자자의 무차별 곡선은 $I_b$로 나타내었다.

〈그림 4-8〉에서 보는 바와 같이 보수적인 투자자는 주식 B를 택하게 되며, 공격적인 투자자는 주식 G를 택하게 된다. 무차별곡선이 위로 올라감에 따라 효용이 증가하기 때문에 가장 위에 있는 무차별곡선과 접하는 투자대상이 가장 최적인 것이다.

즉, 위험을 싫어하는 사람들은 지배원리에 따라서 일단 주식 C, B, G, F 가운데 어느 하나를 선택하는 것에는 모두가 동의하지만 개개인의 취향에 따라서 최종투자선택은 달라지게 된다는 것이다. 만일 투자자가 위험회피자형이라면 기대수익률은 어느 정도 낮더라도 위험이 비교적 적은 B를 선택하게 되며, 이보다는 상대적으로 위험을 덜 싫어한다면 어느 정도의 위험까지는 감수하면서 기대수익률이 높은 주식 G를 선택하게 된다. 물론 아주 극단적으로 위험을 싫어하는 투자자라면 주식 C를, 그리고 위험에 대해 거의 중립적인 태도를 보이는 투자자라면 주식 F를 선택할 수 있다.

01 일반적으로 논의되고 있는 미래에 나타날 것이라 예상되는 상황은 확실성 상태, 위험 상태, 불확실성 상태이다. 이를 설명하시오.

02 위험을 측정하는 방법은?

03 위험회피형의 투자자의 효용함수의 기본가정은 무엇인가?

04 지배원리를 설명하시오.

05 무차별곡선의 특성을 설명하시오.

06 평균–분산 무차별곡선을 설명하시오.

07 두 투자안 A, B의 확률분포는 다음과 같다. 다음 물음에 답하시오.

| 경기상황 | 수익률 | | 확률 |
|---|---|---|---|
| | A투자안 | B투자안 | |
| 호황 | 80 | 70 | 0.3 |
| 보통 | 30 | 30 | 0.4 |
| 불황 | −40 | −30 | 0.3 |

(1) 각 투자안의 기대수익률은?

(2) 두 투자안의 투자가치는 동일한가?

(3) 두 투자안을 평가하시오.

**08** 4가지 투자안에 대한 확률과 투자수익률은 다음과 같다. 다음을 이용하여 물음에 답하시오.

| 경기상황 | 확률 | 투자안의 수익률 | | | |
|---|---|---|---|---|---|
| | | A | B | C | D |
| 호황 | 1/3 | 7 | 4 | 11 | 11 |
| 정상 | 1/3 | 7 | 6 | 7 | 7 |
| 불황 | 1/3 | 7 | 8 | 9 | 3 |

(1) 4가지 투자안의 수익률의 기대값, 분산, 표준편차를 구하시오.

(2) 평균-표준편차 평면에 표시하고, 지배원리를 적용한 효율적 투자집합을 구하시오.

**01** 위험과 수익률에 관한 설명 중 사실과 다른 것은?

① 위험상태는 미래에 발생가능한 상황에 대하여 예측을 할 수 있는 상태를 말한다.
② 위험상태는 그 발생가능한 상황의 객관적 확률분포가 어느 정도 알려져 있는 상태를 말한다.
③ 일반적으로 위험을 측정하는 수단은 분산과 표준편차이다.
④ 일반적으로 분산과 표준편차가 적으면 위험이 크다는 것으로 인식한다.

**02** 수익성과 위험의 상호관계는?

① 수익을 얻기 위해서는 위험해야 한다.
② 위험은 늘 있는 일이다.
③ 수익성이 높으면 위험이 높다.
④ 위험하기 위해서는 수익성이 높아야 한다.

**03** 평균분산모형에서 이성적인 투자자로 옳은 것은?

① 위험회피 투자자 ② 위험추구 투자자
③ 위험중립 투자자 ④ 공격적 투자자

**04** 다음 자료를 이용하여 지배원리에 입각하여 투자안을 선택하라.

| 투자안 | 기대수익률(%) | 분산 |
|---|---|---|
| A | 10 | 1.0 |
| B | 12 | 1.0 |
| C | 11 | 1.2 |
| D | 12 | 1.5 |

① 투자안 A ② 투자안 B
③ 투자안 C ④ 투자안 D

**05** 평균-분산 무차별 곡선이 갖는 특징으로 사실과 다른 것은?

① 위로 올라갈수록 큰 효용을 갖는다.
② 한 개인의 무차별 곡선은 서로 교차하지 않는다.
③ 위험회피자의 무차별곡선은 위로 볼록한 모형이다.
④ 위험이 한단위 증가할 때마다 추가로 요구되는 수익의 크기는 점차로 증가한다.

**06** 평균-분산모형에 의한 투자안 결정 방법에 관한 설명 중 사실과 다른 것은?

① 평균-분산 모형의 기본 가정은 인간은 기대효용을 극대화하는 방향으로 투자 안을 선택하며, 이성적인 투자자는 위험을 회피하는 경향을 보인다.
② 투자자의 효용은 평균과 분산으로 나타낼 수 있다.
③ 본 모형에서 평균은 동일한데 분산이 다를 경우 분산이 적은 것을 선택하는 것이 기대효용을 극대화시키는 것이다.
④ 만약, A투자안은 B투자안과 비교하여 기대수익률은 높지만 분산이 더 높은 경우 투자안을 선택할 수 없다고 보는 것이 일반적이다.

# 제5장 가치와 가격

## 1. 기업가치

기업가치는 기업이 벌어들일 미래 현금흐름을 그 발생시기와 불확실성에 따라 적절하게 할인한 현재가치의 총합을 의미한다.

일반적으로 기업의 가치는 다음과 같이 나타낼 수 있다.

$$V = \frac{CF_1}{(1+r_1)} + \frac{CF_2}{(1+r_1)(1+r_2)} + \cdots + \frac{CF_n}{(1+r_1)(1+r_2)\cdots(1+r_n)} \qquad (5 \cdot 1)$$

여기서 $V$ = 기업의 가치

$CF_n$ = $n$시점의 현금흐름

$r$ = 현금흐름의 위험정도를 반영한 할인률

그러나 식(5 · 1)은 복잡하므로 편의상 매기의 할인율이 동일하다고 가정하여 다음과 같은 간단한 모형을 사용한다.

$$V = \frac{CF_1}{(1+r)} + \frac{CF_2}{(1+r)^2} + \frac{CF_3}{(1+r)^3} + \cdots + \frac{CF_n}{(1+\mathrm{r})^n} \qquad (5 \cdot 2)$$

$$= \sum_{n=1}^{n} \frac{CF_n}{(1+r)^n} \qquad (5 \cdot 3)$$

여기서 $r$은 매기간의 할인율

식 (5 · 3)에서 볼 수 있는 바와 같이 기업의 가치를 결정하는 요소는 현금흐름(cash flows), 현금흐름의 발생 시기(timing of cash flows), 할인율(discount rate)이다. 현금흐름은 수익과 관련된 것으로 일반적으로 수익을 증가시키기 위해서는 고정자산에 대한 투자를 늘려야 한다. 고정자산에 대한 투자를 늘릴수록 미래 현금흐름이 증가하는 한편 경영위험(business risk)은 증가하게 되며, 부채의존도가 높을수록 재무위험(financial risk)도 증가하게 된다. 현금흐름의 발생시기도 기업의 가치에 영향을 미친다. 동일한 현금흐름이라고 하더라도 발생시가가 가까울수록 기업의 가치는 증가한다. 할인율의 크기도 기업의 가치에 영향을 미친다. 할인율이 크면 기업의 가치가 감소하게 되고, 할인율이 적으면 기업의 가치는 증가하게 된다.

기업가치 평가의 기본모형은 모든 자산의 가치평가에 적용될 수 있다. 다만 기업이 보유하고 있는 개별 자산의 종류에 따라 계산하는 방법이 다를 뿐이다.

기업의 가치는 기업이 보유하고 있는 총자산가치로 나타낼 수 있고, 특히 영리기업의 기업의 가치는 주식의 총시장가치와 부채의 총시장가치를 합한 것으로 볼 수 있다. 여기서 부채의 시장가치는 거의 일치하기 때문에 기업가치를 극대화하는 것은 곧 주식의 총시장가치(주주 부)를 극대화한다는 것을 의미한다. 즉, 기업가치의 극대화는 주주 부의 극대화(stockholder wealth maximization)라 해도 논리 전개 상에 큰 문제는 없다.

현행법상 의료기관은 비영리기관으로 채권과 주식의 발행이 불가능하기 때문에 의료기관의 기업가치 평가에서 주식의 총시장가치(주주 부)를 극대화하는 논리는 적용될 수 없다. 그러면 의료기관의 기업가치 평가는 어떻게 할 것인가? 의료기관은 고정자산을 보유하게 되고, 그 고정자산을 통하여 의료수익을 획득하게 된다. 그리고 의료수익의 발생을 통한 현금보유는 투자자의 입장에서 영리기업의 주식과 채권을 보유할 수도 있다.

의료기관의 기업가치를 평가할 때 작용하는 요소로 가장 중요한 것은 미래 시점에서 발생되는 의료수익을 추정하는 것이 될 것이다. 이는 다음 장에서 별도로 설명하기로 한다. 그 다음으로 중요한 요소로 의료기관이 보유하고 있는 실물자산의 가치가 된다. 실물자산의 가치

평가는 그 실물자산을 처분한다고 가정했을 때 발생되는 가처분현금흐름이 된다. 그리고 의료기관이 투자자의 입장에서 주식을 보유하고 있다면 그 주식으로부터 발생하는 배당금 흐름, 채권의 경우는 액면금액과 이자율이 기업의 가치평가를 구성하는 중요한 요소가 된다. 미래 의료수익의 추정은 별도의 장에서 설명하고, 실물자산의 가치 평가는 회계학적 방법으로 따르면 될 것이므로 본 장에서는 투자자 입장에서 채권과 주식의 가치를 평가하는 방법을 설명하고자 한다.

**예제 5-1**

한국병원은 새로운 진료과 개설을 계획하고 있다. 이 투자로 인하여 1년 후에 5,000,000원, 2년 후 7,000,000원, 3년 후 10,000,000원의 추가적 의료수익이 예상된다. 할인율이 10%라 했을 때 이 투자안의 현재가치는 얼마인가?

**풀이**

$$V_0 = \frac{5{,}000{,}000}{(1+0.1)^1} + \frac{7{,}000{,}000}{(1+0.1)^2} + \frac{10{,}000{,}000}{(1+0.1)^3}$$

$$= 17{,}843{,}700$$

또는

$$= 5{,}000{,}000(PVIF_{0.1,1}) + 7{,}000{,}000(PVIF_{0.1,2}) + 10{,}000{,}000(PVIF_{0.1,3})$$

$$= 5{,}000{,}000(0.90909) + 7{,}000{,}000(0.82645) + 10{,}000{,}000(0.75131)$$

$$= 17{,}843{,}700$$

**예제 5-2**

한국병원이 개원 후 첫 해 500,000원의 순 의료이익을 창출할 수 있고, 그 후 4년간은 매년 1,000,000원의 순 의료이익을 얻을 수 있을 것으로 기대된다. 그리고 현재로부터 6년 후에는 병원이 보유하고 있는 모든 실물자산을 10,000,000원에 매각할 수 있을 것으로 예상된다. 할인율이 10%로 가정할 대 한국병원의 가치는 얼마가 되겠는가?

**풀이**

한국병원의 가치는 이 병원이 미래에 창출할 모든 현금흐름의 현재가치를 합한 금액이다.

① 1년 후의 500,000원의 현재가치

$= 500{,}000(PVIF_{0.1,1})$

$= 500{,}000(0.90909)$

$= 454{,}545$

② 2년부터 5년까지의 1,000,000원의 현재가치

$= 1{,}000{,}000(PVIF_{0.1,2}) + 1{,}000{,}000(PVIF_{0.1,3})$

$+ 1{,}000{,}000(PVIF_{0.1,4}) + 1{,}000{,}000(PVIF_{0.1,5})$

$= 1{,}000{,}000(0.82645) + 1{,}000{,}000(0.75131)$

$+ 1{,}000{,}000(0.68301) + 1{,}000{,}000(0.62092)$

$= 2{,}881{,}690$

③ 6년 후 10,000,000원의 현재가치

$= 10{,}000{,}000(PVIF_{0.1,6})$

$= 10{,}000{,}000(0.56447)$

$= 5{,}644{,}700$

이를 합하면 8,980,935원이 된다.

## 2. 채권의 가치평가

채권(bond)은 일정한 기간 동안 정기적으로 이자를 지급하고 만기일에 원금, 즉, 채권의 액면가를 상환할 것을 약속한 증서이다.[1] 채권을 발행할 때는 채권의 액면가(face value),

1) 채권은 발행주체에 따라 국공채(정부나 지방자치단체, 공공기관), 특수채(특별법에 의해서 설립된 특별법인) 그리고 사채(기업)로 구분될 수 있다.

액면이자율(coupon rate) 그리고 만기(maturity)의 세가지가 표시되어야 한다.

채권의 가치는 채권을 보유함으로써 얻게되는 미래현금흐름을 적절한 할인율로 할인하여 현재가치로 환산한 값으로, 채권의 만기기간 동안 받게되는 이자와 만기에 받게되는 원금의 합을 의미한다.

채권은 이자지급 유무와 만기에 따라 다음의 세종류로 구분된다. 첫째는 순수할인채권(pure discount bond)으로 만기까지 이자지급이 전혀 없고 만기에 가서 원금을 받는 채권이다. 둘째는 이자지급채권(coupon rate bond)으로 만기까지 매기간 일정액의 이자를 지급받고 만기에 가서 기의 이자와 원금을 받는 채권이다. 셋째는 영구채권(perpetual bons)으로 만기가 없이 영구히 이자만을 받는 채권이다.

### 2.1 채권평가방법

채권을 평가하는 방법은 채권으로부터 발생하는 미래의 현금흐름을 적절한 할인율로 할인하여 현재가치를 구하는 것이다. 위에서 설명한 세가지 채권의 현금흐름을 그림으로 나타내면 〈그림 5-1〉과 같다. 이 그림에서 $F$는 액면가를 그리고 $I$는 지급이자를 나타낸다.

| | 현재 | 1년 후 | 2년 후 | 3년 후 | .... | t년 후 |
|---|---|---|---|---|---|---|
| 순수할인채권 | | 0 | 0 | 0 | .... | $F$ |
| 이자지급채권 | | $I$ | $I$ | $I$ | .... | $I+F$ |
| 영구채권 | | $I$ | $I$ | $I$ | .... | $I\cdots$ |

〈그림 5-1〉 여러 채권의 미래현금흐름

한편 채권의 평가에 사용되는 할인율은 미래 현금흐름의 현재가치계산에 쓰이는 할인율(이자율)인데, 채권의 특성에 따라 다른 값이 적용된다. 그러나 채무불이행 위험(default resk) 등을 무시한다면 모든 채권으로부터 발생하는 현금흐름은 확정적이고, 이때 동일한 기간에는 모든 채권의 할인율이 시장이자율과 동일하다고 가정할 수 있다.

### 2.2 순수할인채권의 평가

순수할인채권(pure discount bond)은 가장 단순한 형태의 채권으로 만기에 액면가만 한 번 지급하는 채권이다. 순수할인채권은 이자지급액이 없기 때문에 무이자채권이라고 불리기도 한다. 액면가가 $F$이고 만기가 $t$인 순수할인채권이 있다면 이 채권의 가치 $B_0$는 다음과 같이 계산할 수 있다.

$$B_0 = \frac{F}{(1+r)^t} \qquad (5 \cdot 4)$$

$B_0$ = 채권의 현재가치
$F$ = 채권의 액면가
$r$ = 할인율
$t$ = 채권의 만기

**예제 5-3**

만기가 5년이며, 액면가가 100만원인 순수할인채권의 현재가치는 얼마인가?(단 할인율은 12%)

**풀이**

$$B_0 = \frac{100}{(1+0.12)^5} = 56.7\text{만원}$$

### 2.3 이자지급채권의 평가

이자지급채권(coupon rate bond)은 가장 일반적인 형태로 만기 이전에는 매 기간마다 일정액의 이자를 지급하고 만기에는 마지막 기의 이자와 원금을 모두 지급하는 채권이다. 이자지급채권의 가치도 현금흐름의 현재가치를 계산하여 구할 수 있다. 즉, 이자지급채권의 가치는 앞으로 받게 되는 이자와 원금의 현재가치를 구하면 된다. 이를 식으로 표현하면 다음과 같다.

$$B_0 = \frac{I}{(1+r)} + \frac{I}{(1+r)^2} + \cdots + \frac{I}{(1+r)^t} + \frac{F}{(1+r)^t} \quad (5 \cdot 5)$$

$$= I \times \left[ \sum_{t=1}^{n} \frac{1}{(1+r)^n} \right] + F \left[ \frac{1}{(1+r)^n} \right]$$

$I$ = 매기간 지급되는 이자

**예제 5-4**

액면가가 100만원이고 만기가 10년이고, 이자율이 10%인 채권이 있다고 하자. 이 채권의 현재가치는 얼마인가?

**풀이**

이 채권은 매년 10만원의 이자를 10년 동안 받고, 만기 시점에서 액면가인 100만원을 상환받는 조건의 채권이므로, 이 채권의 현재가치는 다음과 같이 계산된다.]

$$B_0 = 100{,}000(PVIFA_{0.1,\,10}) + 1{,}000{,}000(PVIF_{0.1,\,10})$$

$$= 100{,}000(6.14457) + 1{,}000{,}000(0.38554)$$

$$= 999{,}997\text{원}$$

### 2.4 영구채권

영구채권[2]은 만기가 없이 매 기간마다 일정한 금액의 이자를 지급하는 채권이다.

영구채권의 가치는 다음과 같다.

2) 만기 없이 이자만 지급하는 채권으로, 일반적으로 회사가 부도날 경우 다른 채권보다 상환 순위가 밀리기 때문에 고위험 · 고수익 채권으로 분류된다. 만기를 계속 연장할 수 있지만, 정해진 발행회사 선택에 따라 수년 뒤 돈을 갚을 수 있는 콜옵션이 있어 중도 상환이 이뤄지는 경우가 대부분이다. 영구채권은 주식과 채권의 중간 성격을 띠는 신종자본증권(하이브리드채권)으로, 부채지만 발행자의 명시적 상환의무가 없다는 측면에서 국제회계기준(IFRS)상 자본으로 인정받고 있다. 따라서 부채비율을 낮출 수 있고, 유상증자와 비교 시 대주주 지분율도 그대로 유지되어 지배구조에 변동 없이 자본 확충을 동시에 꾀할 수 있다는 장점 때문에 최근 대기업들의 자금조달 수단으로 각광받고 있다.

$$B_0 = \frac{I}{(1+r)} + \frac{I}{(1+r)^2} + \frac{I}{(1+r)^3} + \cdots + \frac{I}{(1+r)}$$
$$= \frac{I}{r}$$

예제 5-5

매년 15만원을 영구적으로 지급하는 영구채권의 현재가치는 얼마인가?(단 시장 이자율은 10%)

풀이

$$B_0 = \frac{150{,}000}{0.1}$$
$$= 1{,}500{,}000\text{원}$$

### 2.5 만기수익률과 채권평가

지금까지는 채권으로부터 발생하는 현금흐름을 적절한 할인율로 할인하여 채권의 가치를 계산하였다. 이와 반대로 채권가격이 이미 증권시장에서 형성되어 있을 때 이 채권의 수익률(이자율)을 계산할 경우가 자주 있다.

예를 들어 액면가 1,000원이며, 액면이자율 10%, 그리고 만기 2년인 채권이 있다고 가정하자. 이 채권은 920원에 거래된다고 하자. 채권의 가격을 알고 있을 때 채권의 수익률을 구하려면 다음과 같은 식을 이용하면 된다.

$$B_0 = \frac{I}{(1+y)} + \frac{I}{(1+y)^2} + \cdots + \frac{I}{(1+y)^n} + \frac{F}{(1+y)^n} \qquad (5 \cdot 6)$$

$y$ 는 채권의 만기수익률(yield to maturity)

통상적으로 채권의 수익률이라고 할 때 바로 채권의 만기수익율을 지칭하게 되는 것이다. 앞으로 이자율의 변화에 대한 예상되는 채권가격은 매일 변동하게 된다. 따라서 채권의 만기수익률도 매일 달라질 수가 있다. 앞의 예를 이용하여 채권의 만기수익률은

$$920 = \frac{100}{(1+y)} + \frac{100}{(1+y)^2} + \frac{1,000}{(1+y)^2}$$

만기수익률 y = 14.91%가 된다. 이는 이 채권을 만기까지 소유하면 연평균 수익률이 14.91%가 된다는 의미이다.

## 3. 주식의 가치평가

### 3.1 기본적인 주식평가모형

주식가치의 기본모형은 주식으로부터 얻을 수 있는 미래 현금흐름의 현재가치의 합으로 가치를 평가한다. 주식을 보유하고 있는 자의 미래 현금흐름은 크게 두가지이다. 하나는 기업으로부터 받게되는 정기적인 배당금이다. 이 배당금은 매년 주주총회의 의결에 의하여 결정된다. 그리고 또 하나는 보유하고 있는 주식을 매도하였을 때 받게되는 주식매각대금이다. 만약 어떤 투자자가 주식을 1년만 보유하고 1년 후에 매도한다고 가정하면 이 때의 주식의 현재가치는 다음과 같다.

$$P_0 = \frac{D_1}{(1+r)} + \frac{P_1}{(1+r)}$$

여기서 $P_0$ = 주식의 현재가치
$P_1$ = 1년도 말의 주식가격
$D_1$ = 1년도 말의 배당금
$r$ = 주식의 할인율

이 경우 1년도 말의 주식가격 $P_1$은 그 시점에서 주식을 매입하려는 투자자가 기꺼이 지불하려고 하는 가격으로 2년도 말의 배당금 $D_2$와 주식가격 $P_2$에 의하여 결정된다고 할 수 있다.

$$P_1 = \frac{D_2}{(1+r)} + \frac{P_2}{(1+r)} \qquad (5 \cdot 7 \cdot a)$$

이상의 두 식으로부터 다음과 같은 식을 유도할 수 있다.

$$\begin{aligned} P_0 &= \frac{D_1}{(1+r)} + \frac{1}{(1+r)}\left[\frac{D_2}{(1+r)} + \frac{P_2}{(1+r)}\right] \\ &= \frac{D_1}{(1+r)} + \frac{D_2}{(1+r)^2} + \frac{P_2}{(1+r)^2} \end{aligned} \qquad (5 \cdot 7 \cdot b)$$

위 식에서 $P_2$는 2년도 말의 주식가격으로서 3년도 말의 배당금 $D_3$와 주식가격 $P_3$를 얻기 위하여 2년도 말에 투자자가 기꺼이 지급하려고 하는 가격이다. 이와 같은 논리에 의하여 이 투자자가 주식을 팔지 않고 영구히 보유한다면 그 때의 주식가치는 다음과 같이 쓸 수 있다.

$$P_0 = \frac{D_1}{(1+r)} + \frac{D_1}{(1+r)^2} + \frac{D_1}{(1+r)^3} + \cdots \frac{D_\infty}{(1+r)^\infty} \qquad (5 \cdot 7 \cdot c)$$

위의 세 가지 식은 서로 같은 내용을 담고 있다. 식 (5 7 c)에서 2년 후의 주식의 가치를 나타내는 $P_2$는 3년 후부터 받게 되는 배당금을 2년 후의 현재가치로 표현할 수가 있다. 즉 $P_2$는 다음과 같이 쓸 수 있다.

$$P_2 = \frac{D_3}{(1+r)} + \frac{D_4}{(1+r)^2} + \frac{D_5}{(1+r)^3} + \cdots \frac{D_\infty}{(1+r)^\infty} \qquad (5 \cdot 7 \cdot d)$$

따라서 식 (5·7·d)를 식 (5·7·b)에 대입하면 식 (5·7·c)와 같아진다. 즉 위의 식 (5·7·a), 식 (5·7·b), 식 (5·7·c)는 본질적으로 동일한 내용이다. 이것이 의미하는 것은 주식투자자들이 단기의 투자수익을 위하여 주식을 보유한다 해도 주식판매시점에서의 주식가격은 그 이후의 배당을 할인한 가격과 동일하기 때문에 미래의 배당만을 고려하여 주식을 평가하는 것이 타당한 것이다. 이 모델은 배당흐름의 형태에 관계없이 적용될 수 있는 모델로 미래의 배당이 변동하면 적용하기 어려운 모델이다. 그리고 실제로 배당흐름을 예측하기는 매우 어렵기 때문에 미래의 배당흐름에 대하여 일정한 가정을 하여 이 모델을 사용하게 된다.

### 3.2 단순화된 배당평가모형

기본적 주식평가 모형을 적용시키기 위해서는 미래의 배당흐름에 대하여 크게 두가지의 가정을 하게 된다. 첫째, 배당흐름에 성장이 없는 경우이다. 이를 제로성장모형(zero growth model)이라 한다. 둘째, 배당흐름에 성장이 일정한 경우이다. 이를 항상성장모형(constant growth model)이라 한다.

#### 3.2.1 제로성장모형

배당금이 1년 후부터 영구적으로 동일한 금액의 배당금이 지급된다고 가정해 보자. 매년 배당금이 동일하다는것은 식 (5·7·c)의 $D_1 = D_2 = D_3 = \cdots D_n$ 임을 의미하는것으로 $D_1, D_2, \cdots D_n$ 모두 $D_1$으로 변형하여도 무방하다. 따라서 식 (5·7·c)은 식 (5·8)로 변환이 가능하다.

$$P_0 = \frac{D_1}{(1+r)} + \frac{D_1}{(1+r)^2} + \frac{D_1}{(1+r)^3} + \cdots$$

$$= \frac{D_1}{r} \qquad (5 \cdot 8)$$

이와 같이 배당금이 매년 동일하다는 가정 하에 도출된 모형을 제로성장모형 (zero growth model)이라 한다.

**예제 5-6**

한국병원이 취득한 주식은 취득 후 1년부터 매년 2,000원의 배당을 받을 수 있다. 할인율이 12%일 경우, 이 주식의 시장가치는 얼마인가?

**풀이**

$$P_0 = \frac{D_1}{r} = \frac{2{,}000}{0.12} = 16{,}667\text{원}$$

#### 3.2.2 항상성장모형

앞에서 설명한 제로성장모형은 기업이 성장이 없다고 가정하였다. 그러나 이 가정은 모형을 단순화하기 위한 지나친 가정으로 현실적으로 한계가 있다. 이를 좀 더 현실화시키기 위하여 어떤 기업의 주식에 대한 배당금은 매년 일정비 비율 $g$만큼 증가한다고 가정한 것이 항상성장모형(constant growth model)이다. 이를 고든(Gorden)모형[3]이라고 하기도 한다.

만약 주식에 대한 배당금이 매년 일정한 비율 $g$로 성장한다고 가정한다면, 각 연도 말의 기대배당금은 (1+g)만큼 복리로 증가하게 되는 것이다. 이와 같은 가정을 하게 되면 식 (5 · 7)은 식 (5 · 9)로 변형되게 된다.

$$P_0 = \frac{D_1}{(1+r)} + \frac{D_1(1+g)}{(1+r)^2} + \frac{D_1(1+g)^2}{(1+r)^3} + \cdots \qquad (5 \cdot 9)$$

$$= \frac{D_1}{r-g} \text{ [4]}$$

단, $r>g$

**예제 5-7**

**투자자 A씨는 다음과 같은 조건의 주식을 60,000원에 투자를 권유받았다. A씨는 이 투자 안을 받아들여야 하는가? 이 주식의 현재시점에서 배당금은 1,500원이며 배당금은 매년 영구히 10%증가할 것으로 예측된다. 단, 할인율은 13%이다.**

**풀이**

본 문제는 항상성장모형으로 이 주식의 현재가치가 60,000원이상이면 투자하는 것이 합리적이다.

$$D_1 = D_0(1+g) = 1,500(1+0.1) = 1,650\text{원}$$

$$P_0 = \frac{D_1}{r-g} = \frac{1,650}{0.13-0.1} = 55,000\text{원}$$

3) 고든모형의 가정
  ① 배당금은 매년 일정률($g$)로 영원히 증가한다.
  ② 할인율($r$ : 또는 요구수익률)은 기업의 성장률($g$)보다 크다

4) 본 식은 무한등비수열의 합을 구하는 공식과 동일하므로 초항이 $\frac{D_1}{(1+r)}$, 공비가 $\frac{(1+g)}{(1+r)}$이므로 $P_0 = \frac{\frac{(D_1)}{(1+r)}}{1-\left(\frac{(1+g)}{(1+r)}\right)} = \frac{D_1}{r-g}$가 된다.

이 주식의 현재가치가 55,000원이므로 60,000원의 투자 조건은 기각하는 것이 합리적이다.

### 3.3 배당성장률과 할인율의 추정

배당평가모형을 실제로 적용하기 위해서는 미래배당의 예측치, 할인율($r$), 배당성장률($g$)의 값이 필요하다. 미래배당의 예측치와 현재의 주식가격이 주어진다고 가정할 때 할인율($r$), 배당성장률($g$)을 어떻게 얻을 수 있는지를 살펴보아야 한다.

#### 3.3.1 배당성장률의 추정

항상성장모형에서는 배당금이 매년 일정 비율로 증가한다고 가정하였다. 배당금을 일정 비율로 증가시키려면 당기순이익을 매년 일정하게 증가시켜야 한다. 당기순이익의 증가 없이 배당금을 증가시키게 되면 그 기업은 도산하게 될 가능성이 매우 크다. 그런데 통상적으로 당기순이익을 증가시키려고 하면 순투자의 증가를 통한 당기순이익이 꾸준히 증가해야 한다.

그러나 순투자를 할 여력이 없다면 어떻게 해야할 것인가? 그러면 당기순이익의 증가를 기대하기 어렵게 된다. 따라서 순투자의 증가가 없다면 당기순이익의 일부를 유보하여 투자하고 나머지를 배당할 수 밖에 없다. 이 경우 다음 년도의 순이익은 다음과 같이 나타낼 수 있다.

$$\begin{aligned}\text{차기순이익} &= \text{당기순이익} + \text{순이익증분액}\\ &= \text{당기순이익} + \text{당기유보액} \times \text{재투자수익률}\end{aligned}$$

$$\text{당기순이익} + \text{순이익의증분액} = \text{당기순이익} + \text{당기유보액} \times \text{재투자수익률}$$

이를 당기순이익으로 나누면,

$$1 + \frac{\text{순이익의증분액}}{\text{당기순이익}} = 1 + \frac{\text{당기유보액}}{\text{당기순이익}} \times \text{재투자수익률}$$

여기에서 $\frac{\text{순이익의증분액}}{\text{당기순이익}}$은 순이익 성장률이 되며, $\frac{\text{당기유보액}}{\text{당기순이익}}$은 유보비율이 된다. 따라서 위 식을 간단히 정리하면,

$$\text{순이익성장률} = \text{유보비율} \times \text{재투자수익률} \qquad (5 \cdot 10)$$

식 (5 · 10)에서 유보비율[5]이 일정하게 유지된다면, 이는 배당성향(1-유보비율)이 일정하게 유지된다는 것을 의미하므로, 기업은 순이익성장률만큼 배당을 증가시킬 수 있게 된다. 따라서 배당성장률(g)는 다음과 같이 나타난다.

$$g = \text{유보비율} \times \text{재투자수익률} \qquad (5 \cdot 11)$$

여기에서 재투자수익률을 정확히 예측하는 것은 현실적으로 매우 어렵다. 따라서 성장기회인 재투자수익률은 과거 투자 성과와 동일할 것이라고 가정한다. 일반적으로 투자성과는 자기자본 순이익률(return on equity: ROE)이므로 재투자수익률의 대체 지표로 자기자본 순이익률(return on equity: ROE)을 사용한다.

**예제 5-8**

A기업의 금년도 당기순이익은 1억원이다. 이 병원은 당기순이익 중 70%를 유보하려고 한다. 그리고 A기업의 과거 자기자본순이익률(ROE)은 15%였으며, 이것은 미래에도 계속될 것으로 예상된다. 이 기업의 배당성장률은 얼마가 되겠는가?

**풀이**

유보비율 : 0.7

재투자수익률 : 0.15

5) 당기 순이익을 유보이익과 배당금으로 이루어진다고 가정한다면, 당기순이익 = 당기유보액 + 당기배당금이 된다. 만약 당기순이익이 100이고, 당기유보액이 70, 당기배당금이 30이라면 유보율은 70%가 되고, 배당률은 30%가 된다. 여기에서 배당성향은 1-유보비율로 나타낼 수 있다.

배당성장률(g) = 유보비율 × 재투자수익률

$$g = 0.7 \times 0.15$$
$$= 0.105$$
$$= 10.5\%$$

### 3.3.2 할인율의 추정

식 (5 · 9)인 항상성장모형을 이용하여 할인율을 추정해보기로 하자.

$$P_0 = \frac{D_1}{r-g}$$

이를 할인율($r$)에 관한 식으로 정리하면 식 (5.12)와 같다.

$$r = \frac{D_1}{P_0} + g \qquad (5 \cdot 12)$$

식 (5 · 12)에서 볼 수 있는 바와 같이 할인율($r$)은 $\frac{D_1}{P_0}$과 $g$의 두 개로 구성된다. 여기에서 $\frac{D_1}{P_0}$는 배당수익률이며 $g$는 배당성장률이 된다.

> **예제 5-9**
> 앞의 〈예제 5-8〉에서 A기업의 현재 발행주식수는 8만주이며, 그 주식의 현재가격은 8,000원이다. 이와 같은 경우 이 주식의 할인율은 얼마인가?

**풀이**

$r = \frac{D_1}{P_0} + g$ 이므로 주당배당금($D_1$)과 그 주식의 현재가격($P_0$), 배당성장률($g$)를 구하면 된다.

· 배당성향 = (1 - 유보비율) = 0.3

· 차기순이익 = 당기순이익 + 순이익의증분액

$$= 100{,}000{,}000 + (70{,}000{,}000 \times 0.15)$$

$$= 110{,}500{,}000\text{원}$$

· 다음연도의 배당금총액 = 배당성향 × 차기순이익

$$= 0.3 \times 110{,}500{,}000\text{원}$$

$$= 33{,}150{,}000\text{원}$$

· 주당배당금 $D_1 = \dfrac{33{,}150{,}000}{80{,}000} = 414.4$

· 배당성장률($g$) = 0.105

$$r = \frac{D_1}{P_0} + g$$

$$r = \frac{414.4}{8{,}000} + 0.105$$

$$= 0.1568$$

### 3.4 성장기회와 주식평가모형

식 (5 · 9)인 $P_0 = \dfrac{D_1}{r-g}$ 를 보면 주당 주식가격의 현재가치($P_0$)는 성장률($g$)의 값에 의하여도 영향을 받음을 알 수 있다. 기업의 성장을 나타내는 성장률($g$)의 값이 주식가격에 어떠한 영향을 미치는지 살펴보자. 대부분의 기업들은 성장기회를 가지는데, 성장기회를 가지는 경우와 성장기회를 가지지 못하는 경우를 나누어 살펴보고자 한다.

#### 3.4.1 성장기회가 없는 주식의 평가모형

기업의 순이익을 하나도 유보하지 않고 모두 배당을 한다면, 성장률은 영(0)이 된다. 이 경우 주주들은 매년 일정한 배당금을 받게 된다. 이와 같은 주식의 가치는 다음과 같이 평가될 수 있다.

$$P_0 = \frac{D_1}{r} = \frac{EPS_1}{r} \qquad (5 \cdot 13)$$

여기서 $EPS_1$ = 1년도 말의 주당순이익

### 3.4.2 성장기회가 있는 주식의 평가모형 : NPVGO 모형

성장기회가 있는 기업의 주식가치는 기업의 성장이 전혀 없음을 가정했을 때의 주식가치에 성장기회를 가짐으로서 얻을 수 있는 가치의 증가분을 더하면 된다.

$P_0$ = 성장기회 없는 주식의 현재가치 + 성장기회 있는 주식의 순현가

$$= \frac{EPS_1}{r} + NPVGO \qquad (5 \cdot 14)$$

식 (5 · 14)의 첫 항은 성장기회가 없음을 가정했을 때의 주식가치이며, 둘째 항인 NPVGO (net present value of the growth opportunity)는 성장기회 있는 주식의 순 현재가치를 나타낸다.

**예제 5-10**

영리법인 한국병원은 새로운 투자기회를 가지지 못한다면 영구적으로 1억원을 벌 수 있다고 기대한다. 이 병원의 총발행주식수는 100,000주이다. 이 병원은 다음연도에 1천만원이 소요되는 새로운 사업을 계획하고 있다. 이 새로운 사업을 통하여 새로운 사업을 시작한 이후 년도부터 진료실적이 증가하여 매년 210만원의 영구적인 순이익증가가 기대된다. 이 병원주식의 요구수익률은 10%이다.

(1) 새로운 사업을 실시하지 않을 경우, 주가는 얼마인가?

(2) 새로운 사업을 실시하는 경우, 주가는 얼마인가?

**풀이**

(1) 새로운 사업을 실시하지 않을 경우, 성장기회를 가지지 못하게 된다. 이와 같이 성장 없는 주식의 가치를 구하기 위하여 먼저 주당순이익 $EPS_1$을 구하면 다음과 같다.

$$EPS_1 = \frac{100,000,000}{100,000} = 1,000\text{원}$$

그러므로

$$P_0 = \frac{EPS_1}{r} = \frac{1,000}{0.1} = 10,000\text{원}$$

(2) 새로운 사업을 실시하는 경우, 성장기회를 가질 수 있다. 이 경우 새로운 사업의 경우 1년도 말에 실시하므로 그 시점에서의 순현가를 구한 후, 다시 현재시점의 가치로 할인하면 성장기회의 순현가 NPVGO를 구할 수 있다.

즉,

· 1년도 말에서의 새로운 사업의 순현가

$$-10,000,000 + \frac{2,100,000}{0.1} = 11,000,000\text{원}$$

· 현재시점에서의 새로운 사업의 순현가

$$\frac{11,000,000}{1+0.1} = 10,000,000\text{원}$$

그러므로 새로운 사업의 순현재가치(NPVGO)는 다음과 같다.

$$NPVGO = \frac{10,000,000}{100,000} = 100\text{원}$$

이제 주당 주식가격을 구하면,

$$P_0 = \frac{EPS_1}{r} + NPVGO = 10,000 + 100 = 10,100$$ 이 된다.

01 일반적인 기업의 가치평가 모형을 설명하시오.

02 채권은 이자지급 유무와 만기에 따라 세 종류로 구분되고 있다. 이 기준에 따라 채권을 설명하시오.

03 한국병원에서 X-ray 장비를 1,200,000원에 구입하는 것을 검토하고 있다. 이 X-ray를 구입하면 향후 3년 동안 500,000원의 현금유입이 계속될 것으로 예상되며, 3년 후 X-ray장부의 잔존가치는 없을 것으로 예상된다. (단, 요구수익률 10%). 이 경우 한국병원은 X-ray 장비를 구입하는 것이 유리한지를 판단하시오.

04 한국병원이 부산시청 직원들에게 단체로 종합검진 계약을 체결하고 1,000,000원을 받기로 하였다. 그런데 부산시청에서는 종합검진비용을 현금 1,000,000원 대신 다음과 같은 채권을 지급하겠다고 제안해 왔다. 한국병원은 채권을 받는 것이 유리한지 아니면 현금을 받는 것이 유리한지 판단하시오.

> 부산시청이 발행한 채권으로 액면가 120만원, 만기 10년, 이자율 10%

05 액면가가 1,000원, 만기 2년, 액면이자율이 10%인 채권의 가격이 1,100원이라고 한다면, 이 채권의 만기수익률은 얼마가 되는가?

06 한국병원의 재무담당자는 다음과 같은 두 대안을 선택해야 한다. 어느 대안을 선택하는 것이 유리한가?

> 대안 A : 종합검진 개설로 1년 후 100만원, 2년 후 200만원, 3년 후 300만원의 순이익 창출이 가능함. 단 할인율은 10%
>
> 대안 B : A주식의 1년후 배당금은 100,000원. 단, 할인율은 10%, 배당성장률 8%

**07** B기업의 당기순이익은 10,000,000원이다. 이 병원은 당기순이익 중 50%를 유보하려고 한다. 그리고 이 기업의 과거 자기자본순이익률(ROE)은 10%였으며, 이것은 미래에도 계속될 것으로 예상된다.

(1) 이 기업의 배당성장률을 계산하라.

(2) 현재 발행주식수는 10,000주이며, 그 주식의 현재가격은 5,000원이다. 이와 같은 경우 이 주식의 할인율을 구하라.

01 채권을 발행할 때 표시되어야 하는 것이 아닌 것은?

① 액면가 ② 액면이자율
③ 할인율 ④ 만기

02 기업의 가치평가에 관한 설명 중 사실과 다른 것은?

① 기업의 현금흐름을 증가시키기 위해서는 고정자산에 대한 투자를 늘려야 하는 것이 일반적이다.
② 동일한 현금흐름이라도 발생시기가 가까울수록 기업의 가치는 증가한다.
③ 할인율의 크기도 기업의 가치에 영향을 미치는데, 할인율이 크면 클수록 기업의 가치는 증가한다.
④ 기업가치는 기업이 벌어들일 미래의 현금흐름을 적절하게 할인한 현재가치의 총합을 의미한다.

03 의료기관의 기업가치를 평가에 관한 설명 중 사실과 다른 것은?

① 의료기관의 경우 어떠한 경우라도 주식이나 채권은 기업가치 평가에 활용될 수 없다.
② 의료기관이 보유하고 있는 실물자산의 가치는 그 실물자산을 처분한다고 가정했을 때 발생되는 가처분소득이 된다.
③ 의료미수금 회수기간이 빠를수록 의료기관의 기업가치는 증가한다.
④ 현행법상 의료기관은 비영리기관으로 주식발행이 불가능하므로 주식의 가치평가를 통한 가치평가는 무의미하다.

04 주식의 가치평가에 관한 설명 중 사실과 다른 것은?

① 제로성장모형에서는 배당금이 영구적으로 동일하게 지급된다고 가정하고 있다.
② 항상성장모형에서는 배당금은 매년 일정한 비율로 증가한다고 가정하고 있다.
③ 고든모형에서는 할인율은 기업의 성장률보다는 크다는 것을 가정하고 있다.
④ 기본적 주식평가 모형에서 주식의 현재가치는 매도시점의 매도가격을 현재가치로 할인한 것을 말한다.

제 3 편

# 병원 투자결정



Hospital Financial Management

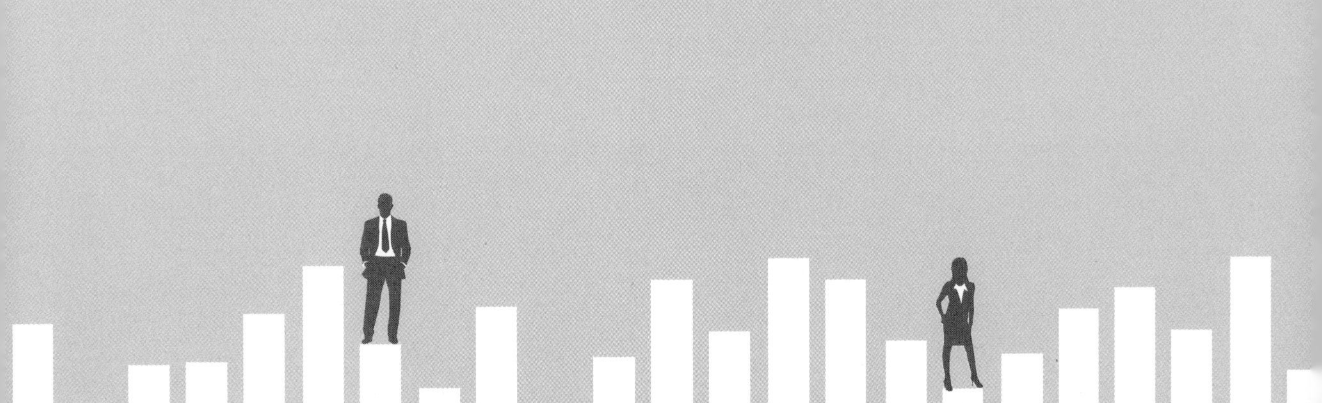

# 제6장 자본예산편성

## 1. 자본예산의 의의 및 중요성

### 1.1 자본예산의 의의

소비자나 기업에게 주어진 자원은 한정되어 있다. 이러한 자원들이 그대로 소비되거나 이용될 수 있지만, 현재소비를 줄이고 보유하고 있는 생산기술을 이용하여 미래소비를 늘림으로써 보다 윤택한 소비생활을 누릴 수 있다. 이는 기업의 입장에서는 새로운 기계를 설치하거나 공장을 건설하는 등 자본예산에 투자함으로써 생산 활동을 한다는 것을 의미한다.

자본예산(capital budgeting)이란 1년 이상 장기적으로 그 효과가 지속되는 투자결정을 의미하는 것으로, 투자결정의 합리성 여부가 기업의 가치에 미치는 영향은 매우 크다. 그러므로 합리적인 투자안의 평가방법을 개발하는 것은 재무담당자의 주요한 몫이다. 자본자산에 대한 투자의 결정은 대규모의 자금이 필요하며 그에 따른 수익과 비용이 여러 해에 걸쳐 실현된다는 점에서 기업의 성패와 직결되는 중요한 의사결정이다.

### 1.2 자본예산의 중요성

병원에서의 자본예산의 중요성은 현재시점의 병원을 둘러싸고 있는 병원 재무환경의 특성을 살펴봄으로써 분명해진다.

- 투자의 대규모화 : 병원은 여타 산업과 달리 환자와의 접근성이 중요하다. 따라서 병원의 입지는 시내 중심가에 위치하는 것이 일반적이므로 개원초기 병원부지 확보에도 많은 자본이 소요된다. 그리고 최근 병원의 경향이 대형화, 고급화, 전문화 추세이고, 신규 의료장비에도 많은 자본이 소요된다. 병원의 경우 일단 설치한 시설이나 장비를 다른 목적으로 전환할 수 있는 융통성이 적기 때문에 면밀한 자본예산이 요구된다.
- 투자의 장기화 : 병원의 고정자산이나 기타 자산에 투자결정이 내려졌다고 하더라도 실제로 자금이 회수되는 데는 상당한 시간이 필요하며 투자대상의 사용기간이 길어짐으로 인하여 향후의 투자활동은 많은 제약을 받게 된다. 따라서 투자시 신중하게 결정하여야 한다.
- 자금수요계획의 필요성 : 자본예산은 투자안을 선택하는 과정뿐만 아니라 투자자금의 지출규모, 조달계획 등도 필요로 한다. 따라서 우리나라 병원과 같이 자금의 초과수요가 만성적인 환경에서 다각적이고 광범위한 자금수급계획이 필요하다.

## 2. 병원의 자본예산의 구성 항목

병원을 개설하는 경우 자본예산을 구성하는 항목은 크게 대지구입비, 건축비, 의료기기, 설비비, 운영자본, 소요운전자본 이다.

### 2.1 대지구입비 및 건축비

#### 2.1.1 대지구입비

대지구입비는 병원의 설립예정지의 입지에 따라서 가격차가 심하므로 일반적인 가격 제시는 어렵다. 대지구입비에는 매입에 따르는 취득세, 등록세 등의 제반 공과금도 고려하여야 한다.

병원 개원시 대지구입비의 일부를 담보대출을 통해서 자금을 마련하는 경우가 있는데 이때는 특별한 주의가 요망된다. 이러한 경우 공사를 착공한 후 건축비가 부족할 경우 건물을 담보로 하여 추가 자금원을 마련하는데 많은 제약사항이 따르기 때문이다. 따라서 병원 개원시에 최소한 대지구입비는 자기자본으로 충당하여야 할 것으로 생각된다.

### 2.1.2 건축비

건축비는 건물건축비, 설계감리비, 각종 기계시설비, 전기시설비, 조경비 등이 포함된다. 건축비는 시설수준에 따라 매우 큰 차이를 보이므로 일률적으로 추정하기 어렵다. 병원 건축에 소요되는 비용은 병상 당 약 2,000만원 이상이 소요되는 것으로 나타나고 있다.[1] 그러나 병원건축이 좀 더 고급화되고 전문화되는 추세여서 건축비용은 더욱 증가될 것으로 전망된다.

## 2.2 의료기기

의료기기 투자액에는 의료기기 가액, 통관 제 경비, 설치 및 시운전비가 포함된다. 의료기기 투자액은 진료수준, 개설진료과, 경영자의 의지 등에 따라 많은 차이를 보여 일반적인 수준을 제시하기는 어렵다.

의료기기를 구입할 때 주의해야 할 점은 고가 장비의 경우 설치비도 수 백만원에서 수 천만원이 들고 사용할 수 있을 때 까지는 상당한 기간이 필요하다. 따라서 의료기기의 구입시에는 설치 및 시운전에 대한 공급자의 의무사항을 계약서에 삽입하여야 하며, 무상 보증수리 등에 대하여 그 기간과 범위 등을 분명히 정해놓아야 한다.

그리고 의료기기는 외국에서 수입하는 경우가 많은데 대부분 운임 및 보험료 포함 인도가격(cost, insurance and freight: C.I.F)[2]으로 가격이 결정된다.

1) 경향신문, 2013. 4. 10일자
염홍철 대전시장(68)은 "사회적 약자에 대한 의료서비스 수준을 높이기 위해 지방의료원(대전시립병원)을 신축할 예정"이라고 10일 밝혔다.
- 중략 -
대전시는 이 용역 결과를 바탕으로 심의위원회를 열어 타당성 분석을 마친 뒤 시립병원을 설립한다는 방침이다. 대전시는 500병상 규모의 시립병원 건축비로 2000억원의 예산이 소요될 것으로 보고 있다.

2) 무역거래에서 매도인이 화물이 목적지 인도될 때까지 운임과 보험료를 지급하는 가격조건이다. 운임 및 보험료 포함가격조건 또는 cost, insurance and freight의 머릿글자를 따서 간략히 CIF라고도 한다. 본선인도(FOB) · 운임포함인도(CFR)와 함께 무역거래에서 많이 사용되는 가격조건이다.

### 2.3 설비비

설비비에 포함되어야 할 항목들을 제시해보면 다음과 같다.

- 차량 - 승용차, 구급차, 화물차, 버스 등
- 침대 - 환자용 침대, 상두대 등
- 주방설비 - 식사준비를 위한 싱크대, 밥솥, 세척기 등 주방기기
- 주방용품 - 식기, 수저, 운반구 등
- 사무용품
- 사무용기기 - 사무실용 진찰실용 회의실용 안내용 등의 책상 및 의자
- 세탁설비
- 캐비넷 등
- 피복 - 환의, 가운, 이불, 베개 등
- TV - 병실용, 대기공간용
- 진열장 등
- 전산시스템비 - 최근 거의 모든 병원이 처방전달시스템을 도입하고 있어 전산시스템비에 많은 자금이 소요되고 있다. 전산시스템비도 병원에 따라 차이가 심하므로 일률적인 기준으로 추정하기 어렵다.
- 기타 - 냉장고, 전화기 등등

### 2.4 운영자본

개원전 운영자본은 인건비와 관리비로 크게 구분할 수 있다.

#### 2.4.1 인건비

- 개원계획팀에 대한 인건비
- 개원준비팀에 대한 인건비
- 개원전에 채용한 직원에 대한 인건비

위의 세 가지 인건비 중 개원계획팀과 개원준비팀의 인력은 많지는 않으나 기간이 길 경우 인건비 총액이 커진다. 개원전에 채용한 직원에 대한 인건비는 통상적으로 개원 1-2개월

전에 채용하여 기간은 짧으나, 정상개원시의 약 80%를 채용해야 하므로 인건비 총액이 크다. 따라서 직종별, 병상규모별 인력계획을 치밀하게 세울 것이 요구 된다.

### 2.4.2 관리비

- 개원계획팀에 대한 관리비
- 개원준비팀에 대한 관리비
- 개원전에 채용한 직원에 대한 관리비

위의 세 가지 관리비는 인건비의 예와 같이 비슷한 형태로 발생하므로 이에 대하여도 계획을 세워 통제할 필요가 있다. 여기에 해당하는 비용으로는 사무실임차료, 여비교통비, 전신전화우편료, 각종 인 허가에 사용되는 비용, 사무용품비, 접대비, 회의비 등이 포함된다. 개원전운영비는 회계상으로 장부에 이연자산으로 계상하였다가 3년이내에 상각하여 비용으로 처리할 수 있다.

## 2.5 소요운전자본

병원 수익의 대부분은 진료수익이다. 병원사업의 특성상 선진료 후수납하는 절차를 거쳐 진료비를 받는 것이므로 진료수익이 현금화가 이뤄지는 데는 상당한 기간이 필요하다. 특히 건강보험이 확대될수록 현금화 시기는 더욱 길어지게 된다. 이와 같은 이유로 환자의 진료에 필요한 약품이나 진료재료 등 재고자산의 선구매가 이루어져야 한다. 그리고 진료후에도 진료비가 현금화되는 데에는 1-2개월 이상이 소요되므로 상당한 금액의 운전자본이 필요하게 된다. 소요운전자본의 규모는 병원의 규모에 따라 상당한 차이가 있어 일반적인 소요운전자본 규모를 추정하기는 어렵다.

### 2.5.1 재고자산 선구매액

병원을 신축하여 개원하기 위해서는 약 1개월에서 2개월 정도 사용할 수 있는 재고자산을 구매해 놓아야 한다.

### 2.5.2 의료미수금

의료미수금은 병원이 제공한 의료서비스의 대가인 진료비중 제3자 지불자단체(the third parties)를 통하여 지불되는 금액과 선진료 후수납이라는 절차 때문에 발생되는 악성미수금 등이 있다.

### 2.5.3 개원초년도 운영적자액

일반적으로 병원이 개원을 하여 운영상의 흑자를 나타내기 까지는 해당 병원의 입지조건, 기존 병원과의 경쟁 정도, 지역주민들의 소득수준, 경영능력에 따라 다르기는 하지만 2-3년 정도의 기간이 소요되는 것으로 알려져 있다. 따라서 초기에 병원을 개원하는 경우 예상운영적자 보존액도 일정 금액 확보하여야 한다.

## 3. 현금흐름 추정

자본예산에 있어서 가장 중요한 것은 현금흐름을 정확히 추정하는 것이다. 현금흐름이란 투자에 의하여 유입되는 현금과 지출되는 현금의 차이를 말하는 것으로 순현금흐름(net cash flow)이라고 한다.

현금흐름 = 현금유입 - 현금유출

자본예산의 투자에서 실현되는 현금흐름은 오랜 기간에 걸쳐서 서서히 진행되며, 불확실성이 따르기 때문에 정확히 추정하기는 어렵다. 따라서 논의의 단순화를 위하여 본장에서는 현금의 흐름을 확실히 알 수 있다는 확실성(certainty)을 가정하여 논의를 전개한다. 불확실성하에서의 자본예산에 대한 논의는 별도의 장에서 다루게 될 것이다.

일반적으로 기업이 어떤 투자안의 현금흐름을 추정할 때는 다음과 같은 원칙을 고려해야 한다.

### 3.1 현금흐름과 회계이익

재무제표상에서 나타나 있는 이익을 회계이익(accounting profit)이라고 하며 자본예산에 있어서 평가 대상이 되는 현금흐름과는 차이가 있다. 회계이익(accounting profit)은 실제 현금유입이나 현금유출이 이루어진 시점과 관계없이 당해 회계연도 말에 가서 실현된 것으로 계상되기 때문에 현금흐름과는 다른 개념이다. 따라서 적법투자를 위한 의사결정에 활용하기 위해서는 회계이익(accounting profit)을 현금흐름으로 바꿔주어야 한다.

회계이익과 현금흐름이 다른 이유는 회계상의 비용과 현금유출의 차이 때문이다. 그 이유를 설명하면 다음과 같다.

첫째, 감가상각비는 손익계산서에는 영업비용으로 계상이 되지만 실제로 현금의 유출이 이루어지는 것은 아니다. 고정자산에 대한 실제 현금유출은 이미 투자시점에서 계상되었기 때문에 감가상각비를 다시 현금유출로 보면 이중계산이 된다.

둘째, 이자비용은 명백한 현금유출이지만 현금유출에 포함시켜서는 안된다. 이자비용을 현금유출로 파악하지 않는 이유는 할인율(기대수익률)을 통하여 투자안의 가치분석에 반영되기 때문이다.

셋째, 법인세 효과를 고려하여야 한다. 감가상각비와 이자비용 등은 현금유출에 포함되지 않지만 회계상 비용으로 처리되어 법인세 절감효과를 가져온다. 따라서 현금흐름을 추정할 때 법인세 절감효과(tax shield effects)를 현금유입에 포함시켜야 한다.

### 3.2 증분현금흐름

투자안 평가를 위한 현금흐름의 추정은 증분현금흐름(incremental cash flow)을 사용해야 한다. 증분현금흐름(incremental cash flow)은 해당 투자안을 선택한 결과 기업 전체적으로 보아 늘어나거나 줄어드는 현금흐름을 말한다. 실제 투자를 할 경우 다음을 고려하여야 한다. 기회비용은 현금유출에 포함되어야 한다. 한 자산의 기회비용(opportunity cost)이란 그 자산이 사용될 수 있는 두가지 이상의 대체안들이 있을 경우 하나의 안을 포기함으로써 얻을 수 없게 된 현금흐름을 말한다. 예를 들면, 매년 1억의 현금이익을 내오던 치과를 운영하는 A병원이 치과를 개조하여 종합검진센타를 만들고자 한다. 종합검진센타 개조를 위한 계획에서는 계획 이전에 치과에서 발생하였던 매년 1억원의 현금유입을 종합검진센타 개조에 드는 현금유출에 포함시켜야 한다. 그러나 매몰비용(sunk cost)은 현금유출에 포함시켜서는 안된다. 매몰비용(sunk cost)이란 과거의 투자결정을 통하여 이미 현금유출이 이루어진 비용을 말한다. 예를 들면 위의 종합검진센타 설치를 위한 투자결정이 있을때 그 이전에 실시한 타당성 평가비용은 본 투자안의 채택여부와는 무관한 비용이므로 현금유출에 포함시켜서는 안된다.

**예제 6-1**

지금 산부인과를 운영하고 있는 한국병원이 같은 장소에서 소아과도 함께 개설하여 운영하는 방안을 모색하고 있다. 소아과를 개설하여 운영할 경우, 연간 현금흐름은 〈표 6-1〉과 같이 추정된다.

〈표 6-1〉 소아과 개설시 현금흐름

| | 현금유입 | 현금유출 | 순현금흐름 |
|---|---|---|---|
| 소아과 개설 | 500,000 | 530,000 | −30,000 |

여기서 소아과를 운영하면 소아과 진료와 동시에 산부인과 진료를 하는 사람이 증가하게 되어 기존 병원의 현금흐름이 영향을 받게 되는데, 이때 한국병원의 현금흐름은 〈표 6-2〉와 같이 추정되는데, 이 경우 소아과의 개설 운영이 타당성을 갖는가?

〈표 6-2〉 기존사업의 현금흐름

| | 현금유입 | 현금유출 | 순현금흐름 |
|---|---|---|---|
| 소아과 개설 전 | 300,000 | 200,000 | 100,000 |
| 소아과 개설 후 | 450,000 | 300,000 | 150,000 |

**풀이**

우선 〈표 6-1〉에서 소아과 개설 자체의 현금흐름과 현금유출을 비교하면 순 현금흐름이 (-30,000)원으로 소아과 개설이 의미가 없다고 판단할 수 있다. 그러나 소아과 개설로 인하여 병원전체에 미치는 영향을 고려한다면 그 결과는 달라질 수 있다. 이 경우 소아과를 개설함으로써 얻을 수 있는 증분현금흐름을 계산해보면 〈표 6-3〉과 같다.

〈표 6-3〉 증분현금흐름

| | 현금유입 | 현금유출 | 순현금흐름 |
|---|---|---|---|
| 소아과 개설 후 | 450,000 | 300,000 | 150,000 |
| 소아과 개설 전 | 300,000 | 200,000 | 100,000 |
| 증분현금흐름 | 150,000 | 100,000 | 50,000 |

이 병원은 소아과를 증설함으로써 50,000원의 순 현금흐름의 증가가 있게 되므로 소아과 증설은 타당성을 갖는다. 이는 소아과 증설 자체는 손해를 보지만 기존 병원산업에 미치는 영향 때문에 신규사업을 채택하여야 한다는 뜻이 된다. 따라서 어떤 기업이든 계획사업의 타당성을 분석할 때 현금흐름은 증분현금흐름을 고려하여야 한다.

### 3.3 금융비용

투자안의 현금흐름을 추정할 때 자금조달방법에 따라 다르게 되는 이자 등의 금융비용은 현금흐름에 포함시켜서는 안 된다. 기업의 입장에서는 이자지급은 명백한 현금유출이지만, 투자안을 평가하는 과정에서는 할인율(discount rate)에 이미 반영되기 때문이다. 이때 만약 이자지급액을 현금유출에 포함시킬 경우에는 이중으로 계산하는 결과를 초래한다.

**예제 6-2**

만약 어떤 사람이 지금 200,000원을 연리 12%로 차입하여 투자를 하면, 1년 후에 15%의 투자수익을 얻을 수 있는 투자안이 있다고 가정하자. 이 투자안의 경제적 타당성을 분석하라.

**풀이**

이자지급액 24,000원을 현금유출로 볼 경우, 이 투자안의 순현재가치(NPV)는 다음과 같다.

$$NPV = -200,000 + \frac{230,000 - 24,000}{(1 + 0.12)} = -16,071.4$$

따라서 이 투자안은 타당성이 없는 것으로 보인다. 그러나 12% 이자율의 차입으로 15%의 투자수익률을 올릴 수 있는 투자안이 타당성이 없을 리가 없다. 이는 결국 위의 계산에서 이자금액을 빼주고 다시 할인한다는 것은 금융비용을 이중으로 계산하는 것이 된다. 한편 이자

지급액을 현금흐름에 포함시키지 않고 이 투자안의 순현재가치(NPV)를 구하면 다음과 같다.

$$NPV = -200{,}000 + \frac{230{,}000}{(1+0.12)} = 5{,}357.14$$

따라서 이 투자안은 타당성을 갖는다. 이와 같이 이자 등의 금융비용은 투자안을 평가하는 과정에서 할인율에 반영되기 때문에 현금흐름에 포함시켜서는 안 된다.

### 3.4 세금효과

현금흐름을 추정할 때는 반드시 세금효과(tax effect)를 고려하여야 한다. 특히 감가상각의 절세효과를 고려하여야 한다. 현금흐름이 증가될 경우 세금도 증가하기 때문에 이를 현금흐름에서 차감해 주어야 한다. 그러나 현금유출의 세금은 순현금흐름이 아닌 회계장부상의 이익을 기준으로 부과되기 때문에 현금흐름을 계산하는 과정에서 적절히 조정해 주어야 한다. 다음의 사례를 통하여 이를 살펴보자.

한국병원은 1,000,000원의 신규 의료기기를 구입할 예정이며, 수명은 5년이다. 이로 인해 연매출액은 2,000,000원 증가하며 비용은 1,000,000원 증가할 것으로 예상된다.

이 경우 투자시점의 현금흐름과 이후 5년 동안의 현금흐름을 살펴보면 다음과 같다.

〈표 6-4〉 한국병원의 신규투자로 인한 현금흐름

| 투자시점($t=0$) | $t=1$ | $t=2$ | $t=3$ | $t=4$ | $t=5$ |
|---|---|---|---|---|---|
| | 2,000,000 | 2,000,000 | 2,000,000 | 2,000,000 | 2,000,000 |
| | −1,000,000 | −1,000,000 | −1,000,000 | −1,000,000 | −1,000,000 |
| −1,000,000 | 1,000,000 | 1,000,000 | 1,000,000 | 1,000,000 | 1,000,000 |

여기서 한국병원의 법인세율이 50%라 가정해보자. 그러면 과세대상소득은 $t=1$에서 $t=5$가지의 1,000,000원이라 생각할 수도 있지만 실제로는 그렇지 않다. 신규 의료장비투자액 1,000,000원은 분명히 투자 초에 실시되었지만 원가배분 차원에서 향후 5년간 200,000원(정액법 가정)씩 투자하게 된 것과 같게 보아 장부상의 이익은 800,000원이 되며, 따라서 세금은 800,000×0.5 = 400,000원이 된다. 이와 같이 세금이 있을 때(50%)의 현금흐름은 다음과 같다.

〈표 6-5〉 한국병원의 신규투자로 인한 현금흐름(세금효과 고려시)

| 투자시점($t=0$) | $t=1$ | $t=2$ | $t=3$ | $t=4$ | $t=5$ |
|---|---|---|---|---|---|
| | 1,000,000 | 1,000,000 | 1,000,000 | 1,000,000 | 1,000,000 |
| | −400,000 | −400,000 | −400,000 | −400,000 | −400,000 |
| −1,000,000 | 600,000 | 600,000 | 600,000 | 600,000 | 600,000 |

지금까지 살펴본 바와 같이 회계상의 소득(accounting income)과 현금흐름과의 관계는 세금효과를 고려할 경우 다음과 같다.

회계상의 소득 = (수익 - 지출비용 - 감가상각)(1 - 세율)

현금흐름 = 수익 - 지출비용 - 세금

= 수익 - 지출비용 - (수익 - 지출비용 - 감가상각)(세율)

= (수익 - 지출비용)(1 - 세율) + (감가상각)(세율)

= (수익 - 지출비용 - 감가상각)(1 - 세율) + 감가상각

= 회계상의 소득 + 감가상각

이와 같이 현금흐름과 회계상의 소득에 차이가 발생하는 이유는 회계상의 비용에서 감가상각과 같이 실제로 현금유출이 이루어지지 않는 비현금비용(non-cash expense)이 포함되어 있기 때문이다.

**예제 6-3**

한국병원은 1,000,000원의 신규 의료기기를 구입할 예정이며, 수명은 5년이다. 이로 인해 연매출액은 500,000원 증가하며 비용은 300,000원 증가할 것으로 예상된다. 이 병원은 정액법으로 감가상각을 하며 잔존가치는 없다고 할 때, 새로운 의료기기를 구입할 경우의 증분현금흐름을 구하라(세율은 50%).

풀이

현금흐름 = (수익 - 지출비용)(1 - 세율) + (감가상각비)(세율)

= (500,000 - 300,000)(1 - 0.5) + (200,000)(0.5)

= 200,000원

### 3.5 순운전자본과 현금흐름

현금흐름의 추정에 있어서 반드시 고려되어야 할 항목 중의 하나가 순운전자본의 변화액이다. 유동자산(current assets)과 유동부채(current liability)를 합하여 운전자본(working capital)이라 하며, 순운전자본(net working capital)은 유동자산과 유동부채의 차액이다. 즉 순운전자본이란 새로운 투자로 인해 그 투자가 원활하게 이루어 질 수 있도록 하는 부수적인 자금으로서 재고자산이나 외상매출금 등이 있다. 투자안에 의해 증감되는 순운전자본은 현금흐름에 고려되어야 하는데 최초증감액과 이후의 변동액 그리고 투자기간 종료 후의 회수액을 현금흐름에 반영하여야 한다. 다음의 사례를 통하여 살펴보도록 하자.

어떤 투자안의 투자수명은 4년이며, 투자 초($t=0$)에 1,200만원의 운전자본이 필요하고 $t=1$에 1,300만원, $t=2$에 1,500만원, $t=3$에 1,300만원, $t=4$에 1,400만원이 필요하다. 이를 순운전자본의 변화액으로 표시하면 다음과 같다.

〈표 6-6〉 투자안의 순운전자본 변화액

(단위 : 만원)

| | 투자시점($t=0$) | $t=1$ | $t=2$ | $t=3$ | $t=4$ |
|---|---|---|---|---|---|
| WC | 1,200 | 1,300 | 1,500 | 1,300 | 1,400 |
| ΔWC | −1,200 | −100 | −200 | +200 | −100 |
| | | | | | +1,400 |

위의 표를 살펴보면, ($t=0$)에서 이미 1,200만원이 투자되었으므로 $t=1$에서 100만원만 투자하면 된다. 또한 $t=3$에서는 1,300만원만 필요하므로 $t=2$에서의 1,500만원 중 200만원은 회수하는 것이다. 여기서 주의해야할 것은 투자시점의 말이다. 순운전자본은 투자시점 말에서 전액회수 된다는 것을 잊지 말아야 할 것이다. 따라서 $t=4$시점의 말에는 투자된 운전자

본 전액 1,400만원이 모두 회수 된다.

### 3.6 우리나라 병원의 현금흐름분석

기업회계 준칙상 현금이란 현금 · 예금과 현금등가물(Cash equivalents)를 말한다. 여기서 현금등가물이란 현금의 단기적 운용을 목적으로 한 유동성이 높은 유가증권으로 첫째, 큰 거래비용 없이 현금으로 전환이 용이하고 둘째, 이자율 변동에 따른 가치변동의 위험이 중요하지 않을 것(다만, 상환조건이 없는 주식 등은 제외한다)을 말한다. 그 예를 들면 취득당시 만기가 3개월 이내에 도래하는 채권, 취득당시 상환 일까지의 기간이 3개월 이내인 상환 우선주, 그리고 환매채(3개월 이내의 환매조건)등이 여기에 해당 된다[3].

비영리 기업이면서 실제적으로 영리기업처럼 예우되는 우리나라 병원의 현금흐름을 영업활동, 재무활동, 투자활동으로 구분하여 현금흐름을 보면 〈그림 6-1〉과 같다.

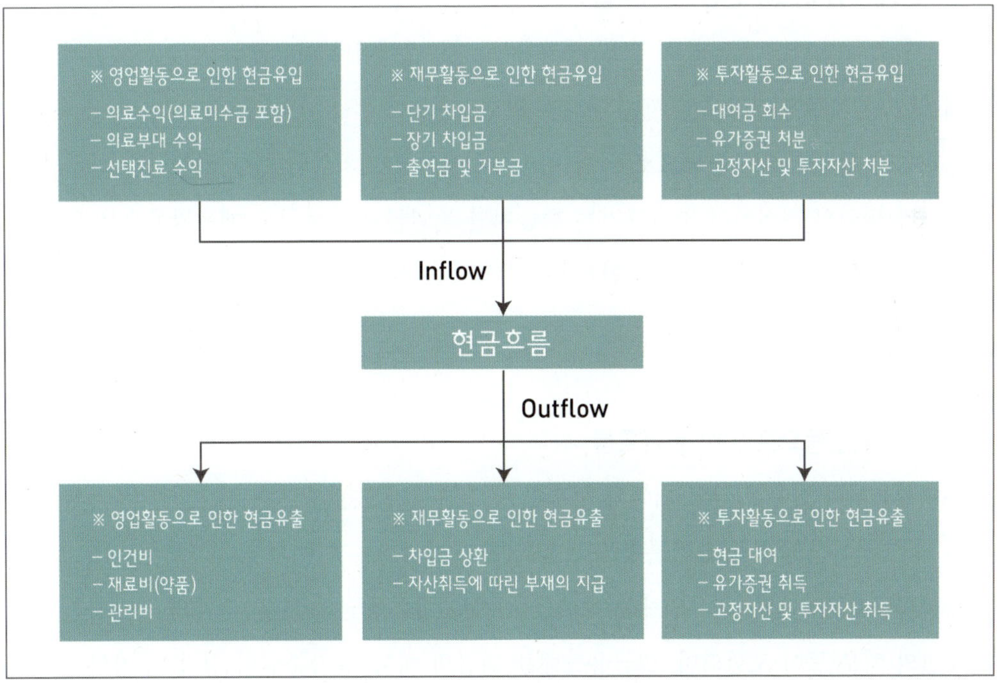


〈그림 6-1〉 우리나라 병원의 현금흐름도

3) 이성주, 현금흐름표 작성 예, 회계와 세무, 1994년 7월, p42.

### 3.6.1 영업활동으로 인한 현금흐름

우리나라 병원의 영업활동으로 인한 현금 유입액은 의료수익이다. 의료수익은 입원수익, 외래수익, 건강검진수익과 수탁검사수익, 제 증명서수익 등을 포함한 기타의료수익으로 구성된다. 그 중 입원수익이 56.7%, 외래수익이 38.1%, 기타 의료수익이 5.2%이다.[4)]

한편, 병원의 영업활동으로 인한 현금 유출액은 인건비, 재료비, 관리비, 기타 비용으로 구성된다. 인건비는 의사, 간호사, 약사, 의료기사, 사무기술, 고용, 기타 급여와 퇴직급여충당금 전입액으로 구성되고 영업활동으로 인한 현금 유출액 중 45.0%를 차지한다. 재료비는 약품비, 진료재료비, 급식재료비, 의료소모품비로 구성되고 영업활동으로 인한 현금 유출액 중 29.6%를 차지하고, 관리비는 복리후생비, 동력비, 소모품비, 감가상각비, 수선유지비, 지급임차료, 외주용역비 등으로 구성되고 영업활동으로 인한 유출액 중 23.8%이다.

### 3.6.2 재무활동으로 인한 현금흐름

재무활동이라 함은 현금의 차입 및 상환활동, 신주발행이나 배당금의 지급활동 등과 같이 부채 및 자본계정에 영향을 미치는 거래를 말한다.

우리나라 병원의 재무활동으로 인한 현금유입에는 단기차입금, 장기차입금의 차입 등과 우리나라 병원의 현실에서 찾아보기는 힘들지만 출연금과 기부금도 재무활동으로 인한 현금유입에 포함된다. 재무활동으로 인한 현금유출에는 차입금의 상환, 자산의 취득에 따른 부채의 지급 등이 포함된다.

### 3.6.3 투자활동으로 인한 현금흐름

투자활동이라 함은 현금의 대여와 회수활동, 현금등가물을 제외한 유가증권, 투자와 기타자산 및 고정자산의 취득과 처분활동 등을 말한다.

투자활동으로 인한 현금유입에는 대여금의 회수, 유가증권의 처분, 투자와 기타자산과 고정자산의 처분 등이 포함되며, 현금유출에는 현금의 대여, 유가증권의 취득, 투자와 기타자산과 고정자산의 취득에 따른 현금유출로서 취득 직전 또는 직후의 지급액 등이 포함된다.

4) 2014 병원 경영분석, 한국보건산업진흥원, 2015. 12

고정자산 취득의 경우에는 자본화되는 이자비용도 투자활동으로 인한 현금유출로 본다.

## 4. 자본예산편성 기법

기업의 경영자는 투자를 결정함에 있어 우선 각 대안별로 어떠한 결과가 발생할 것인가에 대한 정보를 파악하고 현금흐름을 예측하여야 한다. 현금흐름이 예측되었다면 그 다음으로 측정된 현금흐름이 기업가치에 얼마나 공헌할 것인가 하는 경제성분석을 하고 선택여부를 결정하여야 한다.

투자안의 경제성을 평가하는 방법에는 다음의 네 가지 기법이 가장 자주 사용된다.

① 회수기간법(payback period method)

② 회계적이익률법(accounting rate of return method)

③ 순현가법(net present value method)

④ 내부수익률법(internal rate of return method)

평균이익률법과 회수기간법은 화폐의 시간적 가치를 고려하지 않은 방법이며, 순현가법과 내부수익률법은 화폐의 시간적 가치를 고려한 투자평가 방법이다.

### 4.1 회수기간법

#### 4.1.1 회수기간의 의의

회수기간(payback period)이란 투자에 소요된 모든 비용을 회수하는데 걸리는 기간을 의미한다.

〈표 6-7〉 서로 독립적인 네 투자안의 현금흐름

(단위 : 만원)

| 투자안<br>년($t$) | A | B | C | D |
|---|---|---|---|---|
| 0 | −1,500 | −1,500 | −1,500 | −1,500 |
| 1 | 150 | 0 | 150 | 300 |
| 2 | 1,350 | 0 | 300 | 450 |
| 3 | 150 | 450 | 450 | 750 |
| 4 | −150 | 1,050 | 600 | 750 |
| 5 | −600 | 1,950 | 1,875 | 900 |

〈표 6-7〉의 경우 투자안 A의 경우 2년, 투자안 B의 경우 4년, 투자안 C의 경우 4년, 투자안 D의 경우 3년이 지나야 투자비용이 회수된다.

#### 4.1.2 투자안 평가기준

(1) 독립적인 투자안

투자안의 회수기간이 기업에서 결정한 목표 회수기간 보다 짧을 경우 투자안을 채택하고, 투자안의 회수기간이 목표 회수기간보다 길 경우 투자안을 기각한다. 앞의 예에서 기업의 목표 회수기간이 3년이라면 A투자안, D투자안은 채택되고, B투자안, C투자안은 기각된다.

(2) 상호배타적인 투자안

투자안의 회수기간이 목표회수기간보다 짧은 투자안들 중에서 회수기간이 가장 짧은 투자안을 선택한다. 위 예에서는 투자안 A가 선택된다.

#### 4.1.3 회수기간법의 문제점

회수기간법은 다음과 같은 문제점을 가지고 있다.

첫째, 회수기간 내 현금흐름에 대한 화폐의 시간적 가치를 무시한다.

둘째, 회수기간 이후의 현금흐름을 무시한다. 위의 예에서 투자안 A는 회수기간 2년으로 가장 우수하지만 회수기간 이후의 현금흐름 -150과 -600은 투자결정에 있어 중요한 단서임에도 불구하고 고려대상에서 제외하고 있다.

셋째, 기업에서 설정한 목표회수기간이 자의적이다.

이러한 문제점에도 불구하고 기업에서는 회수기간법이 많이 활용되고 있다. 그 이유는 다음과 같은 장점을 가지고 있기 때문이다.

첫째, 회수기간의 계산이 간단하므로 쉽게 사용할 수 있다.

둘째, 회수기간이 짧은 투자안을 선택함으로써 미래의 불확실성을 어느 정도 감소시킬수 있다.

셋째, 회수기간이 짧은 투자안을 선택하게 함으로써 기업의 유동성(liquidity)을 향상시켜 준다.

예제 6-4

다음의 상호배타적인 세 투자안을 회수기간법에 의하여 평가하고, 그 결과 나타난 회수기간법의 문제점을 지적하라. 단 기업의 목표회수기간은 4년이다.

(단위 : 만원)

| 연도 | 현금흐름 | | |
|---|---|---|---|
| | 투자안 A | 투자안 B | 투자안 C |
| 0 | −1,000 | −1,000 | −1,000 |
| 1 | 600 | 200 | 600 |
| 2 | 200 | 200 | 200 |
| 3 | 200 | 600 | 200 |
| 4 | 300 | 300 | 0 |

풀이

세 투자안의 회수기간은 모두 목표 회수기간 4년보다 짧은 3년으로 동일하므로 회수기간법에 의하면 투자안 A, 투자안 B, 투자안 C 어느 투자안을 선택하여도 무관하다. 그러나 회수기간 내 현금흐름의 시간적 가치를 고려하면. 투자안 A가 투자안 B보다 더 좋은 투자안이다. 또한 투자안 A와 투자안 C는 비록 회수기간 내 현금흐름의 시간적가치가 동일할지라도 투자안 C는 회수기간 이후의 현금흐름이 없기 때문에 투자안 A가 투자안 C보다 더 좋은 투자안이다. 결론적으로 회수기간내 현금흐름의 시간적 가치와 회수기간 이후의 현금흐름을 고려하면, 투자안 A가 가장 좋은 투자안이다.

이상과 같이 회수기간법은 사용하기에 간편하다는 장점이 있지만, 회수기간 내 현금흐름의 시간적 가치와 회수기간 이후의 현금흐름을 무시하는 문제점을 지니고 있다고 평가할 수 있다.

### 4.2 회계적이익률법

#### 4.2.1 회계적이익률법의 의의

회계적이익률법(accounting rate of return method)은 평균이익률법이라고도 하며 투자안의 내용연수 동안의 세후 평균순이익을 투자의 평균장부가치, 즉 평균투자액으로 나눈 것이다. 회계적이익률은 다음과 같이 정의 된다.

$$\text{회계적 이익률} = \frac{\text{세후 평균순이익}}{\text{평균투자액}} = \frac{\text{연평균순이익}}{\text{총투자액}/2}$$

예를 들어 A병원은 3억원의 새로운 의료장비를 구입하고자 계획 중이다. 이 장비는 3년 동안 사용할 수 있으며, 3년 후의 잔존가치는 없다고 추정된다. 투자안에 대한 세후 순이익은 1차년도 6,000만원, 2차년도 3,000만원, 3차년도 2,250만원이고, 감가상각은 정액법에 따른다고 가정하자.

먼저 세후 평균순이익을 구하면 다음과 같다.

$$\text{세후 평균순이익} = \frac{6{,}000 + 3{,}000 + 2{,}250}{3} = 3{,}750\text{만원}$$

다음으로 평균투자액을 구하면 다음과 같다.

$$\text{평균투자액} = \frac{30{,}000}{2} = 15{,}000\text{만원}$$

이상의 결과를 이용하여 회계적 이익률을 구하면 다음과 같다.

$$회계적\ 이익률 = \frac{3,750}{15,000} = 0.25$$

### 4.2.2 투자안 평가기준

(1) 독립적인 투자안

투자안의 회계적이익률이 기업의 목표 평균회계이익률 보다 클 경우 투자안을 채택하고, 투자안의 회계적이익률이 목표 평균회계이익률보다 작을 경우 투자안을 기각한다. 앞의 예에서 투자안의 회계적이익률이 25%이므로 기업이 설정한 목표 평균회계이익률이 25%보다 클 경우는 기각하고 25%보다 작을 경우에는 채택할 것이다.

(2) 상호배타적인 투자안

투자안의 회계적이익률이 기업의 목표 평균회계이익률 보다 높은 투자안 중에서 회계적이익률이 가장 높은 투자안을 선택한다.

### 4.2.3 회계적이익률법의 문제점

회계적이익률법은 다음과 같은 문제점을 가지고 있다.

첫째, 현금흐름이 아닌 회계적 이익을 이용한다. 회계적 이익은 장부상의 이익을 나타내는 인위적인 수치로 현금흐름을 나타내는 것이 아니기 때문에 합리적인 평가방법이라 할 수 없다.

둘째, 화폐의 시간적 가치를 무시한다.

셋째, 적절한 목표회계이익률의 설정이 자의적이다. 그럼에도 불구하고 회계적이익률법은 간단하고 이해하기 쉬우며, 예산편성 때 별도의 수정 없이 바로 회계자료를 이용할 수 있기 때문에 실무에서는 많이 이용되고 있다.

**예제 6-5**

투자안 A, 투자안 B, 투자안 C는 투자소요액이 20,000원이며, 투자기간은 3년이다. 각 각의 투자안이 다음과 같은 순이익을 가질 때 평균이익률을 구하고 각 투자안의 경제적 타당성을 검증하라(단, 시장이자율 10%).

(단위 : 원)

| 연도 | 투자안 A | 투자안 B | 투자안 C |
|---|---|---|---|
| 1 | 6,000 | 4,000 | 2,000 |
| 2 | 4,000 | 4,000 | 4,000 |
| 3 | 2,000 | 4,000 | 6,000 |

풀이

$$평균이익률 = \frac{연평균순이익}{총투자액/2} \text{ 이므로}$$

$$평균이익률 = \frac{4,000}{20,000/2} = 40\%$$

평균이익률은 세 투자안 모두 동일하나, 화폐의 시간가치를 고려하여 순이익의 현재가치($NPV$)를 구해보면 다음과 같다.

$$NPV_A = \frac{6,000}{(1+0.1)} + \frac{4,000}{(1+0.1)^2} + \frac{2,000}{(1+0.1)^3} = 10,262.9$$

$$NPV_B = \frac{4,000}{(1+0.1)} + \frac{4,000}{(1+0.1)^2} + \frac{4,000}{(1+0.1)^3} = 9,947.5$$

$$NPV_C = \frac{2,000}{(1+0.1)} + \frac{4,000}{(1+0.1)^2} + \frac{6,000}{(1+0.1)^3} = 9,631.9$$

순현재가치법에 의하면 투자안 A가 가장 유리하며, 다음이 투자안 B, 그리고 투자안 C의 순서이다. 즉 위의 세가지 투자안 A · B · C는 연평균순이익이 모두 4,000원이지만 초기에 이익(현금흐름)이 많은 투자안 A가 가장 유리한 투자안이라고 할 수있다. 따라서 이 경우 회계적 이익률법은 투자안의 합리적인 평가방법이라 볼 수 없다.

### 4.3 순현가법

#### 4.3.1 순현가법의 의의

순현가법(net present value method)은 투자로 인하여 발생할 미래의 모든 현금흐름을 적절한 할인율로 할인하여 현가로 나타내어서 투자결정에 이용되는 기법이다. 순현가($NPV$)는 다음과 같이 정의된다.

$NPV$ = 현금유입의 현가 - 현금유출의 현가

$$NPV = \frac{C_1}{(1+r)} + \frac{C_2}{(1+r)^2} + \cdots + \frac{C_n}{(1+r)^n} - C_0$$

$$= \sum_{t=1}^{n} \frac{C_t}{(1+r)^t} - C_0 \qquad (6 \cdot 1)$$

$C_t$ = $t$ 시점의 현금흐름

$C_0$ = 최초 투자액

$r$ = 할인율

식 (6 · 1)에서 적절한 할인율 $r$은 투자안을 채택하기 위하여 그 투자안이 벌어들여야 할 최소한의 수익률로서 소요자본의 기회비용(opportunity cost)을 의미한다. 그리고 이것을 요구수익률(required rate of return) 또는 자본비용이라고도 한다.

**예제 6-6**

한국병원은 현재 15,000원의 투자자금이 소요되는 투자안을 고려하고 있다. 그리고 새로운 투자로 인해 기대되는 현금 흐름은 다음과 같다(단, 이 투자안의 할인률은 10%이다). 순현가법에 의하여 이 투자안을 평가하라.

(단위 : 원)

| 년 | 현금흐름 |
|---|---|
| 1 | 1,500 |
| 2 | 3,000 |
| 3 | 4,500 |
| 4 | 6,000 |
| 5 | 10,000 |

**풀이**

$NPV$ = 현금유입의 현가 - 현금유출의 현가이므로

$$= \frac{1{,}500}{(1+0.1)} + \frac{3{,}000}{(1+0.1)^2} + \frac{4{,}500}{(1+0.1)^3} + \frac{6{,}000}{(1+0.1)^4} + \frac{10{,}000}{(1+0.1)^5} - 15{,}000$$

$= 2{,}528.3$

$NPV > 0$ 이므로 이 투자안은 채택되어야 한다.

### 4.3.2 투자안의 평가기준

(1) 독립적인 투자안

순현가가 0보다 큰 투자안을 채택하고, 순현가가 0보다 작은 투자안을 기각한다.

(2) 상호배타적인 투자안

순현가가 0보다 큰 투자안들 중에서 순현가가 가장 높은 투자안을 선택한다.

### 4.3.3 순현가법의 특성

순현가법은 주주 부의 극대화라는 기업의 목표에 부합되는 가장 합리적인 투자안 평가방법으로 다음과 같은 특성을 가진다.

첫째, *NPV*는 현금흐름을 사용한다.

둘째, *NPV*는 투자안의 모든 현금흐름을 사용한다.

셋째, *NPV*는 현금흐름을 적절한 할인율로 할인한다. 즉 *NPV*는 화폐의 시간적 가치를 고려한다.

넷째, 각 투자안의 *NPV*는 모두 동일시점, 즉 현재시점의 가치를 의미하므로 그것들을 합할 수 있다. 즉 *NPV*는 가치의 가산원칙(value additivity principal)이 성립한다.

$$NPV(\mathrm{A+B}) = NPV(\mathrm{A}) + NPV(\mathrm{B}) \qquad (6 \cdot 2)$$

식(6 · 2)과 같이 가치 가산의 원칙이 성립하는 경우, 모든 개별투자안을 독립적으로 평가할 수 있게 된다.

## 4.4 내부수익률법

### 4.4.1 내부수익률의 의의

내부수익률(internal rate of return: *IRR*)은 투자의 결과 발생하는 현금유입의 현가와 현금유출의 현가를 같아지게 하는 할인율로서 평균투자수익률의 의미를 가진다. 이를 식으로 표현하면 다음과 같다.

$$NPV = \sum_{t=1}^{n} \frac{C_t}{(1+IRR)} - C_0 = 0 \qquad (6 \cdot 3)$$

위의 식을 순현가의 계산식과 비교해 보면, 순현가의 계산식에서 구하고자 했던 값인 $NPV$를 0으로 놓고 반대로 계산에 앞서 주어졌던 값인 할인율 $r$을 $IRR$로 이름 붙여서 구하려는 것임을 알 수 있다. 이처럼 $NPV$법과 $IRR$법은 본질적으로 현금흐름을 할인한다는 동일한 맥락에 놓여 있으므로 양자는 매우 밀접한 관계에 놓이게 된다.

### 4.4.2 투자안 평가기준

(1) 독립적인 투자안

내부수익률이 자본비용 $r$보다 높을 경우 투자안을 채택하고, 내부수익률이 자본비용 $r$보다 낮을 경우 투자안을 기각한다.

**예제 6-7**

한국병원은 현재 10,000원의 투자자금이 소요되는 새로운 투자안(투자안 A, 투자안 B)을 고려하고 있다. 그리고 새로운 투자로 인해 기대되는 현금흐름은 다음과 같다. IRR을 구하고, 내부수익률법에 의하여 이 투자안을 평가하라(단 시장이자율은 12%이다).

(단위 : 원)

| 년 | 현금흐름 | |
|---|---|---|
| | 투자안 A | 투자안 B |
| 1 | 6,500 | 3,500 |
| 2 | 3,000 | 3,500 |
| 3 | 3,000 | 3,500 |
| 4 | 1,000 | 3,500 |

**풀이**

$$NPV = \sum_{t=1}^{n} \frac{C_t}{(1+IRR)} - C_0 = 0$$ 이므로

$$NPV_A = \frac{6,500}{(1+IRR)} + \frac{3,000}{(1+IRR)^2} + \frac{3,000}{(1+IRR)^3} + \frac{1,000}{(1+IRR)^4} - 10,000 = 0$$

$$IRR = 0.18$$

$$NPV_B = \frac{3,500}{(1+IRR)} + \frac{3,500}{(1+IRR)^2} + \frac{3,500}{(1+IRR)^3} + \frac{3,500}{(1+IRR)^4} - 10,000 = 0$$

$$IRR = 0.15$$

투자안 A와 투자안 B의 내부수익률이 시장수익률보다 높으므로 두 투자안을 모두 채택할 수 있다. 그러나 투자안 A가 투자안 B보다 내부수익률이 높으므로 최종적으로 투자안 A를 선택하게 된다.

### 4.4.3 내부수익률의 문제점

내부수익률의 문제점을 독립적인 투자안 또는 상호배타적인 투자안을 평가할 때 모두 영향을 미치는 일반적인 문제와 상호배타적인 투자안을 평가하는 경우에만 나타나는 문제로 구분하여 설명하면 다음과 같다.

(1) 일반적인 문제

① 가치가산의 문제 : 여러 개의 투자안을 동시에 선택하는 경우 *NPV* 법은 개별투자안의 순현가를 단순히 더하여 평가할 수 있으나, *IRR* 법은 결합투자안에 대하여 다시 내부수익률을 구해야 한다. 〈표 6-8〉에서와 같이 세가지의 투자안이 있다고 가정하자. 투자안 A와 투자안 B는 상호배타적인 투자안이고, 투자안 C는 투자안 A · B와 독립적인 투자안이다. 각 투자안에 대한 자본비용은 10%이다. 최적투자결합을 구해보면 다음과 같다.

〈표 6-8〉 가치가산의 원칙

| 연도 | 투자안 | | | A+C | B+C |
|---|---|---|---|---|---|
| | A | B | C | | |
| 0 | −100 | −100 | −100 | −200 | −200 |
| 1 | 0 | 225 | 450 | 450 | 675 |
| 2 | 550 | 0 | 0 | 550 | 0 |
| 순현가(NPV) | 354.30 | 104.53 | 309.05 | 663.35 | 413.58 |
| 내부수익률(IRR) | 134.5% | 125% | 350% | 212.8% | 237.5% |

투자안 A와 B를 비교할 때 투자안 A의 내부수익률이 B의 내부수익률보다 더 높지만, 투자안 C와 결합할 경우 투자안(B+C)의 내부수익률이 투자안 (A+C)의 내부수익률보다 더 높다. 즉, *IRR*법에서는 가치가산의 원칙이 성립되지 않는다. 따라서 개별투자안의 내부수익률과 관계없이 결합투자안의 내부수익률을 따로 구하여야 한다.

② 복수의 *IRR* : 투자로부터 기대되는 현금흐름의 방향이 한번 이상 변할 경우, *IRR*법을 사용하면 여러개의 내부수익률이 존재하거나 내부수익율이 존재하지 않을 수 있어 내부수익율이 아무런 경제적 의미를 갖지 못하는 경우도 있다. 이를 다음의 예를 통하여 알아보자.

〈표 6-9〉 복수의 *IRR*을 갖는 현금흐름

| 연도 | 현금흐름 |
|---|---|
| 0 | −1,600 |
| 1 | 10,000 |
| 2 | −10,000 |

$$-1{,}600 + \frac{1{,}000}{(1+IRR)} - \frac{10{,}000}{(1+IRR)^2} = 0$$

$$1{,}600IRR^2 - 6{,}800IRR + 1{,}600 = 0$$

$$IRR = 1/4, 4$$

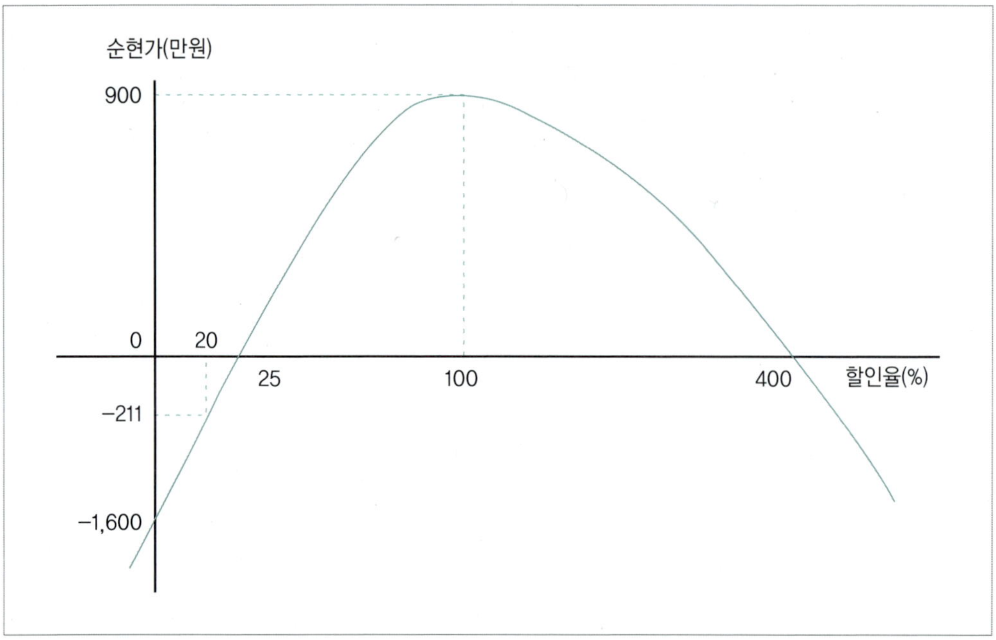


〈그림 6-2〉 복수의 내부수익률

③ 허수의 *IRR* : 투자로부터 기대되는 현금흐름이 변하는 경우 내부수익률이 존재하지 않는 경우도 있다. 다음 예를 통하여 알아보자.

〈표 6-10〉 허수의 *IRR*을 갖는 현금흐름

| 연도 | 현금흐름 |
|---|---|
| 0 | −1,000 |
| 1 | 3,000 |
| 2 | −2,500 |

$$-1,000 + \frac{3,000}{(1+IRR)} - \frac{2,500}{(1+IRR)^2} = 0$$

$$IRR^2 - IRR + \frac{1}{2} = 0$$

$$IRR = \frac{1 \pm \sqrt{-1}}{2}$$

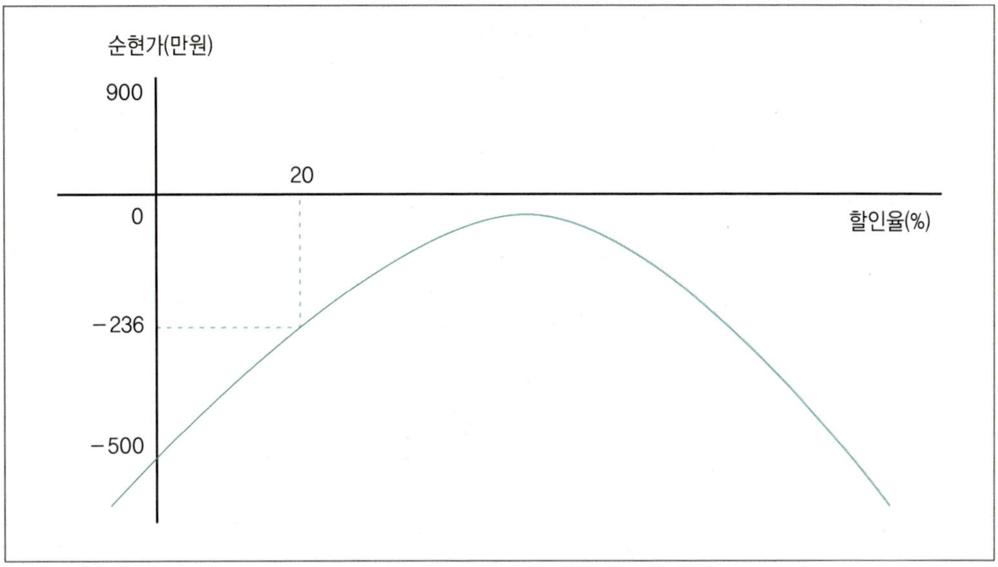


〈그림 6-3〉 허수의 내부수익률

(2) 상호배타적인 투자안의 문제

투자기간 내 현금흐름과 투자규모의 차이에 대한 묵시적인 재투자수익률(reinvestment rate)의 가정이 순현가법과 내부수익률법에 있어 서로 다르므로 내부수익률법과 순현가법이 상반될 수 있다.

① 투자규모가 서로 다른 경우 : 상호배타적인 투자안의 선택에 있어서 투자기간이 같을지라도 투자규모가 서로 다를 경우 *NPV*법과 *IRR*법에 의한 결과가 달라질 수 있다. 〈표 6-11〉는 같은 현금흐름을 갖는 투자안 A와 투자안 B가 있다고 가정하자. 각 투자안의 자본비용, 즉 할인율은 20%이다.

〈표 6-11〉 투자규모가 다른 경우 *NPV*와 *IRR*

| 연도 | 현금흐름 | |
|---|---|---|
| | 투자안 A | 투자안 B |
| 0 | –1,000 | –5,000 |
| 1 | 1,500 | 6,500 |
| 순 현 가(*NPV*) | 250 | 417 |
| 내부수익률(*IRR*) | 50% | 30% |

상호 독립적인 투자안의 경우 투자안 A와 투자안 B가 다 같이 투자가치가 있다. *NPV* 법에 의하면 투자안 A의 순현가가 250, 투자안 B의 순현가가 417로 모두 0보다 크고, *IRR*법에 의하면 투자안 A의 내부수익률이 50%, 투자안 B의 내부수익률이 30%로 자본비용 20%보다 크다.

그러나 투자안 A와 투자안 B가 상호배타적인 투자안의 경우, 서로 다른 결과를 얻게 된다. *NPV*법에 의하면 투자안 B가 유리한 투자안이 되고, *IRR*법에 의하면 투자안 A가 유리한 투자안이 된다.

② 시기에 따라 현금흐름이 다른 경우 : 상호배타적인 투자안이 투자규모는 같을지라도 시기에 따라 현금흐름이 현저히 다를 경우 *NPV*법과 *IRR*법에 의한 결과는 다를 수 있다. 〈표 6-12〉은 같은 현금흐름을 갖는 투자안 C와 D가 있다고 가정하자. 각 투자안의 자본비용, 즉 할인율은 8%이다.

〈표 6-12〉 현금흐름의 패턴이 다른 경우 *NPV*와 *IRR*

| 연도 | 현금흐름 | |
|---|---|---|
| | 투자안 C | 투자안 D |
| 0 | –1,200 | –1,200 |
| 1 | 1,000 | 100 |
| 2 | 500 | 600 |
| 3 | 100 | 1,100 |
| 순 현 가(*NPV*) | 234 | 280 |
| 내부수익률(*IRR*) | 23% | 17% |

상호 독립적인 투자안의 경우 투자안 C와 투자안 D가 다 같이 투자가치가 있다. *NPV* 법에 의하면 투자안 C의 순현가가 234, 투자안 B의 순현가가 280으로 모두 0보다 크고, *IRR*법에 의하면 투자안 C의 내부수익률이 23%, 투자안 D의 내부수익률이 17%로 자본비용 8%보다 크다.

그러나 투자안 C와 투자안 D가 상호배타적인 투자안의 경우, 서로 다른 결과를 얻게 된다. *NPV*법에 의하면 투자안 D가 유리한 투자안이 되고, *IRR*법에 의하면 투자안 C가 유리한 투자안이 된다.

이와 같이 시기에 따라 현금흐름이 현저히 다를 경우, 두 방법에 차이가 생기는 이유는 재투자수익률에 따른 가정이 다르기 때문이다. *NPV* 법에서는 최초투자로부터 유입되는 현금유입이 남은 기간 동안 그 투자의 할인율, 즉 자본비용과 같은 수익률로 재투자 된다고 가정하고 있기 때문이다. 반면 *IRR* 법에서는 최초투자로부터 기대되는 현금유입이 내부수익률과 같은 수익률로 재투자된다고 가정하고 있기 때문이다.

〈그림 6-4〉에서의 *NPV* 법과 *IRR* 법 사이의 관계를 그림으로 설명하면, 투자안 C의 순현가는 할인율 0일때 400에서 시작하여 점차 감소하고 있으며, 할인율 23%일때 순현가가 0이 된다. 투자안 D의 순현가는 할인율 0일때 600에서 시작하여 점차 감소하고 있으며, 할인율 17%일때 0의 순현가를 갖는다. 이때 두 곡선이 교차하는 점 $r_{Fisher}$는 각 투자안 C와 D의 순 현가가 같아지는 점으로 이 점에서의 할인율을 교차율(cross rate)이라고 한다. 여기서 두 투자안의 순현가(*NPV*)를 비교해 보면, 기업의 자본비용이 교차율보다 작을 경우에는 투자안 D가 유리한 것으로, 그 반대일 경우에는 투자안 C가 유리한 것을 알 수 있다. 이는 *NPV*방법이 합리적인 투자결정을 해준다는 것을 암시하는 것이다.

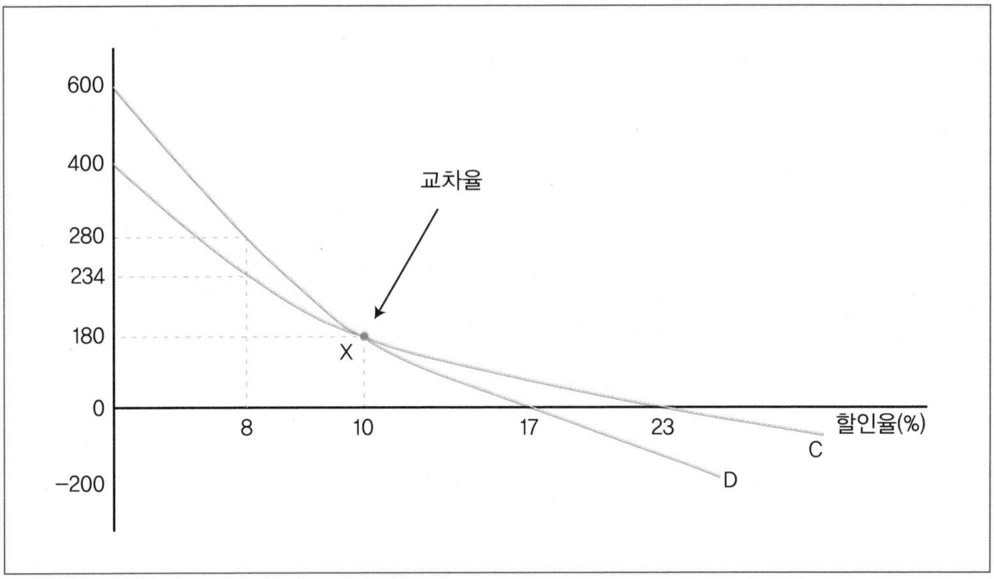


〈그림 6-4〉 *NPV* 법과 *IRR* 법의 비교

③ 투자수명이 서로 다른 경우 : 투자규모가 서로 같다고 하더라도 투자안들의 수명이 서로 현저히 다를 경우 *NPV*법과 *IRR*법에 의한 결과는 다를 수 있다. 〈표 6-13〉은 투자수명이 각각 1년, 4년이며 상호배타적인 두 투자안 E와 F가 있다고 가정하자. 각 투자안의 자본비용, 즉 할인율은 10%이다.

상호 독립적인 투자안의 경우 투자안 E와 투자안 F가 다 같이 투자가치가 있다. *NPV*법에 의하면 투자안 E의 순현가가 135.4, 투자안 B의 순현가가 195.3으로 모두 0보다 크고, *IRR*법에 의하면 투자안 E의 내부수익률이 25%, 투자안 F의 내부수익률이 15%로 자본비용 10%보다 크다.

〈표 6-13〉 투자수명이 다른 경우 *NPV*와 *IRR*

| 연도 | 현금흐름 | |
|---|---|---|
| | 투자안 E | 투자안 F |
| 0 | −1,000 | −1,000 |
| 1 | 1,250 | 0 |
| 2 | 0 | 0 |
| 3 | 0 | 0 |
| 4 | 0 | 1,750 |
| 순 현 가(*NPV*) | 135.4 | 195.3 |
| 내부수익률(*IRR*) | 25% | 15% |

그러나 투자안 C와 투자안 D가 상호배타적인 투자안의 경우, 서로 다른 결과를 얻게 된다. *NPV*법에 의하면 투자안 F가 유리한 투자안이 되고, *IRR*법에 의하면 투자안 E가 유리한 투자안이 된다.

01 병원재무환경의 특성을 고려하여 병원 자본예산이 중요한 이유를 설명하시오.

02 병원자본예산의 구성항목을 구체적으로 설명하시오.

03 현금흐름을 추정하기 위한 기본원칙을 설명하시오.

04 기회비용과 매몰비용을 설명하시오.

05 우리나라 병원의 영업활동으로 인한 현금흐름을 설명하시오.

06 순현가법의 특성과 순현가법의 투자안의 평가기준을 설명하시오.

07 내부수익률법의 문제점을 설명하시오.

08 한국병원은 다음은 상호배타적인 세 투자안을 고려하고 있다. 회수기간법에 의하여 각 투자안을 평가하고 그 결과 나타난 회수기간법의 문제점을 지적하시오.(단, 한국병원의 목표회수 기간은 3년)

| 연도말 | 현금흐름 | | |
|---|---|---|---|
| | 투자안 A | 투자안 B | 투자안 C |
| 0 | −3,000 | −3,000 | −3,000 |
| 1 | 2,000 | 500 | 2,000 |
| 2 | 500 | 500 | 500 |
| 3 | 500 | 2,000 | 500 |
| 4 | 1,500 | 1,500 | 0 |

09 한국병원은 아래와 같은 서로 독립적인 세 투자안에 대하여 투자계획을 가지고 있다. 이 세 투자안을 순 현가법으로 평가하라. 단 할인율은 10%이다.

| 연도말 | 현금흐름 | | |
|---|---|---|---|
| | 투자안 A | 투자안 B | 투자안 C |
| 0 | –1,500 | –1,500 | –1,500 |
| 1 | 150 | 0 | 150 |
| 2 | 1350 | 0 | 300 |
| 3 | 150 | 450 | 400 |
| 4 | –150 | 1,000 | 600 |
| 5 | –600 | 1,950 | 1,875 |

10 상호배타적인 두 투자안의 현금흐름은 다음과 같다. (단, 투자안의 자본비용이 10%)

| 연도말 | 현금흐름 | |
|---|---|---|
| | 투자안 A | 투자안 B |
| 0 | –200 | –500 |
| 1 | 800 | 1,300 |

(1) 순 현가법에 의하여 투자안을 평가하시오.

(2) 내부수익률법에 의하여 투자안을 평가하시오.

(3) 위의 결과가 다르다면 다른 이유는 무엇인가?

01 병원의 자본예산에 대한 설명 중 사실과 다른 것은?

① 자본예산이란 투자효과가 1년 이상 장기적으로 그 효과가 지속되는 투자결정으로 투자결정의 합리성 여부가 기업가치에 미치는 영향은 매우 크다.
② 최근 병원의 투자규모가 대형화됨으로 인하여 면밀한 자본예산이 요구된다.
③ 병원의 고정자산에 대한 투자는 비교적 단기에 현금이 회수되므로 투자활동에 많은 제약을 받지 않는다.
④ 우리나라 병원은 자금의 초과수요가 만연한 경영환경에서 다각적인 자금수급계획이 필요하다.

02 다음 중 병원을 개설하는 경우 자본예산의 구성항목에 포함되지 않는 것은?

① 대지구입비 및 건축비 ② 감가상각비
③ 설비비 ④ 운영자본

03 투자재무계획의 수립 시 개원 전 운영비에 계상할 필요가 없는 항목은?

① 병원건립 준비요원의 인건비
② 개원 전에 채용한 직원의 인건비
③ 병원건립 준비요원의 야간식대
④ 병원부지의 매입자금

04 병원의 자본예산 중 소요운전자본에 해당되지 않는 항목은?

① 개원준비팀 인건비 ② 재고자산 선 구매액
③ 의료미수금 ④ 개원초기 운영적자액

05 운전자본 운영계획시에 포함되어야 할 항목을 가장 옳게 나타낸 것은?

① 의료미수금, 재고자산 선구매액, 개원초기운영적자
② 인건비, 재료비, 관리운영비
③ 의료비용, 의료외비용, 특별손실
④ 매입채무, 단기차입금, 미지급금

06 외국에서 의료기기를 수입할 때 관세율적용의 기준이 되는 CIF가격이란?

① FOB가격에 운임을 가산한 금액
② FOB가격에 운임과 보험료를 가산한 금액
③ FOB가격에 운임과 보험료 및 관세를 가산한 금액
④ FOB가격에 운임, 보험료, 관세, 부가가치세를 가산한 금액

07 자본예산에 있어서 현금흐름 추정 시 원칙이 사실과 다른 것은?

① 투자안의 평가를 위한 현금흐름의 추정은 증분현금흐름을 사용하여야 하며 그 중 기회비용은 현금흐름에 포함시켜서는 안 되며, 매몰비용은 포함시켜야 한다.
② 감가상각비는 현금유출에 포함시키지 않아야 한다.
③ 법인세는 현금유출에 포함시켜야 한다.
④ 투자안의 경제성 평가 방법 중 일반적으로 순 현가법이 가장 우수한 것으로 평가하다.

08 자본예산 편성기법 중 사실과 다른 것은?

① 회계적 이익률법은 화폐의 시간적 가치를 무시한다.
② 내부수익률법은 가치가산의 원칙이 성립되지 않는다.
③ 투자규모가 서로 다른 투자안을 평가할 때는 순 현가법이 사용된다.
④ 내부수익률법은 복수의 내부수익률이 존재할 수 있다.

09 자본예산 편선기법 중 회수기간법의 특징으로 사실과 다른 것은?

① 회수기간은 투자에 소요된 모든 비용을 회수하는데 걸리는 시간을 의미한다.
② 회수기간법의 투자안 평가기준은 상호배타적인 투자안의 경우 투자안의 회수기간이 목표회수기간보다 짧은 투자안 중에서 회수기간이 가장 짧은 투자안을 선택한다.
③ 회수기간의 계산이 비교적 간단하다.
④ 목표회수기간 설정이 명확하여 실무에서 사용하기가 편리하다.

10 회수기간법의 특성으로 사실과 다른 것은?

① 회수기간 내 현금흐름에 대한 화폐의 시간적 가치를 무시한다.
② 회수기간 이후의 현금흐름을 정확히 파악할 수 있다.
③ 회수기간이 짧은 투자안을 선택함으로서 미래의 불확실성을 감소시킬 수 있다.
④ 회수기간이 짧은 투자안을 선택함으로써 기업의 유동성을 증가시킬 수 있다.

## 11 투자가치평가방법에 관한 설명 중 맞는 것은?

① 회계적 이익률법에 의한 평가방법에는 화폐의 시간적 가치 개념이 고려된다.
② 내부수익률법에서는 주로 시중은행이자율을 할인율로 적용한다.
③ 회수기간법에서는 투자비의 회수기간이 긴 투자안이 선택된다.
④ 투자규모나 내용연수가 동일한 두 개의 투자안을 선택할 경우에 순현재가치법이 가장 우수한 방법이다.

## 12 자본예산 편성기법 중 회계적이익률법의 특징을 설명한 것으로 사실과 다른 것은?

① 회계적이익률은 투자안의 내용년수 동안의 세후 평균순이익을 평균투자액으로 나눈 것을 말한다.
② 투자안의 회계적이익률이 기업에서 정한 목표 평균회계이익률 보다 높은 투자안 중 회계적 이익률이 높은 투자안을 선택하게 된다.
③ 회계적이익률은 회폐의 시간적 가치를 무시한다.
④ 회계적이익은 장부상의 이익을 나타내는 것이기 때문에 합리적인 평가방법이라 할 수 있다.

## 13 자본예산 편성기법 중 순현재가치법(NPV)에 관한 설명 중 사실과 다른 것은?

① 투자안 평가기준은 순현가가 1보다 큰 경우 투자안은 채택된다.
② 순현가법은 투자로 인하여 발생되는 발생될 미래의 모든 현금흐름을 적절한 할인율로 나타내어서 투자결정에 이용하는 기법이다.
③ NPV는 현금유입의 현가에서 현금유출의 현가를 차감하여 계산한다.
④ NPV에서 할인율은 최소한의 수익률로서 소요자본의 기회비용을 의미한다.

## 14 순현가법의 특징이 아닌 것은?

① NPV는 현금흐름을 사용한다.
② NPV는 가장 합리적인 투자안 평가방법으로 평가된다.
③ NPV는 가치의 가산원칙이 성립하지 않는다.
④ NPV는 화폐의 시간적 가치를 고려한다.

15 내부수익률법의 특징으로 사실과 다른 것은?

① 내부수익률은 투자의 결과 발생하는 현금유입의 현가와 현금유출의 현가를 같아지게 하는 할인율이다.

② 내부수익률이 자본비용보다 저렴할 경우 투자안은 채택된다.

③ 내부수익률이 존재하지 않을 수도 있다.

④ 투자규모나 내용연수가 서로 다른 경우 두 투자안을 평가하기 어렵다.

# 제7장



# 자본예산의 실제적용

제6장에서 현금흐름측정의 기본원칙 및 여러 가지 투자안의 평가방법을 살펴보았고, 합리적인 투자안의 평가방법으로 순현가법의 타당성을 강조하였다. 그러나 실제로 자본예산을 세우다보면 전장의 기본원칙만으로는 불충분하다는 것을 알 수 있다. 현실적으로 인플레이션의 영향을 받게 되고, 투자규모나 내용연수가 상이한 투자안을 비교 평가해야 하는 경우가 허다하다. 따라서 본장에서는 현실적으로 자본예산을 수행함에 있어서 나타날 수 있는 문제들에 대하여 설명하고자 한다.

## 1. 감가상각과 현금흐름

일반적으로 고정자산에 대한 현금지출은 투자연도 초에 발생하므로 투자기간 동안 이를 분할하여 비용으로 처리하는 감가상각은 현금유출이 아니다. 그러나 감가상각은 법인세 절세효과가 있어 현금흐름에 영향을 주게 된다. 즉 감가상각을 어떤 방법으로 하느냐에 따라 연도마다의 현금흐름에 상당한 차이가 나게 된다. 예를 들어 투자초기에 감가상각을 많이 하게 되면 세금절감효과의 현재가치는 커지며, 투자후기에 감가상각을 많이 하게 되면 상대적으로 세금절감효과의 현재가치는 작아지게 된다.

일반적으로 많이 사용되는 감가상각방법으로 정액법, 정률법, 연수합계법, 이중상각법이 있다. 이를 중심으로 각각의 감가상각방법에 따라 현금흐름이 어떻게 달라지는가를 설명하기로 한다.

### 1.1 정액법

정액법(straight-line-method)은 자산의 사용연수 동안 매기 동일한 금액의 감가상각비를 인식하는 방법으로 감가상각액은 다음과 같이 계산된다.

$$\text{감가상각비} = \frac{\text{취득원가} - \text{잔존가액}}{\text{내용연수}}$$

### 1.2 정률법

정률법(constant percentage method)은 매년 장부가치의 일정비율을 상각해 나가는 방법으로 매년 감가상각률 및 감가상각비는 다음과 같이 계산된다.

$$\text{감가상각률} = 1 - \sqrt[n]{\frac{\text{잔존가액}}{\text{취득원가}}}$$

단, $n$은 내용연수

$$\text{감가상각비} = \text{장부가액} \times \text{감가상각률}$$

### 1.3 연수합계법

연수합계법(sum-of-the-years' digits method: SYD법)이란 내용연수의 합을 분모로 하고 자산의 남은 사용연수를 분자로 하여 상각하는 방법으로서 매년 감가상각률 및 감가상각비는 다음과 같다.

$$\text{감가상각률} = \frac{n - t + 1}{1 + 2 + 3 + \cdots + n}$$

단, $t$는 사용연수

감가상각비 = (취득원가 − 잔존가치) × 감각상각률

### 1.4 이중상각법

이중상각법은 정률법과 마찬가지로 매년 장부가치의 일정비율을 상각해 나가는 방법으로 감가상각률은 그 자산의 내용연수의 역수의 배수가 된다.

$$감가상각률 = \frac{1}{n} \times 2$$

단, $n$은 사용연수

감가상각비 = 장부가액 × 감가상각률

**예제 7-1**
한국병원의 초음파 취득원가가 1억원이고, 내용연수는 5년이며, 잔존가치는 1,000만원이라고 한다. 법인세율이 40%라고 가정할 경우에 각 감가상각 방법에 따른 세금절감효과를 분석해 보자.

**풀이**

〈표 7-1〉 정액법을 이용한 연도별 감가상각비

(단위 : 만원)

| 연도 | 감가상각비 |
|---|---|
| 1 | $\frac{10,000 - 1,000}{5} = 1,800$ |
| 2 | $\frac{10,000 - 1,000}{5} = 1,800$ |
| 3 | $\frac{10,000 - 1,000}{5} = 1,800$ |
| 4 | $\frac{10,000 - 1,000}{5} = 1,800$ |
| 5 | $\frac{10,000 - 1,000}{5} = 1,800$ |
| 계 | 9,000 |

정액법의 경우 매년 1,800만원으로 일정하다.

〈표 7-2〉 정률법을 이용한 연도별 감가상각비

(단위 : 만원)

| 연도 | 감가상각비 |
|---|---|
| 1 | 10,000 × 0.369 = 3,690 |
| 2 | (10,000 − 3,690) × 0.369 = 2,328 |
| 3 | (6,310 − 2,328) × 0.369 = 1,469 |
| 4 | (3,982 − 1,469) × 0.369 = 927 |
| 5 | (2,513 − 927) × 0.369 = 586 |
| 계 | 9,000 |

$$감가상각률 = 1 - \sqrt[n]{\frac{잔존가액}{취득원가}}$$

$$= 1 - \sqrt[5]{\frac{10,000,000}{100,000,000}}$$

$$= 0.369$$

〈표 7-3〉 연수합계법을 이용한 연도별 감가상각비

(단위 : 만원)

| 연도 | 감가상각비 |
|---|---|
| 1 | $(10,000 - 1,000) \times \frac{5}{1+2+3+4+5} = 3,000$ |
| 2 | $(10,000 - 1,000) \times \frac{4}{1+2+3+4+5} = 2,400$ |
| 3 | $(10,000 - 1,000) \times \frac{3}{1+2+3+4+5} = 1,800$ |
| 4 | $(10,000 - 1,000) \times \frac{2}{1+2+3+4+5} = 1,200$ |
| 5 | $(10,000 - 1,000) \times \frac{1}{1+2+3+4+5} = 600$ |
| 계 | 9,000 |

〈표 7-4〉 이중상각법을 이용한 연도별 감가상각비

(단위 : 만원)

| 연도 | 감가상각비 |
|---|---|
| 1 | $10,000 \times \frac{2}{5} = 4,000$ |
| 2 | $(10,000 - 4,000) \times \frac{2}{5} = 2,400$ |
| 3 | $(6,000 - 2,400) \times \frac{2}{5} = 1,440$ |
| 4 | $(3,600 - 1,440) \times \frac{2}{5} = 864$ |
| 5 | $(9,000 - 8,704) \times = 296$ |
| 계 | 9,000 |

이와 같은 감가상각방법에 따라 매년 계상되는 감가상각비를 그림으로 나타내면 〈그림 7-1〉과 같다.

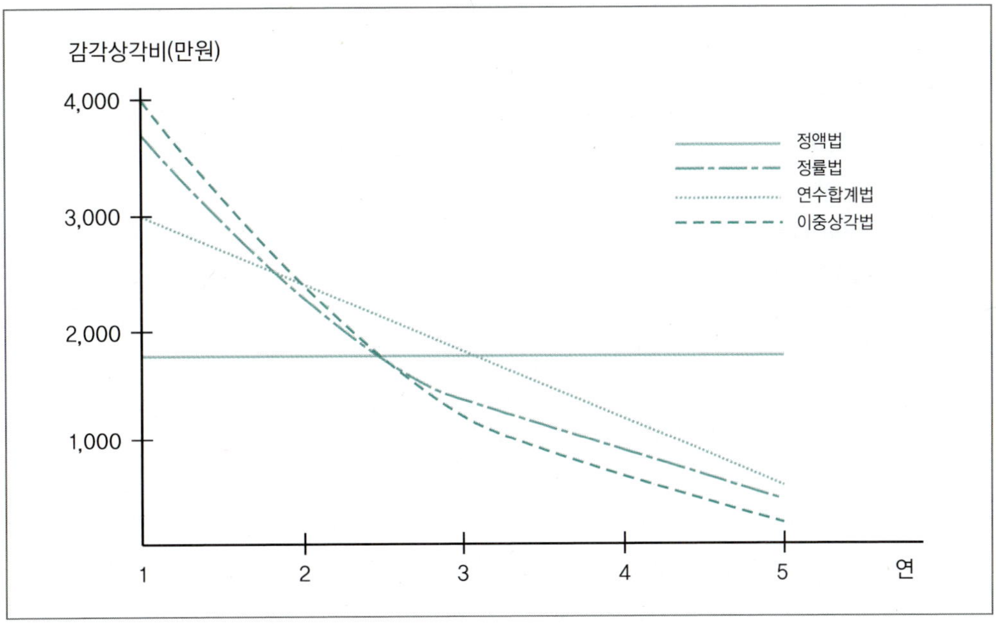


〈그림 7-1〉 감가상각방법과 상각액

위 예제의 경우 세금절감효과는 각 상각방법에 따라 어떻게 다른가를 보면 다음과 같다.

지급해야할 세금을 계산할 때 감가상각액은 비용으로 처리되므로 세금공제전 이익이 상각액만큼 감소하게 된다. 따라서 감가상각액에 따른 세금절감효과는 상각금액×법인세율이 된다(법인세율 40%, 할인율 10%). 세금절감효과를 계산하면 〈표 7-5〉와 같다.

〈표 7-5〉 감가상각법과 세금절감효과

(단위 : 만원)

| 연도 | 정액법 | | 정률법 | | 연수합계법 | | 이중상각법 | |
|---|---|---|---|---|---|---|---|---|
| | 상각액 | 감세액 | 상각액 | 감세액 | 상각액 | 감세액 | 상각액 | 감세액 |
| 1 | 1,800 | 720 | 3,690 | 1,476 | 3,000 | 1,200 | 4,000 | 1,600 |
| 2 | 1,800 | 720 | 2,328 | 931 | 2,400 | 960 | 2,400 | 960 |
| 3 | 1,800 | 720 | 1,469 | 588 | 1,800 | 720 | 1,440 | 576 |
| 4 | 1,800 | 720 | 927 | 371 | 1,200 | 480 | 864 | 346 |
| 5 | 1,800 | 720 | 586 | 234 | 600 | 240 | 296 | 118 |
| 계 | 9,000 | 3,600 | 9,000 | 3,600 | 9,000 | 3,600 | 9,000 | 3,600 |
| 현재가치의 합 (할인률 10%) | | 2,730[1)] | | 2,978[2)] | | 2,902[3)] | | 2,990[4)] |

1) $$NPV = \frac{720}{(1+0.1)} + \frac{720}{(1+0.1)^2} + \frac{720}{(1+0.1)^3} + \frac{720}{(1+0.1)^4} + \frac{720}{(1+0.1)^5}$$

$$= 2{,}730$$

$$= 720(PVIF_{0.1,1}) + 720(PVIF_{0.1,2}) + 720(PVIF_{0.1,3}) + 720(PVIF_{0.1,4}) + 720(PVIF_{0.1,5})$$

$$= 720(0.90909) + 720(0.82645) + 720(0.75131) + 720(0.68301) + 720(0.62092)$$

$$= 2{,}730$$

2) $$NPV = \frac{1{,}476}{(1+0.1)} + \frac{931}{(1+0.1)^2} + \frac{588}{(1+0.1)^3} + \frac{371}{(1+0.1)^4} + \frac{234}{(1+0.1)^5}$$

$$= 2{,}978$$

$$= 1{,}476(PVIF_{0.1,1}) + 931(PVIF_{0.1,2}) + 588(PVIF_{0.1,3}) + 371(PVIF_{0.1,4}) + 234(PVIF_{0.1,5})$$

$$= 1{,}476(0.90909) + 931(0.82645) + 588(0.75131) + 371(0.68301) + 234(0.62092)$$

$$= 2{,}978$$

3) $$NPV = \frac{1{,}200}{(1+0.1)} + \frac{960}{(1+0.1)^2} + \frac{720}{(1+0.1)^3} + \frac{480}{(1+0.1)^4} + \frac{240}{(1+0.1)^5}$$

$$= 2{,}902$$

$$= 1{,}200(PVIF_{0.1,1}) + 960(PVIF_{0.1,2}) + 720(PVIF_{0.1,3}) + 480(PVIF_{0.1,4}) + 240(PVIF_{0.1,5})$$
$$= 1{,}200(0.90909) + 960(0.82645) + 720(0.75131) + 480(0.68301) + 240(0.62092)$$
$$= 2{,}902$$

4) $$NPV = \frac{1{,}600}{(1+0.1)} + \frac{960}{(1+0.1)^2} + \frac{576}{(1+0.1)^3} + \frac{346}{(1+0.1)^4} + \frac{118}{(1+0.1)^5}$$
$$= 2{,}990$$
$$= 1{,}600(PVIF_{0.1,1}) + 960(PVIF_{0.1,2}) + 346(PVIF_{0.1,3}) + 118(PVIF_{0.1,4}) + 240(PVIF_{0.1,5})$$
$$= 1{,}600(0.90909) + 960(0.82645) + 346(0.75131) + 118(0.68301) + 240(0.62092)$$
$$= 2{,}990$$

〈표 7-5〉에서 감세액의 단순합은 3,600만원으로 동일하지만, 감세액의 현재가치의 합을 비교해 보면 이중상각법이 제일 효과가 큰 것으로 나타나고, 그 다음이 정률법, 연수합계법, 정액법의 순서인데, 이는 연도별 감가상각액이 서로 다르기 때문이다. 따라서 한국병원은 화폐의 시간적 가치를 고려할 때 초기투자에 감가상각을 많이 할 수 있는 감가상각법을 이용하는 것이 유리하다고 할 수 있다.

## 2. 인플레이션과 자본예산

유형고정자산에 대한 투자는 내용연수가 상대적으로 길기 때문에 인플레이션[1]에 대한 적절한 고려를 하여야만 자산가치가 적절하게 평가된다. 따라서 여기서는 이자율과 인플레이션의 관계를 설명한 뒤 인플레이션하의 투자안 평가방법을 설명하기로 한다.

### 2.1 이자율과 인플레이션

은행에 1년간 예금할 때 이자율이 10%라고 가정하자. 이는 병원이 연초에 100,000원을 은행에 예금하는 년말에 110,000원의 현금을 얻을 수 있게 된다. 만약 연초와 연말의 화폐가치

1) 통화량의 증가로 화폐가치가 하락하고, 모든 상품의 물가가 전반적으로 꾸준히 오르는 경제 현상

가 동일하다면 10%의 구매력이 증가된다. 예를 들면 연초에 100,000원으로 주사기(1개당 가격 100원) 1,000개를 구입할 수 있고, 주사기의 가격변동이 없다면 연말에는 은행에 예금한 현금 110,000원을 찾아 주사기 1,100개를 구입할 수 있다.

그러나 화폐가치가 변하게 되면 이를 적절히 반영해주어야 할 것이다. 연간 인플레이션율이 6%이고, 모든 제품에 동일하게 영향을 미친다고 가정하자. 예를 들어 연초에 한국병원은 현금 100,000원으로 주사기(1개당 가격 100원) 1,000개를 구입할 수 있다. 그러나 한국병원이 연초에 100,000원을 은행에 예금하면 연말에 110,000원의 현금을 찾을 수 있을 것이다. 연말에 한국병원은 이 돈을 찾아 1,038개(110,000÷106)의 주사기[2]를 살 수 있을 것이다. 즉 한국병원은 연초의 100,000원을 은행에 예금함으로써 주사기의 구입량을 3.8% 증가시킬 수 있게 된다. 모든 상품의 가격이 6% 증가하기 때문에 돈을 예금하는 것은 단지 3.8%만큼의 제품에 대한 소비를 증가시켜 줄 것이다. 따라서 실질적으로 늘어난 현금흐름의 크기는 3.8%에 불과하다. 이와 같이 물가상승률(인플레이션)이 조정된 즉, 실질적인 현금흐름의 증가율인 3.8%를 실질이자율(real interest rate)이라 하며, 인플레이션이 조정되지 않은 10%를 명목이자율(nominal interest rate)이라 한다. 이상에서 설명한 내용을 요약하여 나타내면 〈그림 7-2〉와 같다.

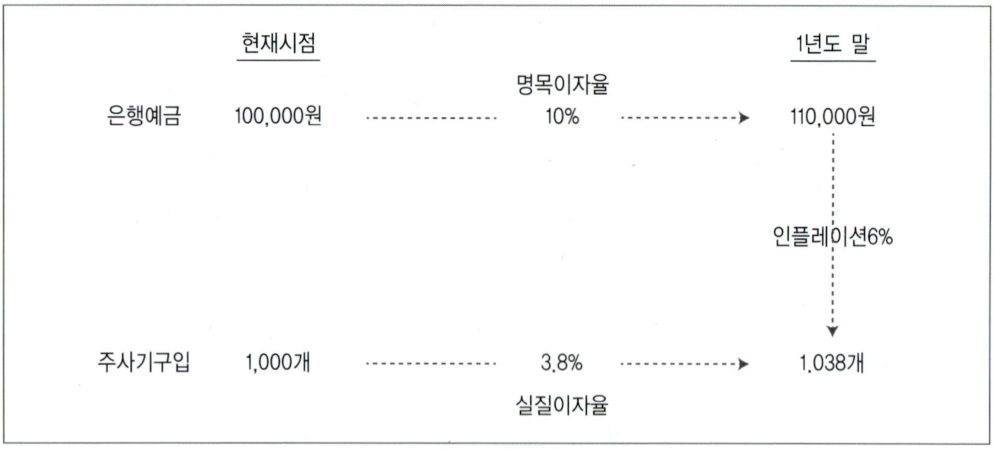


〈그림 7-2〉 명목이자율, 실질이자율, 인플레이션과의 관계

2) 연초에 주사기 1개의 가격이 100원이고 물가상승률이 6%이면, 연말에는 주사기 1개의 가격은 106원이 된다.

일반적으로 명목이자율과 실질이자율 그리고 인플레이션율 사이에는 다음과 같은 관계가 성립한다.

$$명목이자율 = (1 + 실질이자율) \times (1 + 인플레이션율) - 1 \qquad (7 \cdot 1)$$

식 (7 · 1)을 이용하여 실질이자율을 구하면 다음과 같다.

$$(1 + 실질이자율) \times (1 + 인플레이션율) = 명목이자율 + 1$$

$$(1 + 실질이자율) = \frac{(1 + 명목이자율)}{(1 + 인플레이션율)}$$

따라서

$$실질이자율 = \frac{1 + 명목이자율}{1 + 인플레이션율} - 1 \qquad (7 \cdot 2)$$

식 (7 · 2)를 이용하여 앞의 예에서의 실질이자율이 3.8%가 됨을 확인할 수 있다.

$$실질이자율 = \frac{1 + 0.1}{1 + 0.06} - 1$$

$$= 0.038,\ 3.8\%$$

## 2.2 현금흐름과 인플레이션

자본예산을 수행함에 있어서 이자율 이외에 현금흐름이 필요하다. 현금흐름도 명목현금흐름 또는 실질현금흐름으로 구분할 수 있다. 명목현금흐름(nominal cash flow)은 미래 어느 시점에 실제로 발생하는 화폐금액을 말한다. 실질현금흐름(real cash flow)은 투자시점에서 화폐가치로 평가된 현금흐름, 즉 투자시점의 불변가격으로 환산된 화폐금액, 명목현금흐름에서 인플레이션 효과를 제거한 현금흐름으로서 현재시점의 구매력으로 환산된 현금흐름이다. 이들 개념을 예제를 통해 설명하기로 한다.

**예제 7-2**

향후 5년 동안 시장전체의 인플레이션율이 7%로 예상된다. 그러나 의료산업의 의료수익의 수가인상률은 5%가 인상될 것으로 예상된다. 현재 의료수익 1,000만원으로 10,000개의 주사기(1개 주사기 가격은 1,000원)를 구입할 수 있다. 위의 조건 하에서 5년 후 몇 개의 주사기를 구입할 수 있는가?

**풀이**

현재 1,000만원의 의료수익은 5년 후는 1,000만원$(1+1.05)^5$ = 12,762,800원이 된다. 그리고 5년 후의 1개의 주사기 가격은 시장전체 인플레이션율이 7%이므로 1,000만원$(1+0.7)^5$ = 1,403원이 된다.

따라서 5년 후 의료수익으로 9,097개(12,762,800원 / 1,403원)의 주사기를 구입할 수 있다.

위 예제에서는 다음을 알 수 있다. 현재시점에서 10,000개의 주사기 구입은 5년 후에는 9,097개의 주사기를 구입할 수 있게 된다. 이는 의료수가 인상률이 시장 전체 물가상승률에 미치지 못하므로 의료기관의 실질현금흐름은 줄어들게 된다.

**예제 7-3**

한국병원은 현재시점에서 60,000,000원의 SONO장비를 구입하였다. 이 초음파 의료기기의 사용연수는 5년이며 5년 후 잔존가치는 20,000,000원이다. 따라서 이 의료기기를 정액법으로 감가상각하게 되면 매년 8,000,000원의 감가상각비가 발생하게 된다. 이 감가상각비 8,000,000원은 명목현금흐름인지? 실질현금흐름인지 판단하시오.

**풀이**

매년 감가상각비 800만원은 투자시점을 기준으로 계산되었기 때문에 실질현금흐름으로 보일 수 있다. 그러나 자세히 살펴보면 명목현금흐름이라는 것을 알 수 있다. 매년 감가상각비 800만원은 장부 상 비용으로 처리되기 때문에 실제로 법인세 절감효과가 있다. 만약 시장 전체의 인플레이션율이 7%라면 5년간의 감가상각비를 실질 감가상각비로 바꾸면 〈표 7-6〉과 같다. 여기에서 5년 후의 실질감가상각비는 800만원을 7%로 할인한 570.4만원 ($= \frac{800}{(1+0.07)^5} = 570.4$)원이 된다.

그러나 5년 후 잔존가치인 2,000만원은 현재시점의 화폐가치로 계산한 것이므로 실질현금흐름이 된다. 잔존가치의 5년 후 명목현금흐름은 2,805($2{,}000 \times (1 \times 0.07)^5 = 2{,}805$)이 된다.

〈표 7-6〉 인플레이션을 고려한 감가상각비

(단위 : 만원)

| 년 | 1 | 2 | 3 | 4 | 5 |
|---|---|---|---|---|---|
| 명목감가상각비 | 800 | 800 | 800 | 800 | 800 |
| 실질감가상각비 | 747.7 | 698.8 | 653.0 | 610.3 | 570.4 |
| 잔존가치의 명목현금흐름 | | | | | 2,805.0 |

### 2.3 인플레이션하의 투자안 평가방법

인플레이션을 고려하여 투자안을 평가할 때 인플레이션을 현금흐름과 할인율에 일관성 있게 반영하여야 한다. 즉 명목현금흐름은 명목할인률로 할인하여야 하고, 실질현금흐름은 실질할인률로 할인하여야 한다. 다음의 예제를 통하여 이를 설명한다.

예제 7-4

대한병원은 내용연수가 5년인 1,200만원 규모의 투자안을 고려하고 있는데, 이 투자안의 매년 말 명목현금흐름은 다음과 같이 추정된다.

〈표 7-7〉 대한병원 투자안의 명목현금흐름

(단위: 만원)

| 년 | 0 | 1 | 2 | 3 | 4 | 5 |
|---|---|---|---|---|---|---|
| 최초투자액 | 1,200 | | | | | |
| 영업현금흐름 | | 360 | 390 | 420 | 453 | 470 |

투자액은 정액법에 의하여 매년 완전상각되며, 잔존가치는 400만원이다. 그리고 법인세율은 40%이며, 기대 인플레이션율은 5년 동안 매년 6%로 일정하며, 실질할인률은 10%라 가정했을 때, 대한병원은 이 투자안을 채택하여야 하는가?
(단, 운전자본은 고려하지 않음)

풀이

본 문제는 다음과 같은 두가지 방법에 의하여 풀 수 있다.

(1) 명목현금흐름과 명목이자율을 사용하는 방법

먼저 각 연도말의 명목현금흐름을 구하면 다음과 같다.

〈표 7-8〉은 대한병원의 현금흐름을 명목현금흐름으로 나타낸 표이다. 감가상가비는 매년 동일하게 160만원($\frac{1,200 - 400}{5} = 160$)이 되며, 법인세율이 40%이므로 영업이익에 0.4를 곱하여 산출하였고, ⑥번 항의 감가상각비를 다시 반영한 이유는 감가상각비는 비용으로 처리되지만, 실제 현금유출이 아니기 때문에 현금흐름에 반영시켜 주어야 한다. 잔존가치는 투자시점을 기준으로 한 실질현금흐름이므로 명목현금흐름으로 변경하여야 한다. 따라서 5년 후의 명목현금흐름으로 나타내면 다음과 같이 계산된다.

명목잔존가치 $= 400 \times (1+0.06)^5 = 535.3$만원

인플레이션이 반영된 명목잔존가치와 최초 잔존가치의 차액인 135.3만원(535.3만원-400만원)에 대해서는 법인세를 부담해야 하므로 법인세효과 고려 후 명목잔존가치를 반영하여야 한다.

법인세효과 고려 후 명목잔존가치를 구하면 아래와 같다.

$$\text{법인세효과 고려 후 명목잔존가치} = 535.3 - (535.3 - 400) \times 0.4 = 481.18$$

〈표 7-8〉 명목이자율을 사용했을 때의 대한병원 투자안의 명목현금흐름

(단위 : 만원)

| 연 | 0 | 1 | 2 | 3 | 4 | 5 |
|---|---|---|---|---|---|---|
| ① 최초투자액 | 1,200 | | | | | |
| ② 영업현금흐름 | | 360 | 390 | 420 | 453 | 470 |
| ③ 감가상각비 | | −160 | −160 | −160 | −160 | −160 |
| ④ 영업이익 | | 200 | 230 | 260 | 293 | 310 |
| ④ 법인세 | | −80 | −92 | −104 | −117 | −124 |
| ⑤ 세후영업이익 | | 120 | 138 | 156 | 176 | 186 |
| ⑥ 감가상각비 | | 160 | 160 | 160 | 160 | 160 |
| ⑦ 명목잔존가치 | | | | | | 481.18 |
| ⑧ 현금흐름 | −1,200 | 280 | 298 | 316 | 336 | 827.18 |

명목현금흐름에 적용시킬 (식 7.1)을 이용하여 명목할인률을 구하면 아래와 같다.

$$\begin{aligned}\text{명목이자율} &= (1+\text{실질이자율})\times(1+\text{인플레이션율})-1\\ &= (1+0.1)\times(1+0.06)-1\\ &= 0.166\end{aligned}$$

명목이자율을 반영한 순 현재가치는 다음과 같다.

$$NPV = \frac{280}{(1+0.166)^1} + \frac{298}{(1+0.166)^2} + \frac{316}{(1+0.166)^3} + \frac{336}{(1+0.166)^4} + \frac{827.18}{(1+0.166)^5} - 1{,}200$$

$$= 24.2\text{만원}$$

따라서 본 투자안의 순 현가가 (+)값을 가지므로 투자가치가 있다.

(2) 실질현금흐름과 실질이자율을 사용하는 방법

먼저 각 연도말의 실질현금흐름을 구하면 다음과 같다.

〈표 7-9〉는 투자시점의 화폐가치를 기준으로 한 실질현금흐름으로 평가한 것이다. 실질 영업현금흐름은 당해 연도의 명목 영업현금흐름을 기대 인플레이션율 6%로 할인한 값이다.

감가상각비도 실질 감가상각비로 변환시켜 주어야 하며, 실질 잔존자치는 다음과 같이 계산된다.

$$\text{실질잔존가치} = 400 - \left(400 - \frac{400}{(1+0.06)^5}\right) \times 0.4$$
$$= 359.6$$

〈표 7-9〉 실질이자율을 사용했을 때의 대한병원 투자안의 실질현금흐름

(단위 : 만원)

| 연 | 0 | 1 | 2 | 3 | 4 | 5 |
|---|---|---|---|---|---|---|
| ① 최초투자액 | 1,200 | | | | | |
| ② 영업현금흐름 | | 339.6[1)] | 347.1 | 352.6 | 358.8 | 351.2 |
| ③ 감가상각비 | | −150.9 | −142.4 | −134.3 | −126.7 | −119.6 |
| ④ 영업이익 | | 188.7 | 204.7 | 218.3 | 232.1 | 231.6 |
| ⑤ 법인세 | | −75.5 | −81.9 | −87.3 | −92.8 | −92.6 |
| ⑥ 세후영업이익 | | 113.2 | 122.8 | 131.0 | 139.3 | 139.0 |
| ⑦ 감가상각비 | | 150.9 | 142.4 | 134.3 | 126.7 | 119.6 |
| ⑧ 실질잔존가치 | | | | | | 359.6 |
| ⑨ 현금흐름 | −1,200 | 264.1 | 265.2 | 265.3 | 266.0 | 618.2 |

1) 1년 후 실질영업현금흐름 $= \dfrac{360}{(1+0.06)^1} = 339.6$

실질현금흐름은 실질이자율인 10%로 할인하여 순현가를 계산하면 다음과 같다.

$$NPV = \frac{264.1}{(1+0.1)^1} + \frac{265.5}{(1+0.1)^2} + \frac{265.3}{(1+0.1)^3} + \frac{266.0}{(1+0.1)^4} + \frac{618.2}{(1+0.1)^5} - 1{,}200$$
$$= 24.2\text{만원}$$

따라서 본 투자안의 순 현가가 (+)값을 가지므로 투자가치가 있다.

(3) 위의 두 방법 중 어느 방법을 사용하더라도 투자안의 순현가는 동일하게 24.2만원이 되며, 이 것은 0보다 크므로 대한병원은 이 투자안을 채택하여야 한다.

이와 같이 인플레이션을 고려하여 투자안을 평가할 때 명목현금흐름은 명목할인률로 할인하여야 하고, 실질현금흐름은 실질할인률로 할인하여야 한다.

## 3. 자본예산의 특수문제

### 3.1 투자규모가 다른 투자안의 분석

#### 3.1.1 수익성지수

순현가는 절대치로 나타나기 때문에 투자규모가 서로 다른 여러 투자안이 있을 때 각 투자안의 경제성비교가 어렵게 된다. 이러한 단점을 보완하기 위하여 수익성지수(profitability index: PI)가 사용된다. 예를 들어 상호배타적인 투자안 A와 투자안 B의 현금흐름이 다음과 같다고 가정하자.

〈표 7-10〉 투자규모가 서로 다른 투자안 A와 B의 현금흐름

(단위 : 만원)

| 년 | 투자안 A | 투자안 B |
|---|---|---|
| 0 | −3,000 | −6,000 |
| 1 | 1,500 | 3,000 |
| 2 | 1,200 | 2,400 |
| 3 | 700 | 1,200 |
| 4 | 450 | 900 |
| *NPV* (단 할인율=10%) | 188.6 | 227.1 |

순현가법에 의할 경우, 투자안 A의 *NPV*가 188.6만원, 투자안 B의 *NPV*가 227.1만원이므로 B안이 A안보다 유리하다. 그러나 투자안 A와 투자안 B는 투자규모가 서로 다르다. 만약 투자안 A에 2번을 투자하고 투자안 B를 투자하는 경우에는 결과가 어떠한 가를 비교해 보자. 투자안 A를 2번 투자할 경우 *NPV*는 377.2만원, 투자안 B의 *NPV*는 227.1만원으로 앞의 예와 서로 다른 결과가 나온다. 따라서 투자규모가 서로 다를 경우 *NPV*법을 적용시켜 투자안을 비교하는 것은 바람직하지 않다.

이와 같은 경우에 수익성지수를 사용하여 투자액의 단위당 순현가를 계산하면 서로 규모가 다른 투자안을 비교할 수 있다. 수익성지수는 다음과 같이 나타낸다.

$$PI = \frac{\text{현금유입의 현가}}{\text{총투자의 현가}} \qquad (7 \cdot 3)$$

식 (7 · 3)을 이용하여 투자안 A와 투자안 B의 수익성지수를 구하면 다음과 같다.

$$\text{투자안 } A\text{의 } PI = \frac{3{,}188.6}{3{,}000} = 1.063$$

$$\text{투자안 } B\text{의 } PI = \frac{6{,}227.1}{6{,}000} = 1.038$$

수익성지수를 사용하는 경우, 투자액의 단위당 현금유입의 현가는 투자안 A가 더 크기 때문에 투자안 A의 투자가치가 더 높다고 보아야 할 것이다. 수익성지수를 사용하여 단일 투자안이나 독립적인 투자안을 평가할 경우, 수익성지수가 1보다 클 때 그 투자안은 투자가치가 있다고 평가하는데, 이러한 평가결과는 순현가법에 의한 평가결과와 동일하다.

이처럼 수익성지수를 이용하여 투자안을 비교 평가하는 것은, 각 투자안에 동일한 투자금액을 중복하여 투자할 수 있다는 가정으로 평가하는 것과 동일하다.

위의 예에서 두 투자안의 투자액을 동일하게 하기 위하여 투자안 B에 6,000만원을 투자하고, 투자안 A를 동시에 두 번 투자하기로 하였다면, 그 현금흐름과 *NPV*는 〈표 7-11〉과 같다.

〈표 7-11〉 투자안 A에 6,000만원 투자, 투자안 B에 6,000만원 투자 시의 현금흐름

(단위 : 만원)

| 년 | 투자안 A × 2 | 투자안 B |
|---|---|---|
| 0 | −6,000 | −6,000 |
| 1 | 3,000 | 3,000 |
| 2 | 2,400 | 2,400 |
| 3 | 1,400 | 1,200 |
| 4 | 900 | 900 |
| *NPV* (단 할인율=10%) | 377.2 | 227.1 |

투자안 B의 *NPV*는 227.1만원이고, 투자안 A에 6,000만원을 투자하는 경우의 *NPV*는 377.2만원이므로 투자안 A를 두 번 투자하는 것이 유리하며, 이는 수익성지수를 이용하여 선택한 결과와 동일하다. 그러나 투자기회에 제한이 있는 경우에는 상황이 달라진다. 이러한 경우는 가중평균수익성지수를 이용하거나, 여유자금을 투자하였을 때 발생하는 추가적인 현금흐름의 분석을 이용하여 투자결정을 해야 한다.

결국, 수익성지수를 이용하여 투자안을 평가하는 방법은 투자기회에 제한이 없는 경우에만 타당하다. 그러나 기업이 여러 가지 투자안에 대하여 투자의 우선순위를 정할 때에는, 투자의 효율성을 나타내는 수익성지수가 그 기준이 될 수 있다.

### 3.1.2 가중평균수익성지수

가중평균수익성지수(weighted average profitability index: WAPI)는 각 투자안의 수익성지수를 투자금액의 비중에 따라 가중 평균한 값이다.

$$WAPI = \sum_{k=1}^{n} \frac{k\text{투자안의 투자액}}{\text{총 투자 금액}} \cdot PI_k \qquad (7 \cdot 4)$$

$WAPI$ : 가중평균수익성 지수

$PI_k$ : $k$투자안의 수익성 지수

앞의 예에서 투자액이 3,000만원인 투자안 A와 6,000만원인 투자안 B를 같이 분석한다는 것은 이 기업이 6,000만원의 자금을 동원할 능력이 있음을 나타낸다. 투자자금이 6,000만원 있고, 한 번만 투자할 수 있는 투자안 A와 투자안 B가 있을 때 이 기업이 투자할 수 있는 방법은 두 가지이다. 첫째는 투자안 6,000만원 모두를 B에 투자하는 방법이고, 둘째는 6,000만원 중에서 3,000만원은 투자안 A에 투자하고, 나머지 3,000만원은 다른 투자안에 투자하는 방법이다. 그러므로 이때는 투자안 B와 투자안 A와 추가적인 3,000만원의 투자를 비교하여야 한다. 이러한 비교는 각 투자안에서 발생하는 현금흐름의 현가를 계산하여 비교하여도 되고 가중평균수익성지수를 사용해도 된다.

가중평균수익성지수로서 두 의사결정을 비교해 보기로 하자. 투자안 A를 택하고, 나머지 3,000만원을 정기예금하는 경우를 보자. 이 경우는 투자안 B와 투자안 A와 추가적인 정기예금의 가중평균수익성지수를 비교하면 가능하다.

투자안 B는 수익성지수가 1.038인데 이는 단일 투자안이기 때문에 수익성지수 값이 바로 가중평균수익성지수가 된다. 투자안 A의 수익성지수는 1.063이고 정기예금의 수익성지수는 1.0이므로 가중평균수익성지수는 다음과 같다.

$$WAPI = \frac{3,000}{6,000} \times 1.063 + \frac{3,000}{6,000} \times 1.0$$

$$= 1.0315$$

이 경우 투자안 B의 가중평균수익성지수는 1.038이고, 투자안 A와 정기예금에 분산 투자한 가중평균수익성지수는 1.0315이므로, 6,000만원 모두를 투자안 B에 투자하는 것이 유리하다.

이 분석결과는 두 투자안의 순현가를 그대로 비교할 때와 동일하지만, 수익성지수를 이용하여 분석한 결과와는 다르다. 이러한 차이가 나는 원인은, 투자안 A에 투자하고 남은 3,000만원을 어떻게 사용하는가에 대한 가정이 다르기 때문이다. 수익성지수를 이용한 분석에서는 나머지 3,000만원을 다시 투자안 A에 이용할 수 있다고 가정 한 반면, 여기에서는 나머지 3,000만원을 투자안 A보다 수익성이 낮은 정기예금한다고 가정하였기 때문이다.

### 3.2 투자수명이 다른 투자안의 분석

지금까지 살펴본 투자안은 모두 투자수명, 즉 내용연수가 동일하다는 가정 하에 논의를 전개하였다. 그러나 현실 세계에서는 대부분의 투자안의 투자수명이 서로 다른 경우가 대부분이다. 따라서 이러한 경우에는 투자안을 어떻게 선택해야 하는지를 예를 들어 설명해 보기로 한다.

〈표 7-12〉 투자수명이 다른 투자안 A와 투자안 B의 현금흐름

(단위 : 만원)

| 년 | 투자안 A | 투자안 B |
|---|---|---|
| 0 | −3,000 | −3,000 |
| 1 | 2,000 | 1,400 |
| 2 | 2,200 | 1,500 |
| 3 | | 1,600 |

〈표 7-12〉는 같은 현금흐름을 갖는 두 개의 투자기회가 있다고 가정하자. 두 투자안의 자본비용(할인률)은 모두 10%이다.

위의 투자안 A와 투자안 B의 *NPV*를 구해 보면 다음과 같다.

$$NPV_A = \frac{2,000}{(1+0.1)} + \frac{2,200}{(1+0.1)^2} - 3,000 = 636.37$$

$$NPV_B = \frac{1,400}{(1+0.1)} + \frac{1,500}{(1+0.1)^2} + \frac{1,600}{(1+0.1)^3} - 3,000 = 714.5$$

두 투자안이 상호배타적이라면 투자안 B를 선택하여야 한다. 그러나 투자안 A와 투자안 B는 그 내용연수가 서로 상이하므로, 이러한 경우에 있어서는 각 투자안은 동일한 규모로 계속 반복투자되는 것으로 가정하고 *NPV*를 구해야 한다.

내용연수가 $n$년인 투자가 매 $n$년마다 영속적으로 반복될 경우 $NPV(n, \infty)$는 다음과 같다.

$$NPV(n,\infty) = NPV + \frac{NPV}{(1+r)^n} + \frac{NPV}{(1+r)^{2n}} + \cdots$$

$$= NPV\left[\frac{(1+r)^n}{(1+r)^n - 1}\right]$$

단, $NPV$ = 투자안의 $NPV$

$n$ = 투자안의 내용연수

$r$ = 자본비용

앞의 투자안 A와 투자안 B가 동일한 규모로 계속 반복될 경우, 두 투자안의 $NPV(n, \infty)$

는 다음과 같다.

$$NPV_A\,(2,\infty) = 636.37\left[\frac{(1+0.1)^2}{(1+0.1)^2-1}\right] = 3{,}666.7$$

$$NPV_B\,(3,\infty) = 714.5\left[\frac{(1+0.1)^3}{(1+0.1)^3-1}\right] = 2{,}873.1$$

따라서 반복투자가 이루어질 경우, 두 투자안이 상호배타적이라면 투자안 A를 선택해야 한다.

**예제 7-5**

한국병원은 의료장비 A와 B를 상호배타적으로 구입할 수 있으며, 〈표 7-13〉과 같은 현금흐름을 가진다. 자본비용은 10%이다.

〈표 7-13〉 상호배타적인 의료장비 A, B의 현금흐름

| 년 | 의료장비 A | 의료장비 B |
|---|---|---|
| 0 | −100 | −120 |
| 1 | 110 | 110 |
| 2 | 121 | 121 |
| 3 | | 133 |

① 각 장비의 NPV를 구하여라.

② 각 장비에 대하여 영구적으로 반복투자가 이루어질 경우, 어느 장비를 구입하는 것이 효과적인지 평가하라.

**풀이**

① $NPV_A = -100 + \frac{110}{(1+0.1)} + \frac{121}{(1+0.1)^2} = 100$

$NPV_B = -120 + \frac{110}{(1+0.1)} + \frac{121}{(1+0.1)^2} + \frac{133}{(1+0.1)^3} = 180$

② $$NPV_A(2,\infty) = 100\left[\frac{(1+0.1)^2}{(1+0.1)^2-1}\right] = 57.62$$

$$NPV_B(3,\infty) = 180\left[\frac{(1+0.1)^3}{(1+0.1)^3-1}\right] = 72.38$$

따라서 B장비에 투자하게 된다.

## 연습문제 주관식

01 대한병원은 수술용 의료장비를 20,000,000원에 구입하였다. 본 장비의 내용연수는 5년이며, 잔존가치는 2,000,000원이다. 법인세율이 20%라고 할 때 정액법과 정률법의 방법을 통한 세금절감효과를 구하시오.(단 감가상각률은 0.369, 할인율은 10%)

02 민국병원은 내용연수가 3년인 3,000만원 규모의 투자안을 고려하고 있으며, 이 투자안의 매년 말 명목 현금흐름은 다음과 같이 추정된다.

(단위 : 만원)

| 년 | 0 | 1 | 2 | 3 | 4 |
|---|---|---|---|---|---|
| 최초투자액 | 3,000 | | | | |
| 영업현금흐름 | | 800 | 1,500 | 1,200 | 1,300 |

투자액은 정액법에 의하여 완전 상각하며, 잔존가치는 없다. 그리고 법인세율은 30%이며, 기대 인플레이션율은 매년 6.48%이며, 실질할인률은 8%로 가정했을 때 민국병원은 이 투자안을 채택하여야 하는가?

03 한국병원은 새로운 소아과와 산부인과 개설을 검토하고 있다. 한국병원은 두 진료과 중 1개 진료과만을 개설해야 하며, 그 대안에 대한 현금흐름이 다음과 같으며, 할인율은 10%라 한다. 다음 물음에 답하시오.

(단위 : 천원)

| 투자안 | 투자액 | 매년 현금유입 | 투자수명 |
|---|---|---|---|
| 소아과 개설 | 5,000 | 2,000 | 5년 |
| 산부인과 개설 | 15,000 | 5,500 | 5년 |

(1) 현재시점에서 투자하지 않으면 투자기회는 상실된다고 가정할 때 어느 투자안을 선택하겠는가?

(2) 각 각 투자안에 대한 중복투자가 가능하다고 가정할 때 어느 투자안을 선택하겠는가?

(3) 소아과 개설을 할 경우 10,000,000원이 남게 된다. 이 경우 10,000,000원은 새로운 투자기회로 내용연수 5년 매년 3,900,000원의 현금유입이 예상되는 다른 투자안 C에 투자할 수 있다. 이러한 경우 어느 투자안을 선택하겠는가? 단, C 투자안은 소아과 개설이나 산부인과 개설과는 독립적인 투자안이다.

## 연습문제 객관식

**01** 감가상각과 현금흐름에 관한 설명 중 사실과 다른 것은?

① 감가상각을 어떤 방법으로 처리하느냐에 따라 현금흐름에 차이가 난다.
② 투자초기에 감가상각을 많이 하면 현금흐름의 현재가치는 작아지게 된다.
③ 정액법은 자산의 사용연수 동안 매기 동일한 금액의 감가상각비를 인식하는 방법이다.
④ 정률법으로 처리하는 것이 정액법보다 현금흐름의 현재가치는 더 크다.

**02** 인플레이션과 자본예산에 관한 설명 중 사실과 다른 것은?

① 유형고정자산에 대한 투자는 인플레이션을 고려해야만 자산가치가 적절하게 평가된다.
② 자본예산 수립 시 사용되는 이자율은 명목이자율이다.
③ 투자안 평가 시 명목현금흐름은 명목이자율로 할인하여야 한다.
④ 인플레이션을 고려한 이자율을 실질이자율이라 한다.

**03** 자본예산에 관한 내용 중 사실과 다른 것은?

① 투자규모가 서로 다른 여러 투자안의 경제성 분석에는 수익성지수가 사용된다.
② 투자수명이 서로 다른 경우는 각 투자안이 동일한 규모로 계속 반복 투자하는 것으로 가정하고 NPV를 구하여야 한다.
③ 순 현가법은 현금흐름을 사용하므로 투자규모가 다른 투자안 분석에 유리하다.
④ 자본예산에서 할인율은 그 투자안이 벌어들어야 할 최소한의 수익률로서 소요자본의 기회비용을 의미한다.

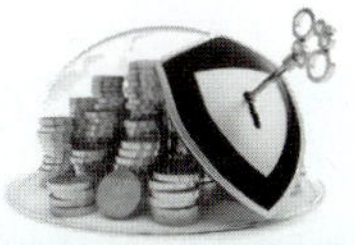

Hospital Financial Management • 병원재무관리

# 제 4 편 자본조달과 자본구조

8장 • 자본비용과 자본조달 원천

9장 • 리스금융

10장 • 자본구조이론

Hospital Financial Management

제8장

# 자본비용과 자본조달 원천

## 1. 자본비용의 의의와 중요성

### 1.1 자본비용의 의의

병원이 원활한 경영을 위해서나 새로운 투자를 위해서는 자금을 필요로 하며, 자금을 사용한 때에는 자금 사용에 대한 대가를 지불하여야 한다.

타인으로부터 자금을 차입하였을 경우 약속한 이자를 지급하여야 함은 물론 자기자본으로부터 자금을 조달한 경우에도 그 기회비용을 고려하여야 한다. 자기자본을 다른 곳에 투자하였다면 일정수익을 얻을 수 있으므로 최소한 그 기회비용만큼 수익을 올려야 한다. 이처럼 자기자본에도 비용이 수반되는 것이다.

자본비용(cost of capital)이란 자금의 사용에 따르는 비용으로 기업이 자본을 사용하는 대가로 자본제공자에게 지급하는 비용이라고 정의할 수 있다.

자본비용이 기업가치를 결정하는 요인이라는 것을 설명해 보고자 한다.

어느 기업이 매년 $CF$만큼의 현금을 영구적으로 받아들이며, 이 현금흐름의 현가를 계산하기 위한 적절한 할인율을 $k_0$라고 하자. 그러면 이 기업의 가치는 다음의 식으로 나타낼 수 있다.

$$V = \sum_{t=1}^{\infty} \frac{CF}{(1+k_0)^t} = \frac{CF}{k_0} \qquad (8 \cdot 1)$$

적절한 할인율이라고 가정한 $k_0$는 기업의 자본비용(cost of capital)이다. 기업이 벌어들이는 현금흐름이 주어지면 기업의 가치는 할인율에 따라서 결정된다. 이 할인율이 작을 수록 기업의 가치는 커지며, 반대로 할인율이 클수록 기업의 가치는 하락하게 된다. 이 할인율이 기업의 가치결정에 중요한 역할을 한다고 하는데 $k_0$가 의미하는 바를 설명해보기로 하자.

기업의 가치 $V$는 자기자본의 가치와 타인자본의 가치의 합과 같다. 즉

$$V = S + B \qquad (8 \cdot 2)$$

S : 자기자본의 가치
B : 타인자본의 가치

자기자본과 타인자본의 가치를 현금흐름의 할인평가 모형으로 설명해 보면, 전체 현금흐름 $CF$중 이자 $I$는 타인자본 소유자에게 돌아가고, 나머지 $(CF-I)$는 자기자본의 소유자에게 돌아간다. 따라서 타인자본의 가치 B와 자기자본의 가치 S는 다음과 같이 표현 될 수 있다. 여기에서 $k_e$를 자기자본투자로부터 예상되는 현금흐름을 현가로 계산할 때 적용되는 할인율로서 자기자본수익률 또는 자기자본비용이라 하고 $k_i$를 타인자본을 사용했을 때 지급되는 이자의 현가를 계산하는데 적용되는 할인율로서 타인자본의 기대 수익율 또는 타인자본비용이라고 하자.

$$S = \sum_{t=1}^{\infty} \frac{CF-I}{(1+k_e)^t} = \frac{CF-I}{k_e} \qquad (8 \cdot 3)$$

$$B = \sum_{t=1}^{\infty} \frac{I}{(1+k_i)^t} = \frac{I}{k_i} \qquad (8 \cdot 4)$$

식 (8 · 3)과 (8 · 4)를 식 (8 · 2)에 대입하여 정리하면,

$$V = \frac{CF - I}{k_e} + \frac{I}{k_i} \qquad (8 \cdot 5)$$

가 된다. 식 (8 · 1)에서 $CF = k_0 V$, 그리고 식 8 · 4에서 $I = k_i B$이므로 이를 식 (8 · 5)에 대입하면 다음과 같다.

$$V = \frac{k_o \times V}{k_e} + k_i B \left(\frac{1}{k_i} - \frac{1}{k_e}\right) \qquad (8 \cdot 6)$$

$V = S + B$이므로

$$B + S = \frac{k_o}{k_e}(B + S) + B - B\left(\frac{k_i}{k_e}\right)$$

이를 $k_o$에 대하여 정리하면 다음과 같다.

$$k_o = \left(\frac{S}{B + S}\right)k_e + \left(\frac{B}{B + S}\right)k_i \qquad (8 \cdot 7)$$

식 (8 · 7)은 기업가치를 평가하는데 이용되는 할인율 $k_0$는 자기자본비용과 타인자본비용을 총가치에서 차지하는 각 자본의 비중에 따라 가중하여 구한 것으로, 이를 가중평균자본비용(weighted average cost of capital: WACC)이라고 하여 $k_0$ 또는 WACC로 나타낸다.

### 1.2 자본비용의 중요성

자본비용이 중요한 이유는 다음과 같다.

첫째, 자본비용은 기업의 투자결정의 지표가 된다. 기업이 투자안을 선택할 때는 그 투자안으로부터 얻을 수 있는 기대수익률이 투자에 소요되는 자금의 자본비용보다 커야 한다. 이러한 의미에서 자본비용은 어떤 투자안으로부터 기업이 획득해야하는 최소한의 수익률(minimum required rate of return)이라고 할 수 있다.

둘째, 자본비용은 투자에 필요한 자금을 조달하는 방법과 자본구조를 결정하는 기준이 된다. 기업이 소요자금을 조달할 때 부채 또는 자기자본을 사용할 것인가. 아니면 부채와 자기자본 두 원천 모두를 사용할 것인가의 문제는 각각의 경우가 기업 전체의 자본비용에 미치는 영향에 따라 그 결과가 달라진다. 기업의 목표인 기업가치의 극대화를 가져올 수 있는 자본구조를 결정하는 것은 매우 중요한 기업재무의 기능이다. 가장 적절한 자본구조는 어떤 것이며, 그 이유에 대해서는 제10장 자본구조이론에서 상세히 설명될 것이다.

셋째, 자본비용은 리스금융의 이용 여부 등의 여타 재무적 의사결정의 중요 변수로서 이용된다. 만약 리스임차료가 자본비용보다 낮을 경우 기업은 설비의 구입을 위한 자본을 차입 또는 조달하는 대신 리스를 이용하는 것이 바람직할 것이다. 리스금융에 대해서는 9장에서 자세히 설명할 것이다.

## 2. 원천별 자본비용의 계산

자본비용이라고 할 때는 보통 가중평균자본비용을 말한다. 가중평균자본비용은 자본의 원천별로 자본비용을 구하며, 각 자본의 구성비율로 가중평균한 것이다. 원천별 자본비용은 자기자본비용과 타인자본비용으로 구성되는데, 이 중에서 자기자본비용을 측정하는 것이 가장 어렵고 또한 논란도 많다. 우리나라 병원의 자본조달은 비영리기업이므로 원칙적으로 주식을 통한 자본조달이 금지되어 우선주 비용과 보통주 비용은 존재하지 않는다. 그러나 우리나라 병원의 영리법인화 도입의 논란이 가시화되고 있는 상황에서 자기자본비용을 우선주 비용과 보통주 비용으로 세분하여 설명하도록 한다.

### 2.1 자기자본비용의 계산

#### 2.1.1 우선주 비용(cost of preferred stock)

우선주의 자본비용(cost of preferred stock)은 우선주에 명기된 배당금에 따라 결정된다. 우선주에 대한 배당은 사채와는 달리 법적인 강제력은 없으나 기업에 이익이 발생할 경우 보통주에 우선하여 지급한다. 우선주로 자금을 조달할 때의 자본비용($k_p$)은 다음과 같이 계산된다.

$$k_p = \frac{D}{P_p} \qquad (8 \cdot 8)$$

단, $P_p$ : 우선주의 가격
$D$ : 우선주의 배당

여기서 매년 평균적으로 우선주주에서 우선주배당금 $D$만큼의 배당이 지급될 것이라는 기대하에서만 위 식은 성립한다. 우선주의 배당은 납세후의 순이익에서 지급되기 때문에 감세효과가 없다.

만약 A기업이 우선주를 발행하여 필요한 자금을 조달하려고 한다고 가정하자. 이 기업의 우선주의 시장가격은 현재 주당 1,000원이며 배당은 매년 200원씩 지급된다면, 우선주 발행에 대한 자본비용은 다음과 같이 계산된다.

$$k_p = \frac{D}{P_p} = \frac{200}{1,000}$$
$$= 0.2(\text{또는 } 20\%)$$

**예제 8-1**

기업이 1주당 30,000원에 거래되고 있는 우선주에 대해 주당 5,000원의 배당을 지급하고 있다고 한다. 법인세율이 30%일 때 우선주의 비용은 얼마인가?

**풀이**

우선주 배당은 비용처리되지 않으므로 세금효과가 없다. 따라서 우선주 비용은 다음과 같다.

$$k_p = \frac{D}{P_p} = \frac{5,000}{30,000} = 16.7\%$$

### 2.1.2 보통주 비용(cost of common stock)

보통주 비용은 우선주비용과 구분하기 위해 사용되며, 일반적으로 자기자본비용이라고 부른다. 보통주 비용은 보통주를 발행하여 자금을 조달하는 경우에는 부채나 우선주의 경우처럼 이자나 고정적인 배당금이 지급되지 않는다. 또한 보통주의 청구권은 배당뿐만 아니라 이자 및 세금, 우선주배당금지급 후의 잔여이익에 해당되므로 매우 유동적이다. 따라서 단순한 방법으로 보통주 비용을 측정하기 어렵다.

보통주 비용을 계산하는 방법은 크게 Gordon의 배당평가모형을 이용하는 방식과 자본자산가격결정모형(CAPM: capital asset pricing model)을 이용하는 방법이 있는데 여기서는 배당평가모형만을 설명하기로 한다.

일반적으로 현재의 주식가격($P_0$)은 주식으로부터 기대되는 현금흐름, 즉 배당($D_t$)을 일정한 할인율($k_e$)로서 할인한 현재가치의 합으로 정의할 수 있다. 즉 영구기업을 가정하여

$$P_o = \frac{D_1}{(1+k_e)} + \frac{D_2}{(1+k_e)^2} + \cdots + \frac{D_\infty}{(1+k_e)^\infty}$$

$$= \sum_{t=1}^{\infty} \frac{D_t}{(1+k_e)^t}$$ 가 된다.

여기서 주가를 결정하는 요인은 주식의 배당이기 때문에 이를 배당평가모형(dividend valuation model)이라 한다. 이 모형에서 할인율($k_e$)은 주식투자자의 입장에서 보면 기업으로부터 요구하는 최소한의 수익률이기 때문에 보통주비용이 된다.

위 식에서 배당이 매년 일정한 비율(g)로 성장한다고 가정하면 연도별 배당금은 1차년도 배당 $D_1$을 기준으로 $D_1$, $D_1(1+g)$, $D_1(1+g)^2$, …이 되므로

$$P_o = \frac{D_1}{(1+k_e)} + \frac{D_2}{(1+k_e)^2} + \cdots + \frac{D_\infty}{(1+k_e)^\infty}$$

$$= \frac{D_1}{(1+k_e)} + \frac{D_1(1+g)}{(1+k_e)^2} + \frac{D_1(1+g)^2}{(1+k_e)^3} + \cdots$$ 가 된다.

위 식은 초항이 $\frac{D_1}{(1+k_e)}$이고 등비가 $\frac{(1+g)}{(1+k_e)}$인 무한등비급수이므로 합의 공식을 이용하여

$$P_o = \frac{\frac{D_1}{1+k_e}}{1 - \frac{(1+g)}{(1+k_e)}} = \frac{D_1}{k_e - g}$$ 가 되며, 이를, $k_e$에 대하여 정리하면, $k_e = \frac{D_1}{P_0} + g$가 된다.

**예제 8-2**

어느 기업의 보통주의 현재시장가격은 5,500원이고, 금년 말 예상배당액은 500원이라고 하자. 배당의 연간증가율이 5%로 일정하게 영구적으로 지속된다면, 이 기업의 보통주 발행에 따른 자본비용은 얼마인가?

**풀이**

$$k_e = \frac{D_1}{P_0} + g$$

$$= \frac{500}{5,000} + 0.05 = 0.141 \text{ (또는 14.1\%)}$$

즉, 보통주의 자금을 조달할 경우 자본비용은 배당수익률 $(D_t / P_o)$에 성장률 (g)을 더한 것과 같은데, 이를 Gordon의 항상성장모형(constant growth model)이라 한다. Gordon의 항상성장모형은 배당이 매년 일정한 비율로 증가한다고 가정하고 있는데, 이 경우는 보통주의 비용을 평가하기가 힘들어 진다. 그러나 장기적으로 볼 때 배당은 평균유보이익(평균주당 순이익-평균주당 배당금)의 비율만큼 성장한다고 볼 수 있다. 왜냐하면 기업은 이익의 일부분을 기업내에 유보하여 재투자하기 때문이다. 따라서 성장률은 다음과 같다.

$$g = \frac{E - D}{P_0} \qquad (8 \cdot 9)$$

단, $E$ : 평균주당 순이익
$D$ : 평균주당 배당금

그러므로 보통주의 비용은 다음과 같이 표시될 수 있다.

$$k_e = \frac{D_1}{P_0} + g \qquad (8 \cdot 10)$$

$$= \frac{D_1}{P_0} + \frac{E-D}{P_0} \approx \frac{E}{P_0}$$

$$\approx \frac{1}{\frac{P_0}{E}} = \frac{1}{PER}$$

즉 보통주로 자금을 조달할 경우 자본비용은 평균주당이익을 현재의 주가로 나눈 값과 거의 같다. 여기서 $\frac{P_0}{E}$는 주가수익비율(price-earning ratio: PER)이므로 보통주의 지본비용은 PER의 역수와 거의 같다는 것을 알 수 있다.

> **예제 8-3**
>
> 한국병원의 지난해 배당은 주당 500원이고, 이익과 배당은 향후 8%의 비율로 일정하게 성장해갈 것으로 예상된다. 현재 이 병원의 주식은 주당 6,000원에 거래되고 있다. 이 병원의 보통주의 자기자본비용을 계산하라.

**풀이**

$k_e = \frac{D_1}{P_0} + g$ 이고

$D_1 = D_0(1+g)$이므로 $D_1 = 500\ (1 + 0.08) = 540$원

$k_e = \frac{540}{6,000} + 0.08 = 0.17(17\%)$

### 2.2 타인자본비용의 계산

타인자본비용은 기업이 타인자본을 이용할 때 지급하여야 하는 대가이다. 이는 타인자본의 사용에 따르는 이자율로 보면 된다. 타인자본비용은 부채의 사용으로 인한 비용으로 표시할 수 있고, 부채비용은 세전비용과 세후비용으로 나눌 수 있다. 세전비용($k$)은 다음과 같이 계산된다.

$$k = \frac{C}{I} \qquad (8 \cdot 11)$$

단, $C$ : 매년이자지급액
$I$ : 순차입금

타인자본에 대한 이자는 영업외비용으로서 법인세차감 대상항목이므로 법인세 절감효과를 동반한다. 따라서 기업은 $C \times t$ 만큼의 세금을 덜 내므로 납세후를 기준으로 한 타인자본의 비용을 보통 타인자본비용이라고 하며, 일반적으로 납세전 이자율을 $k$, 법인세율을 $t$, 납세후 부채비용을 $k_d$ 라고 한다면 다음과 같은 식이 성립된다.

$$k_d = k(1 - t) \qquad (8 \cdot 12)$$

따라서 납세 후 부채비용은 훨씬 줄어들게 된다. 예를 들어, 어떤 회사가 1,000만원의 부채를 15%의 이자율로 사용하고 있으며, 그 회사의 영업이익이 500만원이라고 하자. 법인세율이 40%라고 한다면 이 때의 감세효과는 〈표 8-1〉과 같다.

〈표 8-1〉 과세와 타인자본비용

(단위 : 만원)

| 이자가 감세대상이 안될 때 | | 이자가 감세대상이 될 때 | |
|---|---|---|---|
| 영업이익 | 500 | 영업이익 | 500 |
| 세 금 | 200 | 이 자 | 150 |
| 납세후 이익 | 300 | 납세전 이익 | 350 |
| 이 자 | 150 | 세 금 | 140 |
| 순 이 익 | 150 | 순 이 익 | 210 |

이자는 법인세가 면제되므로 납세후 순이익에 미치는 영향은 이자 150만원이 아니라 150만원×(1-0.4) = 90만원이다. 〈표 8-1〉에서 보는 바와 같이 이자가 감세대상이 안된다면 순이익이 150만원이 될 것이다. 면세가 되면 순이익이 210만원이 될 것이다. 면세가 되면 이익이 210만원이 되므로, 납세후를 고려하면 60만원의 비용이 덜 나간 셈이다. 즉 면세가 안될 때 법인세액은 200만원이지만 면세가 되는 경우는 법인세액이 140만원으로 60만원이 절약

되는 것이다. 그러므로 이 회사의 타인자본비용은 다음과 같다.

$$k_d = \frac{C}{I}(1-t) = \frac{150}{1{,}000}(1-0.4) = 0.09$$

즉, 타인자본비용은 9%이다.

법인세 감세효과는 법인세를 면세 받는 기업이나 적자로 인하여 법인세 과세대상이 없는 경우에는 해당되지 않는다.

**예제 8-4**

한국병원은 은행으로부터 1,000만원을 연 10%의 이자율로 차입하였다. 이 병원의 영업이익(EBIT : earnings before interest and taxes)이 400만원, 법인세율이 40%라 할 경우, 세전부채비용($k$)과 세후부채비용($k_d$)을 계산하라.

**풀이**

$k = \frac{C}{I}$이므로

세전부채비용($k$)은 표면이자율 10%와 동일하다.

공식에 의하여 구하면 $k = \frac{100}{1{,}000} = 0.1(10\%)$ 와 같다.

여기에서 $C$(연간이자지급액)는 1,000×0.1=100이 된다.

$k_d = \frac{C}{I}(1-t)$이므로

$k_d = \frac{100}{1{,}000}(1-0.4) = 0.06(6\%)$

본 예제의 부채의 감세효과를 요약하면 〈표 8-2〉와 같다.

〈표 8-2〉 부채의 감세효과

(단위 : 만원)

| 이자가 감세대상이 안될 때 | | 이자가 감세대상이 될 때 | |
|---|---|---|---|
| 영업이익 | 400 | 영업이익 | 400 |
| 세 금 | 160 | 이 자 | 100 |
| 납세후이익 | 240 | 납세전이익 | 300 |
| 이 자 | 100 | 세 금 | 120 |
| 순 이 익 | 140 | 순 이 익 | 180 |

한국병원의 세금지급액은 400만원의 40%인 160만원이며, 순이자지급액은 1,000만원의 10%인 100만원으로 세전부채비용과 같다. 그러나 기업회계기준에 의하면 이자지급액은 비용으로 처리된다. 따라서 〈표 8-2〉의 우측에서 보는 바와 같이 이자지급은 과세대상을 400만원에서 300만원으로 줄여주게 된다. 이 때 세금은 300만원의 40%인 120만원을 납부하게 됨으로서 160만원 - 120만원 = 40만원의 감세효과를 가져오게 되는 것이다. 기업자산의 청구권자인 주주와 채권자에게 돌아가는 소득의 합은 전자의 경우 240만원(140만원 + 100만원)이 되며, 후자의 경우 280만원(180만원 + 100만원)이 된다. 따라서 병원이 채권자인 은행에 실질적으로 지급하는 금액은 표면이자 100만원에서 40만원의 감세분을 뺀 60만원이 되는 것이다. 그러므로 1,000만원의 차입금에 대한 실질지급이자액이 60만원이므로 세후부채비용은 6.0%(60/1,000)가 되는 것이다.

## 3. 병원의 자본조달의 원천

병원의 자본조달원천은 설립자의 출연금, 외부차입금, 내부유보자금, 감가상각비 등으로 구성된다. 현행법상 의료기관은 비영리기관으로 분류되어 주식시장을 통한 자본조달이나 사채발행을 통한 자본조달을 할 수 없다는 것이 가장 큰 특징이다. 그러므로 병원의 경우 설립자의 출연금이나 외부차입금에 의존하는 비중이 높다.

### 3.1 출연금

설립자의 출연금은 현금출연과 현물출연으로 구성된다. 설립자의 출연금은 많을수록 병원의 재정상태가 좋아, 초기 병원 운영에 유리하다. 하지만 설립자의 재정능력에 한계가 있으므로 출연금만으로 모든 지출을 충당하기는 어려운 경우가 많다. 따라서 외부차입금 등에 의존하게 되는데 외부차입금은 법인세 절감 등의 이익이 있으나 지나치면 재무적 곤경에 처할 위험이 있기 때문에 차입금비중을 신중하게 결정하여야 한다. 일반적으로 재무적 곤경에 처하지 않기 위해서 필요한 출연금 비중을 총투자비 50% 정도를 제시하고 있다.

### 3.2 외부차입금

금융기관, 개인 또는 외국으로부터의 차입을 말한다. 차입금에는 부수적으로 이자가 발생하며, 차입조건에 따라 원금 상환의 부담도 따르게 된다. 외상매입금 등도 단기차입금에 포함되는 항목이며 외상매입금이 이자를 동반하지 않으므로 간과하는 경우도 있다. 그러나 외상매입 기간이 길어져 대금지급 조건이 나빠지면 약품이나 진료재료 등의 구입단가 등이 높아질 우려도 있고, 심할 경우 현금지급 조건이 아니면 물품 공급을 거절하는 사례도 있어 외상매입금 지급기간 조정에도 신중을 기하여야 한다.

외부차입금은 그 상환기간에 따라 단기성 및 장기성 차입금으로 나뉘어 진다. 개원 초기의 경우 차입금 상환 능력이 부족한 경우가 많으므로 장기성 차입금으로 조달하는 것이 유리하다.

### 3.3 내부유보자금

법인인 병원의 경우 법인세와 법인세에 대한 주민세를 차감한 후의 당기순이익, 개인병원의 경우 소득세와 소득세에 대한 주민세를 차감한 후의 당기순이익을 고유목적으로 사용할 경우에 조금조달 원천이 된다.

### 3.4 감가상각비 등

감가상각비나 퇴직급여충당금전입액은 장부상 비용으로 처리되나 실제로 현금이 지출되는 비용은 아니므로 이들 비용은 자금 원천으로 포함시킬 수 있다.

## 4. 은행대출

최근 우리나라 병원이 점차 대형화, 고급화되는 추세이므로 개원초기에 많은 자본이 필요하다. 민간병원의 경우 설립초기에 자금부족으로 건물 신축시 토지나 건물 등의 부동산을 담보로하여 최대한의 대부를 받는 것이 일반화 되어 있어 운영자금 부족시 신용대부를 받는 사례가 많다. 신용대부는 담보대비에 비하여 금융비용이 높아 자금을 계획할 때 철저한 탐색이 필요하다.

병원이 은행을 통하여 자본을 조달하는 방법에는 크게 담보대부와 신용대부 두 가지가 있다. 담보에는 인적담보(사람이 보증하는 것)와 물적담보가 있으며, 물적담보로는 동산이나 부동산 또는 유가증권 등이 쓰인다. 우리나라에서는 인적담보에 의한 대부는 신용대부로 간주되는 경우가 많다. 금융기관이 물적 담보(物的擔保) 없이 인적(人的)인 신용만으로 자금을 융자하는 대부방식 즉, 무담보대부를 신용대부라고 한다. 신용대부의 경우에도 물적 담보는 없으나 인적 담보로 차주 이외의 채무보증(債務保證)을 받는다. 따라서 인적 담보조차 없는 차주만의 신용에 의한 엄밀한 의미의 신용대부는 거의 없는 것이 현실이다.

의료기관이 은행을 통한 대출은 대부분이 담보대출이므로 담보대출에 대해서만 설명하기로 한다.

### 4.1 담보대출의 의의[1)]

담보대출은 채권의 변제를 확실히 하기 위하여 담보를 확보하는 제도이다. 담보는 인적담보와 물적담보로 구분할 수 있다. 인적담보는 채무자 이외의 제3자의 신용이나 재산을 담보로 하는 것으로, 보증인이나 연대채무자 등 담보설정자의 신용이나 재산상태에 따라 담보가치가 결정된다. 물적담보는 채권의 변제를 담보하기 위해 재화 또는 권리에 대해 담보물권을 설정하는 것으로 대출이 만기까지 변제되지 못한 경우 채권자인 은행은 경매 등을 통하여 채권을 확보하게 된다.

1) 강병호 · 김석동, 금융시장론, 박영사, 2012, p86-100.

저당권[2](mortgage)이나 질권[3](pledge) 등과 같은 담보물권은 다른 채권에 비해 우선적으로 변제를 받을 수 있는 효력이 있다. 은행은 대손위험을 줄이기 위해 쉽게 처분할 수 있고 처분가치가 큰 물권들에 대하여 담보물권을 설정하고 있다.

이러한 담보의 설정이 반드시 은행인 채권자에게만 유리한 것은 아니다. 일반적으로 대출에 대한 이자와 차입금 규모는 차입자의 신용도에 따라 결정되는데, 신용도가 낮은 차입자의 경우 가치가 높고 시장성이 높은 담보물권을 제공함으로써 보다 많은 금액의 대출을 받거나 낮은 대출이자율을 적용 받을 수 있다.

이하에서는 현재 가장 보편적으로 이용되고 있는 담보대출의 종류와 특성을 소개한다.

### 4.2 부동산 담보대출

부동산은 담보권이 등기에 의해 보전되고 그 가치의 평가와 담보물권의 관리가 비교적 용이하기 때문에 대출담보로서 가장 많이 이용된다. 우리나라의 경우 부동산에 대해 가장 많이 이용되고 있는 담보설정방식은 저당권, 가등기담보권, 양도담보권 방식 등이다.

저당권은 채무자 또는 제3자가 점유를 이전하지 아니하고 채무의 담보로 제공한 부동산이나 기타 목적물에 대해 우선변제를 받을 수 있는 담보물권이다. 저당권자는 일반채권자에 비해 일부 예외를 제외하고는 언제나 우선변제를 받을 권리가 있다. 저당권은 대출금 원금 이외에도 이자, 위약금, 채무불이행으로 인한 손해배상 및 저당권의 실행비용도 포함된다.

민법상 저당권의 객체는 부동산과 지상권[4]과 전세권[5]이다. 저당권은 당사자간에 저당권설정계약을 체결하고 관할 등기소에 신청하여 저당권설정 등기를 함으로써 설정된다. 등기하여야 할 사항은 채권자, 채권액, 변제기, 이자 및 그 지급시기 등이며, 그 외에도 당사자간 또

2) 채권자가 채무자 또는 제3자(物上保證人)로부터 점유를 옮기지 않고 그 채권의 담보로 제공된 목적물(부동산)에 대하여 일반 채권자에 우선하여 변제를 받을 수 있는 약정담보물권(約定擔保物權)(민법 356조 이하).

3) 채권자가 채무자 또는 제3자(담보제공자)로부터 채무의 담보로써 제공받은 동산 · 유가증권 · 채권 등을 점유함으로써 채무의 변제를 간접적으로 강제하고, 채무를 이행하지 않을 경우에는 그 물건을 처분하거나 권리를 실행하여 그 대금으로 우선 변제를 받을 수 있는 권리

4) 타인의 토지에 건물, 기타의 공작물이나 수목(樹木)을 소유하기 위하여 그 토지를 사용할 수 있는 물권(物權).

5) 전세금(傳貰金)을 지급하고 타인의 부동산을 일정기간 그 용도에 따라 사용 · 수익한 후, 그 부동산을 반환하고 전세금의 반환을 받는 권리(민법 303조 1항).

는 민법상의 약정이 있거나 약정한 채권이 조건부인 경우에는 그 약정과 조건의 내용을 기재하여야 한다. 일반적으로 저당권은 1회의 거래로 끝나는 채무관계를 담보하는데 효과적이며, 대출과 상환이 반복적으로 계속되는 경우에는 매우 불편하다. 이와 같은 불편을 해소할 수 있는 제도가 근저당권이다.

근저당권은 계속적인 거래관계로부터 발생하는 불특정한 채권을 장래의 결산기(통상 법원의 경매개시결정 확정일)에 가서 일정한 한도(등기부상 설정최고액)까지 담보하는 저당권이다. 근 저당권의 종류는 특정근저당권, 한정근저당권, 포괄근저당권이 있다. 특정근저당권은 근저당권 설정계약시에 이미 체결되어 있는 특정의 거래계약만을 대상으로 하는 근저당권이다. 한정근저당권은 근저당권 설정시 이미 체결되어 있는 거래계약인지 여부와 관계없이 특정한 종류의 거래계약을 예시적으로 열거하고 그 계약과 관련하여 발생하는 채부를 대상으로 하는 근저당권이다. 포괄근저당권은 거래계약의 종류를 한정하거나 예시함이 없이 채무자가 채권자에게 현재 부담하고 있거나 장래부담하게 될 일체의 채무를 대상으로 하는 근저당권이다.

가등기담보권제도란 대물변제(代物辨濟)의 예약이나 매매의 예약을 원인으로 한 소유권이전청구권 보전의 가등기를 이용하는 담보제도이다. 대물변제(代物辨濟)의 예약이란 채무자가 채무를 상환하지 못하면 채무자는 채권자의 요청에 따라 담보물권을 채무에 대한 대물변제로서 채권자 앞으로 담보권의 소유권을 이전한다는 것이다. 매매의 예약이란 채무를 상환하지 못하면 원금과 소유권이전시까지의 이자의 합계액으로 채권자가 담보물권을 매수하기로 약정하는 것이다. 양자 모두 약정에 의하여 가등기담보계약을 체결하고 가등기를 함으로써 설정된다.

채무자가 채무를 상환하면 가등기를 말소하고 제대로 상환하지 못하면 채권자는 가등기해 둔 예약완결권을 행사하여 담보물권에 대한 소유권이전 본등기를 함으로써 물건의 소유권을 취득한다.

양도담보권이란 채권담보를 목적으로 채권자에게 목적물의 소유권을 이전하여 채무자가 채무를 이행하지 않으면 그 소유권을 채권자에게 확정적으로 귀속시키고 채무를 이행하면 소유권을 채무자에게 되돌려주는 방식이다.

### 4.3 매출채권 담보대출

지금까지 동산을 담보로 하는 것은 미미하였지만, 2012년 6월 동산 채권 등의 담보에 관한 법률 이 제정됨으로 인하여 기계, 기구, 재고자산, 매출채권 등의 거의 모든 동산 및 지적 재산권을 담보로 여신 취급이 가능하게 되었다.

매출채권이란 기업의 주된 영업활동과정에서 재화나 용역을 판매하는 것과 같은 수익창출활동으로부터 발생한 채권을 말한다. 즉 매출채권이란 당해 기업의 사업목적을 위한 경상적 영업활동인 재화의 판매 및 용역의 제공과 관련된 신용채권으로서 외상매출금과 받을어음이 이에 해당한다. 기업회계기준서에서는 외상매출금과 받을어음을 합하여 매출채권이란 과목으로 통합하고 있다.

의료기관의 경우 외상매출금 대신 의료미수금을 사용할 수 있고, 의료기관의 매출채권은 의료미수금과 받을어음을 사용할 수 있다. 건강보험이 적용되고 있는 우리나라의 경우 의료비의 제3자 지불자 제도로 인하여 의료미수금 비중이 매우 크다. 따라서 의료미수금을 담보로 한 담보대출의 가능성은 매우 크다.

우리나라의 경우 매출채권을 담보로 하는 대출제도로는 「민법」에 의한 담보제도와 어음할인 및 팩토링제도, 대리수령 및 납입지정 등이 있다.

「민법」에 의한 담보제도로는 질권, 양도담보 등이 있다.

질권(pledge)은 채권자가 채무담보로서 채무자나 제3자(물상보증인)로부터 인수한 물건을 채무변제가 있을 때까지 유치하여 채무변제를 간접적으로 강제하다가, 채무자가 변제하지 않을 경우 그물건을 현금화(환가)하여 우선적 변제를 받을 수 있는 담보물권(擔保物權)이다(민법 제329조~제355조). 채권자로서 질물(質物)을 받을 사람을 질권자(質權者), 질물을 제공한 사람을 질권설정자(質權設定者)라고 한다. 질권은 저당권과 함께 약정담보물권(約定擔保物權)으로 금융을 얻을 수 있는 수단으로 사용된다. 질권은 목적물점유를 채권자에게 이전하여야 하므로 채권자가 목적물을 계속 이용해야 하는 공장 · 생산용구(生産用具) 등을 담보로 금융을 얻으려는 경우에는 채권자 · 채무자 양쪽에 모두 불편한 것이며 이 경우는 오히려 저당권이 편리하다. 반면에 일용품과 같이 채무자에게 주관적 사용가치가 큰 물건에 대하여는 질권이 큰 역할을 하게 된다. 그러나 질권이 유치적(留置的).현금화 효력(現金化 效力(환가))을 가지는데 반하여(민법 제335조), 저당권은 유치적 효력이 없다. 또한 질권은 물권일반의 성격인 부종성(附從性) · 수반성(隨伴性) · 불가분성(不可分性) · 물상대위성(物上代位性)(제342조)이 인정된다. 질권에는 동산질(動産質) · 권리질(權利質)이 있다. 현행민법은 부동산질(不動産質)을 폐지하였다. 또한 이러한 민사질(民事質) 이외에 상법 그밖의 특별법상의 질권인 상사질(商事質).영업질(營業質).공익질(公益質) 등이 있다. 질권은 질권자와 질권설정자간(質權設定者間)의 계약에 의하여 성립한다. 채권에 의하여 담보되는 질권의 범위는 원금 · 이자(저당권의 경우와 같이 제한은 없음) · 위약금(違約金) · 질권실행(質權實行).실물보존비용(實物保存費用) · 손해배상채권(損害賠償債權)에 미친다. 질권자는 질권의 보존범위 내에서 사용 · 수익할 수 있으며 자기의 책임으로 전질(轉質)을 할 수도 있다(제336조). 질권자가 우선적으로 변제를 받는데는 민사집행법의 규정(민사집행법 제271조, 제272조)에 의하는 것이 원칙이며 동산질(動産質)이나 권리질(權利質)에는 특별한 현금화(환가) 방법도 인정되고 있다(제338조). 그러나 변제기일 전의 계약으로 질권자에게 질물(質物)의 소유권을 취득케하는 유질계약(流質契約)은 채무자 이익보호를 위하여 금지되고 있다(제339조).

양도담보는 채권담보의 목적으로 일정한 재산을 양도하고, 채무자가 채무를 이행하지 않는 경우에 채권자는 목적물로부터 우선변제를 받게 되나, 채무자가 이행을 하는 경우에는 목적물을 채무자에게 반환하는 방법에 의한 담보를 말한다. 이에는 매매의 형식을 빌리는 것과 단순히 채권담보를 위한 소유권이전 이라는 형식을 취하는 것으로 대별된다. 세무상은 고정자산을 양도담보로 한 경우에 당해 담보에 관련된 자산을 채무자가 종전과 같이 사용 · 수익하는 것 및 이자율 · 상환기한 등이 계약상 명시되어 있는 것과 같이 일정한 요건이 충족되어 있는 때에 한하여 양도담보가 양도로서 취급되지 않는다. 이러한 경우에 있어서 그 후 그 요건에 해당되지 않게 되는 때 또는 채무불이행으로 인하여 변제에 충당되는 때에는 양도가 있는 것으로 취급되게 된다. 또한 형식상 환매조건부매매 또는 재매매의 예약으로 되어 있는 것이라 하여도 일정한 요건에 해당하는 것은 양도담보로서 취급된다.

어음할인은 은행융자의 한 형태로 상품매매에 수반하여 생기는 상업어음을 어음의 수취인에게서 지불기일에 도달하기 전에 그 기일까지의 이자를 공제한 금액으로 매입하는 것으로 이때 공제한 이자를 할인료라고 한다. 할인료는 어음의 종류나 금융시장의 상태에 따라 변동한다.어음할인의 경제적 효과로는 ① 상공업자에게 편익을 주고 자금의 고정화를 피하여 생산자금을 회전할 수 있게한다는 점, ② 은행은 자금의 단기간내의 회수가 가능하며 또 중앙은행으로부터 담보대출을 받거나 재할인을 받을수 있다는 점, ③ 그리고 지급인이 지급하지 않는 경우 배서인 · 발행인 등에게 소급하여 청구할 수 있다는 점 등의 이점을 들 수 있다. 어음할인시장이 발달되어 있는 영국 · 미국 등지에서는 은행, 어음중개인, 할인상사 의하여 영위된다. 그러나 할인시장이 발달되어 있지 못한 우리나라에서는 일반적으로 은행이나 단자회사가 고객으로부터 직접 어음을 사들이고 있다.

팩토링(Factoring)은 제조업자(Supplier, Client)가 구매자(Debtor, Customer)에게 상품 등을 외상판매한 후 발생한 매출채권을 팩토링회사(Factor)가 지속적으로 매입하면서 제조업자(상품 또는 용역의 공급자)에게 대금회수, 매출채권관리, 부실채권보호, 금융제공 등의 혜택을 부여하는 서비스를 말한다

대리수령이란 담보목적을 위해 성립된 채권수령권을 위임하는 것을 말한다. 예를 들면 은행이 공사자금을 대부하는 경우 채무자가 공사발주자에게 가지는 대금채권에 대한 추심위임을 받아 대리권을 취득하고 이에 의거하여 추심한 금전으로 채무자에 대한 채권의 변제에 충당하는 것을 말한다.

납입지정이란 은행이 채무자의 거래상대방에 대한 대금채권을 담보로 대출하는 경우 이 은행에 설치된 채무자의 예금계좌에 대금을 납입하게 함으로써 채권변제에 충당할 것을 약정하는 담보방식을 말한다.

이와 같이 우리나라의 경우 매출채권을 담보로 하는  대출제도가 있지만 아직 미흡한 실정이다.

### 4.4 재고자산 담보대출

재고자산담보대출(inventory loan)은 원재료, 제품, 상품 등 재고자산을 담보로 한 대출이다. 어떤 재고자산이 담보가치가 있는지 여부는 그 자산의 성격, 시장의 안정성, 가격의 안정성, 부패성 등이 주요한 요소가 된다.

재고자산은 쉽게 현금화되거나 이동이 용이하여 채권자가 담보로 관리하기는 매우 어렵다. 따라서 담보로 된 재고자산은 원칙적으로 차입자의 손을 떠나 채권자의 엄격한 통제하에 두는 것이 일반적이다.

의료기관의 경우 재고자산의 수량은 많지만 고가의 재고자산이 없기 때문에 활용되기 어렵고, 고가의 제품을 생산하는 제조업에서 활용 가능한 담보대출제도이다.

### 4.5 유가증권 담보대출

유가증권담보대출(loan secured by securities)은 국공채, 회사채, 주식, 생명보험증서 등의 유가증권을 담보로 대출을 하는 것을 말한다. 유가증권 담보대출의 경우 채권자는 채무자 또는 제3자로부터 당해 유가증권을 교부받아 점유하고, 채무자가 만기에 채무를 변제하지 않을 경우 이를 처분하여 우선적으로 변제받을 수 있는 질권을 설정하게 된다.

유가증권담보는 담보권 설정이 비교적 간편하고 채무불이행시 현금화가 용이하다는 장점이 있지만, 유가증권 발행인의 재정이나 경영상태, 경기변동 등에 따라 유가증권의 변동 가능성이 커서 담보가치로서 다소 안정적이지 못하다는 단점이 있다. 따라서 유가증권 담보 대출 시는 당해 유가증권의 시장성, 신용도 등 증권자체의 질적 성격이 매우 중요하다.

### 4.6 지적재산권 담보대출

지적재산권담보대출(loan secured by intellectual property rights)은 특허권, 실용신안권, 저작권 등 배타적사용권을 가지는 무형의 재화에 대해 질권 등을 설정, 권리를 보전하고 대출채권을 상환하지 못할 경우 그 권리를 양도명령, 매각명령 등의 특별환가방법으로 처분하여 대출채권을 보전하는 방식의 대출을 말한다.

양도명령이란 압류재산권을 법원이 정한 가액으로 지급에 갈음하여 채권자에게 양도할 것을 명하는 명령이고, 매각명령은 추심에 갈음하여 법원이 정한 방법으로 당해 재산권의 매각을 집달관에게 명하는 명령을 말한다. 지적재산권은 담보가치의 평가가 어렵다는 단점이 있다.

## 5. 기업어음

기업어음(Commercial Paper)은 신용상태가 양호한 기업이 상거래와 관계없이 단기 자금을 조달하기 위하여 자기신용을 바탕으로 발행하는 만기가 1년 이내인 융통어음이다. 담보 없이 신용만으로 돈을 마련할 수 있고 발행 절차가 간편하며 이자율이 대출금리보다 낮게 책정되어 기업들이 단기 자본을 마련할 때 많이 이용한다. 신용등급은 A1이 최우량 등급이며 그 다음은 A2, A3, B, C, D의 순으로 분류되는데, 이 중 A1~A3등급은 투자하기에 비교적 안전한 투자등급이며 B등급 이하는 투기등급이다. 만기에 이자를 지급받는 예금과는 다르게 CP는 이자를 먼저 지급받은 후 이자를 제외한 금액을 투자하고 만기에 원금을 받는다. 보통 1억 원 이상으로 거래된다. 예를 들면, 6개월에 6%의 금리를 주는 CP에 1억 원을 투자한다고 했을 때 6%의 6개월치 이자 300만 원(세전)을 제외한 9,700만 원을 투자해 만기에 1억 원을 받는다. 금융기관과 일반 투자자가 참가하는 CP 매매시장이 형성되어 있어 CP가 발행되면 금융기관이 이를 매입한 뒤 다른 금융이관이나 투자자에게 파는 식으로 유통된다. 또한 할인매매가 가능해 단기 재테크 수단으로 활용되고 있는데, 만기 91일(91일 물) 또는 60일~270일 CP가 많이 거래된다. CP는 기업과 투자자 사이의 자금 수급관계 등을 고려하여 금리를 자율 결정한다는 점이 가장 큰 특징이다. CP 수익률은 콜금리나 CD 수익률과 함께 단기금리의 대표지표로 활용된다

기업어음은 은행대출과 비교하여 대출한도의 적용을 받지 않는 다는 장점이 있지만, 기업어음을 발행할 수 있는 기업의 범위가 신용도가 우수한 대규모 우량기업으로 한정하고 있기 때문에 기업어음을 발행할 수 있는 기업은 아주 제한적이다. 우리나라 병원이 기업어음을 발행할 수 있는 법적근거는 없다.

## 6. 은행대출의 비용[6)]

병원이 은행으로부터 대출을 받는다고 했을 때 무엇보다 중요한 것이 이자율이다. 이자율은 차입자의 조건에 따라 다르고 대출기간의 장단에 따라서도 달라진다. 재무위험이 높은 병원이나 소액의 대출을 받을 경우에는 높은 이자율이 적용된다. 은행의 금리는 경제상황이 호황이냐, 불황이냐에 따라서도 다르며, 국가의 경제정책에 따라서도 매우 다양하게 변한다. 경기가 불황인 경우에는 대출수요가 많지 않고, 경기부양을 위하여 정부가 통화량을 증가시키기 때문에 일반적으로 대출금리가 낮아진다. 경기가 호황일 경우 자금에 대한 수요가 많고, 정부에서 인플레이션을 우려하여 통화공급을 억제하기 때문에 이자율이 높아진다.

실제로 병원이 부담하는 은행대출금리는 대출형태에 따라서 단순이자율, 할인이자율, 부가이자율의 세가지 방법에 의하여 계산된다.

단순이자율은 은행이 만기에 원금과 이자를 함께 수취하는 조건으로 대출할 경우의 이자율은 단순히 이자비용을 대출금액으로 나누어 계산한다.

$$\text{단순이자율} = \frac{\text{이자비용}}{\text{대출금액}}$$

할인이자율은 은행이 미리 이자를 공제하고 자금을 대출하는 경우가 있는데, 이 경우 대출자는 대출금액보다 적은 자금을 수취하게 된다. 이 경우 차입이자율은 높아지는데, 이 때 실제로 부담하는 이자율이 할인이자율이다. 이는 이자금액을 실제조달액으로 나누어 계산한다.

$$\text{실제이자율} = \frac{\text{이자비용}}{\text{대출금액} - \text{이자비용}}$$

부가이자율은 원금과 이자를 만기까지 할부로 회수하는 조건의 대출하는 경우의 이자율을 말한다.

6) 박정식 · 박종원 · 조재호, 현대재무관리, 다산출판사, 2004, p615-618.

## 연습문제 주관식

01 자본비용의 의의와 중요성에 대하여 설명하시오.

02 자본비용이 중요한 이유에 대하여 설명하시오.

03 배당평가모형에 대하여 설명하시오.

04 병원의 자본조달 원천은 어떠한 것이 있는가?

05 담보대출의 의의와 담보대출에는 어떠한 종류들이 있는지 설명하시오.

06 매출채권 담보대출에 대하여 설명하시오.

07 대한병원은 은행으로부터 500만원을 연 12%의 이자로 차입하였다. 대한병원의 영업이익이 100만원, 법인세율이 30%라 할 때 세전부채비용과 세후부채비용을 계산하시오.

08 A사의 보통주의 현재가격이 15,000원, 금년말 배당예상액은 2,000원이라고 가정한다. 배당의 연간 증가액이 매년 5%로 일정하게 증가한다고 했을 때 A기업의 보통주 발행에 대한 자본비용은 얼마가 되겠는가?

**01** 자본비용을 설명한 것 중 사실과 다른 것은?

① 자본비용이란 자금의 사용에 따른 비용으로 자본제공자에게 지급하는 비용을 의미한다.
② 자기자본으로부터 자금을 조달하는 경우에는 자본비용에 포함되지 않는다.
③ 기업이 벌어들이는 현금흐름이 주어지면, 기업의 가치는 할인율에 따라서 결정된다.
④ 할인율이 작을수록 기업가치는 커진다

**02** 자본비용이 중요한 이유로 사실과 다른 것은?

① 자본비용은 내부수익률을 초과해야 의미가 있고, 자본비용은 내부수익률을 구하는데 필요한 요소다.
② 자본비용은 여타 금융 이용 여부 등의 재무적 의사결정의 주요한 변수로 이용된다.
③ 자본비용은 투자에 필요한 자금을 조달하는 방법과 자본구조를 결정하는 기준이 된다.
④ 자본비용은 기업의 투자결정이 지표가 되기 때문이다.

**03** 자본비용에 관한 설명 중 사실과 다른 것은?

① 자본비용이라고 할 때는 보통 가중평균자본비용을 말한다.
② 가중평균자본비용은 자본의 원천별자본비용을 말한다.
③ 자본비용은 투자로부터 벌어들여야 하는 최소한의 요구수익률이다.
④ 순현재가치가 자본비용보다 큰 경우 그 투자안은 경제성이 있는 것으로 평가한다.

**04** 부채비율이 높아질수록 자기자본비용이 높아지게 되는데 이를 무엇이라 하는가?

① 시장위험 ② 영업위험 ③ 재무위험 ④ 파산위험

**05** 우리나라 병원의 자본조달의 원천과 무관한 것은?

① 회사채 ② 출연금 ③ 외부차입금 ④ 내부유보자금

06 우리나라 병원의 자본조달과 관련한 설명 중 사실과 다른 것은?

① 최근 우리나라 병원은 고급화, 대형화 추세이므로 많은 자본이 필요하여 은행으로부터 자금을 차입하는 것이 일반화되어 있다.

② 우리나라 의료기관은 비영리기관으로 분류되어 주식발행이나 사채발행을 통한 자본조달은 할 수 없다.

③ 병원이 은행을 통하여 자본을 조달하는 방법은 담보대부와 신용대부가 있다.

④ 담보대출은 채권자의 입장에서 대손위험을 줄일 수 있기 때문에 매우 유리하지만, 채무자의 입장에서는 불리하다.

# 제9장 리스금융

병원이 자산을 보유하는 것은 그 자산의 소유 자체가 목적이 아니라 그 자산을 이용하여 진료효과를 극대화 하고자 함이다. 병원을 개원함에 있어 환자의 진료에 필요한 고정자산을 취득할 자금이 부족하다면 차입금융을 통하여 필요한 자산을 취득해야 한다.

우리나라 민간병원의 자본금의 대부분이 설립자의 출연금으로 이뤄지므로 차입금융에 의존하는 비중이 높은 것이 현실이다. 그리고 은행을 통한 차입은 담보를 요구하거나 보증을 요구하는 경우가 많아 은행을 통한 차입도 쉽지 않아, 많은 병원들이 리스를 통해 자산의 사용권을 얻는 경우가 많다.

병원의 입장에서는 리스는 담보대출(secured loan)로 고정자산을 구입하는 것과 유사하다. 그러므로 리스는 자금조달수단의 한 형태로 간주될 수 있다. 본 장에서는 리스의 의의와 종류, 리스이용의 장단점, 리스금융의 경제성 평가 등을 차례로 살펴보고자 한다.

## 1. 리스금융의 의의

우리나라에서는 1970년대 초 본격적인 경제개발을 시작하면서 기업이 자금조달문제로 설비투자 부분이 원활하지 못하자, 정부에서는 리스를 국내에 처음으로 도입하게 되었다. 이후

1972년 처음으로 최초의 리스사가 설립되었고, 1973년 특별법인 시설대여산업육성법이 제정되면서 국내에서 본격적인 리스산업이 시작되게 되었다.

리스는 임차자(리스이용자: leasee)가 필요한 자산을 직접 구입하지 않고, 필요 자산을 소유한 임대인(리스회사: leasor)으로부터 일정기간 사용권을 얻는 대가로 일정한 리스료를 지급하는 것을 말한다. 임차자는 리스 계약기간 동안 필요로 하는 자산을 자유롭게 이용할 수 있으므로 필요 자산을 직접 구입하지 않고도 구입한 것과 동일한 효과를 가진다. 그리고 임대인(리스회사: leasor)은 자산을 판매하지 않고, 즉 소유권을 가지면서 그 자산의 가치와 이자, 대여에 대한 필요 비용을 리스료를 통하여 회수할 수 있다.

병원은 리스를 통하여 특정자산의 사용권을 얻을 수 있기 때문에, 병원의 입장에서 보면 리스는 특정 자산 구입의 대체적 수단으로, 특정 자산구입에 필요한 자금을 간접적으로 조달하는 효과를 얻을 수 있다.

리스의 대상은 주로 병원의 의료기기와 같은 설비자산이 보통이나 최근에는 TV, 컴퓨터, 자동차, 항공기, 선박, 발전설비, 나아가서는 인적자원까지 확대되고 있는 추세이며, 향후에는 어떠한 대상도 리스가 될 것으로 예측하고 있다.

일반적으로 임대인(리스회사: leasor)은 설비의 제조업자나 금융기관 또는 독립된 리스회사들이며, 임차자(리스이용자: leasee)는 기업이나 병원이다. 임대인이 독립된 리스회사일 경우에는 제조업자로부터 임차자가 필요로 하는 자산을 구입한 후, 그 자산의 사용권을 임차인에게 이전시킴으로써 리스계약이 성립된다. 임차인은 자산의 이용자이나, 자산의 소유자는 아니다. 자산의 이용은 리스계약으로 이루어진다.

리스의 개념을 확실히 하기 위하여 구입과 리스를 비교해 보면 〈그림 9-1〉과 같다.

〈그림 9-1〉의 좌측은 구입을 나타내는데, 이는 자산의 이용자가 출연금이나 차입금을 통하여 필요한 자산을 직접 구입하는 것으로 자산의 사용자와 이용자가 일치한다. 그리고 〈그림 9-1〉의 우측은 리스를 나타내는데 이는 임대인이 직접 자산을 제조하거나 제조업체로부터 자산을 구입한 후 임차인에게 자산의 사용권을 넘겨주는 것으로서 자산의 소유자(임대인)와 자산의 사용자(임차자)가 서로 다르다.

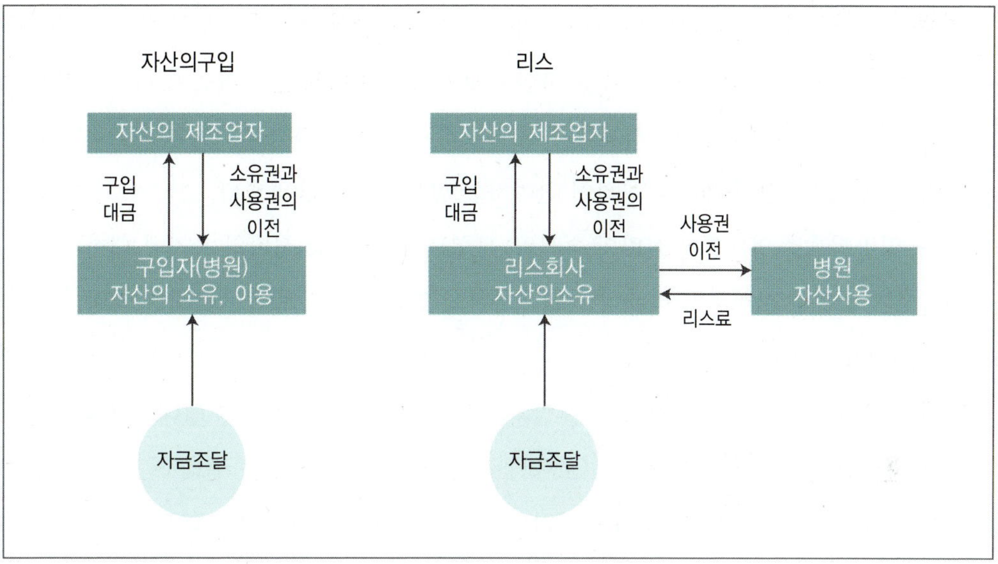


〈그림 9-1〉 리스와 구입의 비교

## 2. 리스의 종류

오늘날 리스의 범위는 매우 광범위하고 다양하지만, 일반적으로 그 기능적 성격에 따라 운용리스(operating lease)와 금융리스(financial lease)로 분류한다.

### 2.1 운용리스와 금융리스

#### 2.1.1 운용리스

운용리스(operating lease)란 임차자가 임차자산을 필요한 기간 동안에만 이용하고 리스회사에 반환하는 비교적 단기간의 리스(대개 1-5년)로 서비스리스(service lease) 또는 유지리스라고도 한다. 운용리스는 자산확보를 위한 자금조달의 측면보다는 자산의 효율적 이용이라는 성격이 강한 리스형태이다. 운용리스는 컴퓨터, 복사기 등 자산의 성격상 모형이나 기술의 발전적 속도가 빨라 진부화 위험이 매우 심한 자산이거나, 항공기나 선박같이 구입가격이 큰 자산이 그 대상이 된다.

운용리스의 주요한 특징을 살펴보면 다음과 같다.

첫째, 리스자산의 상각(amortization)이 리스기간 동안에 완전히 이루어지지 않는다. 운용리스의 경우 그 계약기간이 리스대상 자산의 내용연수에 비해 짧기 때문에 리스계약에 의해 지불해야 하는 리스료가 자산의 구입가격보다 작게 된다. 따라서 임대자는 리스계약을 갱신하거나 그 리스자산의 매각을 통하여 잔여자산 비용을 회수해야 한다.

둘째, 일반적으로 임대인이 설비의 수선비, 보험료, 재산세 등 설비의 유지에 대한 일제의 비용을 부담하지만 설비유지 비용이나 리스자산의 감가상각에 대한 세금혜택 역시 임대인이 가지게 된다.

셋째, 운용리스의 가장 중요한 특징은 임차자(리스이용자: leasee)는 임대인에게 계약기간만료 전이라도 일정기간 전의 통고로 리스계약을 해지할 수 있는 권리, 즉 중도해지권(cancellation option)을 부여하고 있다. 따라서 임차자는 설비보유에 따른 위험, 예를 들면 기술발전에 따른 설비의 기능적 진부화(technical obsolescence)위험, 리스기간 종료 후 잔존설비의 처분 및 가격저하 위험을 피할 수 있다.

일반적으로 중 저가 의료장비는 운용리스의 대상이 된다. 왜냐하면 이들 자산은 지속적인 관리가 필요하거나 기술적, 경제적 진부화의 위험이 높은 자산이기 때문이다. 운용리스의 경우 중도해지 등에 따른 위험을 임대인이 지게 되므로 리스료는 다소 높게 책정된다.

### 2.1.2 금융리스

금융리스는 통상적으로 임차자(리스이용자)가 임대인(공급자)과 리스물건 등을 결정하고 임대인(공급자, 리스업자)이 이에 따라 매수 · 리스 기타 방법으로 리스할 물건을 취득하여 일정기간 정기적인 대가를 받기로 하고 임차자(이용자)로 하여금 리스할 물건을 이용하게 하는 거래이다.

따라서 금융리스는 임차자가 필요로 하는 자산을 장기적으로 확보하기 위해 임대자와 장기사용계약을 맺는 형태의 리스이다.

금융리스는 그 성격상 자산구입을 위한 자금조달의 대체방법으로 이용되는 리스로서 자본리스(capital lease)라고도 한다. 금융리스는 운용리스에 비하여 내용연수가 길고 고가인 의료장비 등을 주 대상으로 하고 있다.

금융리스의 중요한 특징들을 살펴보면 다음과 같다.

첫째, 임대인이 리스기간 동안 리스 물건가액 전액(full payout lease)을 회수하며, 임차인이 리스기간 중에 미상환금액 전액을 상환하지 않는 한 리스계약은 원칙적으로 취소가 불가능하다.

둘째, 리스물건은 법적으로는 임대의 형식이지만 사실상 임대인이 임차인에게 양도한 것으로 볼 수 있기 때문에 임차인이 리스자산의 유지, 보수 및 보험 등 제반관리 서비스를 부담한다. 그 대신 임차인이 리스자산의 감가상각비에 대한 세금절약혜택을 갖는다.

셋째, 리스기간 종료 후 임차인은 리스물건에 대해 공정한 시장가격보다 낮은 가격으로 그 자산을 구매할 수 있는 염가구매권을 갖는다.

금융리스는 운용리스에 비하여 내용연수가 길고 고가인 의료장비 등을 주 대상으로 하고 있다. 운용리스와 금융리스 사이의 특성상 차이점을 요약하면 〈표 9-1〉과 같다.

〈표 9-1〉 운용리스와 금융리스의 특성 비교

| 구 분 | 운용리스 | 금융리스 |
|---|---|---|
| 계약기간 | 비교적 단기 | 비교적 장기 |
| 리스자산의 상각 | 완전히 이루어지지 않음 | 완전히 이루어 짐 |
| 유지관리책임 | 임대인(리스회사) | 임차인(리스이용자) |
| 리스자산의 감가상각 | 임대인 | 임차인 |
| 중도해지권 | 인정함 | 원칙적으로 불인정함 |
| 염가구매권 | 없음 | 있음 |

미국 재무회계기준위원회(FASB: Financial Accounting Standards Board)는 금융리스와 운용리스의 분류기준으로 다음과 같은 4가지를 제시하고 있다.

첫째, 리스실행일 현재 기본 리스료가 내부이자율로 할인한 현재가치가 리스자산의 공정가액의 90% 이상인가?

둘째, 리스물건의 소유권이 리스기간 종료 후 임차인에게 이전되는가?

셋째, 리스기간 종료 후 임차인에게 리스물건에 대한 공정한 시장가치보다 낮은 염가구입선택권(bargain purchase option)이 주어지는가?

넷째, 리스기간이 리스물건의 경제적 내용연수의 75%정도가 되는가? 등 이 4가지 조건 중 하나만이라도 충족하는 경우에는 금융리스로 분류하고, 그렇지 않을 경우 운용리스로 분류하고 있다.

한국채택국제회계기준(K-IFRS)에 의한 금융리스의 분류기준은 다음과 같은 다섯가지를 분류기준으로 제시하고 있다.

첫째, 리스기간 종료시 또는 그 이전에 리스자산의 소유권이 리스이용자에게 이전되는 경우,

둘째, 리스실행일 현재 리스 이용자가 선택권을 행사할 수 있는 시점의 공정가치보다 충분하게 낮을 것으로 예상되는 가격으로 리스자산을 매각할 수 있는 선택권을 가지고 있고, 이를 행사할 것이 리스 약정일 현재 거의 확실시 되는 경우,

셋째, 리스자산의 소유권이 이전되지 않을지라도 리스기간이 리스자산 내용연수의 상당부분을 차지하는 경우,

넷째, 리스실행일 현재 최소리스료를 내재이자율로 할인한 현재가치가 리스자산 공정가치의 대부분을 차지하는 경우,

다섯째, 리스이용자만이 중요한 변경 없이 사용할 수 있는 특수한 용도의 리스자산인 경우 등이다.

### 2.2 기타의 리스형태

#### 2.2.1 직접리스(direct lease)

이는 리스회사(lessor)가 리스대상 자산을 제조하여 소유하고 있거나 리스를 목적으로 자산을 직접 구입하는 경우를 말한다. 리스계약이 체결되면 자산의 소유자는 리스회사가 되며, 리스이용자는 자산의 사용권을 획득하게 된다.

#### 2.2.2 판매후 리스(sale and lease back)

판매후 리스는 리스이용자(병원)가 이미 소유하고 있는 자산이나 또는 일단 필요에 따라 취득한 자산을 제3자(리스회사)에 매각한 다음 이들 쌍방(원래의 소유자가 lessee, 새로운 소유자는 lessor)이 그 자산에 대한 리스계약을 체결하는 방법이다. 따라서 새로운 소유자는 그 자산의 소유권뿐만 아니라 세금혜택이나 감가상각 등과 같은 소유에 따른 모든 혜택을 받게 된다. 반면 원래의 소유자인 리스이용자는 그 자산의 사용권과 함께 자산의 매각대금(현재의 공정시가)을 받게 된다.

### 2.2.3 레버리지 리스(leveraged lease)

이 리스는 직접투자의 특수한 형태로 리스자산을 구입할 때 리스회사가 외부차입을 이용하는 경우이다. 이는 리스자산의 구입을 위해 대규모의 자금이 필요해서 리스회사(lessor) 자체만의 자금으로는 부족할 경우에 이용된다. 따라서 리스회사와 리스이용자(lessee) 이외에 채권자로서의 자금대출자(lender)가 리스계약 당사자로 추가된다. 이 경우 리스회사는 리스이용자가 지정한 자산을 구입하되 구입자금의 상당부분을 제3자로부터 차입하게 된다(〈그림 9-2〉참조).

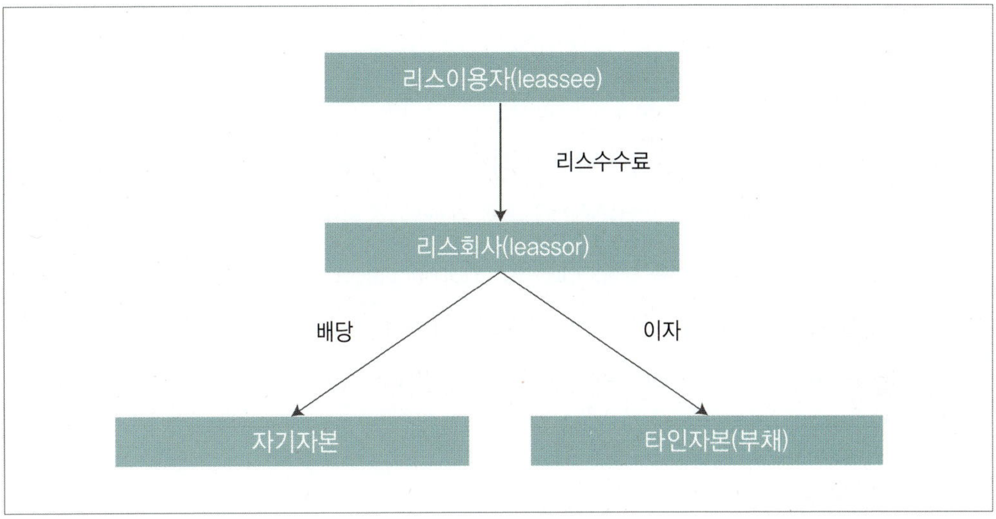


〈그림 9-2〉 레버리지 리스

이 때 리스이용자의 입장에서 시설사용 및 리스임차료 지불에 있어서 위의 두가지 형태의 리스와 근본적인 차이점은 없으나, 다만 레버리지의 사용 정도에 따라 리스회사가 요구하는 리스임차료가 다를 수 있다.

### 2.2.4 신디케이트 리스(syndicated lease)

통상 선박, 항공기 등 거액의 자금이 필요한 경우 주간사회사가 몇몇의 리스사를 공동으로 모집하여 리스대여자(leassor)집단을 형성하여, 하나의 리스이용자에게 리스하는 형태로서 리스자산의 소유권은 복수의 리스사가 같이 공유한다.

## 3. 리스금융의 장 · 단점

### 3.1 리스금융의 장점

#### 3.1.1 자금조달상의 이점

리스는 은행 차입의 경우와는 달리, 임차하는 기업에게 자산의 매입대금과 일체의 구입부대비용을 포함한 소요자금의 100% 융자효과를 가져다준다. 또한 리스료만 손익계산서에 비용으로 계상되고 해당자산의 가격은 대차대조표에 부채로 계상하지 않아, 기업의 재무구조에 악영향을 미치지 않기 때문에 장래의 자금조달능력이 저해되지 않는다.

#### 3.1.2 세제상의 장점

임차자의 입장에서 볼 때, 매년 지급하는 리스료는 세법상 손비로 인정되므로 법인세 감세효과를 얻을 수 있다. 또한 임차자인 기업이 자산의 직접구매에 대해 투자세액공제(investment tax credit)나 가속상각(accelerated depreciation) 등의 혜택을 얻을 수 없는 경우에는 이러한 혜택을 얻을 수 있는 리스회사가 해당자산을 구입하여 세제상의 혜택을 얻고, 이 효과가 임차자인 기업으로 이전됨으로써 기업은 저렴한 리스료를 부담하게 된다.

#### 3.1.3 유동성 유지

계약기간 동안 매년 고정적인 리스료가 지급된다고 하더라도, 리스는 자산구입에 사용되는 자금 전액을 조달받는 효과를 기업에 가져다주므로 다른 금융방법에 비하여 기업의 유동성이 유지될 수 있다.

#### 3.1.4 불확실성의 감소

기술혁신에 따른 진부화 위험의 회피 및 기업경영에 융통성 발휘가 가능하다는 점이다. 병원이 소유하고 있거나 필요로 하는 의료장비 사무기기 등은 끊임없는 기술혁신이 이루어지고 있기 때문에, 병원은 그가 필요로 하는 자산을 직접 소유하지 않고 중도해약이 가능한 운용리스를 통하여 이를 필요로 하는 기간 동안만 이용함으로써 기술혁신에 따른 진부화의 위험을 회피할 수 있다.

### 3.1.5 자금통제의 회피

리스법률은 원칙적으로 신용거래로서 담보물이 필요 없고, 다른 장기차입계약이나 차관계약의 경우보다 통제조건이 적다. 또한 소유권을 취득하지 않으므로 매매계약 발주 보험료 계산 등 소유에 따른 사무처리의 절차나 구비서류를 간소화할 수 있다.

## 3.2 리스금융의 단점

### 3.2.1 높은 리스료

임대자에게 지급하는 리스료가 은행차입시 지급하는 비용보다 비싸다. 임차자가 부담하는 리스료에는 임대자가 은행차입을 통하여 자산을 구입했을 때 나타나는 차입금 이자, 리스대상 자산의 감가상각비, 보험료를 포함한 일반관리비용 이외에도 리스회사의 노력과 위험부담에 대한 보상으로서 리스회사의 이익이 모두 포함되어 계산되므로 리스에 대한 비용은 은행차입비용보다 높게 나타나게 된다.

### 3.2.2 잔존가치권리 포기

리스계약기간 종료시 잔존가치의 상실에 따른 불이익이 발생한다. 리스대상 자산의 소유자는 임대자이므로 계약기간 종료시 리스대상자산의 잔존가치가 크거나 앞으로의 사용가능연수가 길수록 임대자는 유리한 반면, 상대적으로 임차자는 불이익을 감수하게 된다. 운용리스의 경우 임차자인 기업이 리스계약기간 동안 지불한 리스료의 총액이 해당자산의 구입가격 이상이라고 하더라도, 계약기간 종료시 자산의 소유권은 임대자에게 있으므로 임차자의 불이익은 더욱 크다고 할 수 있다. 그러나 금융리스에 있어서는 대개 할인매입약정(bargain purchase option), 즉 계약종료시 리스자산을 시장가치보다 낮은 가격으로 구입할 수 있는 선택권을 통하여 이와 같은 불이익을 회피할 수 있으며, 나아가서 리스계약기간중 리스대상자산의 가치가 크게 상승할 때에는 계약기간 종료시 이를 구입하여 이득을 얻을 수도 있다.

### 3.2.3 자산관리상의 문제점

리스에 있어서의 자산관리는 직접 자산을 소유하고 있는 경우보다 불편하다. 리스에 있어서는 임대자의 승낙 없이는 임차자 임의로 리스대상자산을 변경 이전 또는 개량할 수 없으며, 외부로부터 개량에 필요한 자금의 조달도 매우 어렵다.

## 4. 리스금융의 경제성 평가

병원의 재무의사결정자는 병원이 새로운 투자기회를 갖게 되었을 때 그 투자기회의 경제성을 분석하여야 한다. 마찬가지로 리스를 통하여 자산을 이용하고자 할 때도 재무의사결정자는 리스대상자산에 대한 투자가 경제성이 있는가 하는 것과, 투자를 위한 자금조달방법으로서 리스가 경제성이 있는가를 분석해야 한다.

리스를 한다는 것은 자금을 조달하여 자산을 직접 구입하는 대신, 매월 일정한 리스료를 지불하고 자산의 사용권을 획득하는 것이다. 따라서 일반적으로 리스의 경제성분석은 리스대상자산 자체는 경제성이 있다는 전제하에 이루어진 것이다. 그러므로 리스의 경제성분석은 리스를 통해서 자산을 사용하는 것이 유리한가 아니면 직접 구입하는 것이 유리한가에 관한 두 가지의 미래 현금흐름을 비교 평가하는 것이라 할 수 있다. 그것은 리스를 이용할 때의 비용과 직접구입에 따른 비용을 비교하여 어떤 방법이 유리한가를 분석하는 것이다.

### 4.1 리스의 현금흐름 추정

리스로 인한 현금흐름은 계약형태나 리스대상자산의 특성에 따라 달라진다. 리스를 통한 경제성분석을 위해서는 리스료, 자산의 구입가격, 그리고 리스료의 감세효과 등을 고려해야 한다. 예를 들어 한국병원은 초음파 장비를 구입하여 의료수익을 향상시키려 하고 있다.

새 초음파의 구입가격은 1억원, 내용연수는 5년이며, 이 장비 이용시 매년 8,000만원의 순현금 유입이 보장된다. 이 초음파는 정액법으로 완전상각되며, 법인세율은 40%이다. 이 초음파 장비를 구입하는 경우의 현금흐름은 〈표 9-2〉와 같다.

〈표 9-2〉 한국병원의 새 초음파 구입에 따른 현금흐름

(단위 : 만원)

| | 현재 | 1년도 말 | 2년도 말 | 3년도 말 | 4년도 말 | 5년도 말 |
|---|---|---|---|---|---|---|
| 초음파의 구입가격 | -10,000 | | | | | |
| 세후 순 현금흐름 증가액* | | 4,800 | 4,800 | 4,800 | 4,800 | 4,800 |
| 감가상가비의 감세효과** | | 800 | 800 | 800 | 800 | 800 |
| 합 계 | -10,000 | 5,600 | 5,600 | 5,600 | 5,600 | 5,600 |

* 8,000만원(1-0.4) = 4,800만원

** $\left(\frac{10{,}000\text{만원} - 0}{5}\right) \times 0.4 = 800\text{만원}$

한국병원이 구입하려고 하는 것과 동일한 초음파에 대하여 (주)강원리스가 5년 동안 매년 말에 4,500만원의 리스료를 지급하는 조건으로 리스해 주겠다고 제의해 왔다. 이 초음파 장비를 리스하는 경우의 현금흐름은 〈표 9-3〉과 같다.

〈표 9-3〉 한국병원의 새 초음파 리스에 따른 현금흐름

(단위 : 만원)

| | 현재 | 1년도 말 | 2년도 말 | 3년도 말 | 4년도 말 | 5년도 말 |
|---|---|---|---|---|---|---|
| 리스료 | | -4,500 | -4,500 | -4,500 | -4,500 | -4,500 |
| 리스료의 세금절감액* | | 1,800 | 1,800 | 1,800 | 1,800 | 1,800 |
| 세후 순 현금흐름 증가액 | | 4,800 | 4,800 | 4,800 | 4,800 | 4,800 |
| 합 계 | | 2,100 | 2,100 | 2,100 | 2,100 | 2,100 |

* 4,500 × 0.4 = 1,800

한국병원이 고려하고 있는 두 대안(새 초음파 장비의 구입 또는 리스)을 비교하기 위하여 증분기준(리스 - 구입)에 의한 현금흐름을 계산하면 〈표 9-4〉와 같다.

〈표 9-4〉 한국병원의 증분현금흐름(리스 − 구입)

(단위 : 만원)

| 리스 − 구입 | 현재 | 1년도 말 | 2년도 말 | 3년도 말 | 4년도 말 | 5년도 말 |
|---|---|---|---|---|---|---|
| 초음파구입가격 | 10,000 | | | | | |
| 상실된 감가상각비 감세효과 | | −800 | −800 | −800 | −800 | −800 |
| 리스료 | | −4,500 | −4,500 | −4,500 | −4,500 | −4,500 |
| 리스료의 감세효과 | | 1,800 | 1,800 | 1,800 | 1,800 | 1,800 |
| 합 계 | 10,000 | −3,500 | −3,500 | −3,500 | −3,500 | −3,500 |

〈표 9-4〉에서 증분현금흐름은 리스에 따른 순효과를 나타낸 것으로서 이는 간단히 정리해 보면 다음과 같다.

첫째, 리스와 구입의 경우 모두 동일한 장비에 사용하게 되므로 장비사용에 따른 세후 순현금흐름 증가액은 동일하게 되므로 리스사용에 따른 증분현금흐름과는 무관하다.

둘째, 초음파 장비를 리스하면, 현재시점에서 초음파장비구입비용 10,000만원을 지출하지 않아도 되기 때문에 현금유입으로 나타나게 된다.

셋째, 초음파 장비를 리스하게 되면 직접 구입할 경우에 얻을 수 있는, 감가상각비의 감세효과를 얻을 수 없다. 이는 현금유출로 나타나게 된다.

넷째, 새 초음파 장비를 리스하면, 한국병원은 5년 동안 매년 4,500만원의 리스료를 (주)강원리스에게 지불하여야 하며, 이는 현금유출로 나타난다.

다섯째, 리스료는 회계상 고정영업비용으로 법인세 감세효과를 얻을 수 있다. 따라서 매년 지출한 리스료 4,500만원에 대해서는 1,800만원의 감세효과를 누릴 수 있다. 이는 현금유입으로 나타나게 된다.

**예제 9-1**

대한병원은 새로운 수술용 의료장비가 필요하다. 새로운 수술용 의료장비를 직접 구입하는데 20,000,000원이 필요하다. 새로운 수술용 의료장비를 구입하면 수술 건수가 증가되고 기타 원가가 절감되어 매년 12,000,000원의 순 현금유입이 보장된다. 이 장비의 사용연수는 5년으로 추정되고 있으며 잔존가치는 없는 것으로 추정된다. 그런데 (주)민국리스회사가 대한병원이 구입하고자 하는 동일한 의료장비를 사용연수 동안 매년 5,000,000원의 리스료로 제공해주겠다고 제의를 해왔다. 대한병원의 법인세가 40%일 때 이 의료장비를 구입하는 경우에 각각의 현금흐름을 비교하라. 단, 리스의 할인율은 8%이다.

풀이

먼저 의료장비를 직접 구입하는 경우와 리스하는 경우의 현금흐름을 살펴보면 다음과 같다.

〈표 9-5〉 대한병원의 새 수술용 의료장비 구입에 따른 현금흐름

(단위 : 만원)

| | 현재 | 1년도 말 | 2년도 말 | 3년도 말 | 4년도 말 | 5년도 말 |
|---|---|---|---|---|---|---|
| 의료장비의 구입 가격 | −2,000 | | | | | |
| 세후 영업비용 절감액 | | 720* | 720 | 720 | 720 | 720 |
| 감가상각비의 감세효과 | | 160** | 160 | 160 | 160 | 160 |
| 합계 | −2,000 | 880 | 880 | 880 | 880 | 880 |

* 1,200만원 × (1 - 0.4) = 720만원

** $\left(\frac{2{,}000\text{만원} - 0}{5}\right) \times 0.4 = 160\text{만원}$

〈표 9-6〉 대한병원의 새 수술용 리스에 따른 현금흐름

(단위: 만원)

| | 현재 | 1년도 말 | 2년도 말 | 3년도 말 | 4년도 말 | 5년도 말 |
|---|---|---|---|---|---|---|
| 리스료 | | −500 | −500 | −500 | −500 | −500 |
| 리스료의 세금 절감액 | | 200* | 200 | 200 | 200 | 200 |
| 세후 영업비용 절감액 | | 720 | 720 | 720 | 720 | 720 |
| 합계 | | 420 | 420 | 420 | 420 | 420 |

* 500만원 × 0.4 = 200만원

〈표 9-5〉와 〈표 9-6〉의 증분기준에 따른 리스와 직접구입의 현금흐름을 계산하면 〈표 9-7〉과 같다.

〈표 9-7〉 대한병원의 증분 현금흐름

(단위 : 만원)

| 리스 - 구입 | 현재 | 1년도 말 | 2년도 말 | 3년도 말 | 4년도 말 | 5년도 말 |
|---|---|---|---|---|---|---|
| 의료장비의 구입가격 | 2,000 | | | | | |
| 상실된 감가상각비 감세효과 | | −160 | −160 | −160 | −160 | −160 |
| 리스료 | | −500 | −500 | −500 | −500 | −500 |
| 리스료의 감세효과 | | 200 | 200 | 200 | 200 | 200 |
| 합계 | 2,000 | −460 | −460 | −460 | −460 | −460 |

## 4.2 리스의 평가

리스를 평가하기 위해서는 리스의 현금흐름을 측정한 다음 이를 적절한 할인율로 할인하여야 한다. 리스 중 특히 금융리스는 장기자금조달방법의 하나로 간주되므로 리스의 사용은 타인자본과 같은 재무위험을 가진다. 그러므로 리스평가를 위한 할인율은 타인자본비용을 사용하는 것이 타당하다.

부채의 이자율이 $r$, 법인세율을 $t$라고 한다면 타인자본비용은 $r(1-t)$로 계산된다. 그러므로 리스의 현금흐름을 세후이자율인 $r(1-t)$로 할인하면 리스의 순현가를 계산할 수 있다. 〈표 9-4〉를 이용하여 리스를 평가해 보자.

한국병원의 경우 현재 11.667%의 이자율로 차입할 수 있다고 가정하자. 이 병원의 법인세가 40%이므로 리스의 할인율은

$$0.11667 \times (1 - 0.4) = 0.07$$

즉 7%가 된다. 할인율이 7%인 경우 리스의 순현가는

$$\begin{aligned} NPV &= 10{,}000 - \sum_{n=1}^{5} \frac{3{,}500}{(1+0.07)^n} \\ &= 10{,}000 - 3{,}500(PVIFA_{0.07,5}) \\ &= 10{,}000 - 3{,}500 \times 4.1002 \\ &= -4{,}350.7 \end{aligned}$$

새 초음파 장비의 리스와 직접구입을 비교한 순현가가 -4,350.7만원으로서 음(-)의 값을 가지므로, 한국병원은 새 장비를 리스하지 않고 직접 구입하는 것이 유리하다.

**예제 9-2**

대한병원의 경우 현재 13.33%의 이자율로 차입할 수 있다고 했을 때 위 〈예제 9-1〉의 자료를 이용하여 리스와 구입의 경제성을 평가하라.

**풀이**

리스의 할인율 = 13.33% × (1-0.4)

= 8.0%

할인율이 8%인 경우 리스의 순현가는

$$= 2{,}000 - \sum_{n=1}^{5} \frac{460}{(1+0.08)^n}$$

$$= 2{,}000 - 460(PVIFA_{0.08,5})$$

$$= 2{,}000 - 460(3.99271)$$

$$= 163.35(\text{만원})$$

새 의료장비를 리스와 직접 구입할 경우를 비교한 순현가는 163.35만원으로서 (+)값을 가지므로 대한병원은 리스를 하는 것이 더 유리하다.

### 4.3 리스의 부채 대체효과

일반적으로 병원이 자산을 구입하고자 하는 경우에 내부보유자금이 없다면 부채를 이용한다. 부채는 병원의 채무이다. 리스의 경우 임차자인 병원이 자산을 리스하면 병원은 현재의 리스료의 현재가치 만큼 채무를 지는 것이 된다. 리스의 이러한 성격 때문에 리스는 부채를 대체하는 효과를 가져온다. 병원이 어느 정도의 부채수준을 유지할 것인가는 것은 중요한 재무적 의사결정사항이다(이에 대해서는 10장 자본구조이론에서 상세히 다룰 것이다). 그러므로 리스의 결정은 병원의 적정 부채수준에 변동을 가져오는 중대한 결정 사항이다. 만약 현재 최적부채수준을 유지하고 있는 병원이 필요한 새 장비의 사용권을 얻기 위하여 리스를 하기로 결정하였다면 이 병원은 최적 수준 이상의 부채를 보유하는 것이 된다. 그러므로 다시 최적부채수준을 회복하기 위해서는 기존에 보유하고 있던 다른 부채를 상환해야 한다. 이것은 리스를 함으로써 발생하는 잠재적 비용이다. 마찬가지로 부채수준이 최적에 미달되는 기업은 리스를 함으로써 다른 투자안의 자금조달수단으로 부채를 사용할 기회를 그 만큼 잃어버리게 된다.

이와 같은 리스를 함으로써 발생되는 잠재적인 비용을 부채 대체비용(debt displacement cost)이라 한다.

### 4.4 리스료의 산정

지금까지 임차인인 한국병원의 관점에서 리스-구입 의사결정을 살펴보았다. 이제 임대인인 (주)강원리스의 경우 장비를 구입하여 한국병원에 임대해 줄 경우 다음과 같은 세가지의 현금흐름을 고려해야 한다.

첫째, (주)강원리스가 한국병원에 초음파를 리스해 주려면 초음파 제조회사로부터 10,000만원에 초음파를 구입해야 한다. 따라서 현재시점에서 초음파 장비 구입을 위해 10,000만원의 현금지출이 발생하게 된다.

둘째, (주) 강원리스는 초음파 의료장비에 대한 감세효과를 얻을 수 있다. 10,000만원의 초음파는 5년 동안 정액법으로 완전 상각되기 때문에 매년도 말 2,000만원의 감가상각비가 발생하게 된다. 따라서 매년 800만원(2,000만원×0.4)의 세금절감액이 발생하게 된다. (주)강원리스의 입장에서는 현금유입이다.

셋째, (주) 강원리스는 한국병원으로부터 5년동안 매년 4,500만원의 리스료를 받게 된다. 이는 현금유입이다. 그러나 (주)강원리스는 이 수익에 대하여 40%의 법인세를 납부해야 하므로, 매년 리스료에 대한 순 현금흐름은 2,700만원[4,500만원×(1 - 0.4) = 2,700만원]이다. 이들을 고려한 (주)강원리스의 관점에서 현금흐름을 구하면 〈표 9-8〉과 같다.

〈표 9-8〉 (주)강원리스의 증분현금흐름

(단위 : 만원)

| | 현재 | 1년도 말 | 2년도 말 | 3년도 말 | 4년도 말 | 5년도 말 |
|---|---|---|---|---|---|---|
| 초음파의 구입가격 | -10,000 | | | | | |
| 감가상각비의 세금절감액 | | 800 | 800 | 800 | 800 | 800 |
| 세후 리스료 수익 | | 2,700 | 2,700 | 2,700 | 2,700 | 2,700 |
| 합 계 | -10,000 | 3,500 | 3,500 | 3,500 | 3,500 | 3,500 |

〈표 9-8〉을 보면 한국병원의 구입과 리스에 따른 증분현금흐름인 〈표 9-5〉와 정반대로 나타난다. 이와 같이 한국병원의 현금흐름과 (주)강원리스의 현금흐름이 정반대로 나타나며, 두 기업간의 현금흐름의 합은 정확히 0이 된다. 동일한 조건하에서 (주) 강원리스의 *NPV*를 구해보면 다음과 같다(할인률은 동일하게 7%).

$$
\begin{aligned}
NPV &= \sum_{n=1}^{5} \frac{3{,}500}{(1+0.07)^n} - 10{,}000 \\
&= 3{,}500(PVIFA_{0.07,5}) - 10{,}000 \\
&= 3{,}500 \times 4.1002 - 10{,}000 \\
&= 4{,}350.7(\text{만원})
\end{aligned}
$$

앞선 예에서 보았듯이 임차인인 한국병원이 리스계약을 했을 때 *NPV*가 -4,350.7만원이었고, 임대인인 (주)강원리스의 *NPV*는 4,350.7만원으로, 임차인과 임대인의 *NPV*의 합은 0이 된다. 즉 리스 계약이 이루어지면 한국병원은 4,350.7만원의 손해를 보게 되고, (주)강원리스는 4,350.7만원의 이익을 보게될 것이다. 이와 같은 조건하에서 임차인인 한국병원은 계약을 하지 않으려고 할 것이기 때문에 본 계약은 성사되기 어렵다. 그렇다면 본 계약이 성사되려고 하면 어떻게 해야 할 것인가? 해답은 간단하다. 리스료가 임차인, 임대인 모두에게 불만이 없는 수준에서 결정되어야 한다. 임대인이나 임차인 모두에게 불만이 없는 리스료는 *NPV* 가 0이어야 한다. 즉 *NPV*가 0이되는 리스료가 바로 균형리스료가 되며 균형리스료(L)는 다음과 같이 계산된다.

$$10{,}000 = \sum_{n=1}^{5} \frac{L(1-0.4)+800}{(1+0.07)^n}$$

$$10{,}000 = (0.6L+800) \times (PVIFA_{0.07,5})$$

$$10{,}000 = (0.6L+800) \times 4.1002$$

$$10{,}000 = 2.46L \times 3{,}280$$

$$L = 2{,}731(\text{만원})$$

균형 리스료는 2,731만원이 된다. 이를 이용하여 한국병원의 임대의 순 현금흐름을 구해 보면 0이 될 것이다.

〈표 9-9〉 균형리스료 적용 시 한국병원의 증분현금흐름(리스-구입)

(단위 : 만원)

| 구입 - 리스 | 현재 | 1년도 말 | 2년도 말 | 3년도 말 | 4년도 말 | 5년도 말 |
|---|---|---|---|---|---|---|
| 초음파구입가격 | 10,000 | | | | | |
| 상실된 감가상각비 감세효과 | | -800 | -800 | -800 | -800 | -800 |
| 리스료 | | -2,731 | -2,731 | -2,731 | -2,731 | -2,731 |
| 리스료의 감세효과 | | 1,092.4 | 1,092.4 | 1,092.4 | 1,092.4 | 1,092.4 |
| 합 계 | 10,000 | -2,438.6 | -2,438.6 | -2,438.6 | -2,438.6 | -2,438.6 |

$$NPV = 10{,}000 - \sum_{n=1}^{5} \frac{2{,}438.6}{(1+0.07)^n}$$

$$= 10{,}000 - 2{,}438.6(PVIFA_{0.07,5})$$

$$= 10{,}000 - 2{,}438.6 \times 4.1002$$

$$= 0$$

**예제 9-3**

〈예제 9-1〉과 〈예제 9-2〉의 자료를 이용하여 균형 리스료를 구하라.

**풀이**

(주)민국리스의 현금흐름을 보면

첫째, 의료장비를 구입하는데 2,000만원의 현금지출이 발생하고,

둘째, 의료장비는 5년 동안 정액법으로 완전 감가상각 되므로 매년도 말 감가상각비는 400만원이다. 따라서 매년 감가상각비로 인한 세금절감액 160만원(400만원 × 0.4)만큼 현금유입효과가 나타난다.

셋째, 매년 리스료 수입은 500만원이기 때문에 세 후 리스료 수입은 300만원[500만원 × (1 - 0.4)]이다.

이 를 고려하여 (주) 민국리스의 증분현금흐름을 구하면 〈표 9-10〉과 같다.

〈표 9-10〉 (주)민국리스의 증분현금흐름

(단위 : 만원)

| | 현재 | 1년도 말 | 2년도 말 | 3년도 말 | 4년도 말 | 5년도 말 |
|---|---|---|---|---|---|---|
| 초음파의 구입가격 | −2,000 | | | | | |
| 감가상각비의 세금절감액 | | 160 | 160 | 160 | 160 | 160 |
| 세후 리스료 수익 | | 300 | 300 | 300 | 300 | 300 |
| 합 계 | −2,000 | 460 | 460 | 460 | 460 | 460 |

임대인이나 임차인에게 모두 불만이 없는 균형 리스료는 *NPV*가 0이어야 한다. 즉 *NPV*가 0이 되는 리스료는 다음과 같다.

$$2,000 = \sum_{n=1}^{5} \frac{L(1-0.4)+160}{(1+0.08)^n}$$

$$2,000 = (0.6L + 160) \times (PVIFA_{0.08,5})$$

$$2,000 = (0.6L + 160) \times 3.99271$$

$$2,000 = 2.395L \times 638.8$$

$$L = 568.35(\text{만원})$$

## 연습문제 주관식

01 고정자산을 구입하는 경우와 고장자산을 리스로 사용하는 경우를 비교하여 설명하시오.

02 운용리스와 금융리스를 비교하여 설명하시오.

03 리스의 장점과 단점을 설명하시오.

04 한국병원은 4,500만원이 소요되는 EMR시스템 도입을 고려하고 있다. 이 시스템은 리스계약을 통해서도 사용할 수 있다. 이 EMR시스템의 내용연수는 3년이고 잔존가치는 없으며 한국병원은 정액법을 통하여 감가상각을 하고 있다. 법인세율은 30%이며, 적정할인률은 10%이다. 이 때 민국리스회사가 이 시스템을 리스해 주는 대가로 매년 1,800만원의 리스료의 지불을 요구해왔다. 한국병원은 EMR시스템을 구입하는 것이 유리한지? 아니면 민국리스회사를 통한 리스계약이 유리한지?를 판단하시오.

05 위 4번문제의 자료를 이용하여 적절한 균형리스료가 얼마인지 계산하시오.

**01** 리스의 개념 설명 중 사실과 다른 것은?

① 최근에는 리스도 새로운 자본조달 수단으로 간주된다.
② 리스 계약을 통해 자산의 소유권이 임대인에서 임차인으로 이전된다.
③ 임대인은 제조업자일 수도 있고, 제조업자가 아닐 수도 있다.
④ 리스는 현금의 보유가 어려운 기업에서 많이 이용하고 있다.

**02** 운용리스에 관한 설명 중 사실과 다른 것은?

① 운용리스는 계약만료전이라도 계약을 해지할 수 있는 중도해지권을 리스이용자에게 부여하고 있다.
② 일반적으로 리스자산의 유지, 보수 및 제반관리의 부담은 임대인(리스회사)이 부담한다.
③ 운용리스는 리스 계약기간이 통상 자산의 내용연수보다 짧으므로 임대인은 리스자산의 원가를 완전히 보상받을 수 없다.
④ 운용리스의 계약기간은 비교적 장기인 것이 특징이다.

**03** 다음 중 금융리스의 특징을 설명한 것이다. 사실과 다른 것은?

① 금융리스는 그 성격상 자산구입을 위한 자금조달의 대체방법으로 이용하는 리스로서 자본리스라고도 한다.
② 리스회사의 취득가액이 리스계약기간 동안의 리스료에 의하여 완전 상각되는 것이 원칙이다.
③ 금융리스는 리스이용자가 계약종료후 리스계약을 갱신하여 그 자산을 사용하거나 매입할 수 있는 권리인 염가구매권을 갖는다.
④ 일반적으로 리스자산의 유지, 보수 및 제반관리의 부담은 임대인이 부담한다.

**04** 최근 병원 장비의 고가화로 인해서 병원 장비를 리스가 많이 이용되고 있다. 리스 구입시의 장점과 거리가 먼 것은?

① 자본조달상의 이점이 있다.
② 리스료는 비용처리되므로 세제상의 장점이 있다.
③ 기술진부화에 따른 진부화 위험 및 병원경영에 융통성 발휘가 가능하다.
④ 자산관리를 효율적으로 할 수 있다.

**05** 리스 금융의 단점으로 거리가 먼 것은?

① 리스료는 비용처리가 되지 않아 법인세 절감효과를 얻기 어렵다..
② 임차자가 부담하는 리스료가 일반적인 시장이자율보다 높다.
③ 계약기간 종료 시점에서 리스대상자산의 잔존가치가 크면 임차자는 불이익을 받게 된다.
④ 리스자산은 자산의 소유권이 임대인에게 있기 때문에 리스이용자 입장에서는 자산관리가 어렵다.

**06** 리스회사가 리스자산 구입 시 리스회사의 자체적 자금이 부족하여 리스자산 구입 대금을 제3자로부터 차입하여 부족한 자금을 충당하는 리스의 종류는 어느 것인가?

① 직접리스 ② 간접리스
③ 레버리지 리스 ④ 판매후 리스

# 제10장 자본구조이론[1)]

제8장에서 자본조달원천과 자본비용에 대해 서술하였다. 그러면 여러 가지 자본원천 중에서 자본을 어떻게 결합시키는 것이 기업의 가치를 극대화시키는 것인지에 대한 의문이 제기된다. 기업의 자본을 크게 자기자본과 타인자본으로 나눌 수 있는데, 자기자본과 타인자본을 어떠한 비율로 구성하는 것이 기업의 가치를 극대화시킬 수 있을까 하는 것이 자본구조이론이다.

## 1. 자본구조의 중요성

### 1.1 자본구조의 의미

재무구조(financial structure)는 기업의 자산들이 어떠한 자금으로 조달되었느냐는 것으로 대차대조표상의 대변에 있는 모든 구성항목을 말한다. 반면 자본구조(capital structure)란 대차대조표상의 대변 구성항목 중 단기적 항목들을 제외한 기업의 장기자본의 구

1) 본 장의 자본구조 이론은 상장기업을 중심으로 발전된 이론으로, 의료기관과 같은 비영리기업을 대상으로 이론을 전개하기에는 어려움이 많다. 따라서 보건계열 학생을 대상으로 한 수업에 적용시키기에는 다소 무리가 따를 수도 있다. 보건계열 학생들을 대상으로 하는 수업에서는 본 장을 생략하여도 무방할 것으로 판단된다.

성상태를 말한다. 기업의 자본은 부채, 보통주, 우선주, 유보이익으로 구성되는데, 이들이 어떠한 비율로 구성되어 있는지를 나타내는 것이다. 특히 보통주, 우선주 및 유보이익으로 구성되는 자기자본과 장기부채로 구성되는 타인자본과의 비율을 자본구조라고 부르는 것이 일반적이다.

한편, 자본구조의 이론을 병원으로 적용시켜 보면 병원은 비영리기업이라 주식을 통한 자본형성이 불가능하기 때문에 자본은 부채, 출연금, 기부금, 유보이익으로 구성된다. 따라서 출연금, 기부금, 유보이익으로 구성되는 자기자본과 장기부채로 구성되는 타인자본 비율을 병원의 자본구조라고 하여야 할 것이다. 참고적으로 2010년 우리나라 일반 병원의 자기자본 비율은 40%로 타인자본의존도가 높다. 따라서 자본구조 이론을 병원에 적용하여 병원의 자본구조가 궁극적으로 병원의 가치에 어떠한 영향을 미치는지를 분석하는 것이 중요하다.

### 1.2 자본구조와 기업가치

자본구조와 관련하여 재무관리에서 관심대상이 되는 것은 자본구조결정이 기업의 가치에 영향을 주는가이다.

자본구조 이외에는 모든 조건이 동일한 A기업과 B기업이 있다고 가정하자. A기업은 자기자본 $S_A$와 타인자본 $B_A$로 구성되고, B기업은 자기자본 $S_B$와 타인자본 $B_B$로 구성되어 있다. A기업의 가치는 $V_A = S_A + B_A$이며, B기업의 가치는 $V_B = S_B + B_B$이다. 재무관리에서 가장 기본적으로 관심을 두는 문제는, 첫째로 자본구조만이 서로 다른 두 기업의 가치가 동일한가 하는 문제이며, 둘째로 자본구조가 기업의 가치에 영향을 미친다면 기업의 가장 바람직한 자본구조는 어떤 것인가 하는 최적자본구조에 관한 것이다.

### 1.3 자본구조이론의 논쟁

일반적으로 타인자본을 사용했을 때 타인자본에 대한 법인세 절감효과로 자기자본수익률은 증가되며, 위험 또한 증가한다. 위험의 증가 없이 평균적으로 수익률이 증가한다면 어느 기업이나 타인자본을 사용할 것이지만, 위험 또한 증가할 것이기 때문에 자본구조이론이 중요한 논의대상이 되는 것이다.

위험의 증가는 기업의 가치를 하락시키며, 수익률의 증가는 기업의 가치를 증가시킨다. 이

두 효과를 동시에 가져오는 타인자본의 사용을 어떻게 조정하여 기업의 가치를 극대화시키는 것이 주요 논의대상이다.

기업의 가치는 기업이 발생시키는 미래 현금흐름의 현재가치이다. 기업의 수명이 영구적이라고 가정하면, 기업의 가치는 다음과 같다.

$$V = \sum_{t=1}^{\infty} \frac{CF_t}{(1+k_o)^t}$$

$k_0$ = 할인률

현금흐름이 일정하다고 가정하면 기업의 가치는 현금흐름을 가중평균자본비용으로 나눈 것이 된다.

$$V = \frac{CF}{k_0}$$

현금흐름이 일정하다면 기업의 가치는 $k_0$의 크기에 따라 결정이 된다. 따라서 현금흐름이 일정한 상황에서는 기업의 가치가 최대로 되는 최적자본구조란 $k_0$의 크기를 가장 작게 하는 자본구조를 말한다. $k_0$는 이미 8장 자본비용에서 본 바와 같이 $k_0$는 자기자본비용, 타인자본비용, 그리고 타인자본의존도에 달려 있다.

$$k_0 = \left(\frac{S}{B+S}\right)k_e + \left(\frac{S}{B+S}\right)k_i \qquad (10 \cdot 1)$$

가중평균자본비용 $k_0$의 최소화문제는 결국 자본구조에 따라서 $k_e$와 $k_i$가 어떻게 변하느냐에 달려 있게 된다. 자본구조의 변화에 따라 $k_e$와 $k_i$가 어떻게 변화하여 그 결과 $k_0$는 어떻게 되는가에 대한 것이 자본구조의 쟁점이다.

타인자본의 사용으로 인한 레버리지 효과는 자기자본 소유주의 위험을 증가시킨다. 그러나 다른 측면에서 타인자본비용은 법인세 감면효과가 있기 때문에 자기자본비용보다 저렴하다. 따라서 타인자본을 사용할 때에는 위험증가로 인한 손실과 저렴한 타인자본비용으로 인한 비용상의 이득을 비교하는 것이 중요하며, 이것이 바로 자본구조의 핵심이다.

## 2. MM의 자본구조이론

1958년 모디글리아니와 밀러(Modigliani and Miller : MM)의 논문이 발표되기 전까지는 타인자본의 적절한 사용으로 기업의 가치를 높일 수 있으며, 기업의 가치를 극대화하는 최적 자본구조가 존재한다고 믿어왔다. 그러나 MM은 세금을 고려하지 않은 완전자본시장에서는 자본구조가 기업의 가치에 전혀 영향이 없다는 무관련이론(irrelevant theory)을 주장하였다. 완전자본시장은 거래비용과 세금이 존재하지 않고, 시장에는 증권가격에 영향을 미칠 수 없을 만큼의 충분한 수의 매입자와 매도자가 존재하고, 모든 정보는 개인이 비용부담 없이 이용 가능하며, 개인도 동일한 조건으로 차입 또는 대출할 수 있는 상황을 말한다.

### 2.1 MM의 제1명제

완전자본시장하에서 기업의 자본구조의 변경은 기업의 가치에 아무런 영향도 주지 않으며, 그 기업이 수익에 대한 분배만이 다를 뿐이다. 즉 어느 기업의 자본구조에 있어 부채비율이 크다 함은 채권자에게 돌아가는 수익이 많아지고, 주주들에게 돌아가는 수익이 적게 될 뿐 기업의 가치와는 무관하다는 것이다.

MM의 제1명제는 자본구조를 제외한 모든 조건이 동일한 두 기업이 있다고 가정했을 때 두 기업의 가치는 동일하다는 것이다. 자기자본만으로 구성된 기업의 가치를 $V_U$라 하고, 자기자본과 부채로 구성된 기업의 가치를 $V_L$이라고 한다면, MM의 제 I 명제는

$V_U = V_L$ 이다.

이 때 를 자기자본만으로 구성된 기업의 주식가치라 할 때, $V_U$와 $S_U$는 같다.

즉 $V_U = S_U$

한편 자기자본과 부채로 구성된 기업의 주식가치를 $S_L$이라 하고, 이 기업의 부채가치를 $B_L$이라고 한다면, 이 기업의 가치는 주식과 부채의 가치의 합이다.

즉 $V_L = S_L + B_L$

이제 MM의 제1명제를 예시하기 위하여 다음의 두 기업을 고려해 보자.

자기자본만을 사용하는 기업과 타인자본을 사용하는 기업에 대해 기업가치의 10%를 투자하는 전략을 고려해 보자. 자기자본만을 사용하는 기업 U의 경우 투자자는 주식 10%를 구입함으로써 그 기업의 영업이익의 10%를 소득으로 기대할 수 있다. 즉, $0.10 \times V_U = 0.10 \times S_U$를 투자하고 미래에 영업이익 $0.10 \times Y$를 받을 것이다.

타인자본을 사용하는 기업에 기업가치의 10%를 투자하는 경우 기업 L의 주식의 총가치 $S_L$의 10%와 부채 $B_L$의 10%를 구입하는 것이다. 이 경우 투자액은 부채 $0.01 \times B_L$과 주식 $0.01 \times S_L$로 이 들의 총투자는 $0.10(B_L + S_L) = 0.10(V_L)$로 나타낼 수 있다. 부채 10%에 대한 수익은 기업 L의 지급이자 $r$의 10%가 된다. 이는 $0.10 \times r$로 표시할 수 있다. 주식 10%에 대한 수익은 기업 L의 영업이익 $Y$에서 지급이자 $r$을 공제한 금액의 10%로 $0.10(Y - r)$로 나타낼 수 있다. 주식 10%에 대한 투자 수익과 부채 10%에 대한 투자 수익을 합하면 $0.10 \times Y$가 되어 기업 U와 기업 L에 대한 이익은 동일하다.

따라서 $V_U = V_L$가 증명된다.

만약, 동일한 영업이익을 갖는 두 기업 중 타인자본을 사용하는 기업의 가치가 자기자본을 사용하는 기업의 가치보다 크다고 할 경우, 즉 $V_L > V_U$를 가정하자.

이 경우 이성적인 투자자라면 누구나 기업 $U$에 투자하려 할 것이다. 왜냐하면 기업 $U$의 기업의 가치가 적으므로 적은 투자금액으로 기업 $L$에 투자하는 것과 동일한 이익을 얻을 수 있기 때문이다. 이 경우 누구나 부채를 차입하여 기업 $U$의 주식을 구입하게 될 것이다. 이러한 현상은 $V_L = V_U$가 될 때까지 계속 될 것이다.

다시 말해 타인자본을 사용하는 기업의 주식가격이 높다면, 이성적인 투자자는 타인자본을 차입하여 타인자본을 사용하지 않는 기업의 주식을 매입하려고 할 것이다. 이러한 상황을 개인투자자에 의한 기업레버리지의 대체(substitution)라 하며, 개인자격으로 타인자본을 차입한 것이다. 기업 레버리지를 대체한 개인 투자자의 레버리지를 "Homemade Leverage"라고 한다. 개인이 기업과 같은 조건으로 차입을 할 수 있는 한, 한 개인은 기업이 누리는 부채의 효과를 동일하게 누릴 수 있다는 것이다.

### 2.2 MM의 제2명제

MM의 제2명제는 제1명제를 원천별 자본비용의 측면에서 설명한 것이다.

매년의 기대영업이익이 일정하고 법인세가 없다면, 매년의 기대현금흐름은 일정하다. 그리고 이때 기업의 가치는 일정한 기대현금흐름을 기업의 할인율, 즉 가중평균자본비용으로 나눈 것이다.

$$k_0 = \left(\frac{S}{B+S}\right)k_e + \left(\frac{B}{B+S}\right)k_i \qquad (10 \cdot 2)$$

$$V = \frac{CF}{k_0} \qquad (10 \cdot 3)$$

$k_e$ = 자기자본비용
$k_i$ = 타인자본비용

위 식을 이용하여 MM의 제2명제를 다음과 같이 설명할 수 있다.

기업이 자본구조를 즉각적으로 변화시킬 수 있다고 가정하자. 이 때 자본구조에 무관하게 기업의 가치는 일정하다는 제1명제는 식 10 · 2에서 자본구조에 무관하게 $k_o$가 일정하다는 것이다. 식 (10 · 2)를 $k_e$에 관해 정리하면

$$k_e = k_0 + \frac{B}{S}(k_o - k_i) \qquad (10 \cdot 4)$$

와 같으므로 자기자본비용 $k_e$는 자본구조가 변하여 타인자본의존도 $B/S$가 높아질수록 비례하여 증가하게 된다. 이것이 MM의 제2명제이다.

**예제 10-1**

대한주식회사는 현재 총자본이 50억원이고 이는 모두 자기자본으로만 구성되어 있다. 현재의 가중평균자본비용은 자기자본비용과 같은 20%이다. 이때 대한주식회사가 자기주식을 매입하고 사채를 발행하는 방법으로 자기자본 25억원, 타인자본 25억원의 구성으로 자본구조를 바꾼다면 자기자본비용은 어떻게 변할까? 타인자본비용은 10%이다.

**풀이**

MM의 제1명제에 의하여 기업의 가치, 즉 가중평균자본비용은 변화가 없으므로 다음의 식이 성립한다.

자기자본만으로 조달된 경우

$$k_e = k_o = 0.2$$

타인자본과 자기자본으로 조달된 경우

$$\begin{aligned} k_e &= k_o + \frac{B}{S}(k_o - k_i) \\ &= 0.2 + \frac{25}{25}(0.2 - 0.1) \\ &= 0.3 \end{aligned}$$

위와 같이 자기자본비용은 타인자본의 이용에 따라 0.2에서 0.3으로 높아졌다. 이것이 MM의 제2명제이다.

타인자본비용 $k_i$는 확실한 이자를 보장하기 때문에 자기자본비용 $k_e$보다 저렴하다. 이때 저렴한 비용으로 사용된 타인자본비용은 자본비용 $k_o$를 낮출 수 있다고 생각하기 쉬우나, 식(10 · 3)에서와 같이 부채비율의($B/S$) 변화에 따라 자본비용 $k_o$가 변화하지 않게끔 자기자본비용 $k_e$는 높아진다. 다시 말하면, 타인자본비용은 저렴한 대신 자기자본소유자의 위험이 증가하여 자기자본비용이 상승하게 되므로 타인자본을 이용하는 이점이 자기자본비용의 증가로 완전히 상쇄된다는 것이 MM의 제2명제이다.

MM의 제2명제를 그림으로 나타내면 다음과 같다.

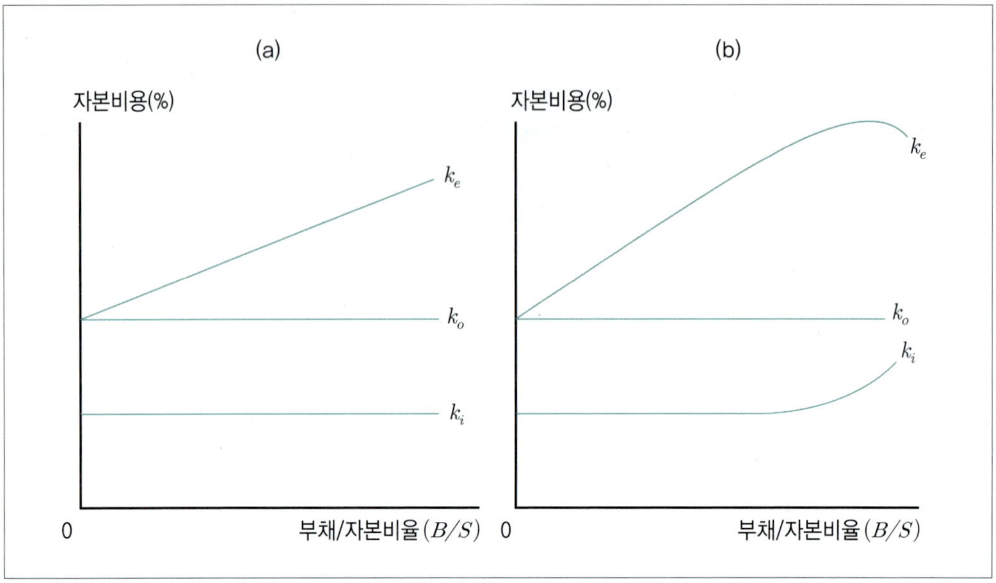


〈그림 10-1〉 자기자본비용, 타인자본비용, 가중평균자본비용의 관계

기업이 사용하는 부채에 대한 이자를 확실히 지급할 수 있는 한 타인자본비용은 일정하다. 가중평균자본비용과 타인자본비용이 일정하므로 자기자본비용은 $(k_o - k_i)$의 비율로 선형으로 증가한다. 그러므로 타인자본의 증가에 수반되는 재무위험이 자기자본비용에 반영되어, 저렴한 타인자본의 이점이 정확하게 상쇄된다. 〈그림 10-1〉의 (a)가 이를 보여주고 있다.

그렇다면 타인자본을 과다하게 사용하면 어떤 현상이 나타날 것인가를 생각해보자.

타인자본을 과다하게 사용하여 기업의 채무불이행위험이 인식되기 시작하면 기업의 부채는 위험이 있는 부채가 되어 타인자본제공자들은 더 높은 이자율을 요구하게 될 것이다. 이 경우 MM의 제1명제가 성립하기 위해서는 자기자본비용이 체감적으로 증가하거나 감소해야 한다. 그래야만 가중평균자본비용이 일정하게 유지되기 때문이다.

만약 부채비율이 계속적으로 증가하여 타인자본비율이 계속 상승한다면, 어느 시점부터는 자기자본비용이 감소하여야만 $k_o$가 일정하게 유지될 수 있다. 이 경우 자기자본비용이 감소되는 것은 주주들의 유한책임에 기인한다. 주주들은 출자범위내에서만 기업의 부채에 대한 책임을 진다. 그러므로 자기자본가치를 초과하는 부채에 대한 위험부담은 타인자본의 제공자가 스스로 져야 한다. 이것은 기업의 경영위험의 일부가 주주로부터 타인자본제공자에게 전가됨을 의미하므로 자기자본비용이 감소되는 것이다. 〈그림 10-1〉의 (b)가 이러한 현상을 설명해주고 있다.

**예제 10-2**

한국주식회사의 영업이익은 50만원으로 기대되고, 모두 자기자본으로만 구성되어 있고, 기업의 가치는 180만원이다. 이때 한국주식회사는 자사주식을 매입하고 사채를 발행하는 방법으로 부채 대 자기자본비율이 1:1이 되도록 자본구조를 바꾼다면 자기자본비용은 어떻게 변하게 될까? 타인자본비용은 10%이다.

**풀이**

MM의 제 Ⅰ명제에 의하여 기업의 가치, 즉 가중평균자본비용은 변화가 없으므로 다음의 식이 성립한다.

자기자본만으로 조달된 경우 자기자본조달비용은

$$k_e = k_o = \frac{50}{180} = 0.28$$

타인자본과 자기자본으로 조달된 경우 자기자본비용은

$$\begin{aligned} k_e &= k_o + \frac{B}{S}(k_o - k_i) \\ &= 0.28 + \frac{1}{1}(0.28 - 0.1) \\ &= 0.46 \end{aligned}$$

위와 같이 자기자본비용은 타인자본의 이용에 따라 0.28에서 0.46으로 높아졌다. 이것이 타인자본을 사용하는 경우, 자기자본비용은 상대적으로 저렴한 비용을 사용하는 이점을 완전히 상쇄할 정도로 증가하게 된다.

## 3. 법인세 효과와 MM의 수정이론

기업이 부채를 사용할 경우 부채에 대한 지급이자는 과세대상 이익을 줄여 주므로 부채를 사용하지 않는 기업에 비해 세금을 적게 내게 된다. 이를 감세효과(tax shield)라고 한다. 앞서 MM은 세금이 없는 완전자본시장에서 자본구조와 기업가치가 무관함을 증명하였는데, 1963년 그들은 법인세가 존재한다고 가정을 완화하여 그들의 수정이론을 제시하였다.

자기자본소유주에게 돌아가는 배당이나 유보이익은 법인세의 과세대상이 되며, 부채로 인한 이자는 비용으로 처리되어 과세대상에서 제외된다. 따라서 기업이 부채를 사용하는 경우가 부채를 사용하지 않는 경우보다 채권자와 주주에게 돌아가는 수익이 크다.

일반적으로 기업의 가치를 결정짓는 전체적 기대현금흐름(순영업이익: EBIT)은 주주들에게 돌아가는 순이익(NI: net income)과 채권자에게 돌아가는 지급이자(이자율×부채금액 : $r \times B$)의 합으로 정의 된다. 여기서 법인세를 고려하면 세법상 전체이익 EBIT중 $r \times B$를 이자비용으로 공제한 후 세금이 부과되므로, 법인세율을 $T_C$라고 한다면 주주들에게 돌아가는 순이익 NI = (EBIT - $r \cdot B$)($1 - T_C$)이다. 따라서 법인세 고려 후에 기업의 가치를 결정하는 기대현금흐름을 $X_t$라고 한다면,

$$
\begin{aligned}
X_t &= NI + r \cdot B \\
&= (EBIT - r \cdot B)(1 - T_C) + r \cdot B \\
&= EBIT\,(1 - T_C) + T_C \cdot r \cdot B \qquad (10 \cdot 5)
\end{aligned}
$$

가 얻어진다. 이 식에서 첫 번째 항인 EBIT($1 - T_C$)는 기업이 부채를 사용하지 않고 100% 자기자본인 자본구조를 갖는 경우에 세금공제후 주주들에게 돌아가는 기대현금흐름을 나타내며, 두 번째 항인 $T_C \cdot r \cdot B$는 기업이 부채를 사용함으로써 얻게 되는 감세액(tax saving)을 나타낸다.

기업 U와 기업 L이 있다. 두 기업의 영업이익(EBIT)이 2,000만원이며, 자본구조 이외의 모든 조건은 동일하다. 기업 U는 부채를 사용하지 않고 있으며, 기업 L은 5,000만원의 부채를 연 12%의 이자율로 사용하고 있다. 법인세율은 50%라고 가정하자.

〈표 10-1〉 법인세 고려시 부채의 효과

(단위 : 만원)

| | 기업 U | 기업 L |
|---|---|---|
| 순영업이익(EBIT) | 2,000 | 2,000 |
| 이자($r \times B$) | 0 | 600 |
| 납세전 이익(EBT) | 2,000 | 1,400 |
| 법인세(50%)($T_C$) | 1,000 | 700 |
| 납세후이익 [EAT = (EBIT − $rB$)(1 − $T_C$)] | 1,000 | 700 |
| 납세후이익 + 이자 [EBIT(1 − $T_C$) + $T_C B$] | 1,000 | 1,300 |
| 이자의 법인세 감면($T_C B$) | 0 | 300 |

채권자와 주주들이 받을 이자와 순이익은 어떻게 될 것인가를 보면, 채권자와 주주들에게 돌아 갈 이자와 순이익의 합은 부채가 없는 기업 U보다 부채가 있는 기업 L에서 더 크게 나타난다. 그 이유는 채권자는 세금을 차감하지 않고 이자를 지급받는 반면, 주주들은 법인세를 차감한 순이익을 지급받기 때문이다. 기업 L이 기업 U에 비하여 법인세로 인하여 혜택을 받는 정도는 차입금의 이자×법인세율 = 300만원이다. 그러므로 기업 L이 이 부채를 영구히 사용하게 된다면 매년 300만원의 법인세 감세효과(tax shield)를 얻게 된다. 이 법인세 감세효과의 현가를 나타내면,

$$\text{법인세 감세효과의 현가} = \frac{T_C \cdot rB}{(1+r)} + \frac{T_C \cdot rB}{(1+r)^2} + \cdots + \frac{T_C \cdot rB}{(1+r)^\infty}$$

$$= \frac{T_C \cdot rB}{r} = T_C \cdot B \qquad (10 \cdot 6)$$

영구부채인 경우 법인세로 인한 감세효과의 가치는 타인자본 B에 법인세율 $T_C$를 곱한 금액이 된다. 식 10 · 6를 이용하여 기업 L의 법인세 감세효과의 현가를 계산하면 0.5×5,000만원 = 2,500만이다.

### 3.1 MM의 제1명제 : 법인세를 고려한 경우

부채가 있는 기업 L의 가치는 부채가 없는 기업 U의 가치보다 법인세 감세효과의 현가만

큼 크다. 따라서 부채가 있는 기업의 가치 $V_L$과 부채가 없는 기업의 가치 $V_U$의 관계는 식 10 · 7과 같다.

$$V_L = V_U + T_C \cdot B \qquad (10 \cdot 7)$$

법인세를 고려하면, 타인자본을 사용한 기업의 가치는 자기자본만 사용한 기업의 가치보다 법인세 감세효과의 현가만큼 더 크며, 따라서 타인자본을 많이 사용할수록 기업의 가치는 증가한다는 것이 MM의 제 1명제이다.

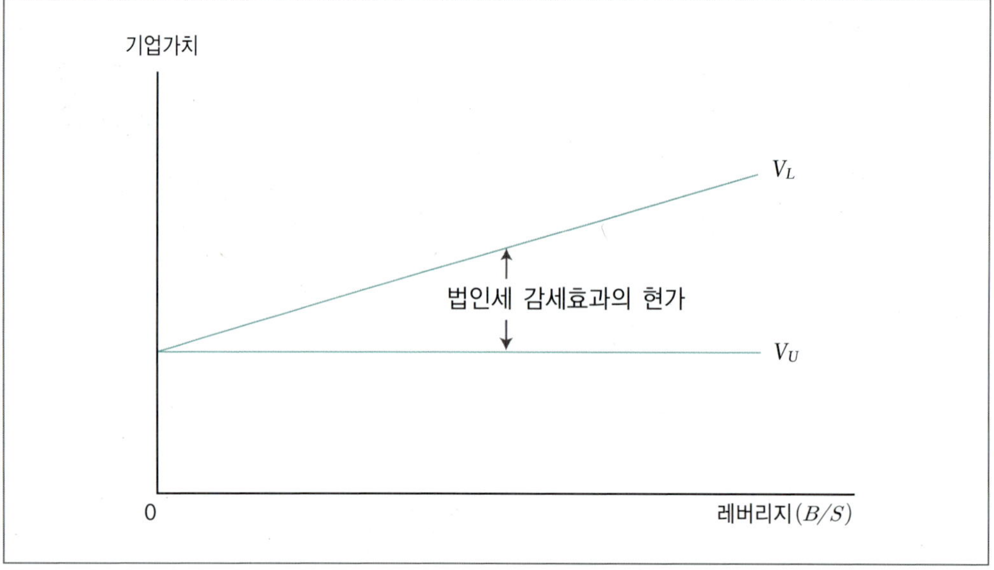


〈그림 10-2〉 법인세를 고려할 때의 기업가치

**예제 10-3**

한림주식회사는 자기자본만으로 운영하는 기업이다. 그런데 새로 1억원을 차입하여 자본구조를 변경할 것을 고려 중이다. 한림주식회사는 7천만원의 영구적인 영업이익을 기대하고 있다. 법인세율이 30%이고, 타인자본비용은 10%이다. 타인자본을 사용하지 않는 동종 기업 내 타 기업의 자기자본비용이 20%라 했을 때 자본구조 변경 후 한림주식회사의 새로운 기업가치는 얼마인가? 또한 자기자본의 가치는 얼마인가?

풀이

한림주식회사의 기업가치는 다음과 같다.

$$V_L = V_U + T_C \cdot B$$
$$= \frac{EBIT(1 - T_C)}{k_e} + T_C \cdot B$$
$$= \frac{7{,}000(1 - 0.3)}{0.2} + (0.3 \times 10{,}000)$$
$$= 24{,}500 + 3{,}000 = 27{,}500 \text{ 만원}$$

자본구조 변경 후 한림주식회사의 기업가치는 27,500만원이다. 그리고, $S = V_L - B$이므로 자기자본의 가치는 27,500만원-10,000만원 = 17,500만원이다.

### 3.2 MM의 제2명제 : 법인세를 고려할 경우

MM의 제2명제는 자기자본의 기대수익률이 부채비율의 선형함수임을 나타내고 있다. 그것은 부채비율의 증가에 따라 자기자본의 위험이 증가하기 때문에 나타난다. 법인세가 존재할 때의 MM의 제 2명제는 다음과 같이 수정된다.

즉 식 10 · 4인 $k_e = k_o + \frac{B}{S}(k_e - k_i)$는

$$k_e = k_o + \frac{B}{S}(1 - T_C)(k_e - k_i) \qquad (10 \cdot 8)$$

법인세가 존재할 경우 법인세가 없을 때보다 자기자본비용 $k_e$의 증가 정도가 작고 실제 부담하는 타인자본비용도 낮기 때문에 타인자본을 이용할 때의 이점을 완전히 상쇄시키지는 못한다. 이는 〈그림 10-3〉에 잘 나타나 있다.

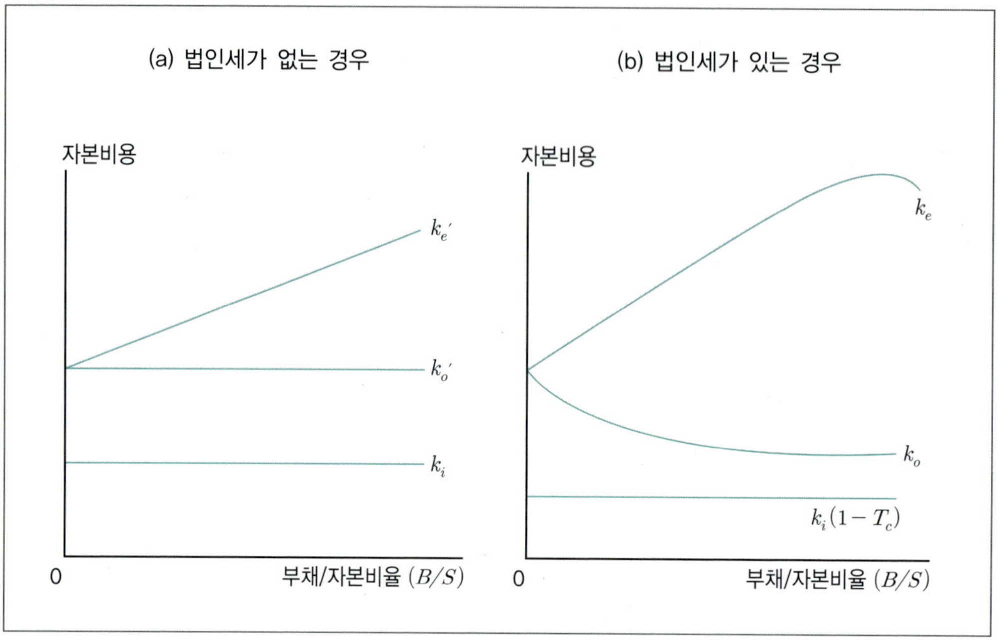


〈그림 10-3〉 법인세를 고려할 때의 자본비용

〈그림 10-3〉의 (a)와 (b)는 각 각 법인세가 없는 경우와 법인세가 있는 경우에 대하여 자기자본비용과 타인자본비용의 변화를 보여주고 있다. 법인세가 있는 경우 타인자본의 사용은 감세효과로 인해 $k_e$의 증가폭을 둔화시키므로 $k_e$의 기울기가 법인세를 고려하지 않은 $k'_e$의 기울기보다 작게 나타난다. 이에 따라 $k_e$와 $k_i$ $(1 + T_C)$의 가중평균인 $k_o$는 법인세를 고려하지 않은 경우 $k'_o$로 일정하던 것이 $k_o$처럼 우하향하는 형태를 띠게 된다. 기업의 가치를 극대화하려면 할인율 $k_o$가 적을수록 좋기 때문에 법인세를 고려하는 경우의 최적자본구조는 전액 타인자본을 사용하는 것이 될 것이다.

**예제 10-4**

〈예제 10-3〉의 예를 이용하여 자기자본가치를 구하여라.

**풀이**

먼저 자기자본비용을 구하면,

$$k_e = k_o + \frac{B}{S} \times (1 - T_C)(k_o - k_i)$$이므로,

$$k_e = 0.2 + \frac{10,000\text{만원}}{17,500\text{만원}} \times (1 - 0.3)(0.2 - 0.1) = 0.24$$가 된다.

$$S = \frac{(EBIT - \text{이자지급액}) \times (1 - T_C)}{k_e}$$ 이므로

$$= \frac{[7,000 - (0.10 \times 10,000\text{만원})] \times (1 - 0.3)}{0.24}$$

$$= 17,500\text{만원}$$

이는 〈예제 10-3〉의 결과와 동일하다.

## 4. 파산비용과 자본구조

### 4.1 파산비용의 의의

부채가 증가함에 따라 부채에 대한 원금상환이나 이자지급 등의 재무적 의무(financial obligation)를 다하지 못할 가능성은 커지게 된다. 이러한 상황이 일정기간 동안 지속되면, 극단적인 경우 재무적 곤경에 의하여 기업은 파산(bankruptcy)할 수도 있다.

이 경우 주주들은 유한책임(limited liability)을 지므로 기업이 극도의 위험에 처할 경우 모든 자산을 채권자에게 떠맡기고 기업이 처한 위험에서 회피할 수 있다. 주주들은 기업자산의 가치가 채권자들의 청구권의 가치보다 작을 경우에만 이 같은 행동을 할 것이다. 그래서 파산가능성에 의하여 채권자들은 그들의 청구권 가치보다 작은 것을 얻게 될 위험에 직면하게 된다. 그리고 파산시 발생되는 파산비용(bankruptcy costs)의 존재로 채권자들의 가치는 더욱 작아지게 된다. 그러므로 채권자들은 파산시 입게 되는 손실을 보존하기 위하여 더 높은 수익을 요구하게 된다. 결국 파산비용은 주주들이 부담하게 되는 비용으로서 기업의 가치를 감소시킨다.

파산비용에는 직접파산비용과 간접파산비용으로 분류되는데, 직접파산비용이란 파산과

정에서 직접 소요되는 비용으로 변호사, 회계사, 감정사, 법정대리인 등에게 지불되는 수수료를 말한다. 간접파산비용은 기업재산을 정상가격 이하로 매각해야 하는 기회손실, 합병 등 기업재구성에 따른 비용, 기업이미지 훼손에 따른 판매액의 감소, 신용의 상실 등의 기회비용을 말한다.

### 4.2 파산비용과 최적자본구조

부채사용의 증가로 인하여 파산비용이 증가하게 되면 기업의 가치를 감소시킨다. 그러나 이 경우 기업이 실제 파산하는 것이 아니라 그 가능성이 커지므로 실질적인 파산비용이 아니라 기대파산비용이다. 결국 기업이 부채를 사용할 경우 이자지급에 대한 법인세 감세효과가 있는 반면, 기대파산비용을 증가시키게 된다. 법인세 감세효과와 기대파산비용($C_B$)을 고려한 부채사용의 기업의 가치는 식10 · 9로 나타낼 수 있다.

$$V_L = V_U + T_C B - C_B \qquad (10 \cdot 9)$$

식 10 · 9에서 볼 수 있는 바와 같이 부채의 사용을 증가시킴에 따라 부채의 법인세 절감효과에 의해 기업의 가치가 증가하는 반면, 파산비용의 증가로 인하여 기업의 가치는 감소하게 된다.

파산비용과 기업의 가치의 관계를 나타낸 것이 〈그림 10-4〉이다. 파산비용을 고려할 경우 기업의 가치는 부채를 사용함에 따라 부채발행액이 $B^*$일 때까지 증가하다가 그 이후부터는 오히려 감소됨을 알 수 있다. 즉 $B^*$이전에는 법인세 절감효과에 의한 기업가치의 증가액이 파산비용에 의한 기업가치의 감소액보다 크게 되어 기업의 가치가 증가하다가, $B^*$보다 많은 부채를 사용하는 경우 법인세 절감효과에 의한 기업가치의 증가액이 파산비용에 의한 기업가치의 감소액보다 작아져서 기업의 가치가 감소함을 의미한다. 따라서 기업의 부채를 $B^*$만큼 사용한 경우 그 기업은 최적자본구조에 도달하게 된다.

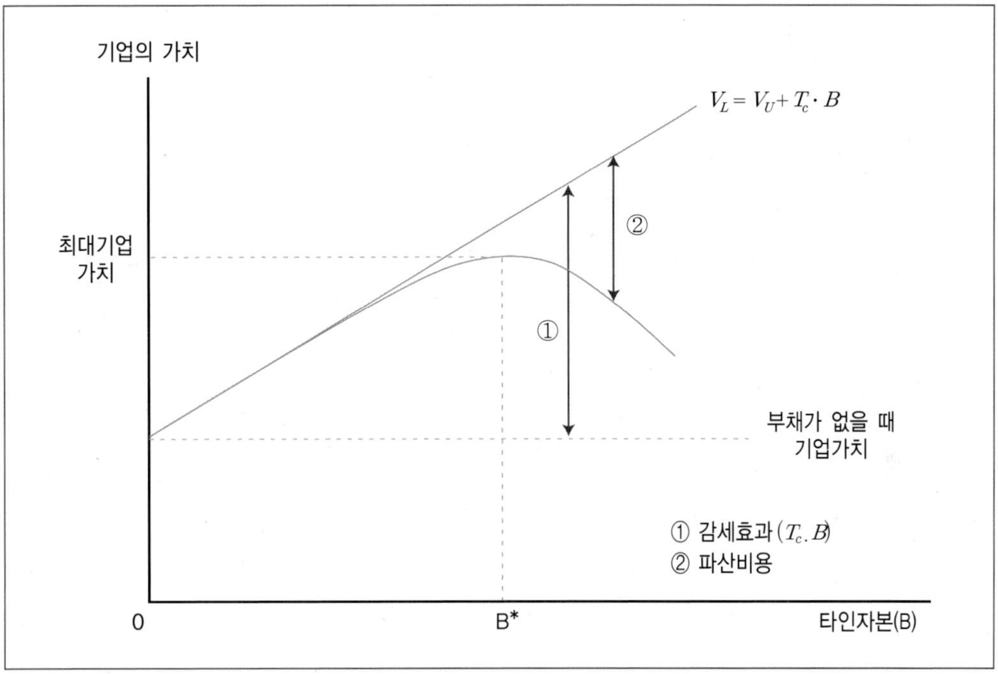


〈그림 10-4〉 파산비용과 기업의 가치

## 연습문제 주관식

01 MM의 제 1명제를 증명하시오.

02 MM의 제2명제를 자기자본비용, 타인자본비용, 가중평균자본비용과의 관계를 통하여 증명하시오.

03 법인세를 고려하면 MM의 제1명제와 제2명제는 어떻게 수정되는가?

04 파산비용을 고려할 때 최적자본구조가 존재함을 증명하시오.

01 다음 중 병원 자본구조의 항목이 아닌 것은?

① 장기성 부채 ② 출연금
③ 의료미수금 ④ 유보이익

02 자본구조 이론의 설명 중 사실과 다른 것은?

① 일반적으로 타인자본의 사용은 법인세 절감효과로 자기자본수익률은 증가하게 된다.
② 일반적으로 타인자본의 사용은 기업의 재무적 위험을 증가시키게 된다.
③ 부채사용에 따른 위험과 수익의 관계를 조정하여 기업의 가치를 극대화시키는 것이 자본구조의 주요 논의대상이다.
④ 현금흐름이 일정하다면 기업의 가치는 평균자본비용을 현금흐름으로 나눈 것이 된다.

03 1958년 MM이론에서 사용한 가정이 아닌 것은?

① 거래비용이 존재한다.
② 세금이 존재하지 않는다.
③ 모든 정보는 누구나 자유롭게 이용할 수 있다.
④ 모든 개인은 자유롭게 동일한 조건으로 차입과 대출이 가능하다.

04 MM의 제1명제의 설명 중 사실과 다른 것은?

① 자기자본비용은 타인자본 의존도가 높아질수록 비례하여 증가하게 된다.
② 자본구조를 제외한 모든 조건이 동일하다면 그 기업의 가치는 동일하다.
③ 어느 기업의 자본구조에서 부채비율이 크다는 것은 채권자에게 돌아가는 수익이 많아질 뿐이다.
④ 완전자본시장하에서 기업의 자본구조의 변경은 기업의 가치와는 무관하다.

05 자본구조에 관한 설명 중 사실과 다른 것은?

① MM의 수정이론에서는 법인세를 고려하면 타인자본을 많이 사용한 기업일수록 기업가치는 증가하게 된다.

② 파산비용을 고려하면 부채사용의 증가는 파산비용이 증가하게 되어 기업의 가치를 감소시킨다.

③ 자본구조는 자기자본과 타인자본을 어떻게 결합하여 기업의 가치를 극대화시키는 것이다.

④ 파산비용을 고려한다면 기업의 최적자본구조는 존재하지 않는다.

Hospital Financial Management • 병원재무관리

# 제 5 편 운전자본의 관리



Hospital Financial Management

제 11 장

# 현금 및 유가증권관리

기업은 적정수준의 운전자본을 확보하여야 지급불능위험을 줄이며 유동성을 유지할 수 있다. 운전자본이란 일반적으로 유동자산에서 유동부채를 뺀 순운전자본을 의미한다. 본 장에서는 운전자본의 기본개념과 운전자본의 정책방향, 운전자본 중에서 가장 중요한 현금과 유가증권 관리에 대하여 설명하고자 한다.

## 1. 운전자본관리의 개요

### 1.1 운전자본관리의 의의와 목표

운전자본(working capital)이란 현금, 유가증권, 매출채권, 재고자산 등의 모든 유동자산을 말하며, 일반적으로 유동자산에서 유동부채를 뺀 순운전자본(net working capital)을 말한다.

운전자본관리는 운전자본을 유동자산으로 정의할 때는 현금관리, 유가증권관리, 매출채권관리, 재고자산관리로 구성되지만, 운전자본을 순운전자본으로 정의할 때는 유동자산의 구성항목 외에 유동부채를 구성하는 외상매입금, 단기차입금, 어음발행, 국공채 등의 구성항목까지도 포함된다.

병원은 총자산에서 유동자산이 차지하는 비중이 매우 높고, 실제 병원경영에 관계되는 많은 활동들이 유동자산관리와 직결되어 있다. 의료수익을 증가시키기 위한 활동, 적절한 현금을 유지시키기 위한 활동, 약품이나 의료소모품 구입과 재고문제, 의료미수금 관리 정책 등은 모두 운전자본관리와 관련된 활동이다.

병원이 미래현금흐름을 정확하게 예측할 수 있다면 운전자본관리는 크게 중요하지 않을 것이다. 즉 미래의 현금흐름을 알 수 있다면 병원 활동을 할 수 있는 최소수준의 유동자산만 확보하게 될 것이다. 그러나 현실적으로 병원이 미래의 현금흐름을 정확히 예측하는 것은 불가능하기 때문에 운전자본관리가 필연적이다. 만약 병원이 유동성부족으로 도산이 되거나 약품이나 진료재료의 부족 등으로 진료행위가 중단되는 경우 병원 경영에 막대한 지장을 초래하게 될 것이다. 반면에 병원이 유동자산을 과도하게 보유하게 되면 수익성을 저하시킬 우려가 있다. 왜냐하면 유동자산은 대부분 이익을 가져오지 않는 비수익성자산이기 때문이다.

따라서 운전자본관리의 기본목표는 병원의 유동성을 적절하게 유지하여 파산 부도 등의 지급불능위험을 감소시키며 동시에 수익성을 높이는데 있다고 볼 수 있다.

### 1.2 영업순환과정과 운전자본

운전자본의 의미를 알아보기 위해 병원의 영업순환과정을 먼저 살펴보기로 한다. 우리나라 병원의 영업순환과정을 그림으로 나타내면 〈그림 11-1〉과 같다.

병원의 경우 원재료의 구입에서 진료수익이 회수되기까지의 기간을 영업순환기간(operating cycle)이라 한다.

이 중 원재료의 구입시점부터 진료행위가 이루어질 때까지의 기간을 재고자산 회전기간(inventory conversion period)이라 하며, 진료행위의 시점부터 진료수익을 회수하기까지의 기간을 매출채권 회수기간(accounts receivable collection period)이라고 한다. 재고자산 회전기간이 길수록 보다 많은 재고자산에의 투자가 필요하며, 매출채권 회전기간이 길수록 매출채권에의 투자금액이 증가한다.

한편, 병원으로부터 현금유출이 되는 시점부터 이 현금이 회수되기까지의 기간을 현금순환기간(cash cycle)이라 한다. 현금순환기간은 영업순환기간에서 매입채무 미지급기간을 뺀 것과 동일하다. 매입채무 미지급기간(accounts payable deferral period)은 원재료의 구입시점부터 원재료의 대금을 결재하기까지의 기간을 말한다. 매입채무 미지급기간이 길수록 매입채무의 잔고가 증가하며, 현금순환기간이 짧을수록 운전자본의 회수가 빨라져 운전자본의 보유에 따른 기회비용이 작아진다.

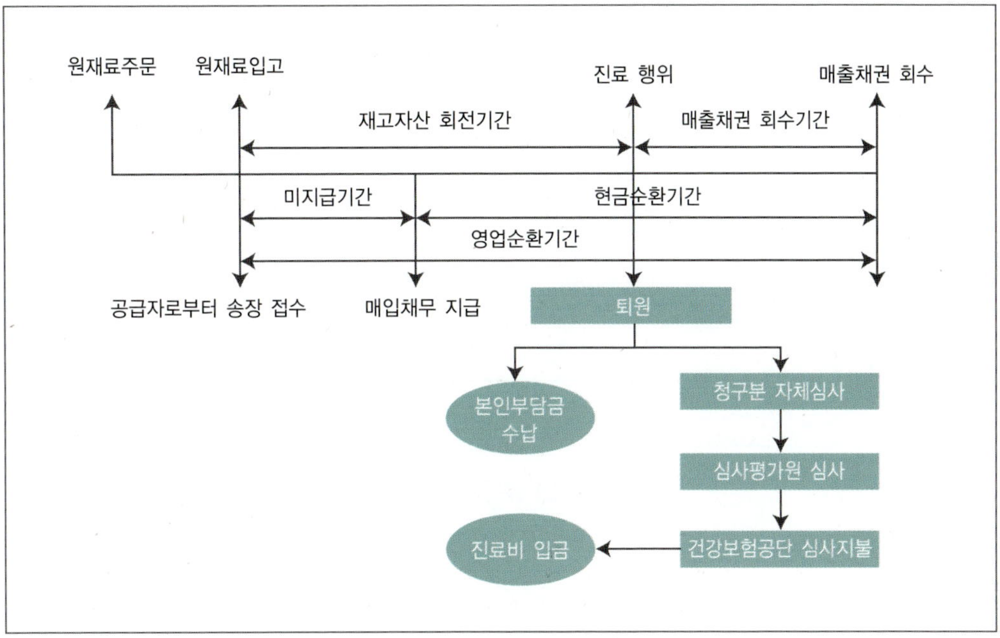


〈그림 11-1〉 병원의 영업순환과정

따라서 유동성을 유지하면서 유동자산의 투자금액을 최소화하기 위해서는 재고자산의 회전기간과 매출채권 회전기간을 줄이고, 매입채권 미지급기간을 늘리는 전략이 필요하다.

### 1.3 유동자산투자

유동자산의 규모는 매출액과 밀접한 관련을 갖는다. 일반적으로 유동자산관리정책은 매출액과 유동자산 보유수준과의 관계에 따라 보수적인 정책, 공격적인 정책, 중간적인 정책으로 구분된다. 보수적인 정책은 현금 등을 위시한 유동자산을 많이 보유하는 안전성에 보다 중점을 주는 정책이고, 공격적인 정책은 유동자산을 상대적으로 적게 보유하여 수익성에 보다 중점을 두는 정책이다. 그리고 중간적인 정책은 이 두 정책의 중간정책이라고 할 수 있다. 각 투자정책에 있어 매출액과 유동자산의 관계는 〈그림 11-2〉와 같다.

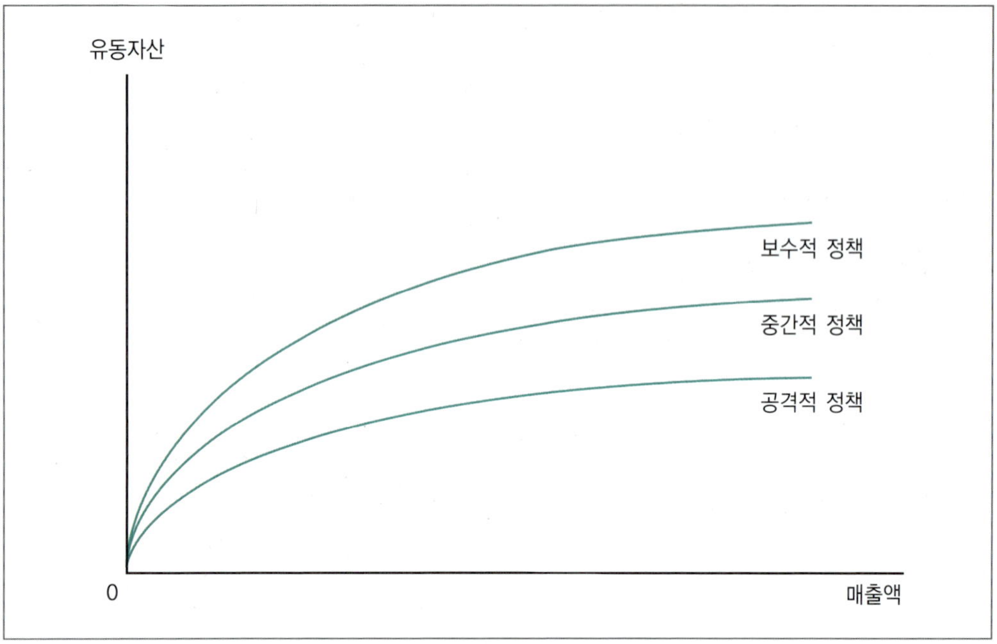


〈그림 11-2〉 유동자산 투자정책

〈그림 11-2〉에서 알 수 있듯이 매출액이 증가할수록 유동자산의 크기는 증가한다. 그러나 매출액이 낮은 수준일 때보다도 매출액이 높은 수준일 때 병원은 유동자산을 좀 더 효율적으로 사용할 수 있으므로 매출액과 유동자산의 관계는 직선의 형태가 아니라 곡선의 형태를 갖는다.

병원이 보수적인 유동자산 투자정책을 취할 경우 모든 매출액의 수준에서 보유하게 되는 유동자산의 크기는 다른 정책을 취할 때 보다 크게 된다. 유동자산이 많으면 많을수록 병원의 유동성은 커지고 지급불능의 위험은 낮아지지만 비수익자산인 유동자산을 많이 보유하게 되므로 수익성이 작아진다. 반대로 공격적 정책의 경우 유동자산이 다른 정책을 취할 때보다 모든 매출액 수준에서 가장 작다. 따라서 병원이 공격적인 정책을 취할 경우 비수익자산인 유동자산을 적게 보유하므로 수익성은 증대되지만 순현금유입이 예상보다 적을 경우 지급불능위험에 빠질 염려가 있다. 중간적 정책의 경우 보수적인 정책과 공격적인 정책의 중간 정도의 수익성과 위험을 갖게 된다. 따라서 병원은 수익성과 위험을 고려하여 어떠한 형태의 정책을 선택할 것인가를 결정해야 한다.

## 1.4 운전자본조달[1)]

유동자산투자를 하려면 그에 필요한 자금이 필요하게 되는데, 투자자금을 단기적으로 조달할 것인지 장기자본으로 조달할 것인지 의사결정을 해야 한다. 이와 관련하여 운전자본조달정책은 다음의 세가지 방법으로 구분된다.

### 1.4.1 보수적 정책

고정자산과 영구적 유동자산뿐 아니라 일시적 유동자산도 장기자본으로 조달하여 높은 유동성을 유지함으로써 단기채무에 대한 지급불능 위험을 없애는 정책이다. 여기서 영구적 유동자산이란 매출액의 계절적 변동이나 순환적 변동에 무관하게 고정적으로 투자되는 유동자산을 말하며, 일시적 유동자산은 매출액의 순환적, 계절적 변동으로 인하여 추가적으로 투자되는 유동자산을 말한다.

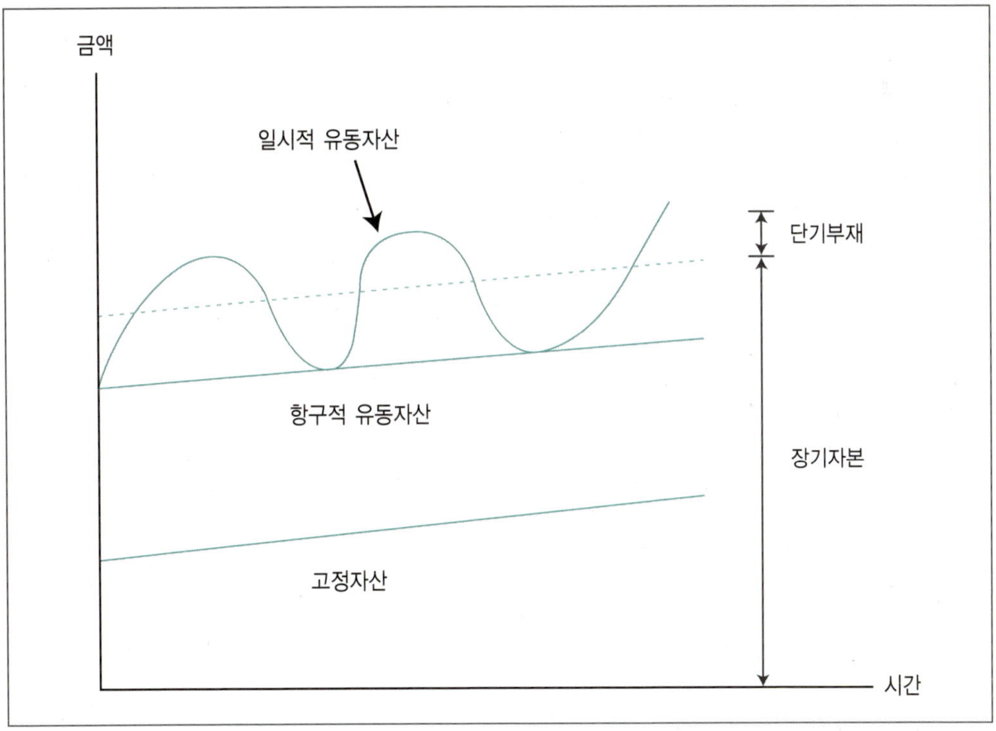


〈그림 11-3〉 보수적 정책

1) 운전자본 조달과 관련한 내용은 이필상 저, 재무관리 제4판 제24장의 내용을 수정 보완하여 재구성 하였다.

보수적인 자본조달 정책은 지급불능위험이 작은 반면에, 기업의 수익성에는 역효과를 가져올 수 있다. 수익성이 낮은 이유는 일반적으로 유동자산에 대한 투자수익률이 고정자산에 대한 투자수익률보다 낮기 때문에 필요 이상의 유동자산을 지속적으로 보유함으로써 유휴자금에 대한 기회비용이 발생하며, 단기부채보다 이자비용이 과중한 장기부채를 이용하고 있기 때문이다.

### 1.4.2 공격적 정책

공격적 정책이란 필요한 단기자금은 단기부채로서 조달하며, 장기적으로 필요한 자금은 장기자본, 즉 장기부채나 자기자본으로써 조달하는 정책이다. 그러므로 이 정책에서는 유동자산은 모두 단기부채에 의존하게 된다.

상대적으로 이자비용 부담이 적은 단기부채를 사용하므로 수익성이 높은 장점이 있는 반면, 단기차입금의 과다사용으로 지급불능위험이 높다는 단점이 있다.

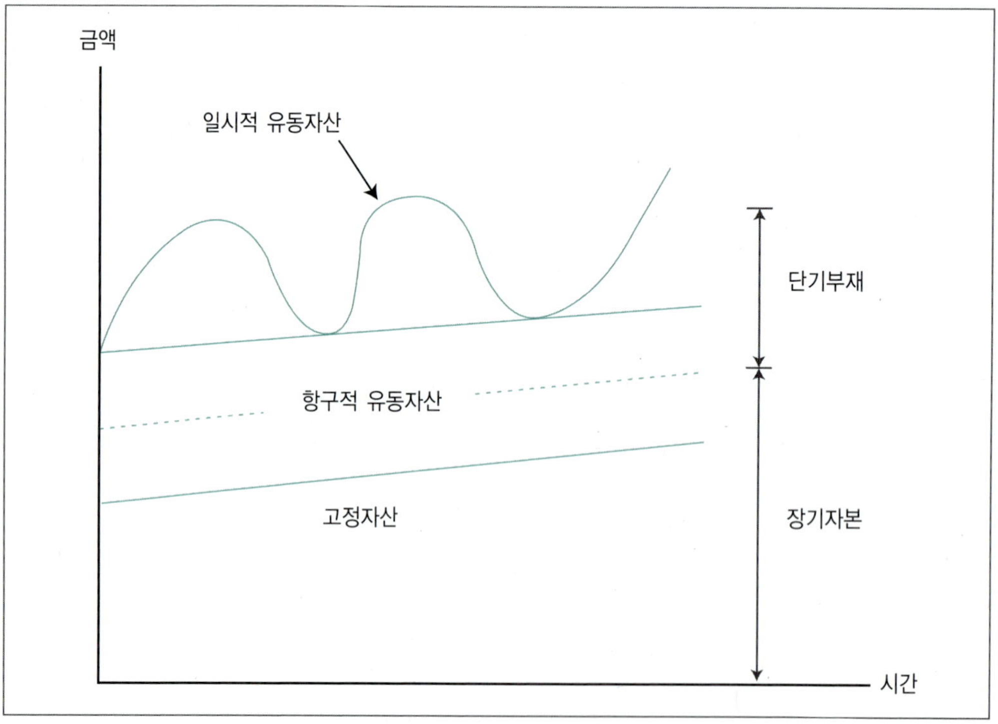


〈그림 11-4〉 공격적 정책

### 1.4.3 중간적 정책

고정자산과 영구적 유동자산은 장기자본으로 조달하고, 일시적 유동자산은 단기부채로 조달하는 정책으로, 헤징방법(hedging approach)이라고도 한다. 즉, 취득하고자 하는 자산의 만기와 동일한 만기를 갖는 부채로 필요한 자본을 획득함으로써 유동자산의 변동과 유동부채의 변동을 거의 일치시키는 전략이다.

유휴자금이나 긴급자금을 갖지 않아도 되고 적절한 수익성과 위험을 보유하게 되는 장점이 있는 반면, 돌발사태가 발생하였을 때 지급능력을 상실할 위험이 있으며, 자금을 필요한 때마다 조달해야 하므로 자금관리가 복잡한 단점이 있다.

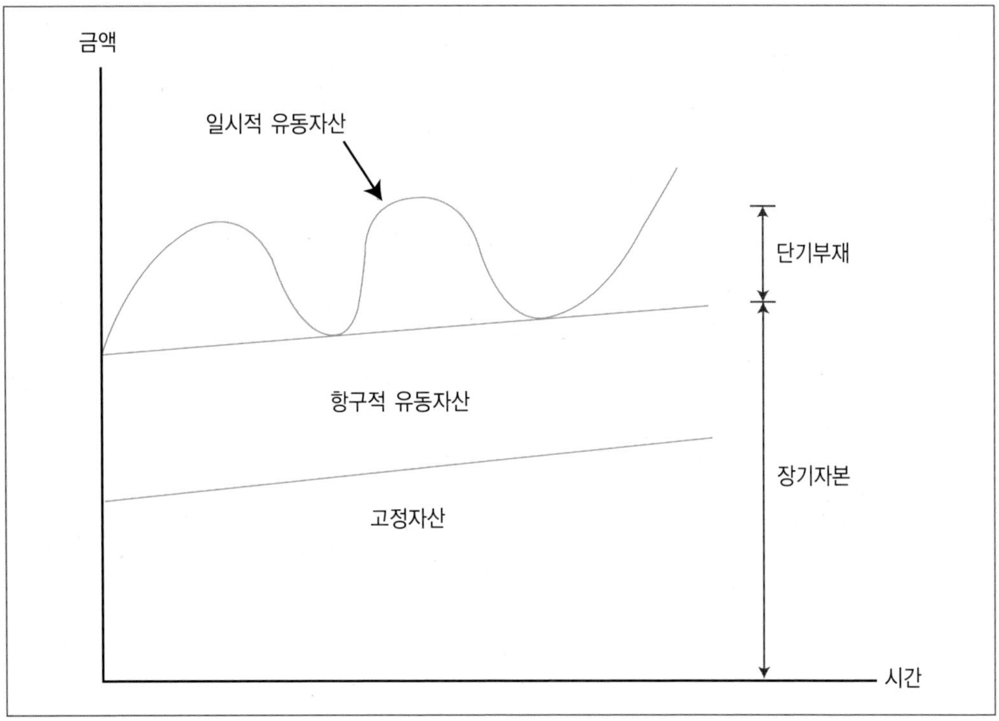


〈그림 11-5〉 중간적 정책

운전자본 조달정책은 위 세 가지 중 어떠한 대안을 선택하느냐는 각 대안이 가져다 주는 위험과 수익성관계에 대한 재무관리담당자의 판단에 달려 있다. 그러므로 재무관리담당자는 여러 가지 정책하에서 기대수익률과 위험을 분석하여 양자간의 상반관계를 파악하여 자금조달정책을 결정하여야 할 것이다.

## 2. 현금관리

### 2.1 현금관리의 의의

기업의 영업활동에 있어 많은 부분은 현금에 의해 결재되므로, 기업이 영업활동을 원활하게 수행하기 위해서는 현금을 충분히 보유하고 있어야 한다. 만일 현금이 부족하여 지급이 지연된다거나 또는 지급불능의 상태에 직면하게 되면 그 기업은 정상적인 기업 활동을 할 수 없게 된다.

그러나 기업이 현금을 필요한 수준 이상으로 과다하게 보유하는 것 또한 비효율적이다. 현금 그 자체는 유휴자산이기 때문이다.

그 동안 기업은 효율적인 현금관리를 위해 여러 가지 모델과 기법을 개발하여 왔으며, 금융시장이나 자본시장의 발달과 더불어 현금을 가능한 한 최소로 보유하려는 추세를 보여 왔다. 즉 유동성이 높은 자산이지만 비수익성 자산인 현금을 최소한으로 감소시켜 여분의 자금을 수익성 자산에 투자하려는 것이다. 증권시장의 발달로 유가증권의 거래가 활발해져, 유동성을 유지하면서도 수익성을 올릴 수 있게 되었기 때문이다.

현금관리의 목적은 유동성을 유지하여 지급불능의 위험을 감소시키면서 기업의 수익성을 높이기 위해서는 현금과 관련된 경영활동을 효율적으로 수행하여야 하는데, 이러한 활동은 현금유입을 촉진시키고 현금유출을 통제하며, 적절한 현금보유량을 결정하고, 초과현금을 시장성 있는 자산에 투자하는 것으로 볼 수 있다.

### 2.2 현금보유의 동기

현금의 보유동기에 대하여 케인즈(Keynes)는 다음의 세가지를 이유로 들고 있다.

첫째, 거래 동기(transaction motive)이다. 거래 동기는 병원의 정상적인 진료활동을 유지하기 위하여 현금을 보유하는 경우를 말한다. 거래 동기에 의한 현금보유 수준은 현금의 유입과 유출이 실현되는 시차에 의하여 결정된다. 병원의 현금 창출은 진료수익에 거의 전적으로 이루어지고 있는데, 진료수익은 제3자 지불자단체에 의한 수익이 대부분을 차지하므로 현금유입의 속도가 느리다. 따라서 병원이 원활한 거래를 위하여 타 산업보다 더 많은 현금을 보유하여야 한다.

둘째, 예비동기(precautionary motive)이다. 이는 비상사태나 우발적인 사태에 대비하기 위하여 현금을 보유하는 것을 말한다. 미래의 현금유입과 유출을 정확하게 예측하기 어렵거나, 자본조달 능력이 취약하거나, 의료미수금 중 악성미수금이 많아 회수의 불확실성이 높을 경우에는 예비동기에 의한 현금 보유수준은 증가하게 된다.

셋째, 투기 동기(speculative motive)이다. 이는 장래 수익성있는 자산에 적시에 투자하기 위하여 현금을 보유하는 것을 말한다. 병원의 경우 외부자금조달의 경우 제약이 크기 때문에 성장가능성이 높은 병원의 경우 투기 동기의 현금을 일정 수준 보유해야 할 것이다.

이와 같이 기업이 현금을 보유하는 이유는 크게 세 가지로 파악하고 있지만, 실제 병원의 현금보유 수준은 현금유입과 현금유출에 의하여 시시각각 달라지게 된다. 일반적으로 현금관리에서의 원칙은 현금유입을 촉진시키고, 현금유출을 가능한 지연시키는 것이라 볼 수 있다.

### 2.3 병원의 현금 관리 정책

#### 2.3.1 병원의 현금유입 촉진

병원이 현금유입을 촉진하는 방법은 네 가지로 구분할 수 있다. 첫째로, 외래환자가 지불한 진료비를 현금의 누출 없이 받아들이는 것과, 둘째로, 퇴원환자로부터 본인부담금을 현금의 누출 없이 받아들이는 것, 세 번째로, 제3자 보험자단체를 통하여 지불되는 외래 및 입원환자의 진료비를 정확히 청구하여 신속히 받아들이는 것, 네 번째로 일반 환자 등에서 발생하기 쉬운 악성미수금을 가급적이면 신속하게 받아들이는 것으로 구분될 수 있다.

이러한 문제는 병원의 원무관리 제도가 잘 수립되어 있고 또한 내부통제제도가 적절히 운영된다면 쉽게 해결될 수 있다. 최근의 병원환경은 처방전달시스템(OCS)이 잘 구축되어 있어 내부통제를 위한 기술적인 문제는 큰 어려움이 없다. 다만, 입금된 현금은 즉시 예금하도록 하며, 현금의 수입에 대한 기록은 항시 대조 확인하며, 현금시재액은 매일 장부와 대조하고 책임자는 매일 마감 시에 확인을 받는 등의 내부통제 원칙은 지켜야만 한다.

현금회수를 신속하게 하는 이유는 화폐의 시간적 가치를 크게 하기 위한 것으로 해석할 수 있다.

### 2.3.2 병원의 현금유출 통제

현금유출의 통제는 현금의 누출을 방지하는 것과, 가급적이면 현금지출을 늦추는 것으로 나눌 수 있다. 현금의 누출을 방지하는 방법으로는 내부통제조직을 실정에 맞게 강화하여 부정, 도난 등에 따르는 손실을 없애는 방법이다. 현금 지출시 구매책임자와 지출책임자를 반드시 분리하고, 할인이나 할증관리도 분리하여 관리하는 등의 내부통제관리를 확립하여야 할 것이다.

현금의 지급을 늦추는 방법은 첫 번째로, 일정금액 이상의 지출액은 어음을 이용하여 자금의 활용을 도모하는 방법이고, 두 번째로, 일정금액 이하의 지출액도 수시로 하지 않고 매월 특정일 특정요일에만 지급하는 방법이다. 이 방법을 채택하면 자금지출계획 수립이 용이하고 지출사무도 간편해 질 수 뿐만 아니라 시간차에 따른 자금 활용을 할 수 있는 이점이 있다.

그러나 이와 같은 정책을 결정할 때는 병원의 이미지 손상이나 현금결제에 따르는 할인 등과 같은 기회비용을 고려하여 신중히 결정하여야 할 것이다.

## 2.4 현금관리의 비용

병원의 재무관리 담당자의 현금관리에서 중요한 과제 중의 하나는 적정한 현금을 보유하여야 한다. 그런데 적절한 현금 보유수준이 얼마인지 결정하기는 쉽지 않다. 만약 과다한 현금을 보유했을 때는 다른 수익성 있는 투자기회를 포기하고 현금을 보유하는데 따른 기회비용이 발생하고, 너무 적은 현금을 보유했을 때는 자금수요에 대응하기 위하여 단기유가증권과 같은 다른 유동자산을 빈번하게 매각하여야 하며 이로 인해 세금이나 수수료와 같은 거래비용이 발생하게 된다. 따라서 적정한 현금 보유 수준은 거래비용과 기회비용을 고려한 총비용이 최소가 되는 점에서 결정되어야 할 것이다.

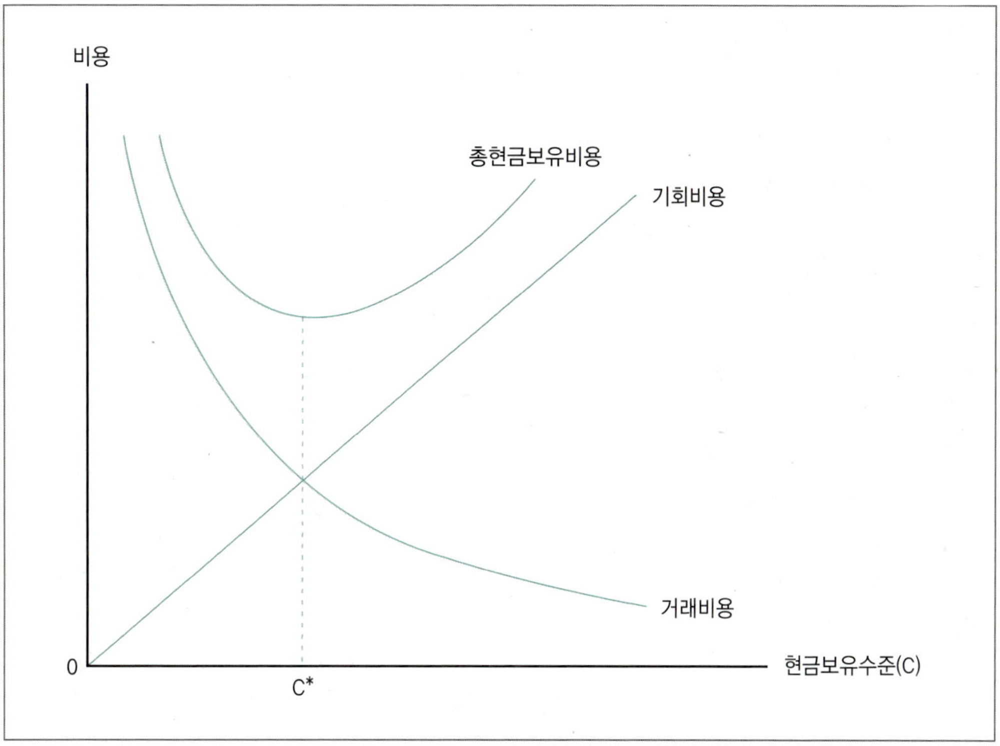


〈그림 11-6〉 현금보유의 제비용

일반적으로 현금보유에 따른 기회비용은 현금보유수준이 증가할수록 증가한다. 반면 현금보유에 따른 거래비용은 현금보유수준이 증가하면 할수록 감소하게 된다. 〈그림 11-6〉에서 보는 바와 같이 적정현금보유수준은 기회비용과 거래비용을 합한 총 비용이 최소가 되는 $C^*$가 된다.

### 2.5 현금관리의 모형

한 기업이 얼마만큼 현금을 보유하여야 가장 적절한가에 대하여는 많은 연구가 발표되었으나, 여러 가지의 기본 가정을 전제로 한 것이므로 그들의 연구결과를 보편적으로 적용하기는 매우 어렵다.

이러한 연구들로는 현금유출입의 확실성을 가정하는 보몰(Baumol)모형과 현금유출입의 불확실성을 가정하는 밀러와 오어(Miller and Orr)모형 등이 있다.

### 2.5.1 보몰의 현금관리모형

한 조직이 얼마만큼 현금을 보유하는 것이 가장 적정한가에 대한 대표적인 모형으로 보몰( Baumol)모형이 있다. 보몰(W. S. Baumol)의 모형은 현금의 유출이 일정하다는 가정하에 거래적 동기에 의한 현금보유의 적정수준을 결정하는 모형을 개발하였다. 그는 재고관리에 이용되는 경제적 주문량 결정모형(economic order quantity model : EOQ모형)을 이용하여 기업이 자금을 조달할 때 현금관리와 관련한 총비용을 최소화하는 현금조달액과 현금조달횟수를 파악하였다. 보몰은 이 모형을 도출하기 위하여 다음과 같은 몇 가지 가정을 설정하였다.

첫째, 현금유출은 매기간 일정하게 발생한다.

둘째, 필요이상의 현금은 유가증권에 투자하고 있다가 현금잔고가 0으로 떨어지면 일정금액에 해당하는 유가증권을 매각하여 현금을 즉시 보충한다. 따라서 현금부족으로 인한 기회비용은 발생하지 않는다.

이와 같은 가정하에 기업의 현금흐름을 나타내면 〈그림 11-7〉과 같다.

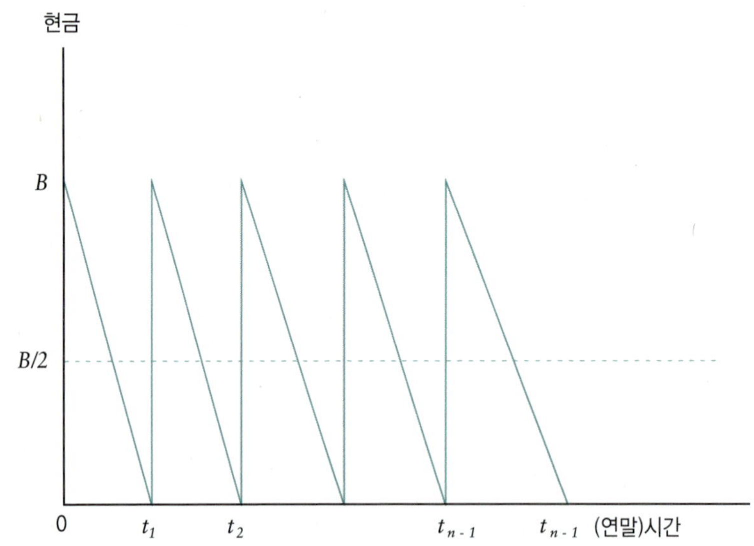


〈그림 11-7〉 보몰모형하의 현금흐름

기업이 일정기간 동안 현금을 관리하는데 소요되는 총비용($TC$)은 다음과 같다. 여기에서 기업이 일정기간 필요한 총현금을 A, 현금 1원 보유로 인한 기회비용을 $r$, 유가증권의 1회 거래비용을 F, 그리고 1회 현금조달액을 B라한다.

$$TC = \text{거래비용} + \text{기회비용} = F \times \frac{A}{B} + r \times \frac{B}{2} \qquad (11 \cdot 1)$$

$TC$ : 연간 총비용
$A$ : 기업의 일정기간 필요한 총현금
$B$ : 1회 현금조달액
$r$ : 현금 1원 보유로 인한 기회비용(현금보유 기회이자 비용)
$F$ : 유가증권 1회 거래비용(매회의 현금조달 비용)

식 (11 · 1)의 첫 번째 항인 거래비용은 연간 거래횟수와 1회 거래비용의 곱이다. 한번의 교환에 $F$의 비용이 소요되며, $A/B$회의 교환이 이루어지므로 총거래 비용은 $F \times \frac{A}{B}$가 된다. 둘째 항은 기회비용으로 년간 현금유출이 일정하게 발생하면 1회당 B원씩의 자금이 조달되므로 평균현금 보유액은 $\frac{B}{2}$가 된다. 이 평균현금보유액에 현금보유 기회이자 비용 $r$을 곱하면 현금보유 기회비용은 $\frac{B}{2} \times r$이 된다.

이때 현금보유에 대한 총비용을 최소로 하는 1회의 현금교환액 $B^*$는 $TC$를 $B$에 관하여 미분한 값이 0이 되는 $B^*$의 값이고, 이에 따른 1년간의 최적교환 횟수는 $\frac{A}{B^*}$가 된다.

$$\text{즉, } \frac{d(TC)}{dB} = -F \times \frac{A}{B^2} + \frac{r}{2} = 0, \quad B^* = \sqrt{\frac{2FA}{r}} \qquad (11 \cdot 2)$$

결국 보몰모형에 의하면 기업은 1년중 매교환기간 초에 $B^*$만큼을 보유하는 것이 최적이며, 1년간 평균적으로는 $\frac{B^*}{2}$만큼의 현금을 보유하는 셈이다.

그리고 현금관리모형의 최소가 되는 점, 즉 총비용 $TC$는 식 (11 · 2)를 식 (11 · 1)에 대입하여 다음과 같이 구할 수 있다.

$$TC^* = \sqrt{2FAr}\ ^{2)} \qquad (11 \cdot 3)$$

보몰모형은 현금유출이 일정하고, 일정기간 현금유입이 없고, 유가증권의 자유로운 매도와 매수와 같은 비현실적 가정으로 문제점이 있지만 기업의 기본적인 현금관리정책을 수립하는데 기초자료를 제시해 주고 있다.

**예제 11-1**

어떤 기업이 정상적인 영업활동을 하기 위해서는 매년 500만원의 현금이 소요된다. 이 회사의 현금유출은 일정하며, 현금잔고가 0이 될 때 유가증권을 매각하여 현금을 보충하고 있다. 유가증권을 한번 매각하는데 600원의 거래비용이 발생하고, 유가증권의 연간수익률이 10%라고 한다.
이상의 자료를 이용하여 다음을 계산하라.

① 최적 1회 현금조달액
② 최적 현금보유수준
③ 연간 유가증권의 거래 횟수
④ 현금관리의 연간 총비용
⑤ 만약 유가증권의 연간수익률이 15%라 할 때, 최적 1회 현금조달액과 최적 현금보유수준은 어떻게 변하는가?

**풀이**

---

2) $TC = \frac{FA}{B} + r \times \frac{B}{2}$ 에서 $B = \sqrt{\frac{2FA}{r}}$ 을 대입하면,

$$TC = \frac{FA}{\sqrt{\frac{2FA}{r}}} + \frac{r \times \sqrt{\frac{2FA}{r}}}{2}$$ 에서 통분을 위하여 양변에 $2\sqrt{\frac{2FA}{r}}$ 을 곱하면,

$$= \frac{2FA}{2\sqrt{\frac{2FA}{r}}} + \frac{2r \times \frac{2FA}{r}}{2\sqrt{\frac{2FA}{r}}}$$ 이 된다. 이를 정리하면,

$$= \frac{4FA}{2\sqrt{\frac{2FA}{r}}} = \frac{2FA}{\sqrt{\frac{2FA}{r}}} = \frac{2FA \times \sqrt{\frac{2FA}{r}}}{\frac{2FA}{r}} = r \times \sqrt{\frac{2FA}{r}}$$

$$= \sqrt{2FAr}$$

이 기업의 1년 동안 필요한 총 현금액($A$)은 500만원, 유가증권 연간수익률($r$)은 10%, 1회 거래비용($F$)은 600원이다.

① 최적 1회 현금조달액

$B^* = \sqrt{\frac{2FA}{r}}$ 이므로,

$B^* = \sqrt{\frac{2 \times 600 \times 5,000,000}{0.1}}$

$= 244,949$

② 최적 현금보유수준

$\frac{B^*}{2} = \frac{244,949}{2} = 122,475$원

③ 연간 유가증권의 거래 횟수

$\frac{A}{B^*}$ 이므로 $\frac{5,000,000}{244,949} = 20.4$회

④ 현금관리의 총비용

$TC^* = \sqrt{2FAr}$

$\sqrt{2 \times 600 \times 500\text{만원} \times 0.1} = 24,495$회

⑤ $r = 15\%$ 일 때

$B^* = \sqrt{\frac{2 \times 600 \times 5,000,000}{0.15}}$

$= 200,000$원

$\frac{B^*}{2} = \frac{200,000}{2} = 100,000$원

### 2.5.2 밀러 · 오어의 현금관리모형

앞에서 설명한 보몰모형은 미래의 현금유입과 현금유출을 확실하게 예측할 수 있다는 가정하에 도출된 모형이다. 그러나 미래 현금흐름을 확실하게 예측할 수 없기 때문에 밀러와 오어(M.H. Miller and D. Orr)는 현금의 유입과 유출을 예측할 수 없다는 가정하에 현금잔고의 통제한계와 목표현금잔고의 결정을 위한 확률적 모형(stochastic model)을 개발하였다.[3)]

밀러-오어의 모형은 유가증권 매각이나 구입 시 거래횟수에 비례하여 거래비용이 발생하고, 현금잔고의 하한선을 경영자가 미리 정해 놓은 것으로 가정하고 있다. 밀러-오어 모형의 가장 큰 특징은 현금흐름이 변동성을 가지므로 매일 매일의 순현금흐름(현금유입-현금유출)이 0의 기대치를 갖는 정규분포이고 시간의 흐름에 따라 일정한 패턴이나 추세를 보이지 않고 변동하는 것으로 가정하였다.

이와 같이 순현금흐름이 정규분포라면, 기업이 보유하고 있는 현금잔고수준은 〈그림 11-8〉과 같이 무작위로 변하게 된다. 이 경우 기업이 보유하는 현금잔고가 너무 많거나 너무 적게될 수도 있어 거래비용이나 기회비용이 너무 크게 될 수도 있다. 따라서 이 모형에서는 불규칙적 현금흐름을 통제하기 위하여 현금흐름의 상한선(upper limit) $U$와 하한선(lower limit)$L$, 그리고 목표 현금잔고점 $R$을 두고 있다.

〈그림 11-8〉은 밀러-오어모형이 어떻게 적용되는지를 설명하고 있다. 현금수준이 상한선($U$)과 하한선($L$) 사이에서 변동하는 한 유가증권의 매입 또는 매도에 의해 현금잔고를 변동시킬 필요가 없다. 그러나 그림의 $X$시점과 같이 현금잔고가 상한선인 $U$에 도달하면, ($U - R$)만큼의 유가증권을 매입하여 현금보유 수준을 $R$로 회복되도록 하여야 한다. 그림의 $Y$시점과 같이 현금잔고가 하한선은 $L$에 도달하면, ($R - L$)만큼의 보유 유가증권을 매각하여 현금보유수준을 $R$로 회복되도록 하여야 한다. 양자 모두 현금잔고는 $R$로 회복되게 된다.

3) M.H. Miller and D. Orr, "A Model of Demand for Money by Firms", Quarterly Journal of Economics, Vol. 80 (Aug. 1966), p413 - 435.

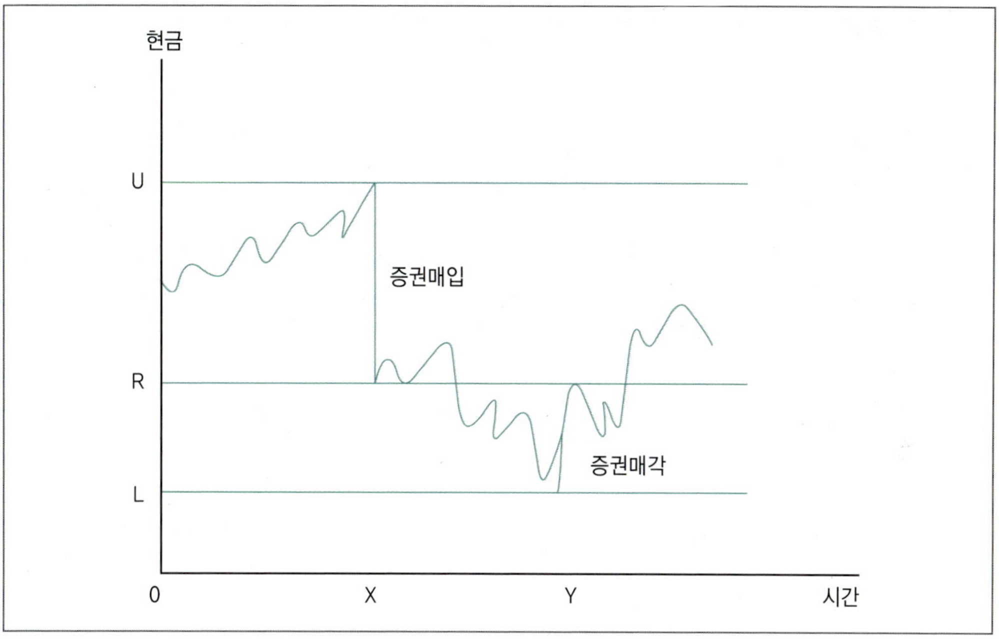


〈그림 11-8〉 밀러-오어 모형

밀러-오어 모형에서 중요한 것은 총비용(거래비용 + 기회비용)을 최소화하는 현금흐름의 상한선 *U*와 목표현금잔고점 *R*을 어떻게 결정할 것인가의 문제이다.

밀러-오어 모형에서는 목표현금잔고점 $B^*$와 상한선 *U*를 다음과 같이 제시하고 있다.

$$R^* = \left(\frac{3F\sigma^2}{4k}\right)^{\frac{1}{3}} + L \qquad (11 \cdot 4)$$

$$U^* = 3\left(\frac{3F\sigma^2}{4k}\right)^{\frac{1}{3}} + L = 3R^* - 2L \qquad (11 \cdot 5)$$

여기서 $^*$: 최적치

*R* : 목표 현금잔고선

*L* : 현금잔고의 하한선

*F* : 유가증권 1회 거래비용(매회의 현금조달 비용)

*K* : 유가증권 일간수익률

$\sigma^2$: 일별 순현금흐름의 분산

*U* : 현금잔고의 상한선

그리고 밀러-오어모형에 의한 평균흐름잔고는 다음과 같이 제시하고 있다.

$$평균흐름잔고 = \frac{4R - L}{3} \qquad (11 \cdot 6)$$

식 (11 · 4), (11 · 5)에서 볼 수 있는 바와 같이 밀러-오어의 모형을 사용하기 위해 현금보유수준의 하한선($L$)과 일별 현금흐름의 표준편차($\sigma^2$), 유가증권의 일간 이자율($k$), 유가증권의 매입과 매도에 따른 거래비용($F$)을 먼저 알아야 한다.

이 모형은 현금잔고의 상한선과 하한선과 같은 현금잔고의 통제에 대한 한계를 설정함으로써 경영자가 취해야 할 행동인 유가증권의 매입과 매각의 신호를 모형으로부터 알 수 있다. 그러나 이 모형에서는 경영자의 현금예측능력과 기업 현금흐름의 추세를 무시했다는 단점이 있다.

**예제 11-2**

어느 회사의 일별 현금흐름의 표준편차는 10만원이다. 현금보유의 기회비용은 연간 8%이며, 유가증권의 매매 1건당 거래비용은 8만원이다. 현금잔고의 하한선이 50만원으로 정해져 있고, 일간 이자율은 0.0211%이고, 현금잔고의 상한선과 적정현금보유수준(또는 귀착점), 그리고 평균현금잔고는 각각 얼마인가?

**풀이**

$$적정현금\ 보유수준(R^*) = (\frac{3F\sigma^2}{4k})^{\frac{1}{3}} + L$$

$$= (\frac{3 \times 80,000 \times 1,000,000^2}{4 \times 0.000211})^{\frac{1}{3}} + 500,000$$

$$= 191.67만원$$

$$현금잔고의\ 상한선(U^*) = 3R^* - 2L$$

$$= (3 \times 1,916,7000) - (2 \times 500,000)$$

$$= 471.01만원$$

$$\text{평균현금잔고} = \frac{4R - L}{3}$$

$$= \frac{4 \times 1{,}916{,}700 - 500{,}000}{3}$$

$$= 238.89\text{만원}$$

## 3. 유가증권관리

### 3.1 시장성 유가증권의 중요성

현금을 과도하게 보유하는 것은 기업의 수익성을 저하시키기 때문에 필요 이상의 현금이 발생할 때에는 그 현금이 필요한 시점까지 유동성이 높은 다른 자산에 투자하는 것이 바람직하다. 즉 현금이 필요할 때 즉시 현금화할 수 있는 투자대상을 찾아야만 한다. 이러한 의미에서 시장성 유가증권(marketable security)은 현금과 유사한 유동성을 유지하면서 투자수익도 올릴 수 있는 자산이라고 할 수 있다. 즉 기업이 시장성 유가증권을 보유하는 목적은 현금의 대용으로써 현금이 필요할 경우 언제든지 유가증권을 처분함으로써 기업의 유동성을 유지할 수 있고, 유휴현금이 발생할 때에는 시장성 유가증권을 소유함으로써 단기간의 투지수익을 올릴 수 있기 때문이다.

현대 자본주의 사회에서는 유가증권을 거래하는 시장이 발전하여 유가증권의 시장성이 높아짐에 따라, 유가증권을 보유하여도 현금보유의 목적인 유동성을 유지할 수 있다. 유가증권에 투자하는 것이 위와 같은 장점도 있지만, 우리나라 병원과 같이 만성적인 자금부족으로 투자기회에 대한 자금조달이 곤란하며, 그리고 유가증권의 유통시장이 완전히 성숙되지 않은 경우에는 그 의미가 반감된다.

### 3.2 유가증권의 종류

유가증권의 종류는 수없이 많으나 기업의 유동성을 유지하면서 단기적 투자대상이 되는 종류만을 간단히 살펴보기로 한다.

### 3.2.1 국공채

이는 중앙정부 또는 지방정부가 주체가 되어 발행하는 유가증권으로, 우리나라에서 발행되고 있는 공채는 거의 없으며, 국채로는 양곡기금증권, 전신 전화채권, 통화안정증권 등이 있다. 또한 정부관계기간이나 특별법에 의해 설립된 기관이 발행한 채권으로 정부가 지불을 보증한 주택채권, 산업금융채권 등도 국채라 할 수 있다. 이들 국공채의 만기는 대체로 1년 이상의 장기이나, 만기에 관계없이 투자자들끼리 언제나 매입이나 매각할 수 있다.

### 3.2.2 사채

이는 기업이 일반대중으로부터 장기간에 걸쳐 거액의 자금을 조달하기 위하여 일정한 이자를 지급함과 동시에 만기에 원금을 상환할 것을 약속한 유가증권으로서, 회사의 확정채무임을 표시한 것이다. 사채는 장기자본조달을 위해서 발행되지만 증권시장에서도 유통되므로 시장성이 높아 투자자의 입장에서는 단기투자의 대상이 될 수 있다.

### 3.2.3 기업어음

이는 기업이 일정기일에 일정금액을 지급하기로 약속한 증권을 말한다. 어음은 기업의 상거래상 발행되는 상업어음과 상거래 없이 자금의 조달만을 위한 융통어음이 있다. 어음의 만기는 보통 6개월 내외이며, 만기 이전에 필요에 따라 매각할 수 있기 때문에 단기적인 여유자금을 효율적으로 이용하는데 매우 유용하다.

### 3.2.4 수익증권

이는 투자신탁회사가 일반투자자로부터 자금을 모아, 이 자금으로 증권에 투자하여 투자지분에 대한 이익을 분배하는 유가증권이다. 이 증권은 매각하고자 하는 투자자의 요구에 따라 투자신탁회사에서 매입해 주므로 언제나 현금화가 가능하다.

## 3.3 시장성 유가증권의 선택기준

유가증권을 소유하는 가장 큰 목적이 현금대용 및 현금이 필요한 시점까지의 단기투자에 있기 때문에 기업측면에서는 이러한 목적을 충분히 반영할 수 있는 유가증권을 선택하여야 한다.

### 3.3.1 채무불이행위험(default risk)

이 위험은 유가증권을 발행하는 채무자가 원금이나 이자에 대하여 채무를 이행하지 못하게 되는 위험을 말한다. 채무불이행위험이 큰 유가증권을 매입할 경우 기업에 그만큼 손실의 위험이 있을 뿐만 아니라, 필요한 경우 현금의 수요에 제대로 대비할 수 없게 되어 기업의 안정적 운영에 큰 차질을 가져올 수 있다. 따라서 현금관리 목적으로 유가증권을 매입할 때 채무불이행위험은 가급적 적어야 한다. 일반적으로 정부에서 발행하는 유가증권은 채무불이행위험이 거의 없는 증권이지만, 기업이 발행하는 어음이나 채권 등은 발행기업의 영업상태나 신용도에 따라 채무불이행위험이 클 수 있다. 일반적으로 위험이 작은 것은 수익성이 낮다.

〈그림 11-9〉에서 보는 바와 같이 위험이 전혀 없는 국채는 무위험이자율을 기대할 수 있으며, 위험의 증대에 따라 기대수익률도 커지게 되는데, 수익률에서 무위험이자율을 뺀 것을 위험에 대한 프리미엄이라고 한다.

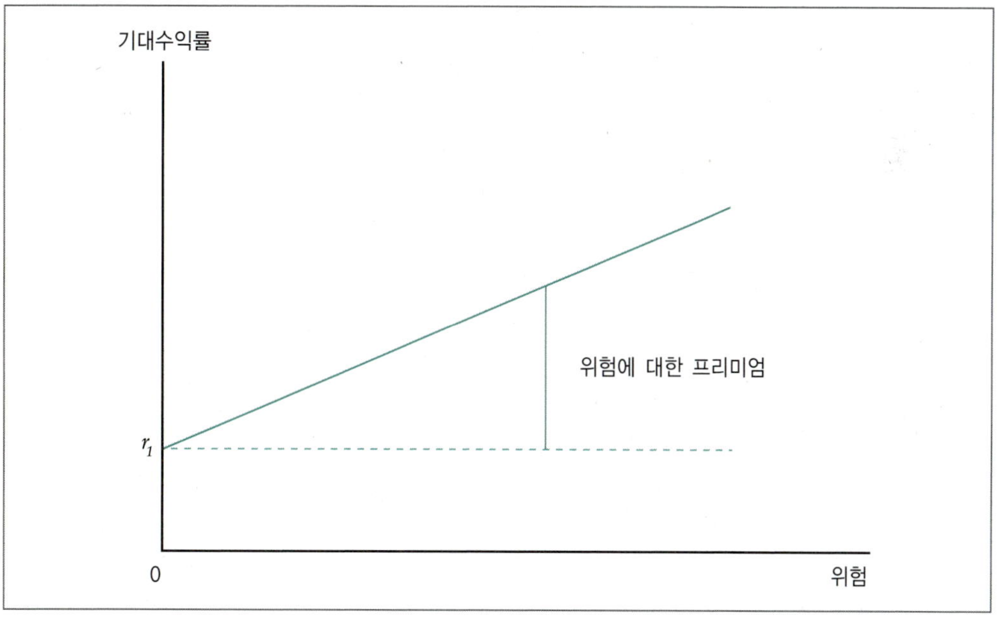


〈그림 11-9〉 위험과 기대수익률

### 3.3.2 이자율위험(interest rate risk)

시장에서 유가증권의 가격과 이자율은 반대로 변화한다. 즉 이자율이 상승하면 유가증권의 가격은 내려가고, 이자율이 하락하면 유가증권은 올라간다. 즉 이자율이 변함에 따라 유가증권의 가치도 변화하게 되는데, 이와 같이 이자율의 변화에 따른 투자가치의 변화를 이자율위험이라고 한다. 이자율위험이 클 경우 원하는 수준의 유가증권의 가치를 유지하기 어려우면 유가증권을 통한 현금관리는 신빙성을 가질 수 없다. 따라서 지나치게 이자율위험이 큰 유가증권은 현금관리상 피하여야 한다. 다른 조건이 같을 경우 만기일이 길수록 이자율 변화에 따른 투자가치의 변화폭이 커진다. 따라서 이자율위험이 작은 유가증권을 택하기 위하여 상대적으로 단기의 유기증권을 택하는 것이 유리할 수도 있다.

### 3.3.3 구매력위험(purchasing power risk)

이 위험은 인플레이션에 의해 화폐의 구매력이 감소되는 위험을 말한다. 이러한 구매력위험을 극소화하기 위하여 기업은 인플레이션이 발생할 때 수익도 같이 상승하는 유가증권이나 자산을 보유하는 것이 유리하다. 인플레이션이 예상될 경우 수익률이 고정되어 있거나 심지어 감소하는 자산을 보유하면 투자가치의 상실은 매우 크게 된다. 이 경우 특히 현금을 적정수준 이상으로 보유하고 있으면 구매력감소로 인한 불필요한 손실을 보게 된다.

### 3.3.4 유동성위험(liquidity risk)

필요에 따라 보유자산을 빠른 시간 내에 매각함으로써 쉽게 현금화할 수 있는 것을 자산의 유동성이라 한다. 이때 판매가격은 물론 적정수준의 시장가격이 되어야 한다. 현금관리를 목적으로 보유하는 자산은 이러한 유동성이 절대적으로 요구되는데, 이는 불확실한 현금수요에 대비하기 위하여 자산이 손쉽게 처분될 수 있어야 하기 때문이다. 일반적으로 거래량이 많아 시장규모가 큰 유가증권이 높은 시장성을 갖는다.

### 3.3.5 유가증권의 만기(maturity)

일반적으로 유가증권의 만기가 길면 길수록 수익성이 높다. 그러나 유가증권의 만기가 길어지면 미래 유가증권의 가격 변동에 따라 불확실성이 커져 위험이 증대하게 된다. 그러므로 기업이 유동성과 안정성을 유가증권 관리의 목적으로 둔다면, 단기일에 만기가 되는 유가증권을 투자대상으로 선택하는 것이 원래의 목적과 부합된다.

### 3.3.6 자산결합의 위험분산효과(risk diversification of portfolio)

일반적으로 여러 자산을 결합하면 위험분산효과가 나타난다. 여러 자산을 함께 보유하고 있을 경우, 경제상황의 변화에 따라 어느 자산의 위험도가 높아지면 위험도가 낮아지는 다른 자산이 있게 되므로 기업 전체적으로 채무불이행의 위험을 거의 부담하지 않게 된다. 결합되는 자산의 종류에 따라 이러한 위험분산효과는 달라지게 되는데, 흔히 수익률의 실현이 반대방향으로 나타나는 자산을 결합하면 그 효과가 가장 크게 나타난다.

## 연습문제 주관식

01 병원의 영업순환과정에 대하여 설명하시오.

02 일반적으로 유동자산 관리정책은 매출액과 유동자산 보유수준과의 관계에 따라 정책이 결정된다. 이에 따른 투자정책을 제시하고, 투자정책별 특성을 제시하시오.

03 운전자본조달 정책을 세가지 관점에서 제시하시오.

04 기업이 현금을 보유하고자 하는 동기를 설명하시오.

05 현금보유의 제 비용을 그래프를 통하여 설명하고, 이를 통하여 적정 현금보유수준을 제시하시오.

06 보몰의 현금관리모형은 어떤 한계를 가지고 있는가?

07 보몰의 현금관리모형과 밀러-오어의 현금관리모형을 비교 설명하시오.

08 시장성있는 유가증권의 선택기준에 대하여 설명하시오.

09 한국병원은 1년 동안 영업활동에 필요한 현금은 2천만원이고, 유가증권에 투자하는 경우 투자수익률은 10%이다. 현금을 차입하는 경우 40,000원의 비용이 소요된다. 이 병원의 현금유출은 일정하며, 현금잔고가 0이 될 때 유가증권을 매각하여 현금을 보충하고 있다.

본 자료를 이용하여 다음을 계산하라.

(1) 최적 1회 현금조달액

(2) 현금관리의 총비용

10 대한병원은 연간 1,000만원의 현금이 필요한 병원이다. 이 병원의 현금유출은 일정하며, 현금잔고가 0이 될 때 유가증권을 매각하여 현금을 보충하고 있다. 유가증권의 1회 거래비용은 1,000원이며, 유가증권의 연간이자율은 8%이다.

이 자료를 이용하여 다음을 계산하라.

(1) 최적 1회 현금조달액

(2) 현금관리의 연간 총비용

(3) 최적 현금보유수준

(4) 연간 유가증권의 거래 횟수

## 연습문제 객관식

**01** 운전자본을 설명한 것 중 사실과 다른 것은?

① 일반적으로 운전자본은 유동자산을 말한다.
② 병원은 운전자본을 많이 보유할수록 유리하다.
③ 순운전자본은 유동자산에서 유동부채를 뺀 것을 말한다.
④ 병원이 미래 현금흐름을 정확히 예측할 수 없기 때문에 운전자본의 관리는 중요하다.

**02** 병원의 현금 유출이 되는 시점부터 현금이 회수되기까지의 기간을 무엇이라 하는가?

① 영업순환기간 ② 재고자산 회전기간
③ 매출채권회수기간 ④ 현금순환기간

**03** 유동자산 관리정책은 매출액과 유동성의 관계 수준에 따라 재무관리자의 정책이 다르다. 동일한 매출액 수준에서 유동자산 보유수준이 가장 적은 정책은?

① 보수적 정책 ② 중간적 정책
③ 공격적 정책 ④ 회피적 정책

**04** 다음 중 현금보유동기라고 볼 수 없는 것은?

① 자본구조를 개선하기 위한 현금 보유
② 장래 수익성있는 자산에 적시 투자하기 위한 현금 보유
③ 비상사태나 우발사태에 대비하기 위한 현금 보유
④ 정상적 진료행위를 원활하게 하기 위한 현금 보유

**05** 병원이 현금유입을 촉진하는 방법으로 사실과 다른 것은?

① 외래환자 진료비 누출 없이 받아들일 것
② 제3자보험자 단체로 진료비 청구를 신속하게 할 것
③ 악성미수금 신속히 받아들일 것
④ 악성미수금을 가급적 신속히 대손으로 처리할 것

06 현금관리의 비용으로 바른 것은?

| 가. 거래비용 | 나. 관리비용 | 다. 기회비용 | 라. 지불비용 |
|---|---|---|---|

① 가, 다　　② 가, 나

③ 가, 나, 다　　④ 나, 다

07 밀러와 오어의 현금관리 모형의 설명으로 사실과 다른 것은?

① 현금잔고의 하한선은 경영자가 미리 정해 놓는다.

② 매일 매일의 순현금흐름은 시간의 흐름에 따라 일정한 패턴이나 추세를 보이지 않고 변동하는 것으로 가정하였다.

③ 밀러와 오어는 현금유출이 매기간 일정하게 발생한다 가정하였다.

④ 불규칙적 현금흐름을 통제하기 위하여 현금흐름의 상한선, 하한선, 목표 현금잔고점을 두고 있다.

08 다음중 유가증권이 아닌 것은?

① 국 · 공채　　② 회사채

③ 주식　　④ 보통예금

09 시장성있는 유가증권의 선택기준으로 옳지 않은 것은?

① 유가증권 매도자　　② 채무불이행 위험

③ 유동성 위험　　④ 유가증권의 만기

# 제12장 의료미수금관리

매출채권이란 기업의 주된 영업활동과정에서 재화나 용역을 판매하는 것과 같은 수익창출활동으로부터 발생한 채권을 말한다. 즉 매출채권이란 당해 기업의 사업목적을 위한 경상적 영업활동인 재화의 판매 및 용역의 제공과 관련된 신용채권으로서 외상매출금과 받을어음이 이에 해당한다. 그러나 의료기관 회계기준 규칙에서는 외상매출금 대신 의료미수금이라는 계정과목을 사용하고 있다. 따라서 의료기관 회계기준 규칙에서는 의료미수금과 받을어음이 매출채권에 해당된다. 2014년 병원경영분석 자료에 의하면 매출채권 계정 중 의료미수금 비중은 매우 큰 것으로 나타나고 있지만, 받을어음은 존재하지 않는 것으로 나타나고 있다. 이는 병원의 특성 상 받을어음 거래는 발생되기 힘들기 때문이다. 따라서 병원산업에서 매출채권관리는 의료미수금관리라는 표현을 사용하여도 무방하다 생각된다.

2014년 현재 우리나라 일반병원의 의료미수금 비중은 총 자산의 10.1%, 유동자산의 42.9%이다.

따라서 본 장에서는 우리나라 병원에서 매출채권의 대부분에 해당되는 의료미수금의 효율적인 관리방안과 신용정책 등을 설명하기로 한다.

## 1. 의료미수금관리의 중요성

의료미수금(patient receivables)은 병원이 환자에게 진료서비스를 제공하고 아직 진료비가 회수되지 않은 부분을 말하는 것으로 재원미수금, 퇴원미수금, 외래미수금, 기타 미수금 등이 포함된다. 우리나라 병원의 총자산 중 의료미수금이 차지하는 비중은 10.1%로 매우 큼에도 불구하고 병원의 관계자들은 이의 중요성에 별로 인식을 못하는 것 같다. 의료미수금의 관리가 병원의 수익성과 성장성에 어떤 영향을 미치는가를 파악하기 위하여 극단적인 예를 들어보자.

한국병원의 총자산은 5억원, 자기자본은 1억원, 연간매출액을 24억원이라고 가정하자. 매출은 모두 외상이며, 1개월 후에 회수된다. 그러므로 24억원 ÷ 12개월 = 2억원의 의료미수금은 평균적으로 유지한다. 따라서 총자산의 40%, 자기자본의 2배가 의료미수금으로 남게 된다. 병원이 정상적인 운영을 위해서는 의료미수금 2억은 타인자본으로 조달되어야 된다는 것이다. 특정 시점에서 한국병원의 유동자산은 현금이 1,000만원이고 의료미수금은 2억원이며, 나머지는 모두 고정자산이라고 가정하면, 이 병원의 재무상태는 〈표 12-1〉과 같다.

〈표 12-1〉 회수기간이 1개월일 때의 대차대조표

(단위 : 만원)

| 현 금 | 1,000 | 부 채 | 40,000 |
|---|---|---|---|
| 의료미수금 | 20,000 | 자기자본 | 10,000 |
| 고정자산 | 29,000 | | |
| 자산합계 | 50,000 | 총자본 계 | 50,000 |

그런데 경기가 침체되고 병원의 자금순환이 어려워져서, 의료미수금의 회수가 늦어짐에 따라 평균회수기간이 1개월에서 3개월로 늦어진다고 가정하자. 이러한 상황은 한국병원에 많은 영향을 미친다. 3개월의 회수기간을 갖는다면 의료미수금은 2억원에서 6억원으로 늘어나며, 의료미수금의 변화만을 고려하여 대차대조표를 작성하여 보면 〈표 12-2〉와 같다.

〈표 12-2〉 회수기간이 3개월일 때의 대차대조표

(단위 : 만원)

| 현 금 | 1,000 | 부 채 | 40,000 |
|---|---|---|---|
| 의료미수금 | 60,000 | 자기자본 | 10,000 |
| 고정자산 | 29,000 | 새로운 자본 | 40,000 |
| 자산합계 | 90,000 | 총자본 계 | 90,000 |

〈표 12-2〉에서 보는 바와 같이 의료미수금의 회수기간이 늦어짐에 따라 추가로 필요로 하는 자금은 4억원이다. 새로운 자본으로서 4억원을 조달하여야만 이 병원이 정상적으로 운영될 수 있을 것이다. 이 4억원은 자기자본의 4배, 본래 총자산의 80%에 해당되는 것으로 이러한 자금을 병원이 단기간에 조달하는 것은 매우 어려운 일이다. 따라서 병원이 미수금관리를 효율적으로 하는 것은 매우 중요한 과제이다.

## 2. 의료미수금[1)]의 특징

병원에서 발생하는 의료미수금은 일반적인 기업에서 불리는 외상매출금과 유사한 것이나 다음과 같은 차이점이 있다.

첫째, 일반기업은 거래상대방의 지불능력, 신용도 등 여러 가지 상황을 고려하여 신용판매 여부를 결정하거나 판매촉진 활동을 위하여 외상판매를 하는 것이 일반적이다. 하지만 병원은 의료미수금 발생 원인은 크게 두 가지로 요약된다. 첫째, 건강보험제도에 의하여 환자가 지불하여야 할 진료비중에서 본인부담금을 제외한 나머지 금액을 제3자 보험자 단체가 대신 지불함으로 인하여 발생하는 절차상의 원인으로 발생하는 미수금과 둘째, 병원은 의료법에 의거하여 응급환자의 경우 그 환자의 진료비 지불능력에 무관하게 진료행위를 하여야 하므로 발생하는 미수금이다. 따라서 병원은 지불능력이나 신용도를 고려한 신용판매나 판매촉진 활동을 위한 외상거래가 불가능하다.

1) 의료미수금관리는 정기선, 현대병원재무관리, p 363-378를 요약 정리함

둘째, 의료미수금은 그 금액을 세분하면 적은 금액으로 구성되어 있다. 입원환자에 대한 미수금은 상대적으로 금액이 크나 외래환자의 경우는 몇 천원에 불과한 미수금이 대부분이다. 따라서 전체 의료미수금이 몇 억원 또는 수 십억원에 이르더라도 수백 또는 수천명에 대한 의료미수금이 합쳐서 나타나는 점에서 단위당 금액이 큰 일반기업과는 다른 점이다.

셋째, 일반기업의 외상판매는 거래당사자가 명확하여 채권확보가 용이한 반면 병원은 소액의 다수인이 당사자인 점에서 미수금관리가 용이하지 않다.

## 3. 의료미수금 관리방안

우리나라 병원에서 이루어지고 있는 미수금의 종류는 의료미수금의 성질에 따라 일반미수금과 악성미수금이 있다. 일반미수금은 진료행위가 완료되어 수익의 원인이 발생되었지만 제3자 보험자 지불단체의 존재로 인하여 발생하는 미수금으로 보험자단체에 따라 차이는 있지만 약 1개월에서 2개월 정도가 소요되고 있다. 악성미수금은 병원이 환자에게 의료서비스를 제공하였으나 진료비를 지급받지 못하고 있는 경우에 발생하는 미수금이다.

### 3.1 악성미수금

악성미수금은 선 진료 후 진료비 지급의 의료비 지불체제 때문에 발생하는 미수금으로 재원미수금, 퇴원미수금, 외래미수금으로 구분 된다. 재원미수금은 입원중인 환자에게 발생하는 미수금으로 진료행위는 진료기간 중에 발생하나 본인부담금을 퇴원시점에 일괄 정산하는 것이 일반적이므로 발생하는 미수금이다. 퇴원미수금은 입원환자가 퇴원시점에 진료비를 회수하지 못하여 발생하는 미수금이다. 그리고 외래미수금은 외래환자로부터 발생하는 미수금이다.

악성미수금은 주로 환자의 지불능력에 관계없이 선 진료를 하는 과정에서 발생하는 것과 퇴원시점에 진료비를 정확하게 산정하지 못하기 때문에 발생하는 경우가 대다수이다.

① 사망직전의 가퇴원

② 응급환자 진료 후 타 병원 후송

③ 보종변경 예정 환자의 제3자 지불자 단체의 지불 거절

④ 의료분쟁

⑤ 수납시 오류

악성미수금은 회수율이 낮기 때문에 미수금이 발생하지 않도록 사전 예방차원의 관리가 매우 중요하다. 병원에서 악성미수금을 줄이기 위해서는 진료행위시에 다음과 같은 점에 특별한 주의를 기울여야 한다.

첫 번째, 입원환자의 경우 입원서약서 외에도 진료비 지불보증을 반드시 받아야 한다. 일선 병원에서 진료비 지불보증을 형식적으로 받는 경우가 많은데 진료비 지불 보증시에는 보증인의 자격을 직장인이나 재산세가 일정액 이상인 사람으로 제한하여 지불보증을 받음으로서 퇴원미수금을 최소화 시킬 수 있다.

두 번째, 정상적인 진료비 정산이 어려운 주말이나 공휴일 등에 가퇴원하는 환자의 경우에는 가 퇴원비를 여유있게 수납시키도록 하여야 한다.

세 번째, 상해나 교통사고 등 제3자에 의한 사고 시에는 가해 당사자의 지불 보증을 받아야 한다. 왜냐하면 만약, 이 경우 보험자단체의 지불이 거절되면 100% 본인부담금으로 진료비를 수납해야 하므로 진료비 부담이 상당히 커지므로 악성미수금으로 남을 가능성이 높다. 이 경우 일정액의 입원보증금을 수납토록 해야 할 것이다.

네 번째, 진료비 부담이 큰 환자들의 경우 본인부담금을 일주일 단위로 중간 청구하여 수납을 독려하여야 할 것이다. 중간진료비 청구 후 정해진 기일 내에 진료비를 수납하지 않으면 진료비 지불보증이나 강제 퇴원 등의 결정을 내려야 한다.

다섯째, 퇴원시 지불능력 부족으로 진료비를 수납하지 못할 경우는 분납 등의 방법으로 진료비를 수납할 수 있도록 유도하여야 한다.

### 3.2 일반미수금

일반미수금은 보험자단체로부터 받을 진료비의 미회수분이다. 보험자단체 진료비는 건강보험, 의료급여, 자동차보험, 산재보험, 공무상 요양으로 분류된다. 건강보험은 국민건강보험공단, 의료급여는 지방자치단체, 자동차보험은 손해보험회사, 산재보험의 경우는 노동부, 공무상 요양은 공무원연금관리공단이나 사립학교연금관리공단 등이 본인부담금을 제외한

진료비를 부담한다.

보험자단체를 통하여 지불되는 외래 및 입원환자의 진료비를 가능한 한 신속하고 정확하게 청구하여 받아들이기 위해서는 다음과 같은 관리방안이 강구되어야 한다.

첫째, 진료비의 청구작업 기간을 최대한 단축하여야 한다. 일반미수금 중 건강보험 미수금의 비중이 가장 크므로 이를 중심으로 설명하고자 한다. 최근 대다수의 병원들은 진료비 청구를 단축하기 위해 EDI(전자문서교환: Electronic Data Interchange)방식을 통하여 진료비를 청구하고 있지만, 아직도 1개월 후에야 청구하는 병원들도 있는 것으로 알려져 있다. 이자율이 10%, 월 진료비 청구액이 5억원인 A병원이 진료비를 1개월 후에 청구하는 경우에 이 병원의 순 손실액을 구해보자. 이 경우 A병원은 년 5천만원(5억원 × 0.1)의 손실이 발생하게 된다. 병원의 매출액 대비 순이익률이 10%라고 가정하면 5억원의 매출을 올리는 경우와 동일하다.

둘째, 진료비 삭감률을 낮추도록 노력하여야 한다. 삭감률을 낮추기 위해서는 진료를 담당하는 의사의 적극적인 협조가 있어야 한다. 청구금액 중 삭감내역을 보면 계산상 착오나 피보험자 대상 적용의 잘못과 같은 사무착오도 있지만, 의사의 무절제한 고가약품처방이나 보험관계 규정을 잘못알고 진료를 행하는 경우가 더 많다. 삭감률을 낮추기 위한 구체적인 방법을 예시하면 다음과 같다.

첫째, 의료수가집을 마련하여 여러 부서에 배포하고 의료진 등을 포함한 관계직원들에게 철저한 교육을 반복적으로 실시하여야 한다.

둘째, 병원의 보험진료비를 자체적으로 심사하는 요원을 선발하여 자체심사제도를 갖추어야 한다.

셋째, 청구하였다가 삭감된 내용에 대하여는 삭감원인을 철저히 분석하여 이의신청하고, 이의신청이 받아들여지지 않은 진료내역에 대해서는 삭감현황과 원인을 분석하여 해당진료과에 통보하고 지속적으로 교육을 하여야 한다.

## 4. 신용정책

신용정책은 매출채권관리를 위한 정책을 말하며, 신용정책과 관련하여 구체적으로 결정해야할 사항은 신용기간, 신용기준, 현금할인정책, 수금정책, 할인정책이다. 신용정책의 기본목표는 판매촉진을 통한 기업의 수익성을 높이는데 있다. 신용정책을 결정하는 변수는 신용기간, 신용기준, 현금할인정책, 수금정책, 할인정책 등이 있는데 이들은 효익과 비용의 변화를 수반하기 때문에 비용 · 효익분석을 할 필요가 있다. 이들 4가지의 변수들을 설명하면서 병원에 있어 해당여부를 검토해보고자 한다.

### 4.1 신용기간

신용기간(credit period)은 고객에게 허용된 매출채권의 상환기간이다. 고객은 물품을 외상으로 구입한 후 일정기간 내에 현금결재를 해야 하는데, 물품구입부터 대금지출까지의 기간을 신용기간이라 한다.

예를 들어 「3/10, net 30」이란 정책을 취한다고 하자. 「3/10, net 30」은 「3percent 10 days, net 30 days」라고 하며, 그 의미는 10일 이내에 현금으로 지급할 때는 구입대금의 3%를 할인하여 주고, 10일 이후 30일 이내에는 매입금액의 전부를 지급해야 한다는 뜻이다. 이러한 경우에 「net 30 days」가 신용기간이 된다. 신용기간은 업종에 따라 다양하다. 일반적으로 기업은 다음과 같은 사항들을 고려하여 신용기간을 결정한다.

① 고객의 성격 : 고객의 신용상태가 양호하면 신용기간을 연장하여 많은 고객을 확보하여도 대손의 위험이 적으나, 신용상태가 좋지 않은 고객들에게는 신용기간의 연장은 대손의 위험이 증가할 가능성이 크므로 신용기간을 짧게 해야 할 것이다.

② 경쟁상태 : 기업이 생산하는 제품의 경쟁이 심할 때에는 판매정책의 일환으로써 신용기간을 길게 하여 고객을 유치하여야 하나, 경쟁이 없을 때에는 신용기간을 짧게하여도 판매액에는 별 영향을 미치지 않을 것이다.

③ 매출채권의 규모 : 매출채권의 규모가 작을 경우 신용기간을 짧게 한다. 소액의 매출채권을 관리하는데 비용이 많이 들고 고객의 중요성도 낮기 때문이다.

그러나 병원의 경우 신용기간의 연장이 수익성 증대와는 상관관계가 크지 않을 것으로 생각된다. 병원은 70-80% 정도의 진료비가 제3자 지불자 단체에 의하여 보증되므로 본인부담금 비중은 크지 않기 때문이다.

병원의 경우 일반환자를 대상으로 이러한 정책은 타당성이 없는 것으로 판단된다. 왜냐하면 의료법상 환자유치를 위한 광고활동은 상당히 제한되어 있고, 이러한 정책은 환자유치 행위에 해당되어 법적으로 문제가 될 가능성도 있다. 그러나 단체검진의 경우 이러한 정책을 도입하는 것은 효과적인 미수금관리 방안이 될 수도 있다.

### 4.2 신용기준

신용기준(credit standard)은 외상매출을 허용할 고객을 선발하는 기준을 말한다. 특정기업에 있어서의 최적신용기준의 결정문제는 신용기준의 강화 또는 완화와 관련된 추가적인 이익과 비용의 상치관계로 귀결되며, 이론적으로는 매출액의 증가로 인한 추가비용을 초과할 때까지 완화하여야 한다.

신용기준의 강화 또는 완화에 따라 이익의 변화율이 다르며, 대손의 변화율, 채권의 회수비용 등이 다를 뿐 아니라 채권의 회수기간도 달라진다. 예를 들어, 신용기준이 강화되어 신용이 높은 고객을 대상으로 외상매출을 할 때에는 대손율도 적고 채권회수기간도 짧아지나, 신용기준이 완화되어 고객수가 많아질 때에는 대손율도 높아지며 회수기간도 길어지게 된다.

신용기준을 설정하기 위해서는 고객의 어떤 요인들이 대손 또는 회수지연 등과 관계있는가를 발견하여 그 요인을 중점적으로 분석하는 것이 중요하다. 고객에 대한 신용평가를 하는 데에는 신용의 5C로 불리는 다음과 같은 정보에 의거하여 신용허용 여부를 확정지어야 한다.

① 고객의 성격(character) : 고객이 매입채무를 상환하려는 의지로서 고객의 과거신용을 살펴보거나 그 고객과의 대면접촉 등을 통해 알아볼 수 있다.

② 고객의 능력(capacity) : 고객의 매입채무 상환능력(현금동원능력)으로서 고객의 재무제표에 대한 분석과 예측을 통해 기대현금흐름을 추정하여 판단한다.

③ 고객의 재무상태(capital) : 고객의 순 재산규모(자산 - 부채)로서 이는 장기적으로 대금상환을 보증해 준다.

④ 고객의 담보능력(collateral) : 고객의 채무불이행시 확보할 수 있는 자산으로서 물적

담보가 여의치 않을 경우 인적 보증(personal guarantees)으로 대체할 수 있다.

⑤ 기업외적 조건(condition) : 일반적 경제상황이나, 고객의 매입채무 상환능력에 영향을 줄 수 있는 특별한 상황변화를 의미하는 것으로서 고객의 상환능력에 대하여 몇 가지의 가능한 시나리오를 가정해 보고 최악의 상황에 대비해야 한다.

고객의 신용평가에는 기업의 제품성격이나 고객의 특수사정에 따라 위에 언급한 5C 외에도 다른 중요한 요인이 있을 수 있다. 고객의 신용을 평가하기 위해서는 이들 중요요인들에 관한 정보를 수집해야 할 것이다. 이러한 신용평가를 위한 정보의 원천은 다양하다.

그리고 정보의 원천에 따라서 그 수집비용도 다르다. 어떤 정보는 거의 비용 없이 수집할 수 있는 반면에, 또 어떤 정보는 수집하는데 큰 비용이 들게 된다. 그러므로 정보수집으로 인하여 예측되는 효익이 정보수집의 비용보다 클 때에는 되도록 많은 정보를 수집하여야 한다.

병원의 매출채권에서 제3자 지불자 단체에 의하여 지불 보증되는 환자의 경우 신용기준을 수립할 필요는 없다. 반면 제3자 지불자 단체에 의하여 지불 보증되지 않은 일반환자의 경우에는 세밀한 정책을 수립할 필요가 있다. 특히 산재보험 처리가 곤란한 공상환자와 기업체 종합건강검진의 경우 해당 기업체의 특성을 고려하여 신용기준을 수립할 필요가 있다.

### 4.3 현금할인정책

현금할인정책(discount policy)은 고객이 현금으로 진료비를 지불할 때, 그 대금에 대하여는 일정한 할인을 해주는 제도이다. 현금할인정책을 택하는 이유는 새로운 고객층을 확보하거나, 매출채권의 회수기간을 단축시키는 것이다.

**예제 12-1**

한국병원은 공상 지정업체인 대한기업의 직원들이 진료를 받고 20일 이내에 결제하는 경우에 1%의 할인을 고려하고 있다. 지금까지 이 기업은 현금할인 없이 50일 이내에 결재를 하였다. 한국병원의 부채비용은 연간 10%이다. 대한기업이 한국병원에 지급해야 할 진료비는 1,000만원이다.

① 한국병원은 대한기업에 대하여 현금할인을 허용하여야 하는가?
② 한국병원은 1,000만원의 진료수익이 발생할 때 500만원의 변동비가 발생하고, 5%의 현금할인혜택을 줄 때 진료수익의 10%가 증가하는 경우 현금할인을 허용하여야 하는가?

풀이

① 두 정책의 현금흐름과 그 현재가치($PV$)는 다음과 같다.

· 현재정책 :「net 50」

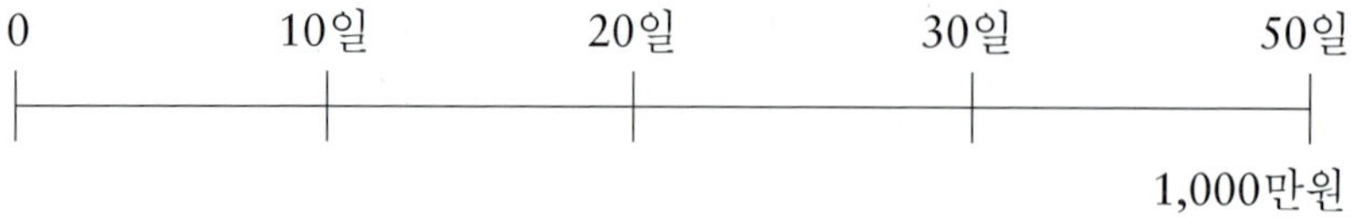


$$PV = \frac{1{,}000\text{만원}}{1 + (0.1 \times 50/365)} = 9{,}864{,}852\text{원}$$

· 할인정책 :「5/20, net 50」

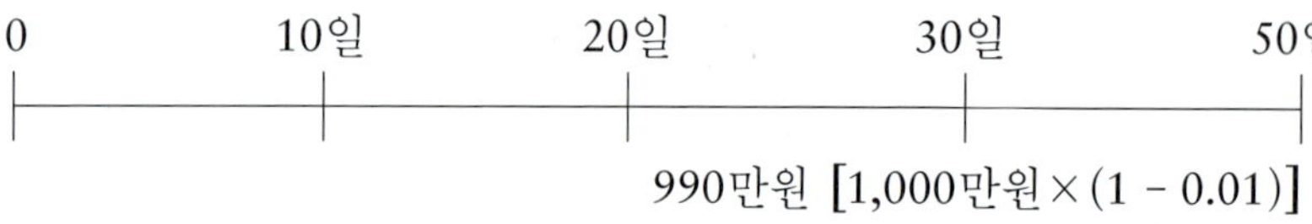


$$PV = \frac{990\text{만원}}{1 + (0.1 \times 20/365)} = 9{,}846{,}044\text{원}$$

현금할인을 해주면 고객들은 진료비가 저렴하다고 느낄 수가 있는데, 이러한 고객을 유치하여 매출액을 증가시키고 동시에 매출채권의 회수기간도 짧아진다.

병원의 경우 보험적용 항목에 이 정책을 적용할 경우 의료법 위반의 위험이 있어 적용하기는 힘들고, 고가의료장비를 이용한 검사비 또는 종합건강검진 등의 비급여 항목에 이 정책을 활용하면 효과적이다.

현재의 정책이 할인정책에 비하여 18,808원(9,864,852원 - 9,846,044원) 높은 가치를 제공하므로 한국병원은 현재정책을 고수해야 한다. 즉 현금할인을 허용하지 않아야 한다.

② 1,000만원의 진료수익이 발생할 때 500만원의 변동비가 발생하고, 5%의 현금할인혜택을 줄 때 진료수익의 10%가 증가하는 경우, 두 정책의 현금흐름과 순현가($NPV$)는 다음과 같다.

· 현재정책 : 「net 50」

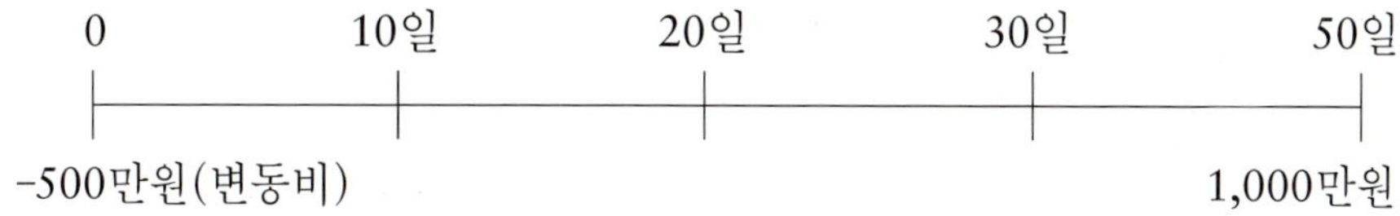


$$NPV = \frac{1{,}000\text{만원}}{1 + (0.1 \times 50 / 365)} - 500\text{만원} = 4{,}864{,}852\text{원}$$

· 할인정책 : 「1/20, net 50」

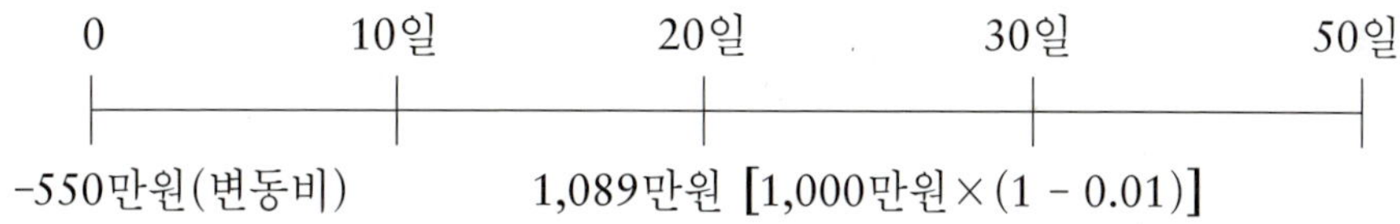


$$NPV = \frac{1{,}089\text{만원}}{1 + (0.1 \times 20 / 365)} - 550\text{만원} = 5{,}330{,}648\text{원}$$

할인정책의 순현가가 현재정책의 순현가보다 465,796원(5,330,648원 - 4,864,852원) 더 높다. 따라서 한국병원은 할인정책을 허용해 주어야 한다.

### 4.4 수금정책

매출채권을 회수하는데 필요한 수금정책은 여러 가지 수금절차에 의하여 수립된다. 수금절차에는 우편·전화·직접방문 등에 의한 독촉과 법률적 행동 등 여러 가지가 있으나 그 정책을 결정하는데 소요되는 회수비용이다. 일정한 범위내에서는 회수에 따른 비용이 크면 클수록 대손율은 낮아진다.

일반적으로 회수비용지출의 초기에는 대손비용의 감소를 크게 가져오지는 않지만 회수비용이 증가함에 따라 대손비용의 현저한 감소를 가져온다. 하지만 회수비용지출이 일정한 포화점(saturation point)을 지나면 회수비용의 증가는 대손에 거의 영향을 미치지 못하게 된다.

이러한 관계를 그림으로 나타내면 〈그림 12-1〉과 같다.

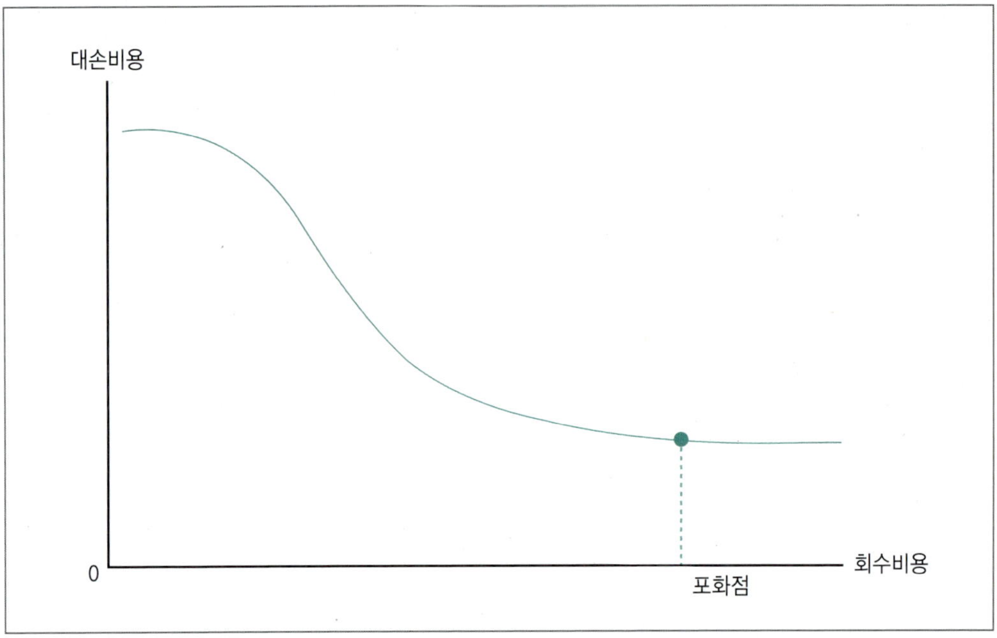


〈그림 12-1〉 수금비용과 대손과의 관계

그리고 매출채권을 회수하는 제도로서 팩토링이 있다. 팩토링은 매출채권의 관리를 전담하는 전문기관, 즉 팩터(factor)가 기업의 매출채권을 할인매입하여 매출채권 만기일에 고객으로부터 대금을 직접 회수하는 것을 말한다. 이 경우 팩터는 고객의 지급불능 위험을 부담하게 된다.

팩토링에 대한 거래절차를 요약하면 〈그림 12-2〉와 같다.

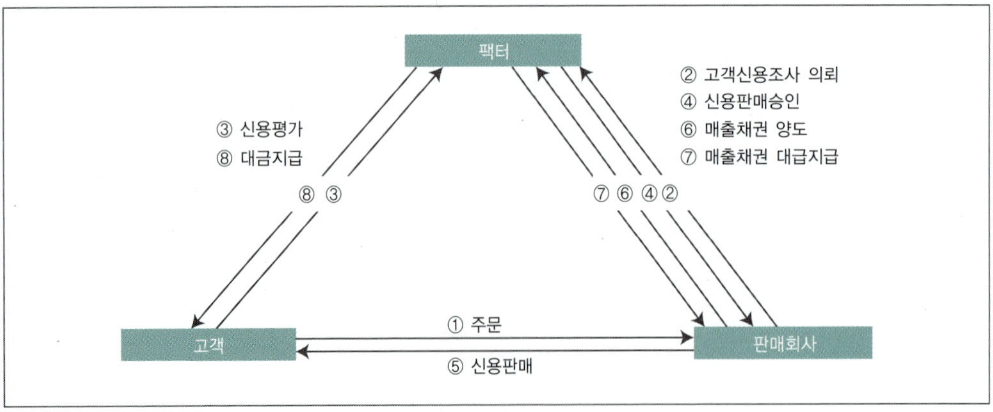


〈그림 12-2〉 팩토링에 의한 거래절차

최근 병원이 팩토링 제도를 많이 이용하고 있는데, 병원의 악성미수금을 회수하기 위해서는 우선 채무자의 지급능력을 조사하기 위한 판단이 선행되어야 하는데 병원이 채무자의 신용조사를 하는 것은 불가능하다. 이에 신용조사가 가능하고, 신용불량자 등록의 권한이 있는 팩터에게 맡김으로써 매출채권의 회수를 촉진시키고 대손의 위험을 줄일 수 있다.

### 4.5 할인정책

새로운 고객층을 확보하기 위하여 가장 일반적으로 사용하는 수단은 매입에누리 정책이다. 매입에누리는 물품의 매입에 있어서 그 품질 · 수량 · 인도 · 판매대금결제 기타 거래조건에 따라 그 물품의 매입당시에 통상의 매입가액에서 일정액을 직접 공제하는 금액과 매입한 상품 또는 제품에 대한 부분적인 감량 · 변질 · 파손 등에 의하여 매입가액에서 직접 공제하는 금액을 말하는 것으로 통상적으로 할인과 유사한 개념으로 사용되고 있다.

병원의 할인정책의 대표적인 사례로 직원가족 감면과 협약업체 임직원 감면, 특정 종교단체 등의 본인부담금 감면 등이 있다.

## 5. 최적 신용정책의 결정

최적신용수준은 기회비용(opportunity)과 유지비용(carrying cost)를 합한 총비용이 최소인 점에서 결정된다. 기회비용은 신용을 허용하지 않음으로써 발생될 수 있는 매출감소에 따른 손실을 말하며, 이 비용은 신용허용을 확대할수록 작아진다.

유지비용은 신용을 허용하는 경우에 발생하는 비용으로서 현금회수의 지연, 회수불능으로 인한 손실, 신용관리 비용 등이 포함된다. 유지비용은 신용허용을 확대할수록 커진다. 기업의 최적신용수준을 그림으로 나타내면 〈그림 12-3〉과 같다.

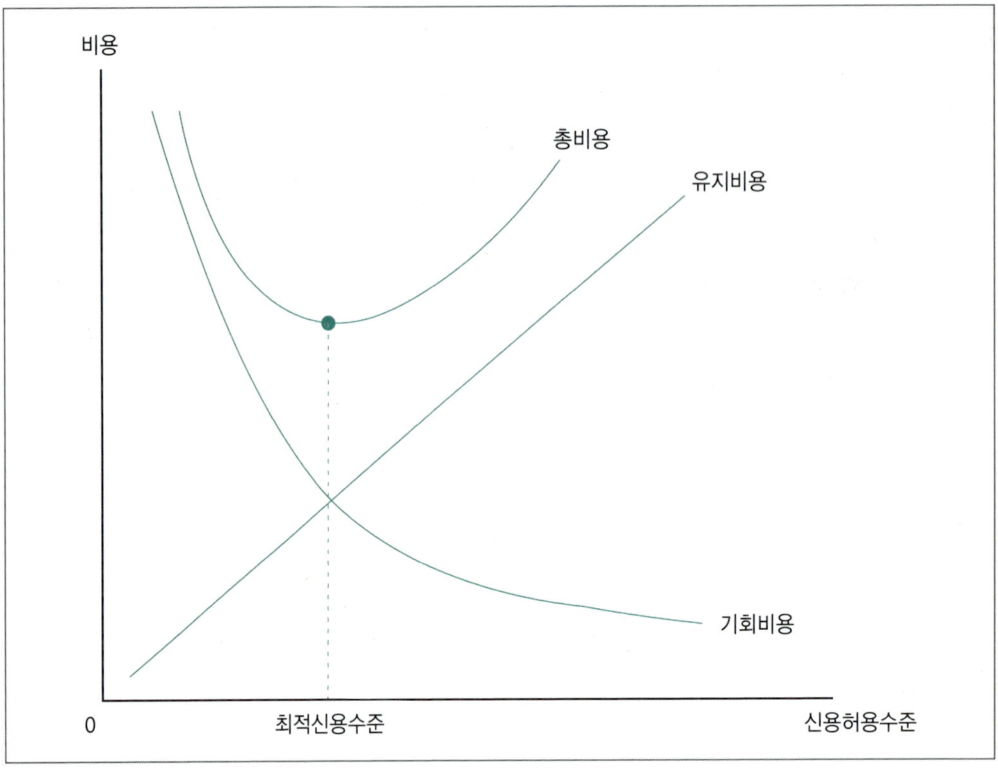


〈그림 12-3〉 최적신용수준의 결정

01 의료미수금이 왜 중요하며, 의료미수금이 영리기업의 외상매출금과는 어떠한 차이가 있는지 설명하시오.

02 의료미수금은 악성미수금과 일반미수금으로 나눌 수 있다. 병원에서 악성미수금 관리가 매우 어려운데, 악성미수금을 효과적으로 관리하는 방안을 제시하시오.

03 신용정책은 매출채권을 관리하는 정책인데, 신용정책과 관련하여 구체적으로 고려하여야 하는 사항을 구체적으로 설명하시오.

04 병원에서 현금 할인정책이 의료미수금관리에 도움이 되는가?

05 매출채권을 효과적으로 관리하는 방법 중 팩토링을 구체적으로 설명하시오.

06 최적신용정책을 그림으로 제시하시오.

07 대한병원은 A기업 직원들에게 단체로 종합건강검진을 해주고 대금을 60일 후 받기로 했다. A기업이 한국병원에 지급해야할 검진비는 50,000,000원이다. 그런데 A기업은 2% 할인을 해주면 현재시점에서 검진비를 전액 현금으로 지불하겠다는 의사를 표시해왔다. 대한병원은 이 제안을 받아들여야 하는가? 현재시점에서 이자율은 10%이다.

## 연습문제 객관식

**01** 의료미수금과 일반기업의 외상매출금을 비교한 것으로 사실과 다른 것은?

① 상대방의 신용도를 고려한 외상거래를 할 수 없다.
② 제3자지불자 단체의 진료비 지급은 거의 확실하기 때문에 미수금 회수와 관련한 다른 조치를 취하지 않아도 된다.
③ 의료미수금은 건당 미수금은 소액인데 반해 전체 미수금 규모는 매우 크다.
④ 병원의 외상거래 당사자는 소액의 다수인이라 미수금관리가 어렵다.

**02** 악성미수금을 줄이기 위하여 진료행위시 주의해야 할 사항으로 사실과 다른 것은?

① 퇴원 시 지불능력 부족으로 진료비가 미납될 경우 다음 외래 진료 때 수납될 수 있도록 충분히 설명하여야 한다.
② 주말에 가퇴원하는 환자의 경우 본인부담금을 여유있게 수납시키도록 해야 한다.
③ 본인부담금이 큰 환자들의 진료비는 1주일 단위로 중간 청구하여 수납받도록 하여야 한다.
④ 상해환자 진료 시 본인이나 보증인을 확보하여 반드시 지불보증을 받아두어야 한다.

**03** 매출채권관리를 위한 신용정책이 아닌 것은?

① 신용기간 ② 신용기준
③ 현금할인정책 ④ 시장분석

**04** 매출채권의 관리 중 신용기간 정책 사용 시 고려할 사항으로 사실과 다른 것은?

① 고객의 신용상태가 양호하면 신용기간을 길게하여도 무방하다.
② 기업의 경쟁상태가 심하면 판매촉진을 위하여 신용기간을 길게 가져가야 할 것이다.
③ 매출채권의 규모가 적으면 회수에 큰 문제가 없으므로 신용기간을 길게해도 무방하다.
④ 제3자 지불자단체에 의한 미수금은 신용기간의 정책이 큰 효과가 없다.

05 신용기준은 외상매출을 허용할 때 허용할 고객을 선발하는 기준을 말하는데, 고객의 신용평가의 기준으로 사실과 다른 것은?

① 고객의 과거 신용 상태
② 고객의 담보능력
③ 고객의 재무상태
④ 고객의 자산규모

06 매출채권의 관리를 전담하는 전문기관에게 매출채권의 매각을 통해 매출채권을 관리하는 방법은?

① 팩토링
② 매출채권 매각
③ 필터링
④ 매출채권 보험

07 최적 신용정책 결정 시 사용되는 유지비용에 해당되지 않는 것은?

① 현금회수 지연으로 인한 비용
② 회수불능으로 인한 손실비용
③ 매출감소에 따른 손실 비용
④ 신용관리 비용

제 13 장



# 재고자산관리

## 1. 병원의 재고자산

### 1.1 재고자산의 중요성

재고자산은 원재료(raw materials), 제공품(work in process), 완제품(finished goods)을 총칭한 개념이다.

병원의 재고자산으로는 약품, 진료재료, 급식재료, 저장품, 의료부대물품 등이 있다. 2014년 우리나라 일반병원의 재고자산은 총자산 대비 3.6%이지만, 재료비는 전체 의료비용 중에서 약 28.6% 내외에 이르고 있다.

병원의 재고자산의 보유가 부족하면 정상적인 진료활동을 원활히 수행할 수 없는 위험이 발생하며, 반대로 과다한 재고를 보유할 때는 이로 인한 과다한 경비지출, 재고자산의 진부화, 유통기한 초과 등 수익성이 악화될 위험이 따르게 되는 것이다. 그러므로 재고관리의 초점은 이러한 두 가지의 위험을 어떻게 조화시켜서 적절한 수준의 재고를 유지하느냐 하는 것이다.

병원경영에서 재고관리의 역할을 살펴보면 다음과 같다.

첫째, 적정수준의 재고자산은 예측할 수 없는 미래의 수요변화에 따른 불확실성을 감소시켜 준다.

둘째, 효과적인 재고자산의 유지는 진료행위를 원활하게 해준다.

셋째, 적정수준의 재고자산은 서비스의 운영과 진료활동에 따른 경비를 감소시켜 병원의 수익성을 향상시킨다.

### 1.2 재고자산의 결정요인

재고의 적정수준을 결정하기 위해서는 타 병원들의 재고자산회전율(의료수익/재고자산)이나 재고자산과 총자산의 구성 비율을 비교하는 방법이 있을 수 있다. 그러나 병원의 상황이나 경영정책이 다를 수 있으므로 타 병원의 재고량과 비교하여 재고수준을 결정하는 것이 최선의 방법은 아닐 수 있으며, 각 병원의 특수사정에 적합한 재고관리를 하는 것이 바람직하다. 이러한 재고수준을 결정하는 요인은 병원마다 차이가 있을 수 있으나, 다음과 같은 다섯 가지 요인으로 고려할 수 있다.

① 예상되는 의료수익

② 의료서비스 제공기간

③ 재고자산의 내구성

④ 재료공급의 계절적 요인과 공급자의 신용

⑤ 재고관리상의 제비용

이와 같은 요인들을 고려하여 병원의 적정재고수준은 결정되어지는데, 첫째로 병원의 정상적인 진료행위를 하는데 필요한 기본적인 재고, 둘째로, 미래에 예측하지 못한 돌발적인 상황이 발생되었을 때 병원의 진료 활동을 지속적으로 수행하기 위한 안전재고, 셋째로, 급격히 병원을 성장시키기 위한 전략적인 재고가 그것이다. 병원은 이러한 목적과 결정요인들을 고려하여 효율적인 재고관리를 하여야 할 것이다.

### 1.3 재고자산의 비용

재고수준을 결정하는 요인 중에서도 가장 중요한 것은 재고관리에 소요되는 비용이다. 재고관리와 관련되는 비용은 구입비(purchasing cost), 주문비(ordering cost), 재고 유지비(carrying cost), 초과 재고비(overstock cost), 부족 재고비(out-of-stock cost)로 나눌 수 있다.

### 1.3.1 구입비

구입비는약품 · 진료재료 · 급식재료 등의 구입가가 공급자에게 지불되는 금액을 말한다. 구입단가를 결정하는 요인은 구매수량, 대금 지불조건 등에 따라 달라진다. 그리고 구매관리의 기본목표는 가능한 낮은 가격으로, 양질의 물품을, 약속된 기일내에 납품이 되도록 구입하는데 있다.

그러나 병원에서는 아직도 합리적인 구매를 저해하는 여러 가지 요소들이 내재하고 있다. 특히 의사의 경우 특정재료나 약품을 지정하고 진료 의사별로 물품 공급업자와 접촉하는 사례가 많아 구입에 따른 원가가 높아지는 경우가 많다. 그러므로 구입비용을 저렴하게 하기 위해서는 구매관리 기능을 일원화하여 사용부서와 구매관리 부서와의 긴밀한 협조가 이루어져야 한다.

### 1.3.2 주문비

주문비는 병원이 필요한 물품을 주문해서 이것이 입고될 때까지의 구매 및 조달에 수반되는 모든 비용을 말한다. 어떤 주문을 하든지 이를 위해서는 주문해야할 품목들을 검토하고 주문할 양을 결정하여야 한다. 이들 품목이 결정되면 구매업무의 사무적 작업에 소요되는 시간과 비용, 주문품의 납품수령시 검수 · 확인 관련 비용도 주문비에 포함된다.

### 1.3.3 재고유지비

재고유지비용은 매입한 재고를 유지하고 보관하는데 수반되는 비용으로, 이에는 재고자산에 투입되어 동결되어 있는 자본 비용이다. 재고를 가지고 있다는 것은 그 재고에 투입된 금액만큼의 현금을 다른 용도로 사용했을 때 얻을 수 있는 수익을 희생시키는 것이므로 기회비용을 뜻한다. 일정한 품목의 재고를 유지하기 위해서는 항상 이에 필요한 공간이 있어야 하며, 창고를 유지하기 위해서는 유지비용이 든다. 그리고 도난 · 부패 등으로 인한 재고자산의 가치하락에 따른 손실, 그리고 보험료, 보관시설비, 감가상각비 등이 재고유지비에 포함된다.

### 1.3.4 초과재고비

초과재고비는 어떤 특정품목에 대한 수요가 끝난 후 재고로 남아 있어 사용할 수 없게 된 자산에 대한 비용을 말한다.

병원의 경우 약품, 진료재료, 식자재 등은 유통기한이 있고, 이 유통기한을 넘기면 전액 폐기처분해야 한다. 폐기처분시는 재고자산의 가치가 없어지게 되므로 재고비용이 수반되게 된다. 예를 들면 독감 백신의 경우 유효기간이 1년이므로 수요예측이 잘못되어 재고로 남게 된다면 전량 폐기처분해야 한다.

### 1.3.5 부족재고비

부족재고비는 환자가 진료를 받기 위하여 병원을 찾았으나 약품이나 진료재료 등의 재고자산의 미보유로 진료를 할 수 없을 때 발생하는 비용을 말한다. 부족재고비는 진료를 할 수 없음으로서 발생하는 기회비용과 고객 상실, 이미지 손실 등의 비용도 포함된다.

## 2. 경제적 주문량 : EOQ모형

### 2.1 EOQ의 의의

경제적 주문량(economic order quantity: EOQ)은 자재나 제품의 구입에 수반되는 비용과 이에 따르는 재고유지비 등을 고려하여 가장 경제적이라고 판단되는 자재 또는 제품의 1회 주문량을 말하는 것으로, 재고 고갈로 인한 기회비용을 고려하지 않을 때 재고관리에 필요한 총비용을 최소로 하는 점이다.

재고관리를 위한 비용은 크게 재고유지비용과 주문비용으로 구분된다. 이를 이용하여 경제적 주문량(EOQ)을 설명하여 보자.

재고를 일정한 비율로 사용하고 1회 주문량 Q가 일정하다면 평균재고량은 Q/2가 된다. 즉 초기재고량 Q와 기말재고량 0의 평균이 된다. 〈그림 13-1〉과 같이 재고의 사용량은 계단식으로 발생하겠지만, 모형을 간단히 설명하기 위하여 직선으로 나타내었다. 재고관리상 발생하는 비용을 수식으로 나타내 보자.

이를 위하여 기호를 다음과 같이 정의하자.

Q : 1회당 주문량

O : 1회당 주문비용

C : 단위당 연간 재고 유지비

S : 년간 총주문량

여기서 매 회당 Q씩 주문할 경우 기업이 보유하게 되는 재고량은 〈그림 13-1〉에서와 같이 표시할 수 있다.

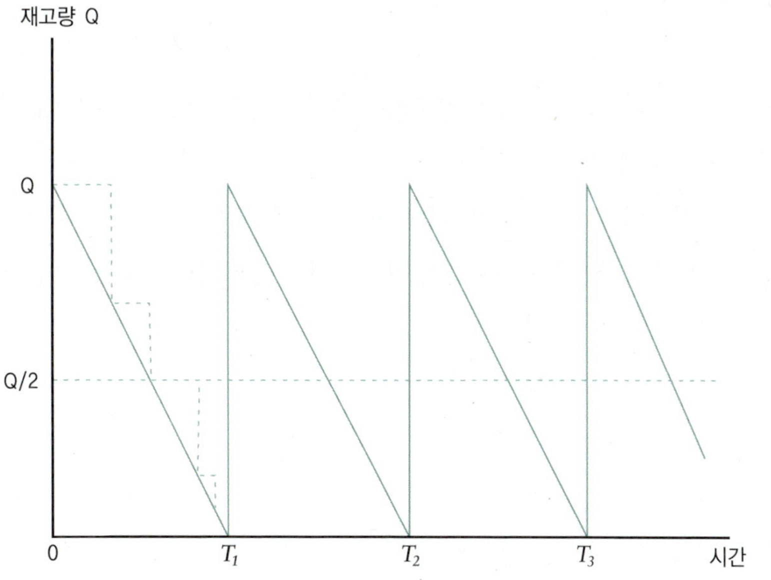


〈그림 13-1〉 재고량과 재고사용량

〈그림 13-1〉에서 우선 기초에 Q량을 주문하면 재고량은 Q가 될 것이다. 시간이 경과함에 따라 재고 중의 물품은 소비되어 그 재고량이 점차 감소하게 된다. 이때 소비가 일정속도로 이루어진다고 가정하면, 재고량은 선형적으로 감소한다 할 수 있다. 따라서 어느 시점($T_1$)에 이르면 재고량은 0에 이를 것이다.

이 경우 기업은 다시 Q량을 주문하여 사용할 것인데, 이 재고량은 다시 같은 패턴으로 선형감소하여 $T_2$시점에 이르면 다시 0이 된다. 이와 같은 현상은 계속 반복된다고 할 수 있다. 이와 같은 패턴이 반복된다면 평균재고량은 Q/2가 된다. 현실적으로 물품의 소비는 이와 같이 계속적으로 이루어지기 보다는 적당한 시간 간격을 두고 나타나는 것이 보통이므로, 재고량은 그림의 점선과 같이 계단함수를 갖게 된다. 이 경우 평균재고량은 Q/2가 됨을 쉽게 알 수 있다.

이와 같이 평균재고보유량을 Q/2라 할 때, 이를 유지하기 위한 연간 총 재고유지비용($T_1$)은

$$\text{재고유지비용}\ (T_1) = \frac{Q}{2}C \qquad (13 \cdot 1)$$

가 된다. 여기서 $C$는 일정의 단위당 연간재고유지비이므로 $T_1$은 기울기 C/2를 갖는 Q의 선형증가함수임을 알 수 있다.

한편 1회에 Q씩 주문할 경우 연간 총주문비용을 계산해보면 다음과 같다. 1년에 총 소요주문량이 $S$이므로 연간주문횟수는 S/Q가 된다. 1회 주문당 주문비용이 $O$이므로 연간총주문비용($T_2$)은

$$\text{주문비용}\ (T_2) = \frac{S}{Q}O \qquad (13 \cdot 2)$$

가 된다. 여기서 $S$와는 각각 일정량의 연간총수요 및 1회당 주문비용이므로 ($T_2$)는 Q에 대하여 반비례 감소함수임을 알 수 있다.

재고관리를 위한 총비용은 재고유지비용 $T_1$과 주문비용 $T_2$의 합이 되므로 재고관리를 위한 총비용 $T$는 식 (13 · 3)과 같다.

$$T = T_1 + T_2 = C\frac{Q}{2} + O\frac{S}{Q} \qquad (13 \cdot 3)$$

가 된다. 여기서 재고유지비용은 Q의 증가함수인 반면에 주문비용은 Q의 감소함수이므로, 이 두 종류의 비용간에 서로 상치관계(trade-off)가 존재함을 알 수 있다.

이와 같은 상치관계의 존재는 두 함수의 합인 총비용을 결정하는데 있어서 이를 극소화시킬 수 있는 최적수준의 주문량이 존재한다는 것을 의미한다. 이 상치관계는 〈그림 13-2〉와 같다.

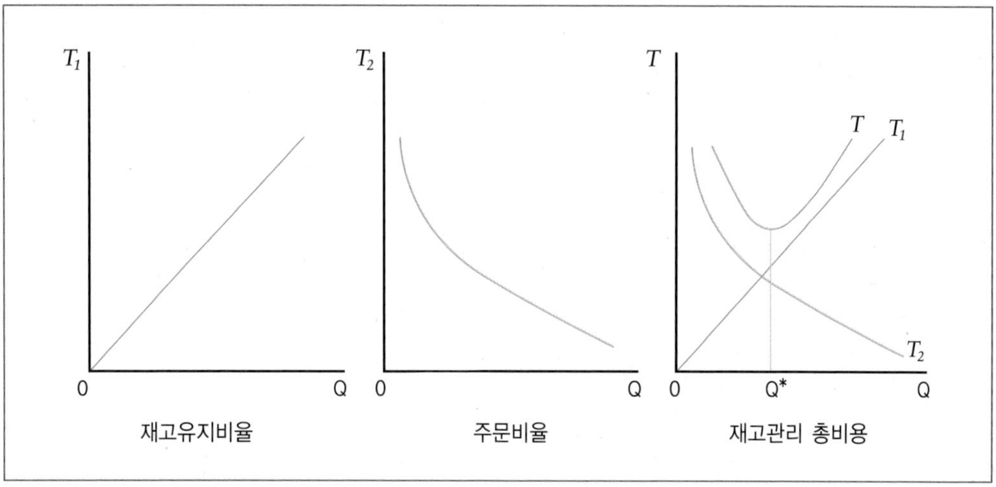


〈그림 13-2〉 재고유지비용과 주문비용의 상치관계와 최적주문량의 관계

〈그림 13-2〉에서 선형증가함수인 재고유지비용과 단조감소함수인 주문비용함수를 합하면 $U$모양의 총비용곡선을 얻는다. 두 함수가 상치관계에 있을 때 그 합은 이와 같이 $U$모양을 갖는데, 이때 함수는 극소점을 항상 갖게 된다. 그림에서는 $Q^*$에서 $T$가 극소화된다는 것을 알 수 있다. 그러면 $Q^*$를 구하여 보자.

재고관리비용($T$)은 일반함수로

$$T = C\frac{Q}{2} + O\frac{S}{Q}$$

이므로, 이를 Q에 관하여 1차 미분하면

$$\frac{dT}{dQ} = \frac{C}{2} - \frac{O \cdot S}{Q^2}$$

극소점을 구하기 위하여 1차 미분을 0으로 놓으면, 즉 $\frac{dT}{dQ} = 0$으로부터

$$\frac{C}{2} - \frac{O \cdot S}{Q^2} = 0$$

여기서 최적주문량

$$Q^* = \sqrt{\frac{2O \cdot S}{C}} \qquad (13 \cdot 4)$$

를 얻는다.

2차미분을 구하여 부호를 보면

$\frac{d^2T}{dQ^2} - \frac{2O \cdot S}{Q^3} > 0$ 이므로 $T$는 $Q^*$에서 극소(최소)임을 알 수 있다.

이와 같이 최적주문량을 이용했을 때 최소총비용($T$)은 $Q^*$를 $T^*$함수에 대입하여

$$T^* = C\frac{Q^*}{2} + O\frac{S}{Q^*} = \frac{C}{2} \cdot \sqrt{\frac{2SD}{C}} + O \cdot \frac{S}{\sqrt{\frac{2SD}{C}}}$$

$$= \sqrt{2SOC} \qquad (13 \cdot 5)$$

가 된다.

예를 들어 어느 병원이 1년에 진료소모품 A를 2,000개 사용하며, 1회 주문비용이 1,000원, 재고유지비용이 재고단위당 100원이라고 가정하여 경제적 주문량과 이 경우의 총주문횟수와 총재고관리 비용을 구해보면 다음과 같다.

$$Q^* = \sqrt{\frac{2 \times 2{,}000 \times 1{,}000}{100}} = 200\text{개}$$

EOQ가 200이라는 것은 한번의 주문량이 200개가 최적이라는 것이므로, 총 주문횟수는 2000/200=10(회)이며, 이때 총재고관리비용은 20,000원이 된다.

$$T = \sqrt{2SOC} = \sqrt{2 \times 2{,}000 \times 1{,}000 \times 100} = 20{,}000\text{원}$$

### 2.2 EOQ 모형의 가정 및 한계점

EOQ모형은 실제로 기업에서 당면한 문제를 단순화시켜서 유도한 것이기 때문에 이를 이용할 때에는 이를 이용하는 데에는 그 모형의 가정을 이해할 필요가 있다. EOQ모형의 가정은 다음과 같다.

① 매일의 재고량이 일정하며, 그 양을 정확히 알고 있다.

② 발주시점과 인도시점의 간격인 조달기간이 일정하며, 그 조달기간을 정확히 알고 있다.

③ 재고유지비용은 평균재고량의 변동에 따라 1차함수로, 즉 정비례하여 변한다.

④ 주문대상이 되는 상품의 단위당 가격은 판매량의 크기에 관계없이 일정하다.

⑤ 재고유지비용 및 주문비용은 시간의 변화와 무관하게 일정하다.

⑥ 해당상품의 주문은 다른 상품의 주문과는 무관하다.

이상과 같은 EOQ모형의 여러 가정이 현실적으로 성립된다고 볼 수 없다. 재고의 소비량이 일정한 것도 아니며, 조달기간도 시기에 따라 다른 것이 일반적이고, 구매량에 따른 상품구매가격도 일정하다고 볼 수는 없는 것이다. 그러나 이와 같은 비현실적인 가정임에도 불구하고 이 모형을 개별 기업이 처해있는 현실적인 제약조건을 기업에 맞도록 변형시켜 재고관리를 위한 의사결정에 사용할 수 있다. 이와 같이 EOQ모형이 비현실적인 가정을 포함하고 있다하더라도 재고관리모형의 대표적인 것으로 받아들여지는 이유는 모형이 단순하며, 그 모형을 변형시켜서 기업의 실제 재고관리에 사용할 수 있다는 장점이 있기 때문이다.

## 3. 불확실성과 안전재고

앞의 EOQ모형에서는 미래의 재고량을 확실하게 알 수 있으며, 주문시점에서 상품도착까지 걸리는 조달시간(lead time)이 일정한 것으로 가정하였다. 그러나 실제에 있어서는 생산계획이나 외부상황에 따라 수요와 사용량, 조달기간은 다르게 나타나고 있다. 병원에서는 환자가 집중하는 시기에는 재고의 사용량이 많아지고 조달기간은 짧아진다. 반대로 환자가 줄어드는 시기에는 재고의 사용량이 적어지고 조달기간은 길어지게 된다.

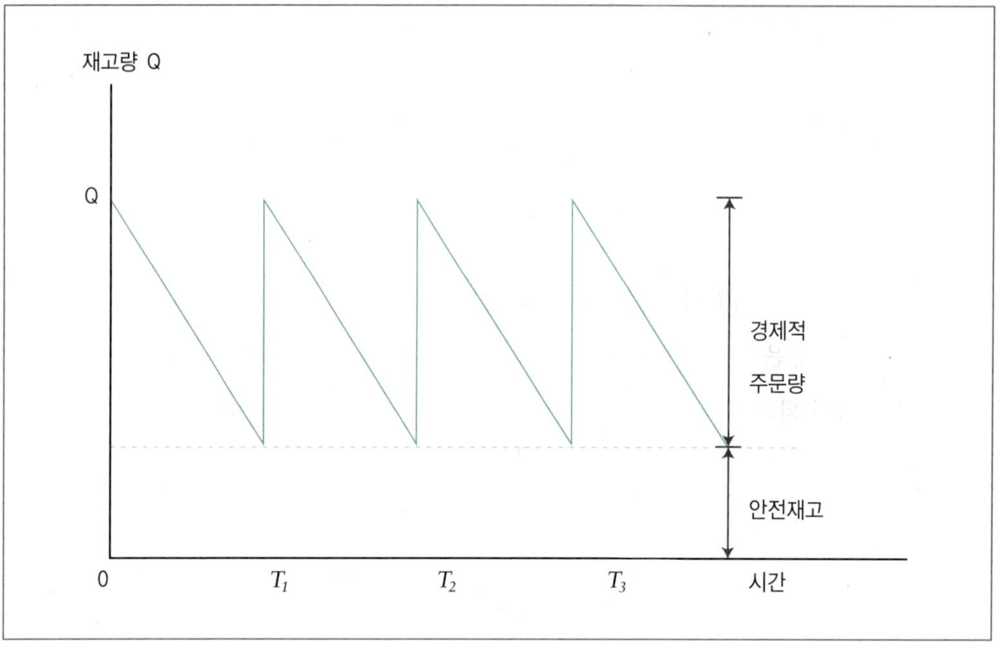


〈그림 13-3〉 불확실성에 대비한 안전재고

그러므로 이러한 불확실성하에서 병원은 재고고갈(stock out)로 인한 기회비용을 고려하여 미래계획의 차질에 대비한 일정량의 재고를 안전재고(safety stock)라 한다. 즉 안전재고는 장래의 불확실성에 대비하여 미리 계획된 여유의 재고량을 말하는 것이다. 〈그림 13-3〉에서 병원은 불확실성에 대비하여 안전재고를 유지함으로써 실제로 확실성의 경우에 비해 훨씬 높은 수준의 재고량을 보유해야 함을 보이고 있다.

불확실성에 효율적으로 대비하기 위하여 안전재고의 적정수준을 어떻게 결정하느냐 하는 것이다. 일반적으로 안전재고 수준은 수요의 불확실성, 재고고갈로 인한 기회비용, 상품도착 지연 가능성이 클수록 높아지게 되며, 재고유지비용이 높아지면 이 수준은 낮아지게 된다. 이러한 요인들을 고려하여 안전재고수준을 결정할 때에 일정량의 재고를 보유함으로써 발생할 유지비용과 재고를 보유하지 않음으로써 발생할 수 있는 재고고갈로 인한 기회비용을 고려하여 결정해야 할 것이다.

미래를 확실하게 예측할 수 있다면 그 예측에 따라 재고를 결정할 수 있게 되어 안전재고의 필요성이 없어지게 되지만 현실사회에서는 확실한 미래예측이 매우 어렵다. 이와 같이 안전재고의 보유가 불가피한 이유는 앞으로의 재고소비량의 불확실성과 조달기간의 불확실성 때문이라고 볼 수 있다.

## 4. 병원의 구매관리[1)]

병원은 다른 업종과 비교하여 수많은 종류의 물품구매가 이루어져야 하므로 구매관리가 중요하다. 따라서 병원이 효과적인 구매관리를 위한 기본원칙과 구매관리 방법을 별도로 설명하기로 한다.

### 4.1 구매기능의 영역

현대적인 구매기능은 다음과 같이 분류할 수 있다.

첫째, 물자의 조달계획기능이다. 이는 생산계획기능의 부문계획으로서 재료 및 설비의 계획이나, 타부서에서의 물자에 대한 소요계획 등이 이 기능에 해당된다. 병원의 경우에는 의약품이나 진료재료의 연간소요계획 등이 이에 해당 된다.

둘째, 구매요구 기능이다. 물자사용부서나 재고관리부서로부터 구매부서에 전달되는 구매지시로서의 구매요구이다. 구매부서에서는 규격, 사양, 품질, 수량, 시기 등은 가능한 사용부서의 요구사항을 지켜주는 것이 좋고 가격은 조정하여도 무방하다.

셋째, 구매조사 및 구매계획기능이다. 유리한 구매를 위한 조사 및 계획기능으로서 경제동향의 예측, 구매시장의 조사, 새로운 구매기법, 법규, 거래처 등의 조사 및 개발, 거래처의 평가, 가격조사, 계약방식, 거래조건, 구매절차 등의 조사나 계획업무가 해당된다.

넷째, 구매절충 및 계약기능이다. 구매절충은 구매기능의 핵심적 과제로, 구매절충을 성공

1) Charles E.Housley. Hospital Material Management, An Aspen Publication.. 1978. p 113- 117. 정기선. 현대병원재무관리. 정우서적. 1998. p396-416에서 재인용

적으로 이끌기 위해서는 구매부서가 물자조달계획의 수립 또는 구매소요 판단을 위한 위원회에 참석하여야 한다. 또한 사전에 철저한 구매조사가 이루어져야 한다.

다섯째, 독촉기능이다. 독촉은 계약된 물자와 용역의 납기를 확실히 지키도록 하는 납기관리 기능이다.

여섯째, 입고, 검수기능이다. 이는 발주물자를 공급자로부터 받아들이는 기능이다. 검수기능은 입고된 물품이 계약내용과 일치하는지 여부를 판단하는 기능으로 검수결과 계약내용과 동일한 물품이라면 소유권을 양도하고, 그렇지 않은 경우에는 예탁품으로 취급한다.

일곱째, 구매대금 지급기능이다. 이는 원칙적으로 재무부서의 기능이지만, 이 기능이 구매활동의 효과를 결정함에 있어 중요한 영향을 미친다는 점에서 구매관리적인 측면도 아울러 가지고 있다. 즉 대금의 지불조건에 따라 구매요건이 달라질 수 있기 때문이다.

### 4.2 구매관리의 기본원칙

효과적인 구매관리를 위한 기본원칙은 다음과 같다.

첫째, 효과적인 관리와 감독이 이루어져야 한다. 효과적인 관리란 물자관리 담당자의 인사문제에서 물자관리의 계획 · 조직 · 지휘 · 조정 · 통제에 이르기까지 물자관리의 기능을 철저히 수행하는 것을 의미 한다.

둘째, 건전한 구매가 이루어져야 한다. 건전한 구매란 병원측과 공급자측이 상호만족할 수 있으면서 최대한 싼 가격으로 구매하는 것을 말한다. 구매담당자는 구매 전에 충분한 시장조사와 공급업자와의 충분한 의견교환을 통하여 적절한 단가 조정이 있어야 한다.

셋째, 효과적인 구매시스템을 수립하여 모든 구매업무를 표준화 및 단순화시켜야 한다.

넷째, 재고품목수는 최대한 축소되어야 한다. 효과적인 재고관리란 재고수량을 정확히 파악하는 것이 아니라 재고자산을 능률적으로 통제하는 것을 의미한다. 특히 병원의 경우 고가 재료가 많기 때문에 빈번하게 사용하지 않는 고가재료는 재고품을 두지 말고 사전 공급자와의 교류를 통하여 필요 즉시 입고될 수 있도록 업무협조가 이루어져야 할 것이다.

다섯째, 결과지향적인 구매관리가 이루어져야 한다. 즉 물품을 구입할 때 입고 · 재고 · 불출 · 소모에 이르기까지 종합적인 검토를 거쳐 낭비 없이 효과적으로 진료에 사용될 수 있을 것인가를 판단해보아야 한다.

여섯째, 물자관리 기능이 전문화되어 견제와 균형이 이루어져야 한다. 구매와 검수, 재고관리, 대금 지불 등은 각각 분리되어 업무가 수행되어야 한다.

일곱째, 구매기능의 중앙화이다. 이는 모든 물품의 구매는 구매부서에서 총괄하고 사용부서는 물품의 사용실적에 대해서만 책임을 지도록 할 필요성이 있으며, 구매기능을 중앙화하는 이유로 ① 종합적인 물자관리가 용이해지며, ② 구매, 검수, 입고, 대금지급 등 구매관리 절차의 통일화와 단순화가 가능해지므로 업무의 능률을 제고할 수 있으며, ③ 물품선정에 대한 주요 책임은 사용부서장에게 있으므로 사용부서장들은 사용물품에 대한 품질, 기능, 규격 등에 세심한 주의를 기울이게 되고, ④ 각 부서별로 유사한 기능을 가진 물품을 구매함으로서 표준화를 가능하게 해주며, ⑤ 업자와의 담합을 방지할 수 있으며 ⑥ 각 부서별로 물품구입을 위하여 공급업자와 접촉할 필요가 없으므로 전문 인력의 구매 행정에 시간적 낭비를 줄일 수 있다.

### 4.3 병원구매의 절차

구매물자를 선정하는 것은 매우 중요한 것으로 물자의 선택이 잘못되면 자금의 낭비를 초래할 뿐만 아니라 양질의 진료를 기대할 수도 없다. 따라서 물품을 구매하고자 할 경우는 〈그림 13-4〉와 같은 절차를 밟아야 한다.

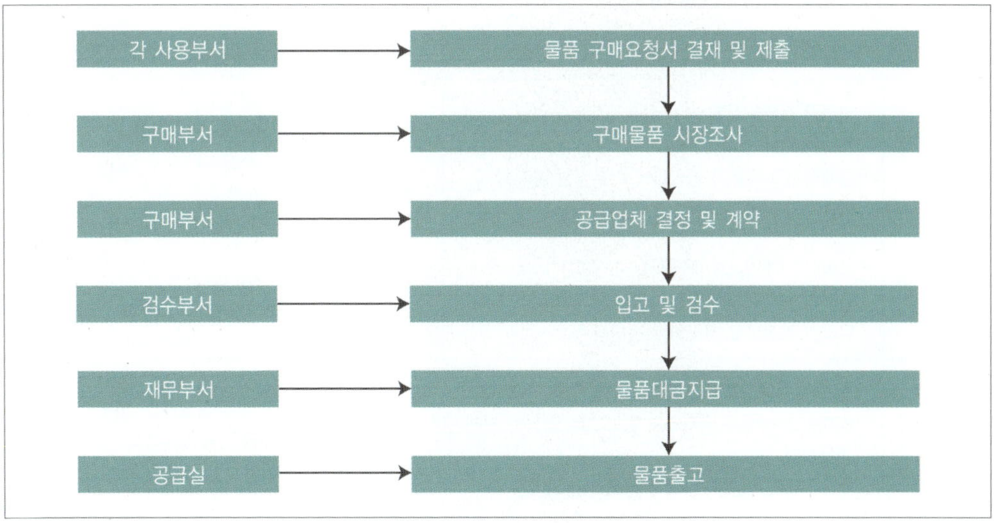


〈그림 13-4〉 병원구매의 절차

첫째, 각 사용부서는 물품을 신규 구입하고자 하는 경우는 물자의 품목, 규격, 성분 또는 용도 등을 기재하여 최고의사결정자의 결재를 득한 후에 구매부서로 구매요청서를 제출하여야 한다.

둘째, 구매부서에서는 이 들 품목에 대한 철저한 시장조사가 이루어져야 한다. 시장조사는 조사방법에 따라 직접조사 또는 간접조사 방법으로 나누어진다. 직접조사는 구매부서가 직접 공급업자를 일일이 접촉하여 시장조사를 하는 방법으로 시간과 노력이 많이 들지만, 상대적으로 신뢰성이 높다. 간접조사는 공급업자 또는 제3자를 통하여 자료를 조사하는 방법으로 자료 입수는 용이하나 왜곡된 자료가 입수될 가능성이 높다.

셋째, 공급업체 결정 및 계약이다. 공급업체를 결정하는 방법에는 일반경쟁계약, 지명경쟁계약, 수의계약으로 구분된다. 일반경쟁계약은 계약내용을 널리 공고하여 불특정 다수인으로 하여금 경쟁 입찰하는 방법으로 예정가격의 범위내에서 가장 저렴한 가격을 제시한 계약자를 선정하는 방식이다. 지명경쟁계약은 계약담당자가 경쟁에 참가할 상대방을 미리 선정, 지명하여 지명 받은 상대방으로 하여금 경쟁 입찰하여 가장 유리한 상대방을 선정하는 방식으로 계약의 성질 또는 목적상 경쟁상대자가 소수인 경우와 일반경쟁에 의하는 것이 불리하다고 판단되는 경우에 한하여 적용한다. 수의계약은 경쟁의 방법에 의하지 않고 계약이행 능

〈표 13-1〉 계약방법별 장 · 단점 비교

| 경쟁방법 | 장점 | 단점 |
|---|---|---|
| 일반경쟁 계약 | · 업자간 경쟁을 유발하여 낮은 가격에 구입할 수 있다.<br>· 새로운 업체 발굴이 가능하다.<br>· 공개적이고 기회가 공평하므로 부정을 방지할 수 있다. | · 불성실한 거래처를 배제하기 어렵다.<br>· 구입이 긴급할 경우 소요시간 맞추기가 어렵다.<br>· 절차가 복잡하고 장기간 소요된다. |
| 지명경쟁 계약 | · 불성실 거래업자를 배제시킬 수 있다.<br>· 절차의 간소로 경비절감이 가능하고 경쟁에 의하여 유리한 조건으로 계약이 가능하다. | · 업체들의 담합가능성이 있다.<br>· 공개경쟁에 비하여 가격이 다소 높을 수 있다. |
| 수의계약 | · 절차가 간편하고 인력과 비용을 절감할 수 있다.<br>· 상대방의 실정을 숙지하고 있으므로 안정된 거래가 가능하다.<br>· 신용이 확실한 거래처의 선정이 가능하다. | · 정실의 우려가 있고, 부정발생 가능성이 있다.<br>· 비싼 가격으로 구입할 가능성이 높다.<br>· 새로운 거래처 발굴이 곤란하다. |

력이 있다고 판단되는 특정인과 협의하여 계약을 체결하는 방식이다. 이의 장 · 단점을 요약하면 〈표 13-1〉과 같다.

그 외에도 계약기간별로 연간계약, 반기계약, 수시계약으로 구분된다. 연간계약은 1회의 계약만으로 해당물품을 1년 동안 가격변동 없이 원하는 수량을, 원하는 시기에 납품하는 방식이다. 반기계약은 6개월 동안 가격변동 없이 원하는 수량을, 원하는 시기에 납품하는 방식이다. 수시계약은 계약시마다 단가를 조정하는 방식이다.

넷째, 입고 및 검수업무이다. 검수란 발주한 대로 공급업체로부터 물품이 납품되었는가의 여부를 확인하는 행위이다. 검수업무는 수량, 규격, 유효기간 등의 세심한 부분까지 질과 양에 대한 점검을 해야하는 업무이다.

## 5. 병원의 재고관리

### 5.1 병원의 재고관리 요령

병원이 구입하는 진료재료와 의약품은 병원의 규모에 따라 다소 차이가 있을 수는 있으나 300병상 규모의 종합병원의 경우 대략 의약품이 600 - 1,200여종, 의료소모품이 5,000 - 10,000여종이 소비되고 있는 것으로 알려져 있다. 이와 같은 상황에서 재고품을 합리적으로 보관, 관리하기 위하여 일반적으로 준수되어야 할 원칙은 다음과 같다.

첫째, 보관위치를 쉽게 식별할 수 있어야 한다. 이를 위해 품목마다 품명, 규격, 성분, 재고량 등 여러 가지 정보를 나타낸 품목표를 선반에 붙이고, 품목마다 주소록을 만들어 어느 품목이 몇 번째 선반, 몇 째층, 몇 번칸에 있는가를 쉽게 알도록 할 필요가 있다.

둘째, 물품은 종류별, 규격별로 분류하여 보관하여야 한다. 물품이 종류별, 규격별로 분류가 되어 있지 않을 경우엔 물품의 식별이 곤란하여 불출 시에 착오가 발생할 우려가 있다.

셋째, 진료재료의 특성에 맞는 보관시설을 갖추어 물품의 변질 또는 손망실을 방지하여야 한다.

넷째, 공간을 최대한 활용하고 출고 시에는 선입선출의 원칙을 지킨다. 병원물품의 대부분은 유효기간이 있어 먼저 입고된 물품을 먼저 불출하여 유효기간이 경과되는 물품이 발생되지 않도록 주의하여야 한다.

다섯째, 불출이 빈번한 물품은 불출구 가까운 곳에 또는 사용처와 가까운 창고에 보관한다.

여섯째, 창고담당 직원 외는 창고출입을 통제하여 물품의 도난이나 분실, 품목의 대치 등을 방지한다.

일곱째, 반품 또는 교환품이 있을 경우에는 반품전표를 반드시 사용하도록 하고 반품전표를 사용하지 않을 경우에는 반납이나 대체를 허용하지 않도록 한다.

여덟째, 마약이나 극약과 같은 특수약품, 방사선 동위원소, 혈액, 기타 특수보관을 요하는 물품은 그 성질에 따라 보관 장소를 달리하거나 해당부서에서 관리하도록 한다.

## 5.2 주요창고관리방법

### 5.2.1 창고관리의 중앙화

창고관리의 중앙화는 창고관리전담부서에서 물자의 입출고 및 재고관리 등 모든 창고관리업무를 담당하는 것을 말한다. 분산화는 각 사용부서별로 창고를 관리하며 각 창고의 입출고, 재고관리 및 이에 대한 사무처리 등을 각 부서장이 책임을 지는 것을 말한다. 창고관리에 있어 중앙화와 분산화에 대한 장 · 단점을 비교하면 〈표 13-2〉과 같다.

중앙화와 분산화는 나름대로 장 · 단점이 있으나 일반적으로는 중앙화방식을 채택하는 것이 더 합리적인 것으로 알려져 있다.

〈표 13-2〉 창고관리의 중앙화와 분산화의 장 · 단점 비교

| 구분 | 장점 | 단점 |
|---|---|---|
| 중앙화 | · 전문인력이 고유업무에만 종사하도록 함으로써 인력의 낭비를 줄일 수 있다.<br>· 물품의 부정유출을 방지할 수 있다.<br>· 각종 통계가 통일된 기준 하에 작성되므로 통제 및 관리가 용이하다. | · 사용부서와 협조가 잘 이루어지지 않으면 특정물품의 재고관리가 잘 되지 않는다.<br>· 관리상 전문지식을 필요로 하는 물품의 관리가 어렵다. |
| 분산화 | · 각 부서별로 필요한 물품을 필요할 때 즉시 구입 또는 입출고 할 수 있다.<br>· 부서별로 재고관리를 항상 파악할 수 있으므로 필요 없는 물품의 재고를 줄일 수 있다 | · 전문인력의 행정업무에 많은 시간과 노력을 소비하게 된다.<br>· 물품의 통제 및 관리가 곤란하다.<br>· 병원전체의 물자관리가 곤란하다.<br>· 물자관리에 대한 통계작성 · 분석 평가가 곤란하다. |

### 5.2.2 ABC분석기법에 의한 관리

일반적으로 재고품이 구분되었다면 이를 다시 필수적으로 재고관리가 요구되는 품목과 그렇지 않은 품목으로 구분한다. 이와 같이 재고품을 대상으로 중요도에 따라 그 가격이나 수량을 기준으로 ABC 세 개의 등급으로 구분하여 통제목적에 따라 집중적으로 관리할 수 있게 함으로써 관리효율을 재고할 수 있도록 한 것이다.

어떤 병원이든 간에 규모에 관계없이 재료에는 두 가지의 공통된 속성이 있다. 첫째는 많은 품목을 동일하게 정밀관리 할 수 없다는 것이며, 둘째는 품목마다 소비금액의 태반을 차지하고 기타 다수품목은 총 소비금액의 비율이 매우 적다는 것이다.

ABC분류법에 의한 재고관리는 이러한 성격을 이용하여 첫째, 취급품목은 적으나 소비금액이 많은 품목에 대하여 관리의 중점을 두어 정밀하게 관리하고, 둘째, 소비금액이 낮은 대다수 품목에 대해서는 소비금액이 많은 품목에 비하여 간편한 방법으로 관리하는 것이다.

병원에서 소비하는 모든 품목을 품목별 재고액이 큰 것부터 차례로 나열한 다음 위에서부터 전체품목수중 10%에 해당되는 품목까지의 재고액을 모두 합하면 전체재고액의 70% 내외에 달하게 되고, 20%에 해당하는 품목까지의 재고액을 합하면 전체재고액의 90% 내외에 달하게 된다. 따라서 나머지 품목의 수는 전체의 80%를 차지하지만 금액으로 보아서는 전체의 10% 내외에 불과하다는 것이다.

이 때 위에서부터 10%의 품목을 A품목, 11 - 20%까지의 품목을 B품목, 나머지를 C품목이라고 한다.

ABC분석은 품목별 재고액을 기준으로 할 수도 있지만 품목별 년간 소모액을 기준으로 하여도 마찬가지의 효과를 얻을 수도 있다. 품목별 재고액을 기준으로 하는 것은 현재의 재고물품을 효과적으로 관리하기 위한 것이고, 품목별 소비액을 기준으로 하는 것은 주요사용물품을 효과적으로 관리하기 위함이다.

### 5.2.3 정량보충제도에 의한 관리

각 사용부서별로 사용되는 품목의 표준사용량을 조사하여 일정기간 사용할 수 있는 물량을 사용부서에 미리 출고하여 1주일에 1 - 2번씩 창고관리 담당자가 순회하면서 그 동안에 소비된 물량만큼 보충해주는 제도이다. 이 방법의 장점은 다음과 같다.

첫째, 사용부서의 재고를 창고관리책임자의 통제 하에 둠으로 불필요한 재고를 줄일 수 있다.

둘째, 사용부서의 전문인력으로 하여금 물품의 청구 · 불출 · 재고관리 등 행정적인 업무에 많은 시간을 빼앗기지 않게 한다.

셋째, 간호부서에 근무하는 간호인력들이 물품을 타러오는데 소요된 시간의 합계보다 창고관리부서에서 순회 공급하는 시간의 합계가 훨씬 적어진다.

넷째, 창고관리부서요원은 사용부서를 순회하면서 사용량만큼을 채워주며 동시에 재고조사를 할 수 있다.

다섯째, 창고관리부서에서 직접순회하면서 공급해주면 보다 현장감을 갖고 물품을 관리할 수 있어 사용부서의 불만을 즉시 해결할 수 있다.

그러나 이 제도가 효과적으로 활용되기 위해서는 사용부서에서도 선반이나 캐비넷 등의 설비가 갖추어져 있어야 한다.

## 연습문제 주관식

01 병원의 재고자산의 중요성에 대하여 설명하시오.

02 병원의 재고자산과 관련되는 비용을 구체적으로 설명하시오.

03 EOQ모형에 대하여 설명하시오.

04 병원구매의 기본원칙에 대하여 설명하시오.

05 일반경쟁계약, 지명경쟁계약, 수의계약을 비교 설명하시오.

06 창고관리의 중앙화와 분산화의 장, 단점을 비교 설명하시오.

07 ABC분석 기법의 장, 단점을 설명하시오.

08 대한병원은 1년에 주사기 10,000개를 사용하며, 1회 주문비용이 5,000원, 재고유지비용이 단위당 300원이라 할 때 경제적주문량과 총재고관리비용을 구하시오.

## 연습문제 객관식

01 병원경영에서의 재고관리의 역할을 설명한 것 중 사실과 다른 것은?

① 적정수준 재고자산은 예측할 수 없는 미래의 수요변화에 따른 불확실성 감소시켜 준다.
② 병원은 생명을 다루는 곳이기 때문에 필요이상으로 충분히 재고자산을 보유하여야 한다.
③ 효과적인 재고자산의 유지는 진료행위를 원활하게 해 준다.
④ 적정수준의 재고자산은 서비스의 운영과 진료활동에 따른 경비를 감소시켜 병원의 수익성을 향상시킬 수 있다.

02 적정재고수준으로 사실과 다른 것은?

① 타 병원의 재고량과 비교한 비교재고
② 정상적 진료행위를 하는데 필요한 기본적 재고
③ 돌발 상황 발생에 대비하기 위한 안전재고
④ 병원을 성장하는데 필요한 전략적 재고

03 재고자산의 비용으로 보기 어려운 것은?

① 구입비 ② 재고유지비 ③ 부족재고비 ④ 시장조사비

04 다음 중 재고자산 비용 중 재고유지비에 해당되지 않는 것은?

① 진료를 할 수 없음으로 인한 이미지 손상 비용
② 창고유지비용
③ 감가상각비
④ 보험료

05 EOQ모형에 관한 설명 중 사실과 다른 것은?

① 자재나 제품의 구입에 수반되는 비용과 이에 따르는 재고유지비 등을 고려하여 가장 경제적이라 판단되는 자재 또는 제품의 연간 주문량이다.
② 일반적으로 재고유지비용은 재고보유량이 많아질수록 증가한다.
③ 일반적으로 주문비용은 재고보유량이 많아질수록 감소한다.
④ 최적주문량은 재고유지비용과 주문비용이 일치하는 점에서 결정된다.

**06** 다음의 자료를 이용하여 재고자산의 1회의 경제적 주문량을 구하라.

| 주사기의 1년 사용량(S) = 2,000개, 1회 주문비용(S) = 1,000원<br>주사기의 재고 유지비용(C) = 100원 |
|---|

① 190개 ② 200개 ③ 210개 ④ 220개

**07** 위 6번 자료를 이용하여 총재고관리비용을 구하라.

① 18,000원 ② 19,000원 ③ 20,000원 ④ 21,000원

**08** EOQ모형의 가정에 대하여 사실과 다른 것은?

① 매일의 재고량이 일정하며, 그 양을 정확히 알고 있다.
② 재고유지비용은 평균재고량의 변동에 반비례하여 변한다.
③ 주문대상이 되는 상품의 단위당 가격은 판매량의 크기에 관계없이 일정하다.
④ 재고유지비용 및 주문비용은 시간의 변화와 무관하게 일정하다.

**09** 안전재고수준이 높아지는 이유로 타당하지 않은 것은?

① 재고유지비용이 높아질수록
② 수요의 불확실성이 클수록
③ 재고고갈로 인한 기회비용이 클수록
④ 상품도착 지연 가능성이 클수록

**10** 병원의 재고관리 요령으로 사실과 다른 것은?

① 보관위치를 쉽게 식별할 수 있어야 한다.
② 공간을 최대한 활용하고 출고 시에는 선입선출의 원칙을 지킨다.
③ 반품 또는 교환품이 있을 경우에는 반품전표를 반드시 사용하도록 하여야 한다.
④ 효과적인 물품 반출을 위하여 물품수령자의 창고 직접 출입을 허용하여야 한다.

**11** 일반적으로 창고관리방법 중 가장 선진적인 방법은?

① 중앙창고시스템이다.
② 분산창고시스템이다.
③ 중앙창고시스템과 분산창고시스템을 보완한 방법.
④ 상황에 따라서 방법에 차이가 있다.

12 창고관리의 중앙화의 장점이 아닌 것은?

① 필요 없는 물품의 재고를 줄일수 있다. ② 전문 인력의 인력낭비를 줄일 수 있다.
③ 물품의 부정유출을 방지한다. ④ 통제 및 관리가 용이하다.

13 창고관리의 분산화의 단점이 아닌 것은?

① 전문인력의 행정업무에 많은 시간과 노력을 소비하게 된다.
② 물품의 통제 및 관리가 곤란하다.
③ 관리상 전문지식을 필요로 하는 물품의 관리가 어렵다.
④ 병원전체의 물자관리가 곤란하다.

14 재고실사에 관한 설명 중 사실과 다른 것은?

① ABC 분석방법을 적용하여 실사하면 효율적이다.
② 실사는 사용부서의 직원들에 의하여 행해져야 한다.
③ 실사 중에는 물품의 이동이 있어서는 안된다.
④ 일시의 구분(cut-off)이 명확히 되어야 한다.

15 취급품목은 적으나 소비금액이 많은 품목에 대하여 정밀하게 관리하기 편리한 창고관리 방식은?

① 창고관리의 중앙화 ② 창고관리의 분산화
③ ABC분석기법 ④ 정량보충제도

16 각 사용부서별로 사용되는 품목의 표준사용량을 조사하여 일정기간 사용할 수 있는 물량을 사용부서에 미리출고하여 1주일에 1–2번씩 창고관리자가 순회하면서 재고자산을 관리하는 방식은 ?

① 창고관리의 중앙화 ② ABC분석기법
③ 정량보충제도 ④ 독립형 창고관리

17 정량보충방법의 장점 중 사실과 다른 것은?

① 사용부서에서의 불필요한 재고를 줄일 수 있다.
② 사용부서의 전문인력이 물품관리에 협조하면 가장 효율적으로 관리할 수 있다.
③ 정량보충시마다 실사할 수 있으므로 재고관리가 효율적으로 이루어진다.
④ 간호조무사 등이 물품을 타러 다니는 동선보다 중앙관리부서요원의 보충 시 동선이 짧아진다.

18 자동화된 운송설비에 의한 물품공급보다 정량보충제가 나은 이유에 대한 설명 중 맞지 않는 것은?

① 자동화된 운송설비를 설치하려면 막대한 시설비가 소요된다.
② 한 물품차를 정리하여 재보충하거나 수작업으로 물품을 배달하는 데에 시간이 많이 든다.
③ 자동화된 운송방법은 자동기계가 고장이 날 경우 수리비가 많이 들고 수리기간 중 운송이 안 된다.
④ 자동화된 운송방법을 택하면 운송에 소요되는 인건비가 훨씬 덜 들어서 경제적이다.

19 병원의 구매 관리 특징 중 사실과 다른 것은?

① 제품의 가격을 우선으로 구매한다.
② 사용자의 물품대체성이 높다.
③ 거래가격을 통제받는다.
④ 구매물품의 다품종, 소량주문형태이다.

20 구매관리의 기능에 대한 설명 중 사실과 다른 것은?

① 이익을 창조하는 기능이다.
② 경영의 보조기능이다.
③ 구매의 업무는 구매요구서의 작성이전부터 시작되어야 한다.
④ 구매는 고도로 훈련된 전문요원에 의하여 수행되어야 한다.

21 병원의 구매기능의 영역에 관한 설명 중 사실과 다른 것은?

① 구매요구 기능은 사용부서의 업무이므로 구매기능에 포함되지 않는다.
② 구매조사 및 구매계획 기능은 구매부서에서 수행되므로 구매기능에 포함된다.
③ 구매절충 및 계약기능은 구매기능에 포함된다.
④ 검수기능은 입고된 물품이 계약내용과 일치되는 지 여부를 판단하는 기능으로 구매기능에 포함된다.

22 구매관리의 기본원칙 중 사실과 다른 것은?

① 효과적인 관리와 감독이 이루어져야 한다.
② 건전한 구매가 이루어져야 한다.
③ 효과적인 구매시스템을 수립하여 모든 구매업무를 표준화 및 단순화시켜야 한다.
④ 물자관리 기능이 효과적으로 이루어지기 위해서는 구매와 검수, 재고관리, 대금 지급 등은 통합되어 업무가 수행되어야 한다.

**23** 구매기능의 중앙화의 이유를 설명한 것이다. 사실과 다른 것은?

① 종합적인 물자관리가 용이해 진다.
② 업자와의 담합을 방지할 수 있다.
③ 구매, 검수, 입고, 대금지급 업무의 통합으로 업무의 능률을 제고할 수 있다.
④ 전문인력의 행정업무에 시간적 낭비를 줄일 수 있다.

**24** 다음의 보기 중 병원구매 절차를 순서대로 나열한 것은?

| | | |
|---|---|---|
| ㉮ 물품시장조사 | ㉯ 입고 및 검수 | ㉰ 공급업체 및 계약 |
| ㉱ 물품 구매요청서 결제 및 제출 | ㉲ 물품출고 | ㉳ 물품대금지급 |

① ㉱ → ㉰ → ㉮ → ㉯ → ㉳ → ㉲　② ㉲ → ㉱ → ㉮ → ㉰ → ㉯ → ㉳
③ ㉱ → ㉮ → ㉰ → ㉯ → ㉳ → ㉲　④ ㉱ → ㉮ → ㉰ → ㉳ → ㉯ → ㉲

**25** 구매관계자와 그 기능을 설명한 것 중 사실과 다른 것은?

① 사용부서-구매요구서 작성　② 구매부서-시장조사, 계약서 작성
③ 검수부서-검수 및 입고보고서 작성　④ 경리부서-세금계산서 작성

**26** 재고자산 구매요구서의 기재사항이 아닌 것은?

① 상품명　② 단위, 규격　③ 수량　④ 조달시기

**27** 일반경쟁계약의 특징으로 보기 어려운 것은?

① 업자간 경쟁을 유발하여 낮은 가격에 구입할 수 있다.
② 불성실한 거래처를 배재하기 어렵다.
③ 새로운 업체 발굴이 가능하다.
④ 안정된 거래가 가능하다.

**28** 지명경쟁계약의 특징으로 보기 어려운 것은?

① 수의계약과 비교하여 절차가 간편하고 인력과 비용을 절감할 수 있다.
② 불성실 거래업자를 배제시킬 수 있다.
③ 절차의 간소화로 경비절감이 가능하고 경쟁에 의하여 유리한 조건으로 계약이 가능하다.
④ 업체들의 담합가능성이 있다.

29 불량업자를 제외시키며 낮은 가격으로 질좋은 물건을 구입하기 위한 계약방법은?

① 일반경쟁계약 ② 지명경쟁계약 ③ 수의계약 ④ 연간계약

30 절차가 간편하고 인력과 비용을 절감할 수 있으며, 상대방에 대한 숙지가 가능하여 안정된 거래가 가능한 계약방법은?

① 일반경쟁계약 ② 지명경쟁계약 ③ 수의계약 ④ 연간계약

31 년간 계약 방법에 의한 구매방법을 설명한 것 중 사실과 다른 것은?

① 가격의 안정을 기할 수 있다. ② 구매절차가 간편하다.
③ 시장조사를 수시로 하여야 한다. ④ 시간과 노력을 절약할 수 있다.

Hospital Financial Management • 병원재무관리

# 제 6 편 재무분석과 재무계획



Hospital Financial Management

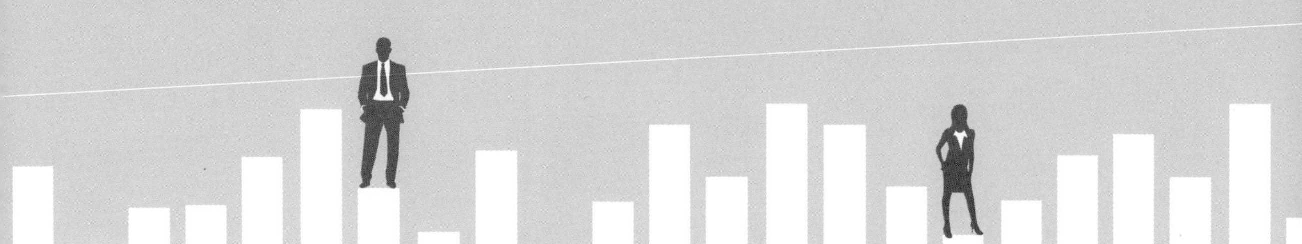

# 제14장 레버리지분석

병원이 정상적인 영업행위를 하기 위해서는 자산이 필요하다. 이러한 자산은 고정자산과 유동자산으로 분류되며 이는 자기자본과 타인자본으로 조달된다. 2014년도 말 기준 우리나라 일반병원의 총자산 대비 타인자본비율은 약 62.8%이며 고정자산 비율은 약 76.4%이다. 이와 같이 우리나라 병원은 타 업종과 비교하여 타인자본의존도와 고정자산비율이 상대적으로 높다. 이와 같이 타인자본과 고정자산을 사용할 경우 이자비용 또는 고정비용(감가상각비용)이 의료행위와는 무관하게 발생하게 된다. 이것을 레버리지라고 한다. 앞서 설명한 바와 같이 병원이 레버리지를 가지면 단위이익이 커지는 반면 채무불이행 등을 통한 파산위험 역시 증가하게 된다. 본장에서는 병원의 고정비 부담이 손익 증감과 병원의 위험에 어떠한 영향을 미치는가를 분석하기로 한다.

## 1. 레버리지 분석의 의의

병원이 고정비용(fixed cost)을 발생시키는 자산(assets)과 고정비용을 발생시키는 자금을 사용할 경우, 그 병원은 레버리지를 갖는다고 한다. 예를 들어 의료장비를 구입할 경우 의료장비의 운영에 대한 고정비로서 일정액의 운영비가 소요되며, 자금차입을 통해 의료장비를 구입했을 때는 이자비용이 발생하게 된다. 이와 같이 병원이 레버리지를 가질 경우, 의료수익의 변화가 그 병원의 손익에 어떠한 영향을 미치는가를 분석하는 것이 레버리지 분석(leverage analysis)이다.

일반적으로 병원의 고정비 부담은 경제적 여건에 따라 수익의 크기가 확대되어 나타나기도 하고(정의 레버리지 효과), 손실의 크기가 확대되어 나타나기도 한다(부의 레버리지 효과).

이와 같이 고정영업비[1](fixed operating expense)의 존재로 인하여 손익이 확대되는 영업레버리지(operating leverage)와 고정재무비[2](fixed financial expense)의 존재로 인하여 손익이 확대되는 재무레버리지(financial leverage)로 나뉜다.

영업레버리지와 재무레버리지의 의미를 자세히 살펴보기 위하여 매출액으로부터 순이익이 계산되는 과정을 살펴보자. 〈그림 14-1〉의 손익계산서 구조에서 보는 바와 같이 이익의 계산과정은 크게 두 가지로 나누어볼 수 있다.

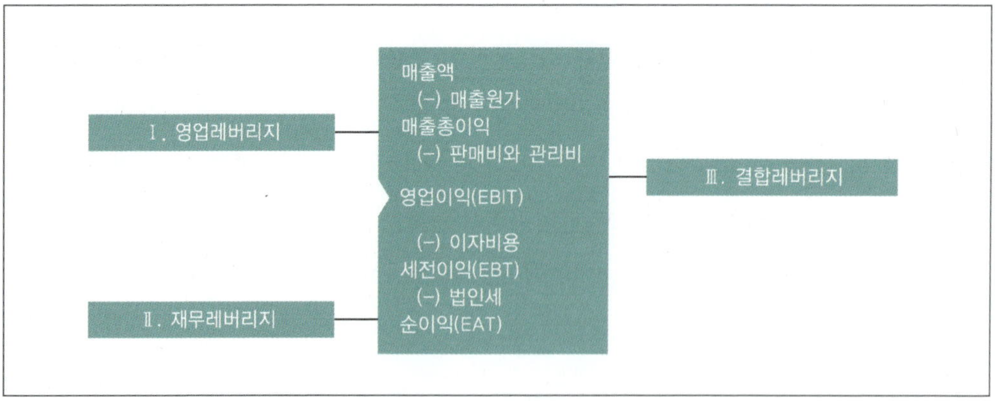


〈그림 14-1〉 손익계산서와 레버리지

1) 고정자산을 보유함으로써 발생하는 고정비용

2) 타인자본을 사용함으로써 발생하는 고정비용

하나는 매출액으로부터 영업이익이 계산되기까지의 과정이다. 영업이익(operating income)은 이자와 법인세공제 이전의 이익이므로, 이를 EBIT(earnings before interest and taxes)라고도 한다. 또 하나는 세후 순이익까지의 계산과정이다. 영업이익에서 이자를 뺀 이익을 세전이익(earnings before taxes: EBT)이라고 하며, 이 세전이익에서 법인세를 공제한 것이 세후순이익(earnings after taxes: EAT)이다.

첫 과정에 대한 분석이 영업레버리지분석에서 다루어지게 된다. 이 분석은 매출액의 변화가 영업이익에 미치는 영향을 분석한 것으로서, 분석의 초점은 매출액과 영업이익의 관계에 커다란 영향을 미치는 고정적인 영업비용, 즉 고정비의 역할에 있다. 영업레버리지분석은 매출액 · 고정영업비용 · 영업이익의 관계를 분석하는 손익분기점분석(break-even point analysis)으로 설명될 것이다.

두 번째 과정에 대한 분석이 재무레버리지분석이다. 재무레버리지분석은 영업이익의 변화가 자기자본소유주의 이익에 미치는 영향에 대한 분석이며, 이 때에는 고정재무비용의 역할이 분석의 초점이 된다. 이 분석은 기업의 영업이익 · 이자 · 자기자본이익의 관계를 분석하는 것으로서 자본분기점분석(financing break-even point analysis)으로 설명될 것이다.

세 번째는 결합레버리지분석이다. 영업레버리지와 재무레버리지를 독립적으로 분석하는 것만으로 충분하지 않다. 매출액변화가 고정영업비용의 지출과 고정재무비용의 지출 정도에 따라 소유주의 최종적인 이익에 어떠한 영향을 미치는가를 분석하여야 할 것이다. 이를 결합레버리지분석(combined leverage analysis)이라 한다.

## 2. 영업레버리지 분석[3)]

영업레버리지(operating leverage)란 병원의 의료수익과 의료이익 사이의 관계에서 의료이익을 확대시킬 목적으로 고정자산을 보유함으로써 고정영업(의료)비용을 부담하는

---

3) 박정식 외, 현대재무관리, 다산출판사, 2004, p664-678

것을 말한다. 영업레버리지분석을 하기 위해서는 의료수익 · 고정영업(의료)비용 · 의료이익들이 서로 어떤 관계에 있는지를 밝히는 손익분기점분석을 해야 한다.

### 2.1 영업레버리지의 의미와 효과

영업레버리지분석의 핵심은 고정영업(의료)비용 때문에 발생하는 의료수익의 변화에 따른 의료이익의 변동 상황을 분석하는데 있다. 고정비 때문에 의료수익의 변화에 따라 의료이익이 어떻게 변화하는가를 다음의 사례를 통하여 알아보자.

어느 병원의 월 의료수익이 1억원이고, 고정비가 5천만원이며 변동비는 의료수익의 40%를 차지한다고 하자. 이때의 의료이익은 1억 - 5천만원 - 4천만원 = 1천만원이다. 이 병원의 의료수익이 변하면 의료이익은 어떻게 될까?.

의료수익이 10% 증가하여 1억1천만원이 될 때 의료이익은 1천6백만원으로서 60%가 증가한다. 의료수익이 10% 감소하여 9천만원이 될 때 의료이익은 4백만원으로 60%가 감소한다.

〈표 14-1〉 영업레버리지와 의료이익의 변화

(단위 : 천원)

| 항목 | 10%감소 | 현재 | 10% 증가 |
|---|---|---|---|
| 의료수익 | 90,000 | 100,000 | 110,000 |
| (–)고정비 | 50,000 | 50,000 | 50,000 |
| (–)변동비 | 36,000 | 40,000 | 44,000 |
| 의료이익 | 4,000<br>(60% 감소) | 10,000 | 16,000<br>(60% 증가) |

이처럼 의료수익의 변화율과 의료이익의 변화율이 같지 않고, 의료이익의 변동율이 더 크게 나타나는 현상은 매출액의 증가나 감소에 관계없이 일정하게 지급하여야 하는 고정비 때문에 일어난다. 즉 고정비가 지렛대(lever)의 역할을 하여 매출액의 증감에 따라 의료이익의 증감폭이 확대되어 나타나는 현상을 영업레버리지효과(operating leverage effect)라고 한다. 고정비를 부담하지 않는 병원에서는 영업레버리지효과는 나타나지 않는다.

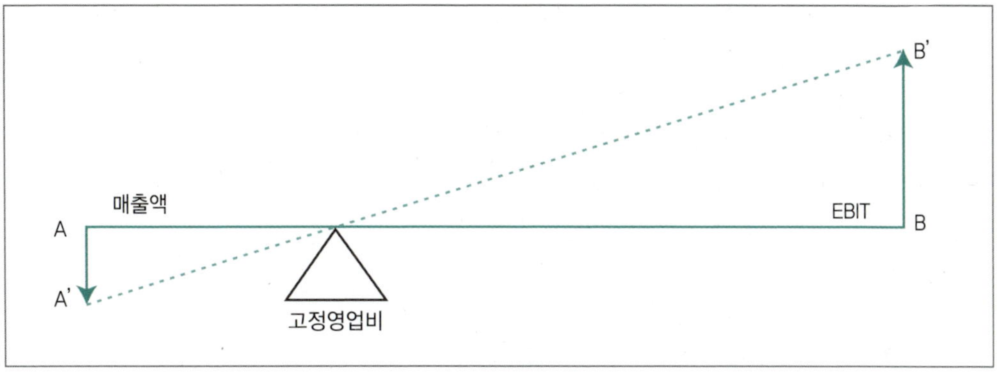


〈그림 14-2〉 고정영업비와 레버리지효과

의료수익의 변화에 따른 EBIT 확대효과를 지렛대에 비유하여 설명해보면 다음과 같다. 여기서 병원의 고정영업(의료)비 수준을 지레의 받침대의 위치로 표시할 수가 있는데, 지레 AB의 받침대가 A에 가까울수록 고정영업(의료)비가 크며, 받침대가 B에 가까울수록 고정영업(의료)비가 낮다고 하자. 우선 고정영업(의료)비가 비교적 높아 〈그림 14-1〉에서와 같이 A에 가깝게 위치한다고 하자. 이 때 A점을 A'점으로 누르면 B점은 B'점으로 높게 상승한다. 즉 EBIT는 큰 폭으로 확대되게 된다. 그러나 받침대가 B에 가까우면, 즉 고정영업(의료)비가 적으면 A를 눌러 B를 위로 상승시키는 변화는 소폭에 머무르게 된다. 즉 EBIT효과는 작다.

영업레버리지 효과의 정도를 영업레버리지도(DOL : degree of operating leverage)라 한다. DOL은 의료수익(R)의 변화율에 대한 영업이익(EBIT)의 변화율의 비로 정의된다. 즉

$$\text{DOL} = \frac{\text{EBIT 변화율}}{\text{R 변화율}} = \frac{\frac{\Delta \text{EBIT}}{\text{EBIT}}}{\frac{\Delta \text{R}}{\text{R}}} \qquad (14 \cdot 1)$$

여기에서 $R = p.g$

$$EBIT = pg - ug - F_0 = (p-u)g - F_0$$

단, $p$ : 단위 당 판매단가 $u$ : 단위 당 변동비
$g$ : 생산 및 판매량 $F_0$ : 고정영업비

그리고 식 (14 · 1)은 다음과 같이 나타낼 수 있다.[4)]

$$\text{DOL} = \frac{(p - u)g}{(p - u)g - F_0} = \frac{R - uc}{R - uc - F_0} \qquad (14 \cdot 2)$$

식 (14 · 2)에서 고정영업비($F_0$)가 클수록 DOL이 크게 나타남을 알 수 있다.

즉, 고정영업비의 지렛대효과로 인해 의료수익(R)의 변화율보다 영업이익(EBIT)의 변화율이 커짐을 알 수 있다.

영업레버리지분석은 의료수익, 고정영업(의료)비용, 의료이익의 변화가 일으키는 영향의 관계를 석하는 것이다. 이 분석을 위하여 우선 의료수익, 의료비용, 의료이익이 서로 어떤 관계에 있는가를 밝히는 순익분기점 분석(break-even point analysis: BEP분석)을 이해하여야 한다. 손익분기점은 병원의 의료행위에서 총수입과 총비용이 같아지는 점, 즉 순이익이 0이 되는 점을 말하는 경우가 많으나, 영업레버리지분석에서는 의료수익과 의료비용이 같아지는 점, 즉 의료이익이 0이 되는 점을 손익분기점으로 하여 설명한다. 손익분기점 분석은 근본적으로 기업의 경영활동을 수행하는 데 있어서 발생하는 원가(cost), 매출액(volume), 이익(profit)의 상호관계를 분석하기 때문에 이것을 CVP분석(cost-volume-profit analysis)이라고도 한다.

### 2.2 손익분기점분석

일반적으로 병원을 운영함에 있어 발생되는 의료비용에는 의료수익과 비례하여 증가하는 변동비와 의료수익과는 무관한 고정비용으로 나누어진다. 이러한 고정비용으로 인하여 기업은 일정수준 이상의 의료수익에 이르지 못하면 손실을 가져오게 된다. 즉 병원이 의료이익이 발생되려면 고정비용을 포함한 총 의료비용 이상의 의료수익을 올려야 한다.

---

4)

$$\text{DOL} = \frac{\dfrac{\Delta \text{EBIT}}{\text{EBIT}}}{\dfrac{\Delta \text{R}}{\text{R}}} = \frac{\dfrac{(p - u)\Delta g}{(p - u)g - F_0}}{\dfrac{p\Delta g}{pg}} = \frac{(p - u)g}{(p - u)g - F_0}$$

병원의 고정영업(의료)비용은 건물과 의료장비의 감가상각비, 임차료, 임원의 보수, 기타 유지비용으로 구성되고, 변동영업비용은 직접노무비, 재료비 등이다. 고정영업(의료)비용, 변동영업(의료)비용과 의료수익과의 관계는 〈그림 14-2〉와 같다.

〈그림 14-3〉와 같이 고정비는 의료수익과 무관하게 일정하며, 변동비는 매출액에 정비례한다. 그러므로 의료수익 한 단위당 소요되는 변동비를 $V$라고 하면, 변동영업(의료)비용($VC$)은 단위당 변동비에 의료수익 단위($Q$)를 곱하면 된다.

$$VC = V \cdot Q \qquad (14 \cdot 3)$$

총영업(의료)비용($TC$)은 변동영업(의료)비용($VC$)과 고정영업(의료)비용($FC$)을 합한 것이 된다.

$$TC = FC + VC = FC + V \cdot Q \qquad (14 \cdot 4)$$

반면에 의료수익, 즉 총수익($TR$)은 단위당 진료비($P$)와 환자수($Q$)를 곱한 것으로서 다음과 나타낼 수 있다.

$$TR = P \cdot Q \qquad (14 \cdot 5)$$

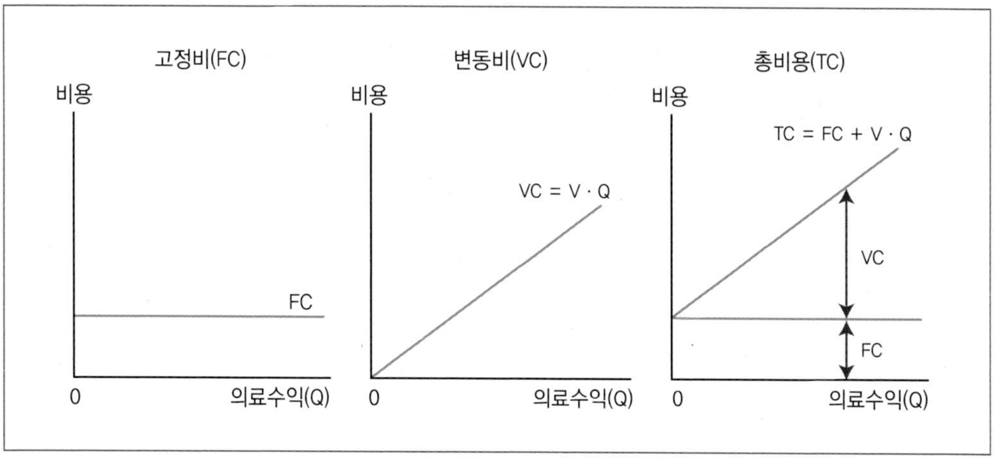


〈그림 14-3〉 의료수익과 제비용 간의 관계

손익분기점(break-even point)은 의료수익과 의료비용이 일치하는 점으로서 이때 의료이익은 0이 된다.

이 손익분기점은 매출량 또는 매출액의 두 가지로 나타낼 수 있다. 병원은 매출액이 진료행위마다 다르기 때문에 매출량을 통한 분석은 어렵다. 따라서 매출액 즉 의료수익을 통한 손익분기점을 살펴보기로 한다.

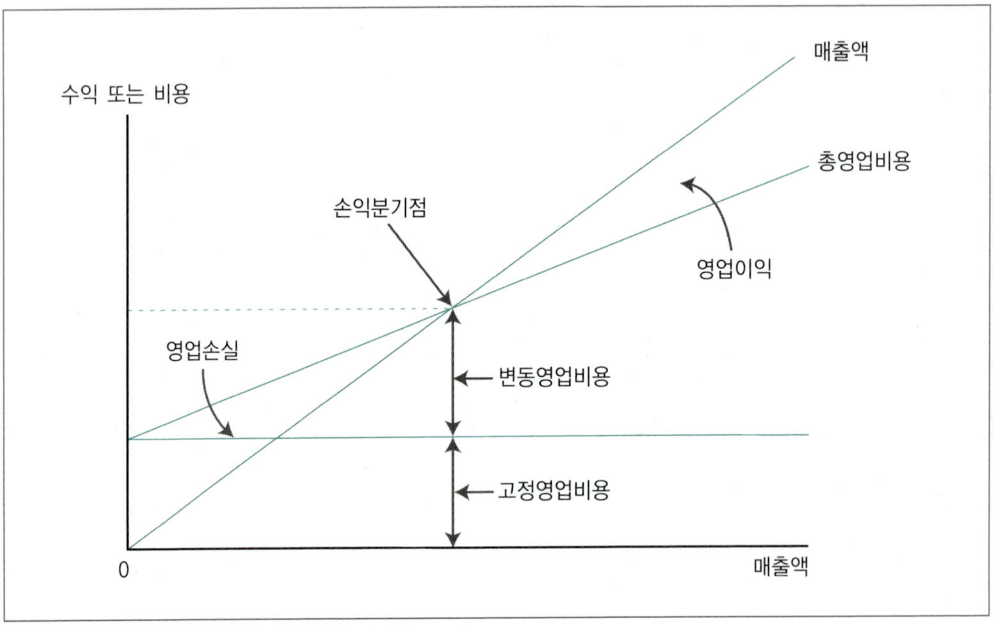


〈그림 14-4〉 손익분기점

손익분기점에서의 의료수익을 $TR^*$ 라고 하고 이때의 변동영업비용을 $VC^*$라고 하면 다음과 같은 식이 성립된다.

$$TR^* = FC + VC^* \qquad (14 \cdot 6)$$

$$VC^* = \frac{VC^*}{TR^*} \times TR^* \text{ 이며, } \frac{VC^*}{TR^*} = \frac{VC}{TR} \text{ 이므로}$$

$$VC^* = \frac{VC}{TR} \times TR^* \qquad (14 \cdot 7)$$

식 (14 · 7)를 식 (14 · 6)에 대입하면 식 (14 · 8)과 같다.

$$TR^* = FC + \frac{VC}{TR} \times TR^*$$

$$TR^* = \frac{FC}{1 - \frac{VC}{TR}} \qquad (14 \cdot 8)$$

$\frac{VC}{TR}$ 는 변동비와 의료수익의 비율로서, 단위당 변동비와 단위당 진료비의 비율과 같다. 즉 $VC = V \cdot Q$, $TR = P \cdot Q$ 이므로 식 (14 · 9)이 성립한다.

$$\therefore TR^* = \frac{FC}{1 - \frac{VC}{TR}} = \frac{FC}{1 - \frac{V \cdot Q}{P \cdot Q}} = \frac{FC}{1 - \frac{V}{P}} \qquad (14 \cdot 9)$$

여기서 $(1-V/P)$ 를 공헌이익률(contribution margin ratio)이라고 하며, 이는 일정액의 의료수익이 발생하였을 때 의료수익 중에서 고정영업비를 보상하고 병원이익에 공헌하게 되는 비율을 나타낸다.

**예제 14-1**

한국병원의 2013년 동안의 손익계산서상에 다음과 같이 의료수익과 비용이 나타나 있을 때의 손익분기점을 구하라.

(단위 : 원)

| 항 목 | 금 액 | 금 액 |
|---|---|---|
| 의료수익 | | 800,000 |
| 비 용 | 1,100,000 | |
| 변동의료비용 | 700,000 | |
| 고정의료비용 | 400,000 | |
| 의료손실 | | 300,000 |

한국병원은 30만원의 의료손실을 보고 있는데 이 병원이 의료손실을 면하기 위하여는 얼마의 의료수익을 올려야 하는가?

풀이

$$TR^* = \frac{FC}{1 - \frac{VC}{TR}} \text{ 이므로, } TR^* = \frac{400,000}{1 - \frac{700,000}{800,000}} = 3,200,000\text{(원)}$$

320만원을 달성해야만 의료손실을 면할 수 있다. 이러한 경우에 한국병원의 손익계산서는 다음과 같다.

(단위 : 원)

| 항 목 | 금 액 | 금 액 |
|---|---|---|
| 의료수익 | | 3,200,000 |
| 비 용 | | 3,200,000 |
| 변동의료비용 | 2,800,000 | |
| 고정의료비용 | 400,000 | |
| 의료이익 | | 0 |

예제 14-2

〈예제 14-1〉의 예제에서 한국병원은 현재와 같은 시설로는 320만원의 의료수익이 어렵다는 판단 하에 부대시설을 확장하였는데, 이 때 시설확장에 따른 감가상각비용은 20만원이 소요된다고 가정했을 때 손익분기점은 얼마나 되겠는가?

풀이

고정비용 20만원이 추가되는 것을 제외하고는 모든 조건은 동일하다.

따라서, $TR^* = \frac{FC}{1 - \frac{VC}{TR}}$ 이므로,

$$TR^* = \frac{400,000 + 200,000}{1 - \frac{700,000}{800,000}} = 4,800,000\text{(원)}$$

손익분기점 분석은 그 개념이 명확하고 이용이 간편하지만 여러 가지 문제점을 내포하고 있다.

첫째, 손익분기점 분석의 가정에서, 의료수익과 관계없이 단위당 변동비가 정비례한다는

가정이다. 그러나 실제 병원을 경영하다보면 의료수익의 변화에 따라 변동비도 일정하지 않다는 것이다. 어느 정도의 의료수익까지는 변동비가 정비례 관계에 있을지 모르나, 일정 수준 이상이 되면 진료재료의 수요초과와 노동력 등의 공급부족으로 인하여 변동비가 높아지게 되는 것이다.

둘째, 손익분기점 분석에서는 비용을 고정의료비용과 변동의료비용으로 구분하여야 하는데, 실제로 명확한 구분이 어렵다. 어떤 비용은 부분적으로 고정적이고, 부분적으로 변동적이기 때문에 이것을 고정비라고 단정하기 어렵다. 기본급이 일부 포함되어 있는 성과급 영업사원의 보수가 그 예인데, 이러한 비용을 준변동비(semivariable cost)라고 할 수 있다. 또한 고정비가 의료수익에 관계없이 일정하다는 가정은 장기적으로 볼 때는 수긍하기 힘들다. 병원의 기존 시설능력에는 한계가 있는 것이므로 어느 정도 이상의 진료수익을 올리기 위해서는 새로이 시설 확장을 해야 하는 것이다. 그러므로 손익분기점 분석은 기존시설의 변경없이 진료수익을 얻을 수 있는 어떤 한계까지만 적용이 가능하다. 이와 같이 손익분기점 분석이 적용될 수 있는 매출액의 적정범위(relevant range)가 있다.

셋째, 손익분기점 분석을 하기 위한 비용과 의료수익과의 관계는 과거의 경영환경에 근거하여 측정된다. 그러나 시간이 경과함에 따라 진료원가나 의료수가 등이 변화하게 되므로 비용과 의료수가와의 관계도 달라진다. 따라서 이러한 과거의 자료들을 이용하여 미래의 비용이나 진료수익의 측정은 어렵다.

넷째, 손익분기점 분석은 정태적 분석이어서, 의료수익의 변화에 대한 의료이익의 변화 정도 등을 측정할 수 없다. 병원의 경영에서 손익분기점을 파악하여 두는 것도 중요하나, 병원환경에 따라 의료수익이나 기타 비용이 변동할 때, 의료이익이 어떤 영향을 받는 가를 알아보는 것은 더욱 중요하다.

손익분기점 분석이 이러한 문제점과 한계점을 지니고 있지만 재무관리에 있어서 유용한 분석 및 계획기법임에는 틀림없다.

## 3. 재무레버리지 분석

재무레버리지(financial leverage)란 의료이익과 당기순이익 사이의 관점에서 당기순이익을 확대시킬 목적으로 타인자본을 이용함으로써 고정재무비용을 부담하는 것을 말한다.

재무레버리지 분석은 손익계산서에서 의료이익으로부터 세후순이익이 결정되는 분석을 의미한다. 타인자본을 사용하게 되면 의료이익과는 무관하게 일정금액의 고정재무비용이 지급되고 나머지가 자본잉여금으로 남게 된다. 병원의 자본잉여금으로 남게 되는 세후순이익의 변화율은 의료이익변화율에 비하여 확대되어 나타나는데, 이를 재무레버리지 효과(financial leverage effect)라고 한다. 재무레버리지의 효과를 사례를 통하여 분석해보기로 하자.

어느 병원의 의료이익(EBIT)이 1억원이며, 현재 매년 지불하여야 하는 이자가 3,000만원이다. 법인세율은 40%라 가정하여 보면, 세후순이익은 4,200만원이 된다. 이와 같은 상황에서 의료이익이 20% 증가하는 경우와 감소하는 경우 이자가 세후 순이익에 어떤 영향을 미치는지를 〈표 14-2〉를 통하여 살펴보도록 하자.

〈표 14-2〉 재무레버리지와 세후순이익의 변화

(단위 : 천원)

| 항 목 | 20%감소 | 현 재 | 20% 증가 |
|---|---|---|---|
| 의료이익 | 80,000 | 100,000 | 120,000 |
| 이 자 | 30,000 | 30,000 | 30,000 |
| 세전이익 | 50,000 | 70,000 | 90,000 |
| 법 인 세 | 20,000 | 28,000 | 36,000 |
| 세후순이익 | 30,000<br>(28.6% 감소) | 42,000 | 54,000<br>(28.6% 증가) |

의료이익이 20% 증가하여 120,000천원이 될 때, 병원의 자본잉여금으로 남게 될 세후순이익은 28.6% 증가한 54,000천원이 되며, 의료이익이 20% 감소하여 30,000천원이 되면 세후순이익은 28.6% 감소하여 30,000천원이 된다. 이와 같이 의료이익의 변화율보다 세후순이익의 변화율이 큰 것은 타인자본을 사용한 결과 발생하는 고정적인 재무비용, 즉 지급이자

때문이다. 이와 같이 타인자본 때문에 발생하는 이자가 지렛대(lever)의 역할을 하여 영업이익의 변화에 따른 세후순이익의 변화폭이 확대되는 현상을 재무레버리지효과라고 한다.

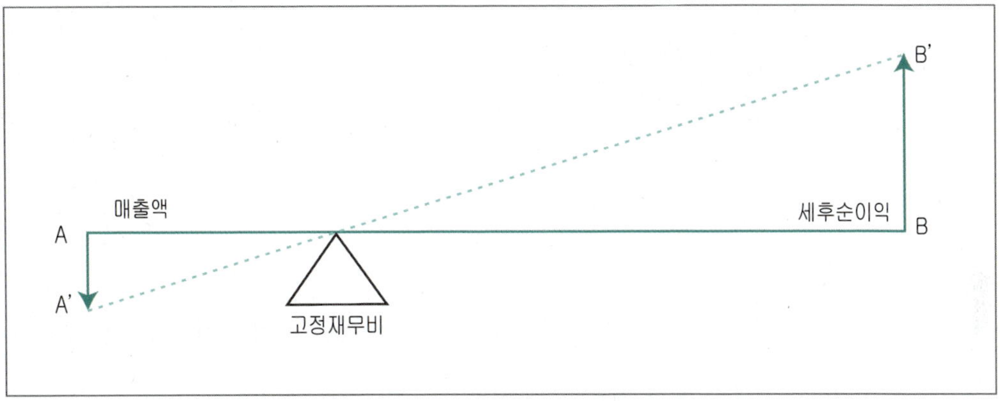


〈그림 14-5〉 고정재무비와 레버리지효과

EBIT의 변화에 따른 세후순이익 확대효과를 지렛대에 비유하여 설명해보면 다음과 같다. 여기서 병원의 고정재무비 크기를 지레의 받침대의 위치로 표시할 수가 있는데, 지레 AB의 받침대가 A에 가까울수록 고정재무비가 크며, 받침대가 B에 가까울수록 고정재무비가 낮다고 하자. 우선 고정재무비가 비교적 높아 〈그림 14-3〉에서와 같이 A에 가깝게 위치한다고 하자. 이 때 A점을 A'점으로 누르면 B점은 B'점으로 높게 상승한다. 즉 세후순이익은 큰 폭으로 확대되게 된다. 그러나 받침대가 B에 가까우면, 즉 고정재무비가 낮으면 A를 눌러 B를 위로 상승시키는 변화는 소폭에 머무르게 된다. 즉 세후순이익 효과는 작다.

재무레버리지 효과의 정도를 재무레버리지도(DFL: degree of financial leverage)라 한다. DFL은 EBIT의 변화율에 대한 EPS의 변화율의 비로 정의된다. 즉

$$DFL = \frac{EPS \text{ 변화율}}{EBIT \text{ 변화율}} = \frac{\dfrac{\Delta EPS}{EPS}}{\dfrac{\Delta EBIT}{EBIT}} \qquad (14 \cdot 10)$$

여기에서 $EBIT = pq - vq - F_0 = (p-v)q - F_0$

$$EPS = \frac{(EBIT - F_f)(1-t)}{n}$$

단, $p$ : 단위당 판매단가
$q$ : 생산 및 판매량
$v$ : 단위당 변동비
$F_0$ : 고정영업비
$F_f$ : 고정재무비
$t$ : 법인세율
$n$ : 보통주수

또한

$$\Delta EBIT = (p - v)\Delta q$$

즉, 고정영업비는 이미 회수된 상태에서 단위당 추가이익$(p - v)$에 추가판매량을 곱한 것

$$\Delta EPS = \frac{\Delta EBIT(1-t)}{n}$$

즉, 고정재무비가 이미 회수된 상태에서 $EBIT$ 변화량에 세금지불을 고려한 후 $n$으로 나누어 준 것

이 관계식을 위의 $DFL$ 식에 대입하면

$$DFL = \frac{\dfrac{\Delta EPS}{EPS}}{\dfrac{\Delta EBIT}{EBIT}}$$

$$= \frac{\dfrac{\dfrac{\Delta EBIT\ (1-t)}{n}}{\dfrac{(EBIT - F_f)(1-t)}{n}}}{\dfrac{(p-v)\Delta q}{(p-v)q - F_0}}$$

$$= \frac{\dfrac{(p-v)(1-t)}{[(p-v)q - F_0 - F_f](1-t)}}{\dfrac{(p-v)\Delta q}{(p-v)q - F_0}}$$

4) 이 병원의 $EPS$ 가 영(零)이하인 $EBIT$의 수준, 즉 $EBIT \leq F_f$

$$= \frac{(p-v)q - F_0}{(p-v)q - F_0 - F_f} = \frac{EBIT}{EBIT - F_f} \qquad (14 \cdot 11)$$

가 된다.

식(14 · 11)에서 병원의 고정재무비용이 많을 경우 *DFL* 은 증가하는 것을 알 수 있는데, 이는 고정재무비가 클 경우 *EBIT*의 변화에 따른 *EPS*의 변화폭이 크게 확대된다는 것을 뜻한다.

고정재무비가 50만원이라고 가정할 때, *EBIT*가 변하면 *DFL*이 어떻게 변하는 지를 살펴보면 〈표 14-3〉과 같다.

〈표 14-3〉 EBIT 수준에 따른 DFL의 변화

| *EBIT* 수준 | $DFL = EBIT / (EBIT - F_f)$ |
|---|---|
| 500,000이하[4] | 정의되지 않음 |
| 1,000,000 | 2.00 |
| 1,500,000 | 1.50 |
| 2,000,000 | 1.33 |
| 2,500,000 | 1.25 |
| 3,000,000 | 1.20 |
| 3,500,000 | 1.16 |

〈표 14-3〉에서 *EPS*가 0미만인 *EBIT* 수준에서 *DFL*은 정의되지 않으며, *EBIT*가 점점 증가함에 따라 *DFL*은 감소하게 된다. *DFL*이 높다는 것은 *EBIT*가 증가할 경우, *EPS*의 증가가 더욱 크게 확대된다는 뜻이다. 그러나 *DFL*이 높은 것은 그만큼 *EBIT*가 낮다는 것을 뜻하여 수익성이 낮다는 것을 의미한다.

## 연습문제 주관식

01 영업레버리지와 재무레버리지를 비교 설명하시오.

02 손익분기점분석의 가정에는 어떠한 것이 있으며, 이러한 가정들이 가져오는 문제점은 무엇인가?

03 한국병원의 환자 1인당 진료비(P)는 50,000원이고, 총 환자수(Q)는 20,000명이었다. 환자 1명을 진료하는데 변동비(VC)는 20,000원이고, 고정비(FC)는 20,000만원이다.

(1) 영업이익을 계산하시오.

(2) 다른 조건은 동일하고 내년에는 환자수가 25,000명으로 증가할 것으로 예상된다. 이 경우 영업이익은 어떻게 변하게 될 것인가?

(3) 위 (2)에서 환자변화율과 영업이익변화율이 다르다면 그 이유는?

04 다른 조건은 동일한 상태에서 한국병원의 영업이익은 40,000,000(천원)이다. 그리고 타인자본 사용에 대한 이자 2,000,000(천원)이 고정적으로 발생하고 있다. 법인세율은 30%이다.

(1) 당기순이익을 계산하시오.

(2) 다른 조건은 동일하고 영업이익이 48,000,000(천원)일 경우 당기순이익은 어떻게 변하게 될 것인가?

(3) 위 (2)에서 영업이익변화율과 당기순이익변화율이 다르다면 그 이유는?

01 레버리지 분석에 관한 설명 중 사실과 다른 것은?

① 손익분기점은 총수익이 총비용보다 큰 점을 의미한다.
② 타인자본과 고정비용을 사용할 경우 영업활동과는 무관한 비용이 발생하게 되는데 이 것을 레버리지라고 한다.
③ 병원의 고정비 부담은 경제적 여건에 따라 수익의 크기가 확대되어 나타나기도 하고, 손실의 크기가 확대되어 나타나기도 한다.
④ 고정영업비의 존재로 인하여 손익이 확대되는 경우를 영업레버리지라 한다.

02 레버리지 분석에 관한 설명 중 사실과 다른 것은?

① 고정영업비가 많으면 영업이익은 큰 폭으로 확대된다.
② 고정영업비가 적으면 영업이익은 감소한다.
③ 고정재무비가 크면 순이익은 큰 폭으로 상승한다.
④ 고정영업비가 적으면 영업이익은 적은 폭으로 확대된다.

03 손익분기점에 관한 설명 중 맞는 것은?

① 손익분기점을 정확하게 구할 수 있다.
② 고정비와 변동비는 매우 치밀하게 계산 할 수 있다.
③ 손익분기점은 어느 한계 내에서만 비교적 정확하게 계산할 수 있다.
④ 손익분기점은 수익성 판단 시 유용하게 쓰이지 않는다.

04 손익분기점에 관한 설명 중 옳은 것은?

① 다른 조건이 같고 고정비가 커지면 손익분기점은 낮아진다.
② 환자1인당 의료수익이 커지면 손익분기점은 높아진다.
③ 환자1인당 변동비가 커지면 손익분기점은 높아진다.
④ 손익분기점 분석에서 매출액의 변화에 대한 영업이익의 변화도 정확히 측정할 수 있다.

05 타인을 통하여 자본을 조달하고, 이것이 지렛대 역할을 하여 영업이익의 변화가 경영주에게 순이익 증가를 가져다 주는 효과는?

① 재무 레버리지 효과 ② 영업 레버리지 효과
③ 시간 레버리지 효과 ④ 이익 레버리지 효과

06 영업레버리지분석에서 매출액의 변화가 영업이익에 미치는 영향을 분석하는 것인데, 이 때 지렛대 역할은 하는 것은 무엇인가?

① 법인세 ② 영업비용
③ 고정비용 ④ 변동비용

제 15 장



# 재무분석

병원의 재무적 의사결정은 흔히 재무분석을 통한 병원의 재무상태 및 재무적 성과의 파악과 이를 토대로 한 장 · 단기 재무계획하에서 이루어진다. 따라서 보다 합리적인 의사결정을 위해서는 재무분석(financial analysis)에 의한 병원의 재무적 강점 및 약점이 우선 파악되어야 할 것이다.

본장에서는 재무비율 분석의 기초 자료를 제공해 주는 대차대조표와 손익계산서를 살펴보고, 병원의 재무상태와 경영성과를 평가하는 주요 수단인 재무비율분석에 대하여 설명하고자 한다.

## 1. 재무분석의 의의

재무분석[1](financial analysis)이란 용어는 대개 다음과 같은 세가지 의미로 사용된다.

첫째, 넓은 의미에서의 재무분석은 기업의 재무활동 전반에 걸친 분석을 뜻한다. 즉 기업에서 자금과 관련된 모든 기업활동을 평가하고, 기업의 운영을 위한 의사결정에 도움을 주기 위한 분석이라고 할 수 있다. 이는 기업경영의 전반적인 활동에 대한 분석이 된다.

둘째, 좁은 의미로 재무분석이라 할 때에는 기업의 현재와 과거의 재무상태나 경영성과를 파악하여 미래 경영정책을 위한 의사결정에 필요한 기초자료를 제공하는 재무활동을 지칭한다. 이러한 목적을 위해서는 재무제표를 비롯하여 과거의 시장점유율, 원가, 매출액 등에 대한 수없이 많은 자료가 이용된다.

셋째, 이때는 재무제표를 대상으로 하는 분석을 말한다. 재무제표 중에는 대차대조표(재무상태표)와 손익계산서가 대표적이므로 재무분석에서는 이 두 재무제표가 중요한 분석대상이 된다.

본장에서는 세 번째의 의미로 재무분석을 다루고자 한다. 재무제표 분석을 위하여 가장 많이 이용되는 방법으로 재무비율분석을 다루고자 한다.

## 2. 재무제표

재무제표는 기업의 이해관계자에게 재무정보를 제공하기 위해 작성되는 회계보고서로서 재무상태에 대한 정보를 제공하는 대차대조표(재무상태표), 경영성과에 대한 정보를 제공하는 손익계산서 등으로 구성된다.

### 2.1 대차대조표(재무상태표)

대차대조표(balance sheet : B/S)는 일정시점(결산기 말)에서 기업의 자산, 부채 및 자

1) 박정식, 전게서, p 639 - 640

본에 관한 정보를 제공하는 재무상태보고서이다. 대차대조표의 양식은 계정식과 보고식이 있다. 계정식에는 차변에 자산이, 대변에 부채와 자본이 순서로 기재된다.

대차대조표는 자금의 운용상태(자산)와 조달원천(부채와 자본)의 관계, 즉 재무상태를 나타낸다. 대차대조표에서 자산항목은 기업이 조달한 자금을 어떻게 활용하고 있는가 하는 자금의 운용상태를 나타내며, 부채와 자본항목은 기업이 자금을 어떻게 조달하였는가 하는 자금의 조달원천, 즉 자본구조를 나타내고 있다. 따라서 대차대조표는 기업의 투자활동과 자금조달 상황의 결과를 한 시점에서 정리한 보고서를 의미한다.

병원의 자산의 구성항목은 유동자산과 고정자산(비유동자산)으로 분류된다. 일반적으로 자산의 항목은 유동성이 높은 순서에 따라 배열함을 원칙으로 한다. 유동성은 자산의 현금화 정도를 의미한다. 따라서 현금화가 용이한 자산을 유동성이 높은 자산이라 한다. 이와 같은 기준에 의거하여 자산을 분류하면 유동자산과 고정자산(비유동자산)으로 분류되고, 유동자산은 다시 당좌자산과 재고자산으로 분류한다. 유동자산에서 〈표 15-1〉은 당좌자산을 〈표 15-2〉는 재고자산의  구성항목을 나타낸 것이다.

〈표 15-1〉 병원의 당좌자산의 구성항목

| 구 분 | 계정과목 | 내 용 |
|---|---|---|
| 당좌자산 | 현금 및 현금등가물 | ① 현금 및 타인발행수표 등 통화대용증권과 당좌예금, 보통예금 및 현금등가물을 포괄<br>② 현금등가물은 큰 거래비용 없이 현금전환이 용이하고 이자율 변동에 따른 가치 변동위험이 중요하지 않은 유가증권 및 단기금융상품으로서 취득당시 만기가 3월내에 도래하는 것 |
| | 단기금융상품 | 금융기관이 취급하는 정기예금이나 정기적금 사용이 제한된 예금 및 기타 정형화된 상품 등으로 단기자금 운용목적으로 소유 또는 기한이 1년 내 도래하는 것 |
| | 단기매매증권 | 시장성 있는 회사채 국공채 등과 같은 유가증권으로 단기자금 운용목적으로 소유한 것 |
| | 의료미수금 | ① 진료행위로 인하여 발생된 의료미수금, 받을어음, 부도어음 등<br>② 의료미수금은 입원 중 발생하여 계상되는 재원미수금, 퇴원환자진료비, 외래환자진료비, 기타 의료수익 중 미회수금액(청구분 및 본인부담금)<br>③ 재원미수금, 퇴원미수금, 외래미수금은 환자 종류에 따라 보험, 급여(보호), 자보, 산재, 일반, 건강진단 등으로 분류 |

| | | |
|---|---|---|
| 당좌자산 | 단기대여금 | 회수기간이 1년 이내 도래하는 대여금(임직원에게 대여한 1년 이내 회수가능한 채권 등) |
| | 대손충당금 | 매출채권의 징수불능에 대비하여 설정한 평가성충당금 |
| | 미수금 | 의료미수액을 제외한 미수채권 |
| | 미수수익 | 이자, 임대료 등 당기에 속하는 수익 중 미수액 |
| | 선급금 | 의료장비 등의 발주를 위해 선급한 금액 |
| | 선급비용 | 선급된 비용 중 1년 내에 비용으로 되는 것으로서 선급보험료, 선급이자, 선급리스료 등 |
| | 선급제세 | 의료수익이나 이자수익 중 원천징수된 세금과 중간예납한 세금 등 |
| | 기타의 당좌자산 | 기타 다른 계정에 속하지 아니하는 당좌자산 |

〈표 15-2〉 병원의 재고자산의 구성항목

| 구 분 | 계정과목 | 내 용 |
|---|---|---|
| 재고자산 | 약품 | ① 진료목적으로 보유하고 있는 일반약품, 주사약품, 마취약품, 마약, 소독약품, 약국재료 등<br>② 약품매입시 또는 대금결재시의 에누리, 할증, 판매장려금 등은 약품매입액에서 차감하여 계상<br>③ 약국재료는 조제를 위한 약포장지, 약병, 연고튜브, 약조제기기, 실험정보 재료 등 간접재료 |
| | 진료재료 | ① 진료목적으로 보유하고 있는 각종재료와 진료용구로서 1년 이내에 사용하는 재료<br>② 진료재료는 방사선재료, 검사재료, 수술재료, 치과재료, 의료소모품, 혈액, 동위원소 등으로 분류<br>• 방사선재료 : 진단방사선과의 방사선필름, 현상약품 조영제, 필름봉투 등<br>• 검사재료 : 임상병리과, 병리과, 기능검사실 등의 시약, 초자료 등<br>• 수술재료 : 수술시 환자체내에 삽입되는 심장판막, 인공수정체, 인공관절 등<br>• 치과재료 : 치과에서 치료시 사용되는 금, 지경, 석고, 은, 질렉스, 징크세멘, 수은 등<br>• 의료소모품 : 중앙공급실에서 공급하는 수술이나 처치용 소모품(붕대, 거즈 등) 및 내구성 의료용 소도구(청진기, 혈압계, 감자류 등)<br>• 동위원소재료 : 핵의학과의 동위원소(1년내 사용분) 필름, 시약, 장갑, 컵 등 |
| | 급식재료 | 급식을 위한 채소류, 육류, 생선류, 미곡류 등의 재료와 급식용구(접시, 수저 등) |

| | | |
|---|---|---|
| 재고자산 | 저장품 | ① 약품, 진료재료 및 급식재료 이외의 사무, 수선, 청소, 냉난방을 위한 저장품<br>② 사무용 관리용 사무용품(장부, 각종서식, 인쇄물, 문방구류), 기계부품 등 수선용부품, 냉난방을 위한 유류, 인쇄물, 청소용구 청소용품 등 환경용품, 직원복리를 위한 제복, 포상용 상품 등의 저장품으로 구분 |
| | 의료부대물품 | 의료부대수익을 위하여 보유하고 있는 장의용품, 매점용품 등 |

〈표 15-1〉과 〈표 15-2〉에서 볼 수 있는 바와 같이 유동자산은 유동성의 정도에 따라 현금 및 현금등가물, 단기금융상품, 단기 매매증권, 의료미수금, 단기대여금, 재고자산의 순으로 배열되어 있으며, 구분표시는 유동성이 높은 자산부터 낮은 순서로 배열하는 것을 원칙으로 한다.

유동자산(current assets)은 대차대조표 작성일로부터 1년 이내에 현금으로 전환되거나 전환이 예상되는 자산을 말하며, 현금화의 용이성에 따라 당좌자산(quick assets), 재고자산(inventories)으로 분류된다.

고정자산(non-current assets)은 정상적인 영업활동에 투자되어 1년 이내 현금화가 어려운 자산으로서 그 사용형태가 급격하게 변하지 않는 자산이다. 고정자산은 투자자산, 유형자산, 무형자산으로 분류되며, 토지를 제외한 대부분의 자산은 감가강각(depreciation)이라는 절차를 통해 장기간에 걸쳐 비용으로 처리된다. 〈표 15-3〉은 병원의 고정자산의 구성항목을 나타낸 것이다.

〈표 15-3〉 병원의 고정자산의 구성항목

| 구 분 | 계정과목 | 내 용 |
|---|---|---|
| 투자자산 | 장기금융상품 | 유동자산에 속하지 않는 자산으로서 금융상품 중 만기일이 1년후에 도래하는 자산 |
| | 투자유가증권 | 투자목적으로 보유하는 유동자산에 속하지 않는 자산 |
| | 장기대여금 | 회수기간이 1년을 초과하는 장기성대여금 |
| | 장기대여금 대손충당금 | 장기대여금의 징수불능에 대비하여 설정한 평가성 충당금 |
| | 퇴직보험예치금 | 퇴직보험료로 납부한 금액에서 보험회사의 사업비충당금을 차감한 금액 |
| | 보증금 | 전세보증금, 전신전화가입보증금, 영업보증금 등 |

| | | |
|---|---|---|
| 투자자산 | 이연법인세차 | ① 일시적차이로 인하여 법인세 등의 법령에 의해 납부할 세금이 법인세비용을 초과하는 경우 초과금액과 이월결손금 등에서 발생한 법인세 효과<br>② 학교법인병원, 국립대학병원 및 서울대학교병원 이외의 병원은 법인세부담액을 법인세 비용으로 할 수 있음 |
| | 기타투자자산 | 콘도회원권, 골프회원권, 임차자산개량비 등의 투자자산 |
| 유형자산 | 토지 | 병원이 보유하는 업무용, 비업무용 토지 |
| | 건물 | 병원이 보유하는 일체의 건물과 전기, 기관, 난방, 승강기, 급배수, 위생, 기송관 등의 부속설비 |
| | 구축물 | 건물이나 부속설비 이외의 공작물이나 토목설비로서 토지에 고정되어 있는 시설 |
| | 기계장치 | 전기설비, 기계설비, 냉동설비, 주방설비(싱크대, 전기밥솥 등) 세탁설비 등의 기계장치 |
| | 의료장비 | 환자진료를 위해 사용되는 의료기구나 용구(병실침대 포함) |
| | 차량운반구 | 승용차, 구급차와 기타의 육상운반구 |
| | 공기구비품 | 내용연수가 1년이상이고 구입가액이 상당액 이상인 일반가구류, 전기가구류, 사무용비품, 병실용비품(상두대), 공기류, 집기류, 전자계산기 등 |
| | 건설중인자산 | 유형자산의 건설을 위해 투입된 재료비, 인건비, 경비, 도급금 등 |
| | 기타 유형자산 | 도서, 예술품(그림 등)등 기타 유형자산에 속하지 아니하는 자산 |
| | 감가상각누계액 | 유형자산에 대한 감가상각비의 누계액을 기재하며 당해자산에서 차감형식으로 기재 |
| 무형재산 | 영업권 | 합병, 인수양수 및 전세권 취득 등의 경우 유상으로 취득한 권리 |
| | 산업재산권 | 특허권, 의장권, 상표권 등의 재산권 |

투자자산(investment assets)은 정상적인 경영활동과 관계없이 여유자금을 활용하기 위하여 장기간 투자하거나, 투자목적은 아니지만 예치 보증금과 같이 고정적 성격을 지닌 자산, 1년 이상에 걸쳐 예치된 예금 등을 말한다.

유형자산(tangible assets)은 판매목적이 아닌 것으로 병원의 정상적인 의료행위 과정에서 장기간(1년 이상) 사용하기 위하여 소유하고 있는 자산을 말하며, 토지, 건물, 구축물, 기계장치, 의료장비, 차량운반구, 공기구 비품, 건설중인 자산을 포함한다. 무형자산(intangible assets)은 물리적 형태는 없으나 병원의 수익창출에 기여할 것으로 예상되는 영업권이나 산업재산권 등을 포함한다.

부채(liabilities)는 상환만기가 빠른 순으로 기록되며, 상환기간이 1년 이내의 유동부채(current liabilities)와 1년 이상인 고정부채(비유동부채)로 분류된다. 〈표 15-4〉는 병원 부채의 구성항목을 나타낸 것이다.

〈표 15-4〉 병원 부채의 구성항목

| 구 분 | 계정과목 | 내 용 |
|---|---|---|
| 유동부채 | 매입채무 | 약품 등 재고자산매입대가의 미지급금 |
| | 단기차입금 | 금융기관으로부터 차입한 1년 이내에 상환할 부채 |
| | 미지급금 | 일반적 상거래 이외의 거래에서 발생한 1년이내에 지급할 금액 |
| | 선수금 | 일반적 상거래에서 발생한 선수금 |
| | 예수금 | 거래상대방 또는 병원직원으로부터 원천징수하여 납부시까지 예수하고 있는 제세와 예수금 |
| | 미지급비용 | 발생된 비용 중 미지급한 금액(미지급급여, 미지급집세, 미지급이자 등) 등 |
| | 미지급제세 | 당기소득에 대해 납부할 법인세 등 기타 제세의 미지급액 |
| | 유동성장기부채 | 장기부채 중 1년 이내에 상환할 부채 |
| | 선수수익 | 현금으로 수령하였으나 차기이후에속하는 것(선수임차료, 선수이자, 선수수수료 등) |
| | 예수보증금 | 업무상 일시적으로 보관하는 보증금(입원보증금, 하자보증금 등) |
| | 단기부채성충당금 | 1년 이내에 사용되는 부채성충당금(임직원의 상여금지급충당금, 연월차수당 충당금 등) |
| | 임직원단기차입금 | 임원이나 직원으로부터 일시적으로 차입한 금액(가수금) |
| | 기타의 유동부채 | 기타 다른계정에 속하지 아니하는 유동부채 |
| 고정부채(비유동부채) | 장기차입금 | 상환기간이 1년 이후에 도래하는 차입금 |
| | 외화장기차입금 | 외환표시차입금으로서 상환기간이 1년 이후에 도래하는 차입금 |
| | 금융리스미지급금 | 상환기일이 1년 이후에 도래하는 금융리스 미지급금 |
| | 장기성매입채무 | 지급기일이 1년 이후에 도래하는 매입채무 |
| | 퇴직급여충당금 | 임직원이 일시에 퇴직할 경우에 지급할 금액으로 국민연금퇴직전환금을 차감한 금액 |
| | 이연법인세대 | ① 일시적 차이로 인하여 법인세비용이 법인세법 등의 법령에 의해 납부할 세금을 초과하는 경우 초과금액<br>② 학교법인병원, 국립대학교병원 및 서울대학교병원 이외의 병원은 법인세부담액을 법인세비용으로 할 수 있음 |
| | 고유목적사업 준비금 | 법인의 고유목적사업 또는 기부금에 지출하기 위하여 설정한 준비금 |
| | 임대보증금 | 임대계약 등을 확실히 하기 위하여 1년 이상 보관하는 보증금 |

유동부채(current liabilities)는 일상적인 상거래에서 발생하는 영업상의 채무와 만기

가 1년 이내인 지급채무로 구성된다. 고정부채(long-term liabilities)는 만기가 1년 이상인 장기성 부채이다.

자본은 병원의 소유자 지분을 의미하며 기본금과 잉여금으로 구성된다. 〈표 15-5〉는 병원의 자본의 구성항목을 나타낸 것이다.

〈표 15-5〉 병원 자본의 구성항목

| 구 분 | 계정과목 | 내 용 |
|---|---|---|
| 기본금 | 법인기본금 | 법인설립을 위하z여 출연한 금액 |
| | 기타기본금 | 병원증축 등을 위해 출연한 금액 중 미등기금액 또는 기본금대체액 |
| 잉여금 | 자본잉여금 | 자본보존 목적의 자본잉여금 |
| | 이익잉여금 | 차기로 이월할 잉여금 |

## 2.2 손익계산서

손익계산서(income statements : I/S)는 일정기간 동안 병원에서 발생한 수익과 비용을 대응시켜 당해 기간의 손익을 표시한 보고서로서 병원의 종합적인 경영성과를 나타내는 재무제표이다.

우리나라 의료기관회계기준규칙에서는 의료이익, 법인세차감전 순이익, 법인세비용 및 당기순이익으로 구분하여 표시하도록 하고 있다. 수익은 의료수익과 의료외 수익으로 구분한다. 〈표 15-6〉은 병원의 의료수익, 〈표 15-7〉은 의료외 수익의 구성항목을 나타낸 것이다.

〈표 15-6〉 병원의 의료수익 구성항목

| 구 분 | 계정과목 | 내 용 |
|---|---|---|
| 의료수익 | 입원수익 | ① 입원환자 진료에 따른 제반 의료수익<br>② 환자종류별로 보험, 급여, 산재, 일반, 자보수익 등으로 구분가능<br>③ 사전에 정한 할인율에 따라 특정기관 및 개인에게 진료비를 애누리 또는 할인해 준 금액, 자선진료에 따른 무료 또는 감면액, 연구용환자에 대한 진료비감면액을 차감하여 계상 |

| | | |
|---|---|---|
| 의료수익 | 외래수익 | ① 외래환자진료에 따른 제반 의료수익<br>② 환자종류별로 구분 가능<br>③ 진료비 애누리 등은 입원수익과 같은 방법으로 차감하여 계상 |
| | 건강진단수익 | 종합검진, 신체검사, 예방접종 등에 따른 제반수익 |
| | 수탁검사수익 | 타 병원으로부터 검사촬영 등을 의뢰받아 발생한 수익 |
| | 직원급식수익 | 병원의 주방시설을 이용하여 병원직원 및 내방객에게 식사를 제공하여 발생한 수익 |
| | 제증명서수익 | 진단서 등의 발급에 따른 수익 |
| | 구급차운영수익 | 환자에게 구급차를 제공하여 발생한 수익 |
| | 기타수익 | 기타 다른계정에 속하지 아니하는 의료수익 |

〈표 15-7〉 병원의 의료외 수익의 구성항목

| 구 분 | 계정과목 | 내 용 |
|---|---|---|
| 의료외 수익 | 의료부대수익 | ① 영안실, 매점, 슈퍼마켓 등의 부대사업을 직영하여 발생한 수익<br>② 시설직영수익 금액이 큰 경우에는 독립과목으로 계상 |
| | 이자수익 | 제 예금, 국공채 등의 이자 및 어음매입할인료 등의 수익 |
| | 배당금수익 | 투자한 회사로부터의 배당금수익 |
| | 임대료수익 | 병원건물 또는 시설을 임대하여 발생한 수익 |
| | 단기매매증권처분이익 | ① 투자자산인 투자주식, 투자사채의 처분에 따르는 수익<br>② 매매수수료를 비롯한 처분에 소요된 비용은 처분가액에서 공제하여 계상 |
| | 단기매매증권평가이익 | 투자자산인 투자주식, 투자사채의 평가에 따른 이익 |
| | 외환차익 | 외환의 매입 및 매각에 따라 발생하는 이익 |
| | 외화환산이익 | 연도말에 외환자산 또한 외환부채를 결산일 현재의 환율로 평가하여 발생한 이익 |
| | 투자자산처분이익 | 투자자산의 처분시 처분가액이 장부가액(취득원가 감가상각액 누계액)보다 많아서 발생한 이익 |
| | 유형자산처분이익 | 유형자산의 처분시 처분가액이 장부가액(취득원가 감가상각액 누계액)보다 많아서 발생한 이익 |
| | 대손충당금환입 | 초과설정된 대손충당금의 환입에 따른 이익 |

| | | |
|---|---|---|
| 의료외 수익 | 기부금수익 | ① 공공병원이 정부 등으로부터 결손보존 또는 운영비보조 목적으로 받은 보조금<br>② 병원이 제약회사 등 거래처로부터 연구비나 장학금 등 거래와 무관하게 받은 수익 등 |
| | 잡이익 | 기타 다른 계정에 속하지 아니하는 의료외수익 |

비용의 경우 의료비용과 의료외 비용으로 구분된다. 〈표 15-8〉은 병원의 의료수익, 〈표 15-9〉는 의료외 비용의 구성항목을 나타낸 것이다.

〈표 15-8〉 병원의 의료비용의 구성항목

| 구 분 | 계정과목 | | 내 용 |
|---|---|---|---|
| 의료 비용 | 인건비 | 급여 | ① 본봉, 직책수당 등 명칭에 관계없이 근로의 대가로 지급하는 비용<br>② 의사, 약사, 의료기사, 행정직, 기능직 등으로 나누어 계상<br>③ 대학병원의 경우 임상교원의 본봉, 진료수당, 성과급 등의 급여를 교비 또는 기성회비회계에서 지급시에도 그 부담이 부속병원회계와 관련되는 경우 병원회계에서 지출하는 것으로 계상 |
| | | 제수당 | 급여외 지급되는 각종수당 |
| | | 퇴직급여 | 보수규정에 의한 퇴직급여계상액 또는 지급액<br>(사학연금 또는 공무원연금 부담액 포함) |
| | 재료비 | 약품비 | ① 환자의 진료를 위하여 실제로 소모된 약품비 포함<br>② 약품종류에 따라 일반약품비, 주사약품비, 마취약비, 마약비, 소독약품비, 약국재료비 등으로 분류 |
| | | 진료 재료비 | ① 환자의 진료를 위하여 실제로 소모된 약품비 포함<br>② 환자 종류에 따라 방사선재료비, 검사재료비, 수술재료비, 치과재료비, 의료소모품비, 혈액비, 동위원소재료비, 기타 재료비 등으로 분류 |
| | | 급식 재료비 | 환자, 환자보호자, 병원직원 등을 위한 급식에 소모된 급식재료와 급식용구 |
| 의료 비용 | 관리 운영비 | 복리후생비 | ① 직원복지후생을 위한 복지후생적인 비용<br>② 복리후생비는 직원의료비, 병원이 부담하는 3대보험료(건강보험, 고용보험, 산재보험), 국민연금부담금, 단체활동비, 축조의금, 당직숙비, 직원피복비 등으로 구분 |
| | | 여비교통비 | 국내외 출장여비, 업무활동을 위한 시내교통비, 통근버스임차료 및 이와 유사한 성질의 교통비 |
| | | 통신비 | 전신, 전화, Fax, 우편사서함 등 통신시설의 이용료 및 우편료 |
| | | 전기수도료 | 전력료와 상하수도료 |

| | | | |
|---|---|---|---|
| 의료 비용 | 관리 운영비 | 세금과공과 | 비용처리되는 재산세, 종합토지세, 주민세(균등할), 사업소세, 공동시설세, 도시계획세, 인지 및 증지비용, 대한병원협회 등 관련단체에 납부하는 회비 등의 공과금 |
| | | 보험료 | 건물 및 의료장비에 대한 화재보험, 의료사고보험 등의 보험료(단 차량보험은 제외) |
| | | 환경관리비 | 소독용역비, 오물수거비, 쓰레기종량제봉투비 등 |
| | | 지급임차료 | 건물, 시설, 의료기기 등의 임차 및 리스비용 |
| | | 지급수수료 | 자문수수료, 경영진단 및 회계감사 세무조정에 대한 수수료, 등기비용, 송금수수료, 기타 소송비 |
| | | 수선비 | 유형자산의 수선유지를 위하여 외부수선업체에 지불한 금액과 수선을 위하여 소모된 수선용품비(단, 차량수선비는 차량비에 계상) |
| | | 차량유지비 | 차량의 운영 및 유지에 드는 통행료, 주차비, 자동차세, 차량면허세, 책임 및 종합보험료, 유류대, 수선비 등 |
| | | 교육훈련비 | 직원의 교육 및 훈련을 위한 각종세미나 및 연수참가비, 외부강사의 강사료, 직원의 해외교육비용, 예비군 및 민방위훈련비 등 |
| | | 도서인쇄비 | 연구도서를 포함한 도서, 잡지, 신문의 구입 및 구독비용, 복사비 및 제규정, 사내보, 예산서, 처방전 장표의 인쇄비용 |
| | | 접대비 | 업무와 관련하여 거래와 관계있는 자의 접대 및 사례비 |
| | | 행사비 | 병원장 취임식, 체육대회 등 각종 행사에 소요된 비용 |
| | | 연료비 | 보일러 및 냉난방시설을 위한 가솔린, 중유, 가스 등의 비용(단, 차량유류대는 제외) |
| | | 선교비 | 원목실 운영지원비 |
| | | 의료사회 사업비 | 부인암검진사업, 방역사업 및 의료계몽과 관련하여 발생하는 재료비, 출장비 등의 제반 비용, 무의촌진료비,채헌혈비(단, 연구용 및 자선진료감액은 해당 의료수익에서 차감하여 계상) |
| | | 소모품비 | 각종 사무용품비와 감가상각대상은 아니나 1년 이상 사용하는 비품 중 금액이 적어 비용처리하는 소모품비 |
| | | 연구비 | 임상연구 등을 위해 지급되는 연구비, 연구용 동물구입비, 의국운영비 등 |
| | | 감가상각비 | 유형자산에 대한 감가상각계상액 |
| | | 광고선전비 | 직원채용, 입찰, 기타 홍보를 위한 비용 |
| | | 무형자산 상각비 | 창업비, 장기의 외화채권 또는 외화채무에서 발생한 임시거액의 평가차손(환율조정차)의 상각비 등 |
| | | 대손상각비 | 의료미수금에 대한 대손충당금전입액, 불량채권 대손 처리비용 |
| | | 피복침구비 | 환자에 제공된 피복침구의 소모금액, 환자 및 직원피복침구의 세탁제, 소독제 등의 비용 |
| | | 외주용역비 | 외부전문업체에 위탁하고 그 대가로 지불하는 비용 |

〈표 15-9〉 병원의 의료외 비용의 구성항목

| 구 분 | 계정과목 | 내 용 |
|---|---|---|
| 의료외 비용 | 의료부대비용 | 병원이 주된 의료사업 이외의 영안실, 매점, 슈퍼마켓 등의 부대사업을 직영하여 발생한 비용 |
| | 이자비용 | 장단기차입금 및 기타 채무에 대해 지급한 이자 및 어음할인료 |
| | 기타 대손상각비 | 일반적 매출채권(의료미수금)외 채권의 대손발생액 |
| | 기부금 | 불우이웃돕기, 기타 외부기관에의 기부금 및 의연금 |
| | 단기매매증권처분손실 | 유가증권 처분시 취득가액이 처분가액보다 낮아져 발생한 손실 |
| | 단기매매증권평가손실 | 시장성있는 유가증권의 시가가 현저히 저락하여 시가로 평가시 발생한 손실 |
| | 외환차손 | 외환채권의 회수 또는 외화부채의 변제시 환율변동에 따라 발생한 손실 |
| | 외화환산손실 | 외화부채의 결산기말 원화환산액이 장부가액보다 많을때의 차액 |
| | 투자자산처분손실 | 투자자산의 처분시 처분가액이 장부가액보다 낮아져 발생한 손실 |
| | 유형자산처분손실 | 유형자산의 처분시 처분가액이 장부가액보다 낮아져 발생한 손실 |
| | 재고자산감모손 | 재고자산의 실사결과 실사된 재고량이 장부상 수량보다 부족하여 손실처리할 금액 |
| | 고유목적사업준비금 | 법인의 고유목적사업인 연구용진료, 건물증축, 의료장비구입, 대학운영 등을 위하여 준비금을 설정한 경우 준비금전입액 |
| | 고유목적사업비 | 대학 및 학교법인의 고유목적사업을 위하여 전출한 금액 |
| | 잡손실 | 기타 다른계정에 속하지 아니하는 의료외비용 |

〈표 15-10〉은 특별이익, 특별손실 및 법인세비용의 구성항목을 나타낸 표이다.

〈표 15-10〉 병원의 특별이익, 특별손실, 법인세비용 구성항목

| 구 분 | 계정과목 | 내 용 |
|---|---|---|
| 특별이익 | 자산수증이익 | 의료장비 등의 재산을 무상으로 증여 받은 경우 증여자산의 가액을 계상 |
| | 채무면제이익 | 채권자로부터 채무액을 변제받을 금액 |
| | 보험차익 | 보험에 든 재고자산과 유형자산의 멸실 등의 사고시 수령한 보험금액이 자산가액보다 많은 경우의 이익 |

| 특별손실 | 재해손실 | 화재, 도난 등 우발적인 재해로 인한 손실 |
|---|---|---|
| 법인세<br>비용 | 법인세비용 | ① 법인세 등에 의거 당해과세소득에 대해 당기 부담할 법인세 및 부가되는 세액합계에 당기 이연법인세변동액을 가감 산출한 금액<br>② 학교법인병원, 국립대학교병원 및 서울대학교병원 이외의 병원은 법인세부담액을 법인세비용으로 할 수 있음 |

위의 구성항목 기준으로 한국보건산업진흥원의 병원경영분석 자료를 이용하여 $T_1$년 $T_2$년 우리나라 일반병원의 100병상당 대차대조표와 손익계산서를 예시해 보면 〈표 15-11〉과 〈표 15-12〉로 나타낼 수 있다.

〈표 15-11〉 백병상당 대차대조표

(단위 : 천원)

| 계정과목 | $T_1$년 | $T_2$년 | 비 고 |
|---|---|---|---|
| Ⅰ. 유동자산 계 | 2,984,245 | 2,651,157 | |
| 1. 현금예금 | 668,848 | 671,374 | |
| 2. 유가증권 | 488,404 | 382,341 | |
| 3. 받을채권 | 1,406,501 | 1,177,315 | |
| (의료미수금) | 1,235,189 | 1,023,489 | |
| (기타 받을채권) | 171,313 | 153,826 | |
| 4. 재고자산 | 105,594 | 96,821 | |
| (약품) | 63,000 | 58,026 | |
| (진료재료) | 33,634 | 29,405 | |
| (기타재고자산) | 8,960 | 9,390 | |
| 5. 기타유동자산 | 314,897 | 323,307 | |
| Ⅱ. 고정자산 계 | 8,059,297 | 7,563,055 | |
| 1. 투자자산 | 313,320 | 373,210 | |
| 2. 유형자산 | 7,642,588 | 7,075,776 | |
| (토지) | 1,633,633 | 1,712,494 | |
| (건물) | 4,259,744 | 3,779,082 | |
| (의료기기) | 871,480 | 821,932 | |
| (건설가계정) | 413,116 | 267,847 | |
| (기타 유형자산) | 464,616 | 492,715 | |
| 3. 무형자산 | 103,385 | 114,069 | |
| 자 산 합 계 | 11,043,541 | 10,214,213 | |

| | | | |
|---|---|---|---|
| Ⅰ.유동부채 계 | 3,378,517 | 3,078,208 | |
| 1. 지급채무 | 1,663,778 | 1,400,011 | |
| 2. 단기차입채무 | 930,653 | 986,974 | |
| 3. 기타유동부채 | 784,086 | 691,222 | |
| Ⅱ. 고정부채 계 | 3,439,768 | 3,042,318 | |
| 1. 장기차입채무 | 1,906,898 | 1,700,720 | |
| (외화장기차입금) | 55,517 | 56,440 | |
| (기타장기차입금) | 1,851,381 | 1,644,280 | |
| 2. 퇴직급여충당금 | 631,836 | 540,957 | |
| 3. 기타 충당금 | 901,033 | 800,641 | |
| 부 채 합 계 | 6,818,285 | 6,120,526 | |
| Ⅰ. 자본 | 4,851,370 | 4,381,871 | |
| 1. 법인기본금 | 2,671,188 | 2,080,460 | |
| 2. 기타자본금 | 2,180,182 | 2,301,412 | |
| Ⅱ. 잉여금 | −626,113 | −288,185 | |
| 1. 자본잉여금 | 184,887 | 206,790 | |
| 2. 이익잉여금 | −811,000 | −494,975 | |
| (당기순손익) | 420,435 | 310,230 | |
| 기본재산 합계 | 4,225,257 | 4,093,687 | |
| 부채와 기본재산합계 | 11,043,541 | 10,214,213 | |

우리나라의 의료기관 회계기준 규칙에서는 이익항목을 의료손익, 경상손익, 당기순손익 등으로 구분하여 표시하도록 하고 있다. 이와 같이 이익항목을 구분, 표시함으로써 해당이익이 병원경영의 어떤 활동에서 발생하였는지를 파악할 수 있다.

〈표 15-12〉 백병상당 손익계산서

(단위 : 천원)

| 계정과목 | $T_1$년 | $T_2$년 | 비 고 |
|---|---|---|---|
| Ⅰ. 의료수익계 | 10,872,609 | 10,332,351 | |
| 외래수익 | 6,270,444 | 3,737,033 | |
| 입원수익 | 3,793,684 | 5,833,697 | |
| 기타의료수익 | 813,292 | 753,485 | |
| 의료수익조정 | −4,991 | 7,685 | |
| Ⅱ. 의료비용계 | 10,323,355 | 9,843,136 | |

| | | | |
|---|---|---|---|
| 인건비 계 | 4,575,872 | 4,403,897 | |
| 재료비 계 | 3,099,005 | 2,862,068 | |
| 관리비 계 | 2,648,479 | 2,577,171 | |
| Ⅲ. 의료손익 | 549,254 | 489,216 | |
| Ⅳ. 의료외 수익계 | 579,231 | 486,823 | |
| 의료부대수익 | 182,785 | 145,478 | |
| 이자수익 | 43,657 | 38,755 | |
| 기부금수익 | 108,825 | 86,574 | |
| 기타의료외수익 | 243,964 | 216,015 | |
| Ⅴ. 의료외 비용계 | 713,220 | 643,270 | |
| 의료부대비용 | 80,214 | 64,321 | |
| 이자비용 | 152,782 | 146,723 | |
| 고유목적사업준비금전입액 | 242,676 | 209,599 | |
| 기타 의료외비용 | 237,549 | 222,627 | |
| Ⅵ. 경상손익 | 415,266 | 332,769 | |
| 특별이익 | 16,921 | 7,036 | |
| 특별손실 | 2,348 | 4,012 | |
| 법인세 등 | 29,413 | 25,563 | |
| Ⅻ. 당기순손익 | 400,425 | 310,230 | |

## 3. 재무비율 분석

재무비율(financial ratio)은 재무제표 상에 표기된 한 항목의 수치를 다른 항목의 수치로 나눈 것으로서, 기업의 재무 상태나 경영성과를 비교하는데 사용되는 비율이다. 재무비율을 이용할 때는 사용목적에 적합한 비율을 구성하여 기준이 되는 수치와 비교하여야 한다. 재무비율은 수없이 많을 수 있으나 본 장에서는 한국보건산업진흥원에서 사용하고 있는 재무비율인 유동성비율, 레버리지비율, 활동성비율, 수익성비율, 성장성비율을 〈표 15-11〉, 〈표 15-12〉에서 사용하고 있는 대차대조표와 손익계산서를 이용하여 설명하기로 한다.

### 3.1 유동성비율

유동성비율(liquidity ratios)은 단기채무를 상환할 수 있는 능력을 측정하는 재무비율로 단기채무지급능력비율(short-term solvency ratios)이라고도 한다. 유동성은 단기간에 자산을 현금화시킬 수 있는 정도를 의미한다. 여기서 단기(short-term)란 병원의 정상적인 영업주기(operating cycle), 즉 진료재료 구입, 의료서비스 제공, 진료비 회수가 이루어지는 기간으로서 통상 1년까지의 기간을 의미한다.

### 3.1.1 유동비율

유동비율(current ratio)은 유동자산을 유동부채로 나눈 비율로 기업의 단기지급능력을 측정하는 재무지표이다. 유동비율은 단기채권자의 청구권이 유동자산에 비하여 어느 정도 충당될 수 있는지를 나타내는 지표로서 다음과 같이 계산된다.

$$\text{유동비율}(\%) = \frac{\text{유동자산}}{\text{유동부채}} \times 100$$

유동비율이 높을수록 단기채무지급능력이 양호하다고 평가되며, 일반적인 기준으로 유동비율이 200% 이상이면 바람직한 것으로 평가한다. 유동비율이 높을수록 청구권의 회수가능성이 높아지지만, 유동자산을 과다하게 보유하면 수익성이 떨어지는 것이 일반적이므로 적절한 유동비율을 유지할 수 있도록 하여야 할 것이다.

그러나 이 기준에 절대적 의미를 부여할 필요는 없다. 유동성에 대한 평가는 경제상황, 기업형태, 경영규모 등에 따라 다르게 느껴질 수 있기 때문이다.

앞에서 제시한 우리나라 일반병원의 재무제표를 이용하여 유동비율을 구하면 〈표 15-13〉과 같다. 〈표 15-13〉에서 볼 수 있는 바와 같이 우리나라 일반병원의 유동비율은 전산업, 제조업, 건설업, 서비스업 비하여 매우 낮은 것으로 나타나고 있다.

〈표 15-13〉 우리나라 일반병원의 유동비율(%)

| 연도 | 일반병원 | 전산업 | 제조업 | 건설업 | 서비스업 |
|---|---|---|---|---|---|
| $T_1$ | $\frac{2,984,245}{3,378,517} \times 100 = 88.3$ | 126.42 | 121.18 | 164.64 | 116.29 |
| $T_2$ | $\frac{2,651,157}{3,078,208} \times 100 = 86.12$ | 125.93 | 121.03 | 164.98 | 116.49 |

### 3.1.2 당좌비율

당좌비율(quick ratio)은 산성시험비율(acid-test ratio)이라고도 하며, 유동자산에서 재고자산을 차감한 당좌자산을 유동부채로 나눈 비율로 다음과 같이 계산된다.

$$\text{당좌비율}\ (\%) = \frac{\text{당좌자산}}{\text{유동부채}} \times 100$$

재고자산은 판매과정을 통하여 현금으로 전환되는 속도가 비교적 늦다. 따라서 당좌비율은 재고자산의 처분을 고려하지 않은 상황에서 단기채무를 상환할 수 있는 단기채무지급능력을 측정하는 비율이기 때문에 유동비율보다 유동성 측면을 더 강조하는 비율이라 할 수 있다.

당좌비율이 높을수록 단기채무지급능력이 양호하다고 평가되며, 일반적인 기준으로 당좌비율이 100% 이상이어야 바람직한 것으로 평가된다. 당좌비율은 유동비율의 보조비율로 중요하며, 특히 경기가 민감한 재고자산 또는 진부화위험이 높은 재고자산을 보유하는 기업의 단기채무지급능력을 평가하는 데 유용한 지표이다. 유동비율이 양호한데도 불구하고 당좌비율이 불량한 경우는 재고자산의 과다보유의 원인일 것이라 추정해 볼 수 있다.

앞에서 제시한 우리나라 일반병원의 재무제표를 이용하여 당좌비율을 구하면 〈표 15-14〉와 같다. 〈표 15-14〉에서 볼 수 있는 바와 같이 우리나라 일반병원의 당좌비율은 전산업, 제조업, 건설업, 서비스업 비하여 다소 낮은 것으로 나타나고 있다.

〈표 15-14〉 우리나라 일반병원의 당좌비율(%)

| 연도 | 일반병원 | 전산업 | 제조업 | 건설업 | 서비스업 |
|---|---|---|---|---|---|
| $T_1$ | $\frac{2{,}984{,}245 - (105{,}594 + 314{,}897)}{3{,}378{,}517} \times 100 = 75.9$ | 99.13 | 92.7 | 124.94 | 97.36 |
| $T_2$ | $\frac{2{,}651{,}157 - (96{,}821 + 323{,}307)}{3{,}078{,}208} \times 100 = 72.5$ | 98.35 | 90.07 | 131.05 | 97.42 |

### 3.1.3 순운전자본 구성비율

순운전자본(net working capital)은 유동자산에서 유동부채를 차감한 금액으로 측정된다. 따라서 순운전자본이 양(+)의 값을 갖는다는 것은 유동자산으로 유동부채를 상환한 후 여유가 있다는 것을 의미한다. 순운전자본이 음(-)의 값을 갖는다는 것은 유동자산으로 유동부채를 충분히 상환할 수 없음을 나타낸다.

병원규모에 따라 필요한 순운전자본의 크기가 달라질 수 있기 때문에 총자산에서 순운전자본이 차지하는 비율인 순운전자본 구성비율(net working capital to total assets)로 단기유동성을 측정할 수 있다. 순운전자본 구성비율은 주로 도산예측에서 많이 사용되는 재무비율이다. 순운전자본 구성비율은 다음과 같이 계산된다.

$$\text{순운전자본 구성비율}(\%) = \frac{\text{순운전자본}}{\text{총자산}} \times 100$$

앞에서 제시한 우리나라 일반병원의 재무제표를 이용하여 순운전자본 구성비율을 구하면 〈표 15-15〉와 같다. 〈표 15-15〉에서 볼 수 있는 바와 같이 우리나라 일반병원의 순운전자본 구성비율은 $T_1$년 -3.57%, $T_2$년 -4.18%로 음(-)의 값을 나타내고 있다. 따라서 우리나라 병원들은 유동자산으로 유동부채를 상환할 능력이 매우 부족하다고 볼 수 있다. 타업종과 비교하여도 매우 낮은 수준이다.

〈표 15-15〉 우리나라 일반병원의 순운전자본 구성비율(%)

| 연도 | 일반병원 | 전산업 | 제조업 | 건설업 | 서비스업 |
|---|---|---|---|---|---|
| $T_1$ | $\frac{2,984,245-3,378,517}{11,043,541} \times 100 = -3.57$ | 9.24 | 7.66 | 28.00 | 5.56 |
| $T_2$ | $\frac{2,651,157-3,078,208}{10,214,213} \times 100 = -4.18$ | 8.94 | 7.52 | 27.28 | 5.57 |

### 3.2 레버리지비율

레버리지비율(leverage ratios)은 기업의 장기채무지급능력을 나타내는 비율이며, 이 비율이 높을수록 채무에 대한 원리금 상환능력이 낮아진다. 따라서 채권자의 입장에서 보면 기업의 부채의존도는 채권회수에 대한 위험부담의 정도를 나타내기 때문에 기업의 부채의존도가 낮을수록 안전하다고 평가하게 된다. 즉 레버리지비율은 기업의 장기채무에 대한 안전도를 평가하는데 유용한 정보를 제공한다.

한편 병원경영자의 입장에서 보면 타인자본 이용으로 인한 이자비용은 법인세 절감을 가져올 수 있다는 장점이 있다.

#### 3.2.1 부채비율

부채비율(debt ratio, debt to equity ratio)은 병원의 부채를 자기자본으로 나누어 다음과 같이 계산된다.

$$\text{부채비율}(\%) = \frac{\text{부채}}{\text{자기자본}} \times 100$$

부채비율이 낮을수록 장기채무지급능력이 양호하며, 일반적인 기준으로 부채비율이 100% 이하이어야 바람직한 것으로 평가된다. 채권자의 입장에서는 부채의 비율이 낮을수록 채권회수의 안전도가 높아지기 때문에 낮은 부채비율을 선호한다.

앞에서 제시한 우리나라 일반병원의 재무제표를 이용하여 부채비율을 구하면 〈표 15-16〉와 같다. 〈표 15-16〉에서 볼 수 있는 바와 같이 우리나라 일반병원의 $T_1$년 $T_2$년 부채비율은 매우 높고 나타나고 있으며, 타 업종들보다 매우 높게 나타나고 있다. 이는 우리나라 병원의 장기채무지급능력이 취약하다고 판단할 수 있다.

〈표 15-16〉 우리나라 일반병원의 부채비율(%)

| 연도 | 일반병원 | 전산업 | 제조업 | 건설업 | 서비스업 |
|---|---|---|---|---|---|
| $T_1$ | $\frac{6,818,285}{4,225,257} \times 100 = 161.37$ | 122.95 | 109.62 | 149.41 | 138.62 |
| $T_2$ | $\frac{6,120,526}{4,093,687} \times 100 = 149.51$ | 114.83 | 101.53 | 144.42 | 123.98 |

### 3.2.2 자기자본비율

자기자본비율은 총자본 중에서 자기자본이 차지하는 비중을 나타낸 비율로 다음과 같이 계산된다.

$$\text{자기자본비율}(\%) = \frac{\text{자기자본}}{\text{총자본}} \times 100$$

자기자본은 금융비용을 부담하지 않고 이용할 수 있는 자본이다. 따라서 자기자본비율이 높을수록 기업의 재무안정성이 높아진다고 할 수 있으며, 일반적으로 50% 이상일 경우 바람직한 것으로 평가한다.

우리나라 일반병원의 자기자본비율은 〈표 15-17〉과 같이 매우 낮은 편이며, 타업종과 비교하여도 매우 낮은 수준이다.

〈표 15-17〉 우리나라 일반병원의 자기자본비율(%)

| 연도 | 일반병원 | 전산업 | 제조업 | 건설업 | 서비스업 |
|---|---|---|---|---|---|
| $T_1$ | $\frac{4,225,257}{11,043,541} \times 100 = 38.26$ | 44.85 | 47.7 | 40.1 | 41.91 |
| $T_2$ | $\frac{4,093,687}{10,214,213} \times 100 = 40.08$ | 46.55 | 49.62 | 40.91 | 44.06 |

### 3.2.3 고정비율

고정비율(fixed ratio)은 기업자산의 고정화 위험을 측정하는 대표적인 비율로서 자기자본이 고정자산에 어느 정도 투입되어 운용되고 있는가를 나타내는 지표이다. 고정비율은 고정자산을 자기자본으로 나눈 비율이다.

$$\text{고정비율}(\%) = \frac{\text{고정자산}}{\text{자기자본}} \times 100$$

고정비율이 낮을수록 기업의 장기적 재무안정성이 좋은 것으로 평가된다. 일반적으로 고정비율이 100% 이하이면 양호한 것으로 보고 있다. 그 이유는 고정자산은 기업활동에서 계속 사용되는 자산이기 때문에 상환부담이 전혀 없는 자기자본으로 투자하는 것이 재무안정성 측면에서 바람직하다고 판단되기 때문이다.

우리나라 일반병원의 고정비율을 구하면 〈표 15-18〉과 같다. 이 표에서 보면 우리나라 병원의 고정비율은 양호한 수준인 100%이하보다 매우 높은편이며 타 업종과 비교하여도 매우 높으므로 재무안정성은 취약한 것으로 분석된다.

〈표 15-18〉 우리나라 일반병원의 고정비율(%)

| 연도 | 일반병원 | 전산업 | 제조업 | 건설업 | 서비스업 |
|---|---|---|---|---|---|
| $T_1$ | $\frac{8,059,297}{4,225,257} \times 100 = 190.74$ | 124.36 | 117.71 | 71.57 | 91.57 |
| $T_2$ | $\frac{7,563,055}{4,093,687} \times 100 = 184.75$ | 121.54 | 114.31 | 75.12 | 91.58 |

### 3.2.4 이자보상비율

이자보상비율(times interest earned, interest coverage ratio)은 이자지급능력을 나타내는 비율이다. 이는 영업이익(의료이익)을 이자비용으로 나누어 구한다.

$$\text{이자보상비율} = \frac{\text{영업이익(의료이익)}}{\text{이자비용}}$$

이 비율의 크기는 영업활동(의료활동)으로부터 얻어지는 현금흐름이 이자비용에 충당되는데 몇 배의 여유가 있는지, 그 안전도(margin of safety)를 나타내는 것으로, 미국기업에서는 5배 이상이면 적정한 것으로 받아들이는 경향이 있다.

$T_1$년과 $T_2$년 우리나라 병원들의 이자보상비율은 3-4배 수준으로 나타나고 있는데 제조업보다는 낮지만 다른 업종에 비해서는 비교적 높은 것으로 나타나고 있다.

이 비율은 부실기업의 예측, 퇴출기업의 평가에 중요한 기준으로 사용되고 있다. 이 비율이 1보다 작을 경우 채권자들의 법적대응으로 기업의 파산위험성은 매우 크다고 판단할 수 있다.

〈표 15-19〉 우리나라 일반병원의 이자보상비율(%)

| 연도 | 일반병원 | 전산업 | 제조업 | 건설업 | 서비스업 |
|---|---|---|---|---|---|
| $T_1$ | $\frac{579,254}{152,782} = 3.59$ | 3.57 | 4.38 | 2.85 | 3.22 |
| $T_2$ | $\frac{489,216}{146,723} = 3.34$ | 4.30 | 5.68 | 1.87 | 4.33 |

### 3.3 활동성비율

활동성비율(activity ratios)은 자산의 효율적 이용도를 측정하는 비율로 회전율에 의하여 측정되며, 자산관리비율(asset management ratios)이라고도 한다. 수익의 발생원천이 매출액이기 때문에 자산의 이용도는 매출액을 기준으로 측정된다. 활동성비율은 자산을 몇 번 회전시켜 매출액을 달성했느냐를 나타내는 비율로 매출액을 자산항목으로 나누어 계산한다.

$$\text{활동성(회)} = \frac{\text{매출액}}{\text{자산항목}}$$

활동성이 높을수록 투자자산에 비하여 매출액이 상대적으로 높다는 것을 의미한다. 이는 적은 자산을 투입하여 많은 매출을 실현하고 있다는 것을 의미하기 때문에 자산을 효율적으로 운영하고 있다는 증거가 된다.

### 3.3.1 의료미수금회전율, 의료미수금회전기간

의료미수금회전율(Patient Accounts Receivables Turnover)은 의료수익을 평균 의료미수금으로 나눈 비율로 의료미수금의 현금화 속도를 측정하는 지표이다. 의료미수금회전율은 의료미수금이 1년 동안 몇 번 회전되었는가를 나타내기 때문에 의료미수금관리의 효율성을 측정하는 데 이용된다.

$$\text{의료미수금회전율(회)} = \frac{\text{의료수익}}{\text{평균의료미수금}}$$

의료미수금회전율이 높을수록 의료미수금의 현금화 속도가 빠르다는 것을 의미한다. 그러나 과다한 의료미수금은 의료미수금회전율을 저하시키는 원인이 되기도 한다.

의료미수금의 현금화속도는 의료미수금회전기간(Average Collection Period)에 의해서도 측정된다. 의료미수금회전기간은 의료미수금을 회수하는 데 걸리는 평균기간으로 의료미수금회전율의 역수에 365를 곱하거나 의료미수금 잔액을 의료수익으로 나누어 다음과 같이 계산된다.

$$\text{의료미수금회전기간(일)} = \frac{\text{의료미수금잔액}}{\text{의료수익}} \times 365\text{일}$$

$$\text{또는} = \frac{365(\text{일})}{\text{의료미수금회전율}}$$

일반적으로 의료미수금회전기간은 짧을수록 의료미수금이 효율적으로 관리되고 있다고 말할 수 있다. 그러나 보다 객관적인 평가를 위하여 병원의 목표회수기간이나 매출요건 등을 함께 고려하는 것이 합리적이다.

우리나라 일반병원의 의료미수금회전율을 구하면 〈표 15-20〉과 같다. 〈표 15-20〉에서 볼 수 있는 바와 같이 타 업종과 비교하여 비교적 높게 나타나고 있어 타 업종에 비해 매출채권을 효율적으로 관리하고 있는 것으로 나타났다.

〈표 15-20〉 우리나라 일반병원의 의료미수금회전율(회)

| 연도 | 일반병원 | 전산업 | 제조업 | 건설업 | 서비스업 |
|---|---|---|---|---|---|
| $T_1$ | $\frac{10,872,609}{1,235,189} = 8.80$ | 6.79 | 6.93 | 4.76 | 7.78 |
| $T_2$ | $\frac{10,332,351}{1,023,489} = 10.1$ | 6.83 | 6.75 | 4.69 | 8.17 |

주) 타 업종은 매출채권회전율을 사용함.

### 3.3.2 재고자산회전율, 재고기간

재고자산회전율(inventories turnovers)은 매출액을 재고자산으로 나눈 비율로 재고자산의 회전속도, 즉 재고자산이 당좌자산으로 변화하는 속도를 나타낸 지표이다.

$$\text{재고자산회전율(회)} = \frac{\text{매출액}}{\text{재고자산}}$$

재고자산회전율이 낮다는 것은 매출에 비해 재고자산이 과다하다는 것을 의미하며, 재고자산의 회전율이 높다는 것은 적은 재고생산으로 생산 및 판매활동을 효율적으로 수행하고 있다는 것을 의미한다. 그러나 재고재산회전율이 과도하게 높고 그 원인이 적정재고수준을 유지하지 못한 결과라면, 재고부족으로 인한 기회비용이 문제가 될 수도 있다.

재고기간(days to sell inventory)은 재고자산을 판매하는 데 걸리는 평균기간으로 재고자산회전율의 역수에 365를 곱하거나 재고자산을 1일 평균매출액으로 나누어 구할 수도 있다.

$$재고기간(일) = \frac{365}{재고자산회전율} = \frac{재고자산}{1일\ 평균매출액}$$

우리나라 일반병원의 재고자산회전율을 구하면 〈표 15-21〉과 같다. 〈표 15-21〉에서 볼 수 있는 바와 같이 우리나라 일반병원의 재고자산회전율은 타 업종들에 비하여 월등히 높다. 그러므로 우리나라 일반병원의 재고자산을 효율적으로 관리하고 있는 것으로 나타나고 있다. 그러나 병원의 재고자산은 재고자산 그 자체를 판매하는 것이 아니라 재고자산을 이용하여 서비스를 생산하는 것이 대부분이므로 산업 특성상 재고자산회전율이 높을 수 있다.

〈표 15-21〉 우리나라 일반병원의 재고자산회전율(회)

| 연도 | 일반병원 | 전산업 | 제조업 | 건설업 | 서비스업 |
|---|---|---|---|---|---|
| $T_1$ | $\frac{10,872,609}{105,594} = 102.97$ | 10.42 | 9.76 | 5.73 | 17.54 |
| $T_2$ | $\frac{10,332,351}{96,821} = 106.72$ | 11.68 | 10.65 | 6.54 | 19.02 |

### 3.3.3 유형자산회전율

유형자산회전율(tangible assets turnover)은 유형자산이 1년 동안 몇 번 회전되어 매출을 실현하고 있느냐를 측정하는 것으로 매출액을 유형자산으로 나누어 계산한다.

$$유형자산회전율(회) = \frac{매출액}{유형자산}$$

유형자산회전율은 유형자산의 이용효율성을 측정하는 지표이다. 유형자산회전율이 높다는 것은 보유하고 있는 유형자산에 비하여 높은 매출을 실현하고 있음을 의미하므로 유형자산이 효율적으로 이용되고 있다고 해석할 수 있다. 그러나 고정설비의 장기간 이용에 따른 과다한 감가상각 때문에 유형자산이 낮게 계상되어 유형자산회전율이 높게 나타날 수도 있다. 그러므로 이 비율이 높다면 그 원인이 어디에 있는지를 면밀히 검토한 후 유형자산에 대한 이용효율성을 평가해야 할 것이다.

우리나라 일반병원의 유형자산회전율을 구하면 〈표 15-22〉와 같다. 〈표 15-22〉에서 볼 수 있는바와 같이 우리나라 일반병원의 유형자산 회전율은 타 업종들과 비교했을 때 상대적으로 낮게 나타나고 있다. 그러므로 우리나라 일반병원은 여타 산업과 비교했을 때 유형자산의 투자가 상대적으로 비효율적으로 운영되고 있다고 판단할 수 있다.

〈표 15-22〉 우리나라 일반병원의 유형자산회전율(회)

| 연도 | 일반병원 | 전산업 | 제조업 | 건설업 | 서비스업 |
|---|---|---|---|---|---|
| $T_1$ | $\frac{10,872,609}{7,642,588} = 1.42$ | 3.17 | 3.00 | 9.96 | 3.09 |
| $T_2$ | $\frac{10,332,351}{7,075,776} = 1.46$ | 3.17 | 3.19 | 9.34 | 3.17 |

### 3.3.4 총자산회전율

총자산회전율(total assets turnover)은 매출액을 총자산(자산총계)으로 나누어 구하는 비율로 기업이 보유하고 있는 전체 자산의 효율적 이용도를 나타내는 지표이다.

$$총자산회전율(회) = \frac{매출액}{총자산}$$

총자산회전율이 높을수록 총자산에 비하여 상대적으로 높은 매출을 실현하고 있음을 의미하므로 총자산이 효율적으로 이용되고 있다고 해석할 수 있다. 반면에 총자산회전율이 낮을수록 자산규모에 비하여 매출액이 상대적으로 낮다는 것을 의미하기 때문에 자산이 비효율적으로 이용되고 있음을 알 수 있다. 이 경우에는 매출액을 증대시키는 방안을 모색하거나 또는 불필요한 자산을 매각하여 총자산 규모를 줄일 필요가 있다.

우리나라 일반병원의 총자산회전율을 구하면 〈표 15-23〉과 같다. 〈표 15-23〉에서 볼 수 있는 바와 같이 우리나라 일반병원의 총자산회전율은 타 업종과 비교했을 때 상대적으로 낮은 수준으로, 총자산의 사용이 비 효율적인 것으로 판단되어 진다.

〈표 15-23〉 우리나라 일반병원의 총자산회전율(회)

| 연도 | 일반병원 | 전산업 | 제조업 | 건설업 | 서비스업 |
|---|---|---|---|---|---|
| $T_1$ | $\frac{10{,}872{,}609}{11{,}043{,}541} = 0.98$ | 1.06 | 1.07 | 1.06 | 1.14 |
| $T_2$ | $\frac{10{,}332{,}351}{10{,}214{,}213} = 1.01$ | 1.10 | 1.13 | 1.02 | 1.18 |

### 3.4 수익성비율

수익성비율(profitability ratios)은 기업의 이익창출능력을 나타내는 지표로 기업활동의 결과를 집약한 경영성과를 측정하는 재무비율이다. 수익성비율은 병원이 자기자본을 영업활동, 재무활동, 투자활동 등에 투자하여 얼마나 효율적으로 이용했는가를 나타내는 지표로 중요한 의사결정시 중요한 정보원으로 이용된다. 경영자는 사업확장이나 신규사업 참여에 대한 의사결정을 위한 정보로, 채권자는 장기적 안정성의 판단 기준으로, 종업원은 임금교섭의 기준으로, 세무당국은 조세부담능력 평가의 기준으로 활용한다.

그러나 수익성비율은 손익계산서상의 회계이익에 기초하여 측정되기 때문에 기업의 실질적인 현금흐름에 대한 정보가 반영되지 않고 있다는 문제가 있다. 순이익이 큰 경우에도 일시적인 유동성의 부족으로 흑자도산이 발생할 수 있으나 수익성분석을 통하여 이와 같은 징후를 발견하기 어렵다. 따라서 단기채무지급능력을 나타내는 유동성분석, 현금흐름분석을 동시에 병행하여야 한다.

#### 3.4.1 총자산순이익률

총자산순이익률(return on total assets)은 총자산을 수익창출에 얼마나 효율적으로 이용하고 있는가를 측정하는 비율로 순이익을 총자산으로 나누어 구한다.

$$\text{총자산순이익률}(\%) = \frac{\text{순이익}}{\text{총자산}} \times 100$$

우리나라 일반병원의 총자산순이익률을 구하면 〈표 15-24〉와 같다. 〈표 15-24〉에서 볼 수 있는 바와 같이 2010년 우리나라 일반병원의 총자산순이익률을 타 산업과 비교해보면 건설업보다는 높지만 전산업, 제조업, 서비스업보다는 낮은 것으로 나타났다. 우리나라 일반병원의 경우 총자산은 수익창출에 상대적으로 비효율적으로 활용하고 있다고 해석할 수 있다.

〈표 15-24〉 우리나라 일반병원의 총자산순이익률(%)

| 연도 | 일반병원 | 전산업 | 제조업 | 건설업 | 서비스업 |
|---|---|---|---|---|---|
| $T_1$ | $\frac{400,425}{11,043,541} \times 100 = 3.63$ | 3.62 | 5.25 | 2.18 | 2.00 |
| $T_2$ | $\frac{310,230}{10,214,213} \times 100 = 3.04$ | 4.94 | 6.58 | 1.26 | 4.41 |

### 3.4.2 자기자본순이익률

자기자본순이익률(return on equity)은 자기자본의 성과를 나타내는 비율로 순이익을 자기자본으로 나누어 계산한다.

$$\text{자기자본순이익률}(\%) = \frac{\text{순이익}}{\text{자기자본}} \times 100$$

자기자본순이익률은 경영자가 기대하는 투자수익률을 의미하며, 자기자본순이익률이 높다는 것은 자기자본이 매우 효율적으로 운용되고 있음을 의미한다.

우리나라 일반병원의 자기자본순이익률을 구하면 〈표 15-25〉와 같다. 〈표 15-25〉에서 볼 수 있는 바와 같이 $T_2$년 우리나라 일반병원의 자기자본순이익률은 건설업보다는 높지만, 전산업, 제조업, 서비스업 보다는 낮게 나타나고 있다. 이는 우리나라 일반병원이 상대적으로 자기자본을 수익창출에 효율적으로 이용하지 못하고 있다고 판단할 수 있다.

〈표 15-25〉 우리나라 일반병원의 자기자본순이익률(%)

| 연도 | 일반병원 | 전산업 | 제조업 | 건설업 | 서비스업 |
|---|---|---|---|---|---|
| $T_1$ | $\frac{400,425}{4,225,257} \times 100 = 9.48$ | 8.19 | 11.34 | 5.49 | 4.78 |
| $T_2$ | $\frac{310,230}{4,093,687} \times 100 = 7.58$ | 10.81 | 13.51 | 3.17 | 10.20 |

### 3.4.3 매출액순이익률

매출액순이익률(net margin on sales)은 순이익과 매출액의 관계를 측정한 것으로 순이익을 매출액으로 나눈 비율로 계산한다.

$$\text{매출액순이익률}(\%) = \frac{\text{순이익}}{\text{매출액}} \times 100$$

매출액순이익률은 기업의 경영성과를 총괄적으로 나타내는 지표로서, 이 비율이 높을수록 경영성과가 양호하다고 평가할 수 있다.

우리나라 일반병원의 매출액순이익을 구하면 〈표 15-26〉과 같다. 〈표 15-26〉에서 볼 수 있는 바와 같이 2010년 우리나라 일반병원의 경우 매출액순이익율은 건설업보다는 높게 나타났고, 전산업, 제조업, 서비스업 보다는 낮게 나타났다.

〈표 15-26〉 우리나라 일반병원의 매출액순이익률(%)

| 연도 | 일반병원 | 전산업 | 제조업 | 건설업 | 서비스업 |
|---|---|---|---|---|---|
| $T_1$ | $\frac{400,425}{10,872,609} \times 100 = 3.68$ | 3.42 | 4.89 | 2.05 | 1.76 |
| $T_2$ | $\frac{310,230}{10,332,351} \times 100 = 3.00$ | 4.50 | 5.83 | 1.23 | 3.73 |

## 3.5 성장성비율

성장성비율(growth ratios)은 기업의 경영규모나 경영성과가 얼마나 증대되었는가를 나타내는 비율로서, 재무제표 각 항목에 대한 일정기간 동안의 증가율로 측정된다. 성장률을 나타내는 대표적인 항목으로는 총자산, 매출액, 순이익 등이 있다.

산업의 성장률은 그 산업이 성장산업인지 또는 사양산업인지에 대한 통찰력을 제공하고, 기업의 외형적 성장과 실질적 성장에 관한 정보는 산업내의 상대적 지위와 경쟁력을 나타낸다. 성장성비율을 분석할 때 유의하여야 할 사항은 물가상승시에는 명목성장률보다 실질성장률이 더 의미가 있으며, 일반적으로 성장률이 높은 기업은 유동성이 부족하므로 성장성과 유동성의 상반관계를 적절하게 고려하여야 한다.

### 3.5.1 총자산증가율

총자산증가율(growth rate of total assets)은 일정기간 동안 총자산이 얼마나 증가하였는가를 나타내는 비율로 기업의 전체적인 성장규모를 측정하는 지표이다.

$$\text{총자산증가율(\%)} = \frac{\text{기말총자산} - \text{기초총자산}}{\text{기초총자산}} \times 100$$

총자산증가율이 높다는 것은 투자활동이 적극적으로 이루어지거나 내부유보이익이 커져 기업규모가 빠른 속도로 증가하고 있다는 것을 의미한다. 그러나 자산재평가가 이루어진 경우에는 새로운 자산의 취득 없이도 자산규모가 증가됨을 유의하여야 한다.

우리나라 일반병원의 총자산증가율을 구하면 〈표 15-27〉과 같다. 〈표 15-27〉에서 볼 수 있는 바와 같이 우리나라 일반병원의 $T_1$년 $T_2$년 모두 총자산이 감소하고 있는 것으로 나타났다. 반면 타 산업은 모두 총자산이 증가되고 있는 것으로 나타났다.

〈표 15-27〉 우리나라 일반병원의 총자산증가율(%)

| 연도 | 일반병원 | 전산업 | 제조업 | 건설업 | 서비스업 |
|---|---|---|---|---|---|
| $T_1$ | $\frac{11,043,541-13,320,340}{13,320,340} \times 100 = -17.10$ | 8.40 | 8.77 | 6.96 | 7.61 |
| $T_2$ | $\frac{10,214,213-11,043,541}{11,043,541} \times 100 = -7.51$ | 9.58 | 11.70 | 3.41 | 9.55 |

### 3.5.2 매출액증가율

매출액증가율(growth rate of sales)은 일정기간 동안 매출액이 얼마나 증가하였는가를 나타내는 비율로 기업의 외형적인 신장세를 나타내는 대표적인 지표이다.

$$\text{매출액증가율}(\%) = \frac{\text{당기매출액} - \text{전기매출액}}{\text{전기매출액}} \times 100$$

병원의 경우 의료수가의 인상이나 환자수의 증가에 따라 매출액이 증가하기 때문에 증가원인에 대한 분석이 필요하며, 매출액이 증가하여도 순이익이 감소하는 경우가 있으므로 외형적인 성장과 실질적인 성장성지표인 순이익증가율에 대한 분석이 병행되어야 한다.

우리나라 일반병원의 매출액증가율을 구하면 〈표 15-28〉과 같다. 〈표 15-28〉에서 볼 수 있는바와 같이 $T_1$년, $T_2$년 우리나라 일반병원의 매출액증가율은 -26.05, -4.97로 매출액이 상당히 악화된 것으로 나타났다. $T_2$년의 경우 건설업을 제외한 타 업종의 매출액 증가율이 15% 정도인 점을 고려하면 매우 심각한 상황이라 판단된다.

〈표 15-28〉 우리나라 일반병원의 매출액증가율 (%)

| 연도 | 일반병원 | 전산업 | 제조업 | 건설업 | 서비스업 |
|---|---|---|---|---|---|
| $T_1$ | $\frac{10,872,609-14,698,016}{14,698,016} \times 100 = -26.05$ | 2.62 | 2.21 | 10.66 | 0.52 |
| $T_2$ | $\frac{10,332,351-10,872,609}{10,872,609} \times 100 = -4.97$ | 14.50 | 17.53 | -0.59 | 15.78 |

### 3.5.3 순이익증가율

순이익증가율(growth rate of net income)은 일정기간 동안 순이익이 얼마나 증가하였는가를 나타내는 비율로 실질적인 성장의 지표가 된다. 그러나 순이익 비중이 크지 않을 때에는 다소 왜곡될 수도 있다.

$$순이익증가율(\%) = \frac{당기순이익 - 전기순이익}{전기순이익} \times 100$$

우리나라 일반병원의 순이익증가율은 〈표 15-29〉와 같다.

〈표 15-29〉 우리나라 일반병원의 순이익증가율(%)

| 연도 | 일반병원 | 전산업 | 제조업 | 건설업 | 서비스업 |
|---|---|---|---|---|---|
| $T_1$ | $\frac{400{,}425-(-35{,}321)}{35{,}321} \times 100 = -1{,}227.3$ | 68.89 | 108.87 | 3.90 | −13.26 |
| $T_2$ | $\frac{310{,}230-(-400{,}425)}{400{,}425} \times 100 = -22.52$ | 48.88 | 38.28 | −39.72 | 141.07 |

## 4. 재무비율분석의 유용성과 문제점

재무비율분석은 병원은 물론 일반기업, 금융기관, 보험회사, 증권회사에서 많이 사용하고 있다. 이렇게 재무비율분석을 많이 사용하는 목적은 첫째, 간단하며, 이해하기가 쉬워 전문가가 아닌 일반인도 쉽게 이용할 수 있기 때문이다. 둘째, 모든 기업은 매년 재무제표를 작성하고 있기 때문에 의사결정을 위한 별도의 자료수집이 필요하지 않다. 셋째, 구체적이고 복잡한 병원경영분석을 하기 전에 예비분석으로서의 가치가 있기 때문이다. 병원경영분석의 기초단계에서 재무비율분석으로써 재무상의 문제점을 쉽게 발견할 수 있으며, 그 문제점을 정밀하게 분석 · 평가하는 데는 좀 더 고차원적인 분석방볍을 적용함으로써 시간적 · 경제적 절약을 할 수 있다.

그러나 재무비율분석은 다음과 같은 한계점이 있다.

첫째, 재무비율분석의 근본적인 목적은 기업이 미래에 대한 의사결정을 하는 데 도움을 받기 위한 것인데, 재무비율분석은 과거의 회계정보에 의존하고 있기 때문이다. 시간에 따라 경제정세가 급변하고, 의료수요가 달라지며, 경영기법들이 날로 발전하는 사회에서 과거의 자료를 기준으로 미래를 예측하는 데는 한계점이 있다.

둘째, 재무비율분석은 재무제표를 중심으로 계산되어 평가되는데, 재무제표는 일정시점을 기준으로 작성하므로 회계기간 동안의 계절적 변동에 따른 영향이 클 경우와 인플레이션 등의 반영이 어렵기 때문에 이를 기계적으로 적용한다면 재무비율분석이 왜곡될 수도 있다.

셋째, 한 기업의 회계처리는 다른 기업의 회계처리와 다르기 때문에 비율분석을 상호 비교하는 것만으로 충분치 않다. 비교 기업간에 감가상각 처리방법 및 재고자산 평가 방법이 다른 경우 정확한 정보를 얻기 어렵다. 일반적으로 인정된 회계원칙하에서도 개별 기업에게 재량권이 주어지기 때문이다.

넷째, 특정한 재무비율이 양호한지 또는 불량한지의 여부를 일반화하기 어렵다. 예를 들어 한 기업의 유동비율이 높다는 것은 유동성 측면에서는 양호한 상태로 평가될 수 있으나, 과도한 현금의 보유는 수익성 창출 측면에서는 오히려 비효율적일 수도 있다. 마찬가지로 자산회전율이 높다는 것은 그 기업의 자산을 효율적으로 사용한다는 것을 의미하지만, 한편으로는 추가적인 자산이 무의미하다는 의미이기도 하다.

다섯째, 특정기업에 있어서 일부 재무비율은 양호하고 다른 재무비율은 불량한 경우 그 결과를 종합적으로 판단하기가 어렵다. 이 경우에 재무비율들의 순효과(net effects)를 분석하기 위해서는 다른 추가적인 방법을 이용하여야 한다.

여섯째, 재무비율분석에서는 비교분석이 되는 표준비율을 어느 것을 선택하느냐에 따라 평가가 달라질 수 있다. 그러나 선택된 표준비율이 특정기업에 가장 적합한 최선의 비교기준이라고 판단할 근거는 없다. 또한 서로 다른 산업에 속하는 사업부를 운영하는 경우에는 특정산업의 평균비율을 적용할 수 없기 때문에 이에 적합한 산업평균값을 산출하기 어렵다.

이와 같은 재무비율의 단점을 보완하기 위해서 추세분석, 지수법, ROI기법 등의 보다 종합적인 비율분석방법이 활용되고 있다.

## 연습문제 주관식

01 재무비율 중 유동성비율의 종류를 나열하고, 각 지표가 의미하는 바를 설명하시오.

02 한국병원과 대한병원의 재무자료를 보고 두 병원간의 재무적 특성을 비교하시오.

| 비율 | 한국병원 | 대한병원 |
|---|---|---|
| 유동비율 | 150% | 130% |
| 당좌비율 | 80% | 100% |

03 한국병원의 재무자료를 이용하여 재무비율을 산출하시오.

| | | | |
|---|---|---|---|
| 총자산 | 3,000,000원 | 자기자본 | 2,000,000원 |
| 의료수익(매출액) | 4,000,000원 | 당기순이익 | 500,000원 |

(1) 매출액순이익율

(2) 총자산회전율

(3) 부채비율

(4) 자기자본순이익률

04 대한병원의 유동부채의 크기는 500만원, 유동비율은 70%, 당좌비율은 60%이다. 이 때 대한병원의 재고자산의 크기는 얼마인가?

01 재무유동성에 관한 설명으로 옳은 것은?

① 유동비율은 단기채무의 상환능력을 측정하는 비율로 단기채무 지급능력비율이라고 도 한다.
② 유동비율(%)= {유동부채} over {유동자산} TIMES 100 으로 나타낼 수 있다.
③ 유동비율은 낮을수록 단기채무지급능력이 우수하다고 평가한다.
④ 일반적 기준으로 유동비율은 100%이상이면 바람직한 것으로 평가한다.

02 유동성에 대한 설명 중 사실과 다른 것은?

① 유동성이란 병원의 단기지급능력을 의미한다.
② 유동성이 좋다는 것은 유동부채에 비해 유동자산이 많다는 것을 의미한다.
③ 유동성을 측정하기 위한 주요지표로는 유동비율과 당좌비율이 있다.
④ 일반적으로 유동성비율이 높은 병원은 수익성이 높다.

03 산성시험비율로 불리는 것은?

① 유동비율 ② 순 운전자본비율
③ 부채비율 ④ 당좌비율

04 다음 중 유동성비율에 해당되지 않는 것은?

① 매출채권회전율 ② 유동비율 ③ 당좌비율 ④ 순운전자본 구성비율

05 당좌비율을 설명한 것 중 사실과 다른 것은?

① 당좌비율은 당좌자산을 유동자산으로 나눈 비율로 계산된다.
② 당좌비율은 유동비율보다 유동성 측면을 더 강조하는 비율이다.
④ 당좌비율은 100%이상이면 양호하다고 판단한다.
⑤ 경기가 민감한 재고자산을 보유한 기업의 단기채무지급능력을 평가하는데 유용한 지표이다.

06 재무비율 중에서 도산을 예측하는데 많이 사용되는 재무비율은?

① 유동비율 ② 순운전자본 구성비율
③ 부채비율 ④ 자기자본비율

07 다음 중 레버리지비율에 속하지 않는 것은?

① 부채비율 ② 고정비율 ③ 이자보상비율 ④ 의료수익증가율

08 기업의 장기채무지급 능력을 나타내는 비율은?

① 자기자본비율 ② 유동비율
③ 순 운전자본 구성비율 ④ 당좌비율

09 재무비율의 해석에 관한 설명 중 사실과 다른 것은?

① 유동비율이 높을수록 단기채무지급 능력이 우수하다고 평가할 수 있다.
② 순 운전자본이 양의 값을 가진다는 것은 유동자산으로 유동부채를 상환한 후 여유가 있다는 것을 의미한다.
③ 당좌비율이 높을수록 단기채무지급 능력이 우수하다고 평가할 수 있다.
④ 자기자본비율이 낮을수록 기업의 장기적 재무안정성이 좋은 것으로 평가할 수 있다.

10 고정비율이 높다는 것은 무엇을 의미하는가?

① 자기자본에 비해 고장자산에 대한 투자규모가 과다하다는 것
② 자기자본에 비해 유동자산에 대한 투자규모가 과다하다는 것
③ 부채에 비해 고정자산에 대한 투자규모가 과다하다는 것
④ 부채에 비해 유동자산에 투자규모가 과다하다는 것

11 고정비율에 대한 설명 중 사실과 다른 것은?

① 고정비율은 장기채무지급을 나타내는 지표 중 하나이다.
② 고정비율은 기업의 고정화 위험을 측정하는 지표 중 하나이다.
③ 고정비율은 높을수록 기업의 장기적 재무안정성이 좋은 것으로 평가한다.
④ 일반적으로 고정비율이 100%이하이면 양호한 것으로 보고 있다

12 이자보상비율에 관한 설명 중 사실과 다른 것은?

① 이자지급에 필요한 수익을 창출할 수 있는 능력을 측정하는 지표이다.
② 기업의 이자부담능력을 판단하는 중요한 지표이다.
③ 이자보상비율이 높다는 것은 이익의 규모에 비하여 이자부담이 높다는 것을 의미한다.
④ 이자보상비율은 $\frac{\text{경상이익} + \text{이자비용}}{\text{이자비용}} \times 100$ 으로 계산된다

**13** 재무비율의 공식이 잘못된 것은?

① 유동비율(%) = $\frac{\text{유동자산}}{\text{유동부채}} \times 100$ ② 고정비율(%) = $\frac{\text{자기자본}}{\text{고정자산}} \times 100$

③ 당좌비율(%) = $\frac{\text{당좌자산}}{\text{유동부채}} \times 100$ ④ 자기자본비율(%) = $\frac{\text{자기자본}}{\text{총자본}} \times 100$

**14** 다음 중 활동성비율에 포함되지 않는 것은?

① 매출채권회전율 ② 재고자산 회전율
③ 총부채회전율 ④ 총자산회전율

**15** 다음 중 활동성 비율에 대한 설명 중 사실과 다른 것은?

① 매출채권의 회전율이 높을수록 매출채권의 현금화 속도가 빠르다는 것을 의미한다.
② 유형자산 회전율이 높다는 것은 보유하고 있는 유형자산에 비하여 높은 매출을 실현하고 있음을 의미한다.
③ 재고자산회전율이 높다는 것은 매출에 비하여 재고자산이 과다하다는 것을 의미한다.
④ 총자산회전율이 높을수록 총자산이 효율적으로 이용되고 있다고 해석할 수 있다.

**16** 의료미수금회전율이 높다는 것의 의미는?

① 의료미수금의 회수가 지연되고 있다는 것
② 의료미수금의 회수가 원활해지고 있다는 것
③ 의료미수금의 자산규모에 비해 상대적으로 많다는 것
④ 의료미수금의 자산규모에 비해 상대적으로 적다는 것

**17** 다음 중 경영자가 기대하는 투자수익률을 의미하는 지표는?

① 총자산증가율 ② 매출액증가율
③ 자기자본순이익률 ④ 매출액순이익률

**18** 재무비율분석에 관한 설명 중 사실과 다른 것은?

① 재무비율분석은 미래를 예측하는데 매우 유용하다.
② 재무제표는 회계기간 동안 인플레이션이 심할 경우 이를 반영하기 어렵기 때문에 이를 기계적으로 적용하면 재무비율분석이 왜곡될 수 있다.
③ 한 기업의 회계처리는 다른 기업의 회계처리와 다를 수 있기 때문에 비율분석의 비교만으로는 충분하지 않을 수 있다.
④ 특정한 재무비율이 양호한지 또는 불량한지 여부를 일반화하기 어렵다.

# 제16장 재무계획과 통제



## 1. 재무계획의 개념 및 체계

재무계획(financial plan)은 종합적인 경영계획을 원만하게 수행하도록 병원 내의 필요한 자금수요를 예측하고, 이를 효과적으로 공급하기 위하여 구체적인 계획을 수립하는 것으로 자금계획과 이익계획으로 대별된다.

자금계획에는 자본예산계획과 자본조달계획으로 구분되고, 운전자본조달을 위한 단기자본조달계획과 고정자산 등의 설비자본계획을 위한 장기재무계획으로 구분된다. 이를 통하여 추정대차대조표가 작성된다.

이익계획은 현금유입이나 현금유출의 결과를 가져오게 될 것으로 예상되는 모든 병원활동의 예측이 필요하다. 따라서 재무관리자는 가장 먼저 의료수익 예측을 하여야 할 것이며, 그 다음으로 예측된 의료수익을 지원하기 위해 필요한 인건비, 재료비, 관리비, 마케팅이나 기타비용 등의 활동인 비용계획을 수립하여야 할 것이다. 이를 통하여 추정손익계산서가 작성된다.

기본적인 병원재무계획의 체제는 〈그림 16-1〉과 같다.

자본예산계획과 자본조달계획은 제4편에서 이미 설명하였기 때문에 본 장에서는 이익계획에 대해서만 설명하기로 한다.

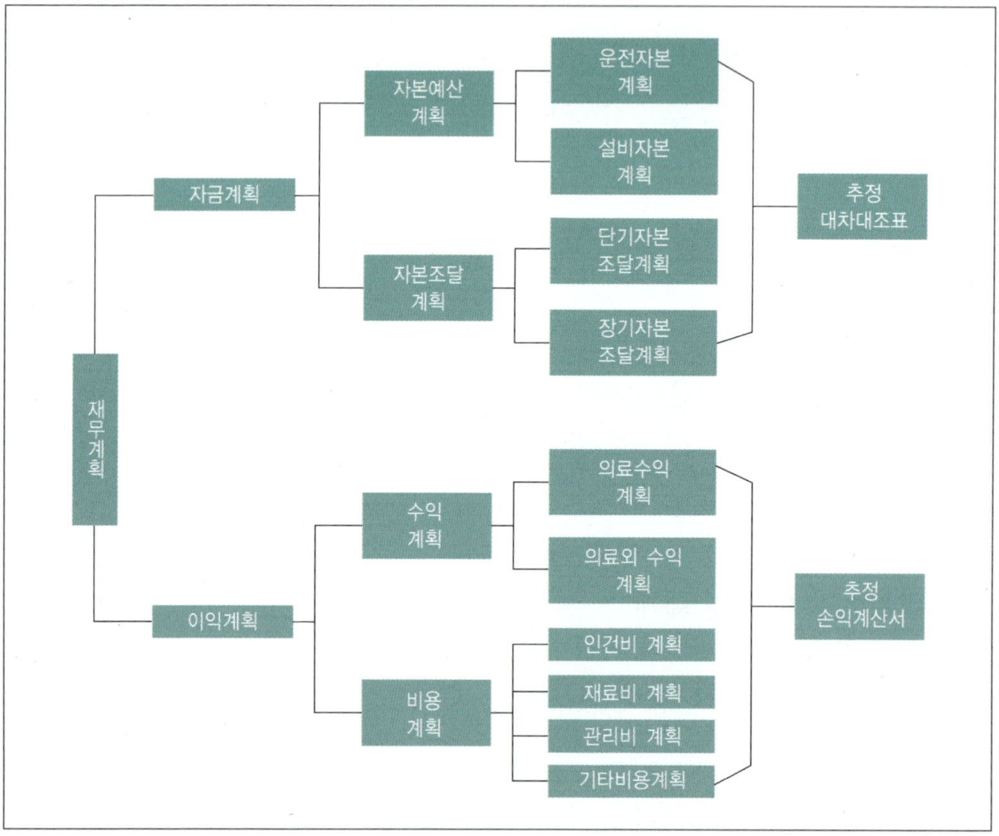


〈그림 16-1〉 병원재무계획의 체제

## 2. 이익계획

### 2.1 의료수요예측[1)]

수익계획이 올바르게 수립되기 위한 절차로 의료수요조사가 선행되어야 한다. 의료수요는 일반산업과는 달리 접근성이 대단히 중요하기 때문에 그 병원이 소재한 지역의 병상수요를 추정하여야 한다. 진료권내의 소요병상수를 추정하는 방법에는 크게 의료수요기준 추정방법과 인구기준 추정방법, 의료수요 · 인구구조 추정방법, 친화도기준 추정 방법 등이 있다.

이러한 소요병상수를 추정함에 있어 분석의 대상이 되는 요소는 다음과 같다.

① 지역단위별 인구의 파악

② 환자원조사(patient origin study) : 조사지역 내의 각 병원에서 일정기간동안에 퇴원한 환자의 주소를 1년단위로 계절변동을 고려하여 표본을 추출하고 이를 근거로 어떤 지역의 환자가 어느 병원을 이용하는가를 조사하는 것을 말한다.

③ 친화도(relevance index)의 산출

$$R.I. = \frac{j\text{병원에서 퇴원한 } i\text{지역단위의 연간퇴원환자수}}{i\text{지역단위의 연간 퇴원환자수}} \times 100$$

④ 진료권(service area)의 설정 : 이는 지도상에 각 지역단위의 j병원에 대한 친화도를 표시하는 것을 말한다.

⑤ 진료권인구(service area population)의 산출 : 진료권내의 인구는 다음의 공식에 의거 산출된다.

$$\text{진료권 인구} = \sum[(i\text{지역단위 인구} \times i\text{지역의 } j\text{병원에 대한 친화도})]$$

1) G.E. Allan Dever, Community Health Analysis, An Aspen Publication, 1980, p261 -265를 정기선의 전게서에서 재인용하여 요약 정리함

### 2.1.1 의료수요기준 추정방법

이 방법은 현재와 미래의 시설이용률을 바탕으로 미래의 병상수요를 추정하는 것을 말한다. 추정을 위한 자료로는 병원건립지역의 인구, 인구 1,000명당 현재의 연입원 환자수, 인구 증가율, 의료이용율의 증가율, 병상이용율(현재 및 미래의 목표이용율)이 요구된다. 이의 자료가 연령별, 성별, 의료서비스별로 주어진다면 더욱 자세한 추정이 가능해진다.

새로운 개원을 준비 중인 A병원의 경우 〈표 16-1〉의 자료로 진료권 내의 병상수요를 추정해보면 다음과 같다.

〈표 16-1〉 시설이용률 기준 A병원의 소요병상수 추정 자료

| 자료항목 | 자료 | 비고 |
|---|---|---|
| 예정지역 인구 | 300,000명 | |
| 예정지역 인구증가율 | 1% | |
| 인구 1,000명당 연입원환자수 | 700명 | |
| 년 의료이용률 증가율 | 1% | |
| 미래의 병상이용율 | 90% | |

5년 이내에 인구와 의료이용율이 각 5%씩 증가할 것으로 예상되므로 5년 후의 병상수요는 다음과 같이 추정 된다.

$$총재원일수 = \frac{(300,000 \times 1.05) \times (700 \times 1.05)}{1,000} = 231,525일$$

$$병상수요 = \frac{\frac{총재원일수}{병상이용율}}{365} = \frac{\frac{231,525}{0.90}}{365} = 704.8병상$$

만약 진료권 내에 기존 병상수가 700병상 이상이면 추가적인 병상수 공급은 과잉으로 공급될 우려가 있으므로 신중한 정책 결정이 요구된다.

### 2.1.2 인구기준 추정방법

인구기준 병상수요를 추정하는 방법은 위의 시설이용률을 기준으로 추정하는 방법과 유사하다. 차이점은 인구기준 추정방법은 진료권 내의 지역주민의 건강상태나 인구구성(예, 성별, 연령별, 직업별 등)에 따라 의료이용률과 병상이용률이 달라진다는 가정하에 추정을 한다는 것이다.

〈표 16-2〉의 자료로 진료권내의 병상수요를 추정해보면 다음과 같다.

〈표 16-2〉 인구 기준 A병원의 소요병상수 추정 자료

| 자료항목 | 자료 | 비고 |
|---|---|---|
| 예정지역 인구 | 300,000명 | |
| 예정지역 인구증가율 | 1% | |
| 인구 1,000명당 연입원환자수 | | |
| – 만65세 이상 노인(70,000명) | 900명 | |
| – 만 65세 미만 인구 (230,000명) | 650명 | |
| 년 의료이용률 증가율 | 1% | |
| 미래의 병상이용율 | 90% | |

5년 이내에 인구와 의료이용율이 각 5%씩 증가할 것으로 예상되므로 5년 후의 병상수요는 다음과 같이 추정 된다.

$$\text{총재원일수(노인)} = \frac{(70,000 \times 1.05) \times (900 \times 1.05)}{1,000} = 69,457.5\text{일}$$

$$\text{총재원일수(노인 외)} = \frac{(230,000 \times 1.05) \times (650 \times 1.05)}{1,000} = 164,823.8\text{일}$$

$$\text{병상수요} = \frac{\frac{\text{총재원일수}}{\text{병상이용율}}}{365} = \frac{\frac{69,457.5 + 164,823.8}{0.90}}{365} = 713.2\text{병상}$$

### 2.1.3 의료수요 · 인구구조 추정방법

의료수요 · 인구구조 추정방법은 앞의 두 가지 방법과 유사하나 평균재원일수의 개념이 도입된다는 점에서 차이가 있다. 즉 위의 계산식에서 인구 1,000명당 년 입원환자수 대신에 실입원환자수와 평균재원일수가 도입된다는 점에서 다르다.

〈표 16-3〉의 자료로 진료권내의 소요병상수를 추정해 보면 다음과 같다.

〈표 16-3〉 의료수요 · 인구구조 기준 A병원의 소요병상수 추정 자료

| 자료항목 | 자료 | 비고 |
|---|---|---|
| 예정지역 인구 | 300,000명 | |
| 예정지역 인구증가율 | 1% | |
| 인구 1,000명당 실입원환자수 | | |
| – 만65세 이상 노인(70,000명) | 90명 | |
| – 만 65세 미만 인구 (230,000명) | 80명 | |
| – 만65세 이상 노인 평균재원일수 | 15일 | |
| – 만65세 미만 인구평균재원일수 | 8일 | |
| 년 의료이용률 증가율 | 1% | |
| 미래의 병상이용률 | 90% | |

5년 이내에 인구와 의료이용율이 각 5%씩 증가할 것으로 예상되므로 5년 후의 병상수요는 다음과 같이 추정된다.

$$\text{총재원일수(노인)} = \frac{(70{,}000 \times 1.05) \times (90 \times 15 \times 1.05)}{1{,}000} = 104{,}186\text{일}$$

$$\text{총재원일수(노인 외)} = \frac{(230{,}000 \times 1.05) \times (80 \times 8 \times 1.05)}{1{,}000} = 162{,}288\text{일}$$

$$\text{병상수요} = \frac{\dfrac{\text{총재원일수}}{\text{병상이용률}}}{365} = \frac{\dfrac{(104{,}186 + 162{,}288)}{0.90}}{365} = 811.2\text{병상}$$

### 2.1.4 친화도기준 추정방법

이 방법이 소요병상수를 추정하는데 사용되는 일반적인 방법으로, 환자원자료(patient-origin data)를 기초로 한다. 친화도 기준에 의한 추정방법은 다음과 같은 절차에 따라 소요병상수가 추정된다.

첫째, 개원예정지역의 입원율을 지역별 및 병원별로 조사하여 아래의 〈표 16-4〉와 같은 표를 작성한다.

〈표 16-4〉 지역/ 병원별 입원환자 수

(단위 : 천 명)

| 병원별 / 지역별 | A병원 | B병원 | C병원 | D병원 | 기타 | 합계 |
|---|---|---|---|---|---|---|
| A 지역 | 30 | 10 | 20 | 10 | 30 | 100 |
| B 지역 | 10 | 20 | 30 | 40 | 20 | 120 |
| C 지역 | 10 | 30 | 10 | 20 | 20 | 90 |
| D 지역 | 30 | – | 10 | 10 | 10 | 60 |
| E 지역 | – | 15 | 5 | 5 | 40 | 65 |
| 기타 | 10 | 5 | 5 | 15 | 5 | 50 |
| 합계 | 90 | 80 | 80 | 100 | 125 | 475 |

둘째, 어떤 지역주민이 특정병원에 대한 친화도(relevance index : RI)를 계산한다. 예를 들어 위의 표에서 A지역주민의 A병원에 대한 친화도는 다음과 같이 계산된다.

$$\text{친화도}(RI) = \frac{A\text{지역에서 }A\text{병원에 입원한 연환자 수}}{A\text{지역에서 모든 병원에 입원한 연환자 수}} = \frac{30{,}000\text{명}}{100{,}000\text{명}} = 0.3$$

셋째, A병원에 입원되는 환자 중 A지역으로부터 온 환자의 비율을 계산한다. 〈표 19-4〉를 이용할 경우 A지역의 친화도(commitment index : CI)는 다음과 같이 계산된다.

$$\text{친화도}(CI) = \frac{A\text{지역으로부터 }A\text{병원에 온 입원환자수}}{\text{각 지역으로부터 }A\text{병원에 온 입원환자수의 합계}} = \frac{30{,}000\text{명}}{90{,}000\text{명}} = 0.33$$

CI 지표는 참고자료로만 사용되고 RI지표만큼 중요하게 사용되지는 않는다.

넷째, 진료권을 지도상에 그려 각 병원의 지역별 친화도와 주 · 부진료권을 알아보는 단계이다. 신설되는 병원의 예상되는 진료권을 지도에 그려보고 그 지역에 대한 다른 병원의 영향력을 알아보는 것이다. 진료권을 그려보면 여러 병원의 주진료권과 부진료권이 어떻게 형성되어 있는가를 쉽게 알 수 있고, 진료권내에 진료권의 중복여부도 알 수 있다.

다섯째, 병원이 신설되는 지역의 인구에 친화도(RI)를 곱하여 입원수요를 계산하는 것이다. 〈표 16-4〉를 이용하여 A지역의 A병원에 대한 입원수요는 다음과 같이 계산된다.

| | |
|---|---:|
| A지역의 총인구 | 300,000명 |
| RI | 30% |
| A지역의 입원수요 | 90,000명 |

여섯째, 산출된 입원수요를 예상되는 병상수요로 나누어 특정지역의 전체병상수를 산출한다. 〈표 16-4〉에서 입원수요의 합계가 100,000명으로 나타났고, 병상이용율이 90%로 예상된다면 병상수요는 다음과 같이 계산된다.

(100,000명 ÷ 0.9) ÷ 365 = 304.4병상

만약 이 지역에 이미 150병상이 공급되어 있다면 신설병원이 공급하여야 할 부족병상수는 154.4병상이 될 것이다.

이상의 방법을 제시하였지만 개설예정지역에 소요병상수를 추정하는데 있어 인구 1,000명당 실입원 환자수, 병상이용율을 효과적으로 측정하기는 상당히 어려운 문제이다.

### 2.2 수익계획

병원의 수익은 크게 의료수익과 의료외 수익으로 구성된다. 의료수익은 입원수익, 외래수익, 의료수익조정, 기타 의료수익으로 구성된다. 그리고 의료부대수익과 선택진료 수익으로 구성된다. 의료외 수익은 수입이자와 할인료, 보조금 수익, 기타수익으로 구성된다. 이를 구체적으로 살펴보면 〈표 16-5〉와 같다.

〈표 16-5〉 병원의 수익 구성 항목

| 계 정 과 목 | | 내 용 |
|---|---|---|
| 의료수익 | 입원수익 | 입원진료수익의 합계 |
| | 외래수익 | 외래진료수익의 합계 |
| | 기타의료 수익 | 건강진단수익, 수탁검사수익의 합계 |
| | 의료수익 조정 | 진료비심사에 의하여 삭감되었거나 재심청구에 의하여 증가된 수익, 의료수익에누리, 자선환자감액 등 |
| 의료외 수익 | 의료부대 수익 | 직원급식, 영안실, 매점운영, 증명료수익, 수입임대료 |
| | 수입이자와 할인료 | 수입이자와 할인료 |
| | 보조금 수익 | 운영비 보조비로 받은 금액 |
| | 기타 의료외수익 | 유가증권처분이익, 대손충당금 환입액, 외환차익 등 |

2014년 우리나라 일반병원의 수익의 구성비율은 〈표 16-6〉과 같다. 〈표 19-6〉은 보면 전체수익 중에서 입원환자 수익이 56.1%, 외래환자 수익이 33.75%로 입원환자와 외래환자의 수익이 전체수익의 89.8%를 차지하고 있다.

〈표 16-6〉 우리나라 일반병원의 100병상당 수익 구성비율

| 계정과목 | 금액(2014년) | 구성비율(%) |
|---|---|---|
| Ⅰ. 의료수익계 | 12,937,082 | 95.0 |
| 외래수익 | 4,594,816 | 33.7 |
| 입원수익 | 7,637,054 | 56.1 |
| 기타의료수익 | 719,169 | 5.3 |
| 의료수익조정 | −13,958 | −0.1 |
| Ⅱ. 의료외 수익계 | 682,026 | 5.0 |
| 의료부대수익 | 207,888 | 1.5 |
| 이자수익 | 35,293 | 0.3 |
| 기부금수익 | 438,845 | 3.2 |
| 기타의료외수익 | 3,632 | 0.0 |
| Ⅲ. 수익 계 | 13,622,740 | 100.0 |

따라서 수익을 추정함에 있어 입원환자 수익과 외래환자 수익의 추정이 대단히 중요하므로 입원환자 수익과 외래환자 수익 추정 방법을 살펴보고자 한다. 진료수익을 추정함에 있어 1단계는 환자수의 추정이다. 환자수의 추정은 매우 어려우나 일반적으로 입원환자의 추

정은 지역별, 병상규모별, 진료과별 과거의 실적을 기초로 병상이용률을 이용하여 추정한다.

입원환자수가 추정되면 외래환자수는 진료과별 평균재원환자 대비 외래환자 구성비율을 곱하여 추정한다.

진료수익은 각 진료과별 입원환자 1인 평균진료비 단가에 환자수를 곱하여 산출하고, 외래환자 수익 역시 각 진료과별 외래환자 1인 건당 평균진료비에 추정환자수를 곱하여 산출한다.

### 2.3 비용계획

병원의 비용은 크게 의료비용과 의료외 비용으로 구성된다. 의료비용은 인건비, 재료비, 관리비로 구성된다. 그리고 의학교육연구비와 선택진료 경비로 구성된다. 의료외 수익은 지급이자와 할인료, 전출금, 기타비용 등으로 구성된다. 이를 구체적으로 살펴보면 〈표 16-7〉과 같다.

〈표 16-7〉 병원의 비용 구성항목

| 계 정 과 목 | | 내 용 |
|---|---|---|
| 의료비용 | 인건비 | 인건비 총액과 퇴직급여충당금 전입액 |
| | 재료비 | 약품비, 진료재료비, 급식재료비, 의료소모품비 |
| | 관리비 | 복리후생비, 동력비, 소모품비, 수선유지비, 지급임차료, 외주용역비, 기타관리비 |
| 의료외 비용 | 의료부대비용 | 영안실, 배점, 슈퍼마켓 등의 부대사업 직영으로 인한 비용 |
| | 이자비용 | 장단기 차입금 및 기타 채무에 대한 이자 및 어음할인료 |
| | 고유목적사업준비금전입액 | 법인의 고유목적사업인 연구용진료, 건물증축, 의료장비구입 등을 위하여 준비금을 설정한 경우 준비금 전입액 |
| | 기타 의료외 비용 | 이연자산상각비, 외환타손, 잡손실 등 |

2014년 우리나라 일반병원의 비용 구성비율이 〈표 16-8〉과 같다. 〈표 16-8〉을 보면 전체 비용 중에서 의료비용이 94.7%, 의료 외비용이 5.2%로 의료비용이 대부분을 차지하고 있다. 의료비용 중 인건비 45.40%, 재료비 25.6%, 관리비 23.3%이다.

〈표 16-8〉 우리나라 일반병원의 100병상당 비용 구성비율

| 계정과목 | 금액(2014년) | 구성비율(%) |
|---|---|---|
| Ⅰ. 의료비용계 | 12,726,993 | 94.7 |
| 인건비 계 | 6,099,854 | 45.4 |
| 재료비 계 | 3,434,256 | 25.6 |
| 관리비 계 | 3,131,850 | 23.3 |
| 기타 의료비용 | 61,023 | 0.4 |
| Ⅱ. 의료외 비용계 | 704,202 | 5.2 |
| 의료부대비용 | 98,594 | 0.7 |
| 이자비용 | 153,518 | 1.1 |
| 고유목적사업준비금전입액 | 231,339 | 1.7 |
| 기타 의료외비용 | 220,751 | 1.6 |
| Ⅲ. 특별손실 | 5,463 | 0.1 |
| Ⅳ. 비용계 | 13,436,658 | 100.0 |

따라서 인건비, 재료비, 관리비 추정의 일반원칙만 설명하기로 한다.

### 2.3.1 인건비 추정

인건비는 직종별 직원수와 급여수준에 의하여 결정된다. 인건비 중 본봉과 수당은 당월 지급되므로 인건비의 발생월과 지급월은 일치한다. 그러나 상여금과 년월차 수당은 보수규정에 의하여 지출하기로 정해 놓은 달에 지출되므로 추정하여 산출하여야 한다.

### 2.3.2 재료비의 추정

재료비는 총비용 중에서 차지하는 비중이 높기 때문에 세밀한 추정을 해야 한다. 재료비의 추정을 위하여 일반적으로 사용되는 방법은 거시적 방법과 미시적 방법의 두 가지가 있다.

거시적 추정방법에 의하면, 환자를 입원과 외래로 구분하지 않고 모든 환자에 대하여 동일한 재료비를 적용시키는 방법과, 조정환자수를 적용하여 추정하는 두 가지의 방법이 있다. 입원, 외래환자를 구분하지 아니하고, 또한 환자종류도 구분하지 않은 상태로 환자1인당 재료비 부담액을 추정하면 다음과 같다.

재료비 추정액 = (총재원일수 + 연외래환자수) × (환자1인당 재료비)

그러나, 외래환자와 입원환자의 1인당 평균진료비가 다르기 때문에 조정환자 수를 적용하여 재료비를 추정하는 방법을 사용하여야 한다.

$$\text{조정환자수} = \text{총재원일수} + \text{연 외래환자수} \times \frac{\text{외래환자 1인당 일 평균진료비}}{\text{입원환자 1인당 일 평균진료비}}$$

$$\text{재료비추정액} = \text{조정환자수} \times \text{조정환자 1인당 재료비}$$

미시적 추정방법은 주요 재료비 과목별로 처방건수와 진료건수 등을 추정하여 여기에 건당 평균재료비를 곱하여 추정하는 방법이다.

$$\text{재료비추정액} = (\text{입원환자의 총투약 처방건수} + \text{외래환자의 총투약 처방건수}) \times \text{처방건당 재료비}$$

#### 2.3.3 관리비의 추정

관리비의 주요항목인 동력비(연료, 수도, 전기료), 복리후생비, 수선유지비(시설관리비 용역비, 수선보수비 등)만을 세밀히 추정하고, 나머지 관리비 중 금액이 크지 않은 항목은 의료사업수익의 몇 % 또는 병상 당 일정액으로 추정하는 방법을 사용하면 된다.

## 3. 재무예측

병원이 장기적인 관점에서 자금의 수요와 공급을 예측하는 것을 재무예측(financial forecasting)이라 한다. 재무예측은 앞으로 병원이 어떻게 성장하며, 이 성장에 따라 병원의 자산과 부채가 어떻게 변화할 것인가를 예측하여, 이를 기초로 자금을 추정하는 것이다.

재무예측에서는 병원의 미래성장에 대한 예측이 가장 큰 과제가 된다. 병원의 성장은 매출액의 변화로써 측정될 수 있는데, 매출액 예측은 앞에서 설명을 하였기 때문에, 매출예측이 되었다는 가정 하에 재무예측의 방법을 설명하기로 한다.

예측된 매출액을 기초로 미래에 필요한 자금을 알아보기 위해서는 먼저 매출액에 따라 자산이 어떻게 변할 것인가를 파악하여야 하는데, 장기적으로 볼 때 매출액은 성장추세를 나타내는 것이 보통이며, 이 성장과 더불어 유동자산과 고정자산이 증가하게 된다. 〈그림 16-2〉에서 보는 바와 같이 매출액이 시간에 비례하여 성장한다면 고정자산은 이와 비례하여 서서히 증가하며, 현금과 외상매출금, 재고자산 등의 유동자산은 더욱 급속도로 증가하게 되는데, 이러한 유동자산의 증가는 영구적인 성격을 띤 부분과 불규칙적으로 변하는 부분으로 구성되어 있다.

영구적 유동자산과 고정자산은 장기부채나 자기자본과 같은 장기적인 자금조달로 유지되는 것이 보통이며, 변동적 유동자산은 단기적 자금조달로 가능하다.

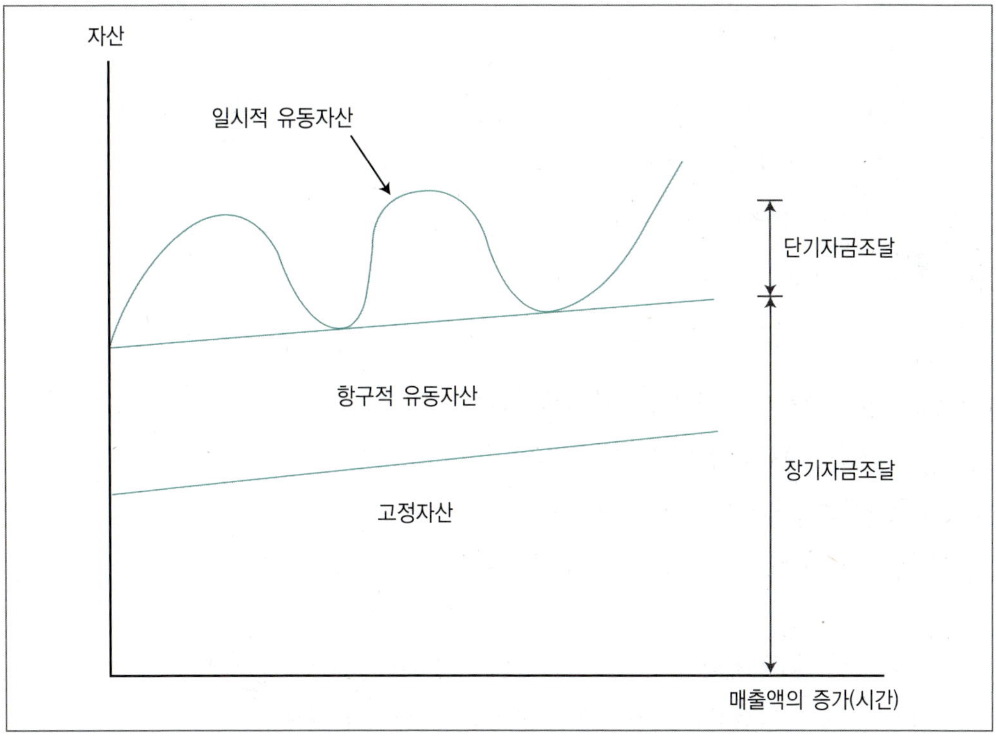


〈그림 16-2〉 매출액과 자금의 필요성

매출액을 중심으로 재무예측을 할 때 불규칙적이고 변동적인 유동자산의 예측은 어려우나, 최소한 영구적인 유동자산과 고정자산의 변화는 예측이 가능하다. 매출액 변화에 따라

자산의 변화를 예측하여 필요한 자금을 추정하는데, 이를 위하여 매출액백분율법과 회귀분석을 이용한 방법이 많이 쓰이고 있다.

### 3.1 매출액백분율법

매출액이 예측되었다면 이를 기초로 하여 미래에 필요한 자금을 예측하게 되는데, 이러한 예측을 하는데 있어서 가장 간단한 방법은 매출액백분율법(percent of sales method)이다. 이 예측 방법은 매출액에서 현재의 자산과 부채를 구성하고 있는 재무제표상의 항목들이 차지하는 비율은 앞으로도 계속하여 일정하게 유지된다고 하는 전제에서 출발한 것이다. 매출액백분율법에서는 대차대조표의 각 항목을 매출액에 대한 백분율로 표시하고, 이 백분율을 기초로 매출액의 변화에 따른 각 항목의 변화를 추정하여 앞으로 필요한 자금을 추정하게 된다.

다음의 예를 들어보자. 대한병원의 2016년 대차대조표가 〈표 16-9〉와 같으며, 연간매출액이 15억원, 세금공제후이익이 매출액의 4%라고 가정하자. 2017년도의 매출액이 24억원으로 증가할 것이라고 예상한다면, 2017년도에 더 필요하게 될 자금을 매출액백분율법으로 계산하여 보자.

제일 먼저 매출액변화와 각 자산 또는 부채항목이 변화하는 양상을 알아보는 것이 중요하다. 이러한 변화관계의 파악은 지금까지의 경험이나 상식적인 판단에 의해서도 가능하며, 회귀분석을 하여도 가능하다. 대차대조표의 각 항목들은 대체로 다음과 같이 세 가지 유형으로 구분된다고 볼 수 있다.

① 매출액과 직접적으로 비례하여 변화하는 항목 : 현금, 의료미수금, 재고자산, 외상매입금, 미지급금

② 매출액변동에 따라 변화하나, 불규칙적으로 변화하는 항목 : 고정자산

③ 매출액변동과 직접적인 관계가 없는 항목 : 장기차입금, 출연금

〈표 16-9〉 대한병원의 2016년 대차대조표

(단위 : 천원)

| 자 산 | | 부채 및 자본 | |
|---|---|---|---|
| 현금 | 30,000 | 외상매입금 | 150,000 |
| 의료미수금 | 250,000 | 미지급금 | 100,000 |
| 재고자산 | 300,000 | 장기차입금 | 210,000 |
| 고정자산 | 450,000 | 출연금 | 300,000 |
| | | 유보이익 | 270,000 |
| 합 계 | 1,030,000 | 합계 | 1,030,000 |

### 3.1.1 직접적으로 비례하여 변화하는 항목

대차대조표의 각 항목 중에서 매출액과 직접적인 관계를 가지고 있는 항목은 현금, 의료미수금, 재고자산, 외상매입금, 미지급금 등이다. 이들 항목이 매출액에서 차지하는 비율을 백분율로 표시하면 〈표 16-10〉과 같다.

〈표 16-10〉 대한병원의 매출액에 대한 백분율

(단위 : %)

| 자 산 | | 부채 및 자본 | |
|---|---|---|---|
| 현금 | 2.0 | 외상매입금 | 10.0 |
| 외상매출금 | 16.7 | 미지급금 | 6.7 |
| 재고자산 | 20.0 | | |
| 합 계 | 38.7 | 합계 | 16.7 |

〈표 16-10〉에서 보는 바와 같이, 매출액과 비례하여 변화하는 자산이 매출액에서 차지하는 비율은 38.7%, 외상매입금과 미지급금 등 매출액과 비례하여 변화하는 부채가 차지하는 비율은 16.7%이다. 이는 매출액이 100원 증가하면 이에 따라 자산은 38.7원, 부채는 16.7원이 증가하게 된다는 것을 의미한다. 따라서 매출액이 증가하게 되면 추가적으로 더 필요한 자금은 매출액증가분의 22%(38.7% - 16.7%)이며, 대한병원은 이 추가자금을 유보이익으로 조달하거나 외부로부터 조달해야 한다.

대한병원의 경우에서 2017년도에 매출액의 증가분이 9억원(24억원 - 15억원)이므로 필요하게 될 자금은 1.98억원(= 9억원 × 22%)이다. 매출액이 24억원이면 납세 후 순이익은 96,000,000원이다. 이 96,000,000원은 유보이익이 된다. 유보이익을 추가필요자금으로 이용하게 되면 부족한 자금 1.02억원(1.98억원 - 0.96억원)은 외부에서 조달해야 한다.

외부자금조달액(external funds needed : EFN)을 일반식으로 나타내면 다음과 같다.

$$EFN = (\text{자산의 증가}) - (\text{부채의 증가}) - (\text{유보이익의 증가})$$

$$= \frac{A}{S}(\Delta S) - \frac{L}{S}(\Delta S) - MS' \qquad (16 \cdot 1)$$

$S$ : 매출액
$A$ : 매출액에 따라 변화하는 자산의 총계
$L$ : 매출액에 따라 변화하는 부채의 총계
$M$ : 매출액 이익률
$\Delta S$ : 매출액의 변화분
$S'$ : 예상매출액

대한병원의 자료를 식 (16·1)에 대입하여 외부자금조달액을 계산하면, 아래와 같이 1.02억원이 된다.

$$\text{외부자금 조달액} = (0.387 \times 9) - (0.167 \times 9) - (0.04 \times 24)$$

$$= 1.02(\text{억원})$$

매출액증가에 따르는 고정자산의 변화를 고려하지 않는다면, 1.02억원의 자금만이 필요하나, 고정자산이 변화하기 때문에 필요한 자금은 이보다 많은 것이 보통이다.

#### 3.1.2 불규칙적으로 변화하는 항목

매출액과 직접 비례하여 변화하는 항목과는 달리 고정자산은 매출액이 증가할수록 증가하지만, 그 증가하는 행태가 유동자산이나 유동부채와는 다르다. 대체로 고정자산에 투입되는 투자액은 매출액이 고정자산의 설비 능력을 초과하기 전까지는 일정하나, 매출액이 이를 초과하면 새로운 투자가 필요하게 되므로 증가하게 된다. 그러므로 매출액과 고정자산의 관계는 일률적으로 그 변화양상을 말할 수 있는 것이 아니며, 각 병원의 고정자산의 성격에 따라 달라지게 된다.

우리병원에서는 현재 연간 수익이 15억원이며, 현재의 설비능력은 21억원이다. 24억원의 수익을 올리기 위해서는 새로운 설비가 필요한데, 예측되는 매출액 증가를 위해서는 고정자산이 1억원이 더 필요하다고 한다. 우리병원에서는 매출액과 함께 비례하여 변화하는 항목의 증가분과 고정자산의 증가로 인한 1억원이 더하여지는 것이므로 앞으로 필요한 추가자금은 식 (16·2)와 같다.

$$\text{외부자금조달액} = \frac{A}{S}(\Delta S) + \Delta F - \frac{L}{S}(\Delta S) - MS' \qquad (16\cdot 2)$$

$\Delta F$ : 고정자산의 증가분

식 (16·2)를 이용하여 우리병원의 추가필요자금을 계산하면 2.02억원이 된다.

$$\begin{aligned}\text{외부자금조달액} &= (0.387\times 9) + 1 - (0.167\times 9) - (0.04\times 24)\\ &= 2.02(\text{억원})\end{aligned}$$

### 3.1.3 기타 고려할 사항

매출액백분율법으로 계산하여 보았더니 우리병원에 필요한 자금은 2.02억원이었다. 그러나 이 자금 전부를 외부에서 조달해야 되는 것은 아니다. 병원에 따라 차이가 있지만 병원내부에서 충당할 수도 있다. 병원의 감가상각충당금과 퇴직급여충당금 및 기타 충당금 등이 내부자금조달의 원천이다. 이러한 충당금들은 장기적으로 볼 때 언젠가는 사용되어야 할 것이지만, 앞으로 1년 이내에 현금으로 유출되지 않을 감가상각충당금과 퇴직급여충당금을 필요한 자금으로 이용할 수 있는 것이다. 그러므로, 우리병원의 예에서 2.02억원 중 사용가능한 충당금은 기업내부에서 조달하게 되며, 그 나머지는 기업외부에서 조달하게 된다.

### 3.2 회귀식에 의한 방법

매출액백분율법은 대차대조표의 각 항목이 매출액에서 차지하는 비중이 시간경과에 관계없이 일정하다고 가정한 반면, 회귀분석에 의한 방법은 각 항목이 매출액과 직선관계를 갖고 변화한다는 가정하에서 매출액증가에 따른 추가 필요자금을 예측한다. 그러므로 이 방법은 매출액의 변화와 각 항목의 변화를 개별적으로 고려하여 필요한 자금을 결정하는 것이다.

예를 들어, 2011년부터 2016년까지 한국병원의 매출액과 재고자산은 〈표 16-11〉과 같다고 가정하자. 2017년도에 이 병원의 매출액이 20억원으로 증가하게 된다면 이 때의 재고자산은 어느 정도가 될 것인지 회귀식을 이용하여 계산해보자.

먼저 매출액의 증가와 재고자산의 변화가 1차식을 이룬다는 가정 하에 회귀식 $Y = a + bX$를 선정하여 a와 b를 구한다.

〈표 16-11〉 한국병원의 매출액과 재고자산과의 관계

(단위 : 천만원)

| 연 도 | 매출액(X) | 재고자산(Y) | XY | $X^2$ | $Y^2$ |
|---|---|---|---|---|---|
| 2011 | 98 | 19.4 | 1,901.2 | 9,604 | 376.36 |
| 2012 | 109 | 20.6 | 2,245.4 | 11,881 | 424.36 |
| 2013 | 118 | 23.2 | 3,056.2 | 13,924 | 538.24 |
| 2014 | 133 | 25.9 | 3,444.7 | 17,689 | 670.81 |
| 2015 | 170 | 34.1 | 5,797.0 | 28,900 | 1,162.81 |
| 2016 | 200 | 38.2 | 7,640.0 | 40,000 | 1,459.24 |
| 합 계 | 828 | 161.4 | 24,084.5 | 121,998 | 4,631.82 |

$$b = \frac{n\sum XY - \sum X \sum Y}{n\sum X^2 - (\sum X)^2}$$

$$b = \frac{(6\times 24{,}084.5) - (828\times 161.4)}{(6\times 121{,}998) - (828)^2} = 0.23$$

$$\begin{aligned} a &= Y - bX \\ &= 26.9 - (0.23\times 138) \\ &= -4.84 \end{aligned}$$

〈표 16-11〉의 자료를 이용하여 계산하면 다음과 같은 회귀식을 구할 수 있다.

$$Y = -4.84 + 0.23X$$

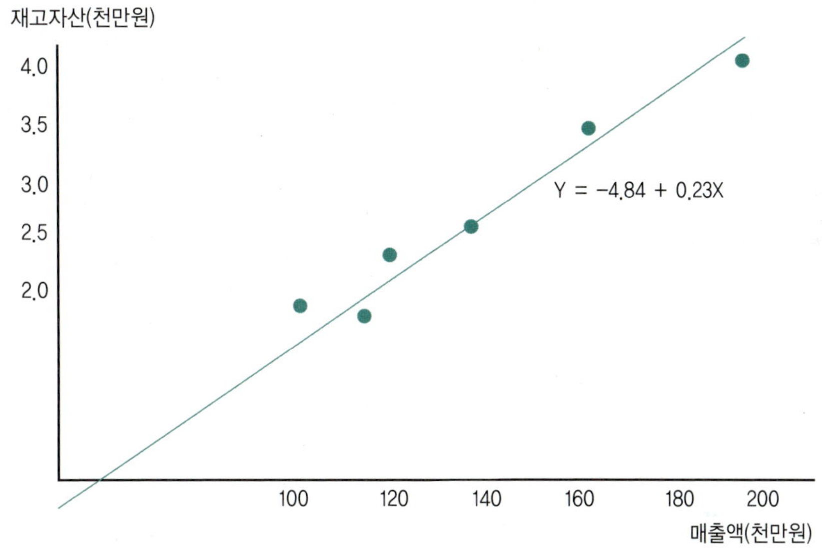


〈그림 16-3〉 한국병원의 매출액과 재고자산과의 관계

각 연도별로 매출액과 재고자산을 대응시켜 도표로 표시하면 〈그림 16-3〉과 같다. 앞에서 구한 회귀방정식에 의하여 매출액이 25억일 때의 재고자산을 구하면 52.7천만 원이 될 것으로 예측될 수 있다.

$$\begin{aligned} Y &= -4.84 + (0.23 \times 138) \\ &= 52.7(\text{천만원}) \end{aligned}$$

위와 같은 방법으로 매출액의 증가와 직접적인 관계를 가진 다른 항목들의 증가분이 구해지면 그 나머지는 백분율매출액법과 동일한 방법으로 필요한 자금을 예측할 수 있다.

회귀식에서 의하여 구한 값은 단순한 예측에 지나지 않는 것이므로, 물론 실제와는 어느 정도의 오차는 있지만 장기재무예측에서는 비교적 다른 방법보다 오차가 적기 때문에 가장 많이 이용되는 방법 중의 하나이다. 매출액백분율법에 비하여 이 방법은 보다 과학적이고 타당성이 있으나 손쉽게 예측하기 어려운 단점이 있다.

01 병원재무계획의 체계의 구성요소는?

02 한국병원은 3년 후 A지역에 병원 개원을 준비 중이다. 지금 현재 A지역은 1,300병상이 공급되어 있고, 한국병원을 제외 한 타 병원의 3년 이내에는 병상 증설 계획은 없다고 가정하자. 한국병원은 500병상 건립을 계획하고 있다. 다음의 자료를 이용하여 3년 후 한국병원의 병상계획이 타당한지 여부를 검토하시오.

| 자료항목 | 자료 | 비고 |
|---|---|---|
| 예정지역 인구 | 500,000명 | |
| 예정지역 인구증가율 | 5% | |
| 인구 1,000명당 연입원환자수 | 900명 | |
| 년 의료이용률 증가율 | 5% | |
| 병상이용율 | 90% | |

03 대한병원의 2013년 대차대조표는 아래와 같고, 연 매출액이 1천만원, 당기순이익은 의료수익의 10%이다. 2014년 매출액이 1,200만원으로 증가할 것으로 예상된다면, 2014년 외부에서 더 필요하게 될 자금을 매출액 백분율로 구하여라. 단 고정자산의 변화는 없다고 가정한다.

| 자 산 | | 부채 및 자본 | |
|---|---|---|---|
| 현금 | 1,000,000 | 외상매입금 | 2,000,000 |
| 의료미수금 | 4,000,000 | 미지급금 | 1,500,000 |
| 재고자산 | 3,000,000 | 장기차입금 | 7,000,000 |
| 고정자산 | 12,000,000 | 출연금 | 6,500,000 |
| | | 유보이익 | 3,000,000 |
| 합 계 | 20,000,000 | 합계 | 20,000,000 |

## 연습문제 객관식

01 다음 중 병원재무계획의 체제에 포함되지 않는 것은?

① 자본예산계획
② 자본구조계획
③ 자본조달계획
④ 수익계획

02 소요병상수를 추정하는데 사용되는 일반적인 방법은?

① 친화도기준 추정방법
② 인구기준 추정방법
③ 의료수요 추정방법
④ 의료수요 인구기준 추정방법

03 환자원조사란?

① 일정기간 동안 어떤 병원의 환자를 성별 연령별로 조사하는 것
② 일정기간 동안 어떤 지역의 주민이 전체 병원의 이용 횟수를 조사하는 것
③ 일정기간 동안 어떤 지역의 환자가 어느 병원을 이용하였는가를 조사하는 것
④ 일정기간 동안 어떤 지역의 사망자수와 출생자수를 조사하는 것

04 K지역 주민의 A병원에 대한 친화도(RI)는 무엇을 의미하는가?

① K지역 주민 중 A병원을 방문한 외래환자수의 비율
② K지역 주민 중 A병원에서 출생한 신생아수의 비율
③ K지역 주민 중 A병원에 입원한 연인원 환자수의 비율
④ K지역 주민 중 A병원에 대한 선호도 비율

05 A병원에 대한 지역주민의 친화도가 높다는 것은 무엇을 의미하는가?

① A병원이 대다수의 지역주민을 알고 있다.
② 대다수의 지역주민이 A병원에 근무한다.
③ A병원에 대다수의 지역주민이 이용한다.
④ A병원의 지원들과 지역주민과의 행사가 많다.

## 06 다음 자료에 의한 조정환자수는?

| | |
|---|---|
| 총재원일수 | 500일 |
| 년외래환자수 | 1,000명 |
| 입원환자 1인당 일 평균진료비 | 20,000원 |
| 외래환자 1인당 일 평균진료비 | 10,000원 |

① 1,500명
② 2,000명
③ 3,000명
④ 1,000명

## 07 병상이용율 공식으로 가장 적합한 것은?

① $\dfrac{\text{총재원일수}}{\text{연평균가동병상수}} \times 100$
② $\dfrac{\text{일 평균 재원환자수}}{\text{연가동병상수}} \times 100$
③ $\dfrac{\text{총재원일수}}{\text{일평균재원환자수}} \times 100$
④ $\dfrac{\text{총재원일수}}{\text{연가동병상}} \times 100$

## 08 병상규모와 병상 이용율 간의 관계에 대한 설명한 아래의 내용 중 옳은 것은?

① 병상규모가 큰 병원의 병상 이용율이 높다.
② 병상규모가 큰 병원의 병상 이용율이 낮다.
③ 병상규모가 작은 병원의 병상 이용율이 높다.
④ 병상규모가 병상이용율과는 무관하다.

## 09 친화도에 관한 설명으로 옳은 것은?

① 실 환자의 지역별 분포를 알아보기 위한 것으로서 시장점유율의 의미를 가지고 있다.
② 어느지역내에서 외래 환자가 특정병원을 얼마나 많이 이용하고 있는 것에 의해 친화력을 측정하기 위한 지표이다.
③ 실환자수 보다는 연환자수에 의하여 지역 전체 주민이 특정병원을 얼마나 많이 이용하고 있는가를 측정하는 지표이다.
④ 어느 병원에서 퇴원한 어느 지역주민의 연간 실퇴원환자수를 그 지역주민의 그 지역내 전체 의료기관의 연간 실 퇴원환자수로 나누어 계산 한 것이다.

# 연습문제 해답

## 제1장 재무관리 입문

〈객관식〉

01 ③ 02 ① 03 ③ 04 ② 05 ①

## 제2장 병원 재무관리 환경

〈객관식〉

01 ④ 02 ④ 03 ③

## 제3장 화폐의 시간가치

〈주관식〉

**06** 115,762원

풀이 $P_3 = 100,000(1 + 0.05)^3$

$= 115,762$원

또는

$P_3 = 100,000(CVIF_{5\%,\ 3년}) = 100,000(1.15762)$

$= 115,762$원

**07** 15,401,676원

풀이 $50,000,000원 = x + x(1 + 0.08) + x(1 + 0.08)^2$

$x = 15,401,676$원

또는

$$
\begin{aligned}
50{,}000{,}000\text{원} &= x + x(CVIF_{0.08,1}) + x(CVIF_{0.08,2}) \\
&= x + x(1.08000) + x(1.16640) \\
&= 15{,}401{,}676\text{원}
\end{aligned}
$$

**07-1** 14,260,819원

풀이

$$50{,}000{,}000\text{원} = x(1+0.08) + x(1+0.08)^2 + x(1+0.08)^3$$

$$x = 14{,}260{,}819\text{원}$$

또는

$$
\begin{aligned}
50{,}000{,}000\text{원} &= x(CVIF_{0.08,1}) + x(CVIF_{0.08,2}) + x(CVIF_{0.08,3}) \\
&= x(1.0800) + x(1.16640) + x(1.25971)
\end{aligned}
$$

$$x = 14{,}260{,}819\text{원}$$

**08** 7.5%

풀이

$$12{,}423{,}000 = 10{,}000{,}000(1+r)^3$$

$$r = 0.075$$

또는

$$12{,}423{,}000 = 10{,}000{,}000(CVIF_{r,\,3})$$

여기에서 $CVIF_{0.07,\,3} = 1.22504$

$CVIF_{0.075,\,3} = 1.24230$

$CVIF_{0.08,\,3} = 1.25971$

$r = 0.075$

**09** 575,074원

풀이

$$
\begin{aligned}
&100{,}000(CVIF_{r=7\%,\,n=5\text{년}}) \\
&= 100{,}000(5{,}75074) \\
&= 575{,}074\text{원}
\end{aligned}
$$

**10** 일시불 10,000,000원이 더 효율적인 선택이 된다.

풀이 본 문제의 핵심은 현재시점의 10,000,000원과 이자율이 5%일 경우 매년 10년 동안 1,200,000원을 지급 받는 연금의 두 조건을 비교하는 문제이다. 다시 말해 매년 10년 동안 년 1,200,000원을 지급받는 연금의 현재가치와 10,000,000원의 현금의 가치를 비교하면 된다.

매년 10년 동안 년 1,200,000원을 지급받는 연금의 현재가치가 10,000,000원 보다 크다면 연금을 선택하면 되고, 그 반대의 경우 10,000,000원의 일시불을 선택하면 된다.

$$PV = 1{,}200{,}000(CVIF_{r=0.05,\, n=10})$$
$$PV = 1{,}200{,}000(7{,}72174)$$
$$= 9{,}266{,}088\text{원}$$

여기에서 연금의 현재가치는 9,266,088원으로 10,000,000원 보다 적다. 따라서 본 문제에서는 사안에서는 일시불 10,000,000원을 선택하는 것이 더 합리적인 선택이 된다.

〈객관식〉

**01** ②

풀이 미래가치 $P_n = P_0(1+r)^n$는 이자율과 기간에 영향을 받고, 이자율이 높을수록 기간이 길수록 미래가치는 커지게 된다. 현재가치 $P_0 = \dfrac{P_n}{(1+r)^n}$ 으로, 이자율이 낮을수록 기간이 짧을수록 현재가치는 커지게 된다.

**02** ③

풀이 미래가치 $P_n = P_0(1+r)^n$ 이다. 따라서 $P_2 = 10{,}000(1+0.1)^2 = 12{,}100$원

**03** ②

풀이 $P_0 = \dfrac{10{,}000}{(1+0.1)^2} = 8{,}265$원

**04** ④

풀이 투자안에 대한 현금유출은 투자시점 뿐만 아니라 미래시점에서도 나타날 수 있다. 따라서 현금유출의 현재가치는 현재시점의 투지액 뿐만 아니라 미래시점의 투자액

도 함께 고려하여야 한다.

## 제4장 위험과 수익률

〈주관식〉

**07** (1) $E(A) = 80(0.3) + 30(0.4) - 40(0.3)$
$= 24$

$E(B) = 70(0.3) + 30(0.4) - 30(0.3)$
$= 24$

(2) 투자안 A와 투자안 B 기대수익은 24로 동일하나 투자가치가 동일하다 보기는 어렵다. 왜냐하면 두 투자안에 대한 위험이 고려되지 않았기 때문이다.

(3) 두 투자안의 기대수익은 24로 동일하나, 표준편차는 A투자안의 경우 32.12, B 투자안의 경우 25.69로 B투자안이 적다. 따라서 기대수익이 동일하다면 위험이 적은 B투자안을 선택하는 것이 합리적이다.

〈A 투자안〉

| 경기상황 | 확률 | 수익률 | $R_i - E(R)$ | $p_i\,[R_i - E(R)]^2$ |
|---|---|---|---|---|
| 호황 | 0.3 | 80 | 56 | 940.8 |
| 보통 | 0.4 | 30 | 6 | 14.4 |
| 불황 | 0.3 | −40 | −16 | 76.8 |

$\sigma^2 = 1{,}032,\ \sigma = 32.12$

〈B 투자안〉

| 경기상황 | 확률 | 수익률 | $R_i - E(R)$ | $p_i\,[R_i - E(R)]^2$ |
|---|---|---|---|---|
| 호황 | 0.3 | 70 | 46 | 634.8 |
| 보통 | 0.4 | 30 | 6 | 14.4 |
| 불황 | 0.3 | −30 | −6 | 10.8 |

$\sigma^2 = 660,\ \sigma = 25.69$

08 (1)

| | 기대수익률 | 분산 | 표준편차 |
|---|---|---|---|
| A 투자안 | 7 | 0 | 0 |
| B 투자안 | 6 | 2.667 | 1.633 |
| C 투자안 | 9 | 2.667 | 1.633 |
| D 투자안 | 7 | 10.667 | 3.266 |

(2) 효율적 투자집합

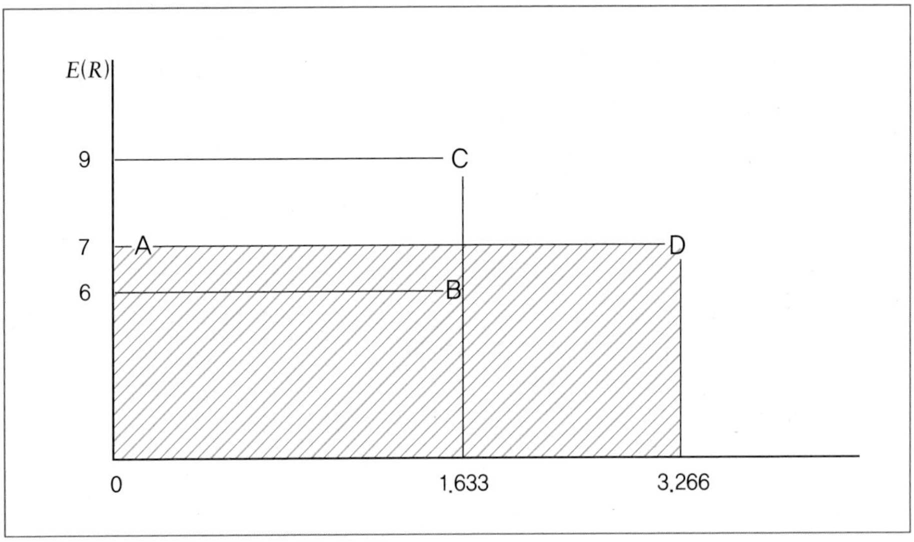


A와 D의 관계에서 A와 D의 기대수익률은 동일한데 표준편차(위험)이 D투자안이 더 크기 때문에 A는 D를 지배한다. B와 C의 관계에서 B와 C의 표준편차(위험)은 동일한데 기대수익률은 C투자안이 B투자안 보다 더 크기 때문에 C투자안은 B투자안을 지배한다. 따라서 효율적 투자집합은 A와 C로 구성된다.

〈객관식〉

01 ④

풀이 일반적으로 분산과 표준편차가 크면 위험이 크다는 것으로 인식한다.

02 ③

풀이 일반적으로 수익성이 높으면 위험이 높다고 본다.

03 ①

풀이 재무관리에서 이성적인 투자자는 위험회피 투자자로 가정한다. 위험회피 투자자는 다른 조건이 같다면 더 적은 위험을 갖고 있는 자산이나 투자기회를 선호하는 투자자이다.

04 ②

풀이 투자안 A와 투자안 B를 비교하면 투자안 A와 투자안 B 모두 분산은 1.0으로 동일하나 기대수익률이 투자안 B가 높아 투자안 A는 투자안 B에 지배됨. 투자안 C는 투자안 B에 비교하여 분산은 높고 기대수익률은 낮아 투자안 B에 지배당하게 됨. 그리고 투자안 B와 투자안 D를 비교하면 기대수익률은 12로 동일하나 분산이 투자안 D가 높아 투자안 D는 투자안 B에 지배당하게 됨

05 ③

풀이 위험회피자의 무차별곡선은 아래로 볼록한 모형으로, 위험이 한단위 증가할 때마다 추가로 요구되는 수익의 크기는 점차로 증가하게 된다.

06 ④

풀이 이 경우 지배관계가 성립되지 않으므로 투자자의 성향(공격적 투자자, 보수적 투자자)에 따라 선택을 하게 된다.

## 제5장 가치와 가격

〈주관식〉

03 X-ray의 도입여부는 장비의 도입 후 예상되는 3년동안의 현금흐름이 최초 투자액인 1,200,000보다 더 크면 도입을 하게 된다.

$$V_0 = \frac{500,000}{(1+0.1)^1} + \frac{500,000}{(1+0.1)^2} + \frac{500,000}{(1+0.1)^3}$$

$$= 500,000 \times PVIFA_{(0.1,\ 3)}$$

$= 500{,}000 \times 2.48685$

$= 1{,}243{,}425$원

장비 도입 후 3년 동안의 현금흐름은 1,243,425원으로 최초 투자액인 1,200,000원 보다 크기 때문에 한국병원은 X-ray장비를 도입하는 것이 유리하다.

04 채권의 현재가치를 구하여 현재가치가 1,000,000원 보다 크면 채권을 선택하는 것이 유리하고, 채권의 현재가치가 1,000,000원 보다 적다면 현금을 선택하는 것이 유리하다.
이 채권은 매년 12만원의 이자를 10년 동안 받고, 만기 시점에서 액면가인 120만원을 상환받는 조건의 채권이므로, 이 채권의 현재가치는 다음과 같이 계산된다.

$B_0 = 120{,}000(PVIFA_{0.1,\,10}) + 1{,}200{,}000(PVIFA_{0.1,\,10})$

$= 120{,}000(6.14457) + 1{,}200{,}000(0.38554)$

$= 1{,}199{,}996$원

으로 1,000,00원보다 더 크다.

따라서 채권을 선택하는 것이 유리하다.

05 $B_0 = \dfrac{I}{(1+y)} + \dfrac{I}{(1+y)^2} + \cdots + \dfrac{I}{(1+y)^n} + \dfrac{F}{(1+y)^n}$ 이므로

$$1{,}100 = \frac{100}{(1+y)} + \frac{100+1{,}000}{(1+y)^2}$$

$y = 0.045$

06 대안 A의 현재가치

$$AV_0 = \frac{1{,}000{,}000}{(1+0.1)^1} + \frac{2{,}000{,}000}{(1+0.1)^2} + \frac{3{,}000{,}000}{(1+0.1)^3}$$

$= 100{,}000(PVIF_{0.1,\,1}) + 200{,}000(PVIF_{0.1,\,2}) + 300{,}000(PVIF_{0.1,\,3})$

$= 100{,}000(0.90909) + 200{,}000(0.82645) + 300{,}000(0.75131)$

$= 4{,}883{,}890$원

대안 B의 현재가치

$P_0 = \dfrac{D_1}{r-g}$ 이므로

$$P_0 = \frac{10만\ 원}{0.1 - 0.08}$$

$= 5,000,000$원

대안 B의 가치가 더 크기 때문에 B대안을 선택하는 것이 합리적이다.

**07** (1) 유보비율 : 0.5

재투자수익률 : 0.1

배당성장률($g$) = 유보비율 × 재투자수익률

$g = 0.5 \times 0.10$

$= 0.05$

$= 5.0\%$

(2) $r = \frac{D_1}{P_0} + g$ 이므로 주당배당금($D_1$)과 그 주식의 현재가격($P_0$), 배당성장률($g$)를 구하면 된다.

- 배당성향 = (1 - 유보비율) = 0.5
- 차기순이익 = 당기순이익 + 순이익의 증분액
  = 10,000,000 + (5,00,000 × 0.10)
  = 10,500,000
- 다음연도의 배당금총액 = 배당성향 + 차기순이익
  = 0.5 + 10,500,000원
  = 5,250,000원
- 주당배당금 $D_1 = \frac{5,250,000}{10,000} = 525$
- 배당성장률($g$) = 0.05

$$r = \frac{D_1}{P_0} + g$$

$$r = \frac{525}{5,000} + 0.05$$

$= 0.155$

〈객관식〉

01 ③

풀이 할인율(요구수익률)은 채권의 가치평가 시 필요한 구성요소이며, 채권의 발행 시 표시되어야 하는 요소는 아니다.

02 ③

풀이 할인율이 크면 클수록 기업의 가치는 감소하고, 할인율이 적으면 기업의 가치는 증가한다.

03 ①

풀이 의료기관이 주식과 채권의 발행은 불가하나 의료기관이 투자자의 입장에서 특정 주식이나 채권을 보유하고 있다면 주식이나 채권도 의료기관 가치평가에 활용될 수 있다.

04 ④

풀이 기본적 주식평가모형에서 주식의 현재가치는 미래에 기대되는 배당금을 현재가치로 환산한 것이라 할 수 있다.

## 제6장 자본예산편성

〈주관식〉

08 투자안의 회수기간은 모두 3년으로 목표회수기간인 3년과 동일하므로 어느 투자안을 선택하여도 무방하다. 그러나 회수기간 내의 현금흐름을 고려하면 A투자안과 C투자안이 B투자안 보다 더 좋은 투자안이다. 그리고 A투자안과 C투자안을 비교하면 3년도까지의 가치는 동일하다고 하더라도 4년도 말에 A투자안은 1,500의 현금흐름이 있으나, C투자안의 경우 현금흐름이 없다. 따라서 회수기간 이후의 현금흐름을 고려하면 A투자안이 C투자안 보다 더 좋은 투자안이 된다.

이와 같이 회수기간법은 다음과 같은 문제점이 있다.

① 한국병원에서 정한 3년의 회수기간이 자의적이다.

② 화폐의 시간적가치를 무시하고 있다.

③ 회수기간 이후의 현금흐름을 무시하고 있다.

09 순현가법(NPV)의 의사결정은 순현가(현금유입의 현가 - 현금유출의 현가)가 0보다 큰 투자안은 채택하고, 0보다 적은 투자안은 기각한다. 그리고 순현가가 0보다 큰 투자안이 복수로 존재할 때는 순현가가 가장 높은 투자안을 채택하게 된다.

$$
\begin{aligned}
NPV_A &= 150(PVIF_{0.1,1}) + 1{,}350(PVIF_{0.1,2}) + 150(PVIF_{0.1,3}) - 150(PVIF_{0.1,4}) \\
&\quad - 600(PVIF_{0.1,5}) - 1{,}500 \\
&= 150(0.0909) + 1{,}350(0.82645) + 150(0.75131) - 150(0.68301) \\
&\quad - 600(0.62092) - 1{,}500 \\
&= -610.95
\end{aligned}
$$

$$
\begin{aligned}
NPV_B &= 450(PVIF_{0.1,3}) + 1{,}050(PVIF_{0.1,4}) + 1{,}950(PVIF_{0.1,5}) - 1{,}500 \\
&= 450(0.75131) + 1{,}050(0.68301) + 1{,}950(0.62092) - 1{,}500 \\
&= 766.05
\end{aligned}
$$

$$
\begin{aligned}
NPV_C &= 150(PVIF_{0.1,1}) + 300(PVIF_{0.1,2}) + 450(PVIF_{0.1,3}) + 600(PVIF_{0.1,4}) \\
&\quad + 1{,}875(PVIF_{0.1,5}) - 1{,}500 \\
&= 150(0.0909) + 300(0.82645) + 450(0.75131) + 600(0.68301) \\
&\quad + 1{,}875(0.62092) - 1{,}500 \\
&= 796.28
\end{aligned}
$$

따라서 본 투자안은 C안을 채택하게 된다.

10 (1) $NPV_A = \dfrac{800}{(1 + 0.1)} - 200 = 527.3$

$$NPV_B = \frac{1{,}300}{(1 + 0.1)} - 500 = 681.8$$

두 대안 모두 0보다 크고, $NPV_B$가 $NPV_A$보다 더 크기 때문에 B투자안을 선택하게 된다.

(2) $IRR$이 자본비용보다 높을 경우 채택함

두 투자안 모두 $IRR$이 자본비용보다 높을 경우 $IRR$이 더 큰 대안 선택하게 됨

$$\sum_{t=1}^{n} \frac{C_t}{(1+IRR)} - C_0 = 0$$

$$NPV_A = \frac{800}{(1+IRR)} = 200, IRR = 3$$

$$NPV_B = \frac{1{,}300}{(1+IRR)} = 500, IRR = 1.6$$

$IRR$이 더 큰 B투자안을 선택하게 된다.

(3) 할인률과 IRR의 재투자수익률에 대한 가정이 다르기 때문이다.

〈객관식〉

01 ③

풀이 병원의 대표적 고정자산인 건물이나 의료장비는 매우 고가이므로 투자기간이 매우 긴 것이 특징이며 이로 인하여 향후의 투자결정에 많은 영향을 받게 된다.

02 ②

풀이 감가상각비는 유형고정자산의 물리적 원인(사용이나 시간의 경과)과 기능적 원인(진부화 등)으로 가치가 감소한 경우 이를 내용연수 동안 가치를 상각해주는 것으로 병원 개설시의 자본예산과는 무관하다.

03 ④

풀이 개원전 운영비는 개원전 직원에 대한 인건비와 관리비로 구성되며, 병원부지 매입대금은 자본예산 구성항목에 해당된다.

04 ①

풀이 소요운전자본은 병원을 개원한 후 일정기간 동안의 운영 적자에 대비하기 위한 자본으로 재고자산 선구매액, 의료미수금, 개원초기 운영적자 등이 있다. 개원준비팀

인건비는 개원전 운영비에 해당된다.

05 ①

풀이 위 4번 해설 참조

06 ②

풀이 의료기기 수입

① CIF = FOB + 운임 + 보험료

② FOB가격 : 물건을 사서 배에 실을 때까지의 비용

07 ①

풀이 매몰비용(sunk cost)은 과거의 투자결정을 통하여 이미 현금지출이 이루어진 비용으로, 특정 사업에 대한 타당성 분석이 대표적인 예이다. 즉 이 비용은 투자안의 채택여부와는 무관한 비용으로 현금유출에 포함시켜서는 안된다.

08 ③

풀이 투자규모가 서로 다른 투자안을 비교할 때는 수익성지수법을 사용하게 된다.

09 ④

풀이 회수기간법의 가장 큰 문제점은 기업에서 설정한 목표회수기간이 자의적이라 객관성을 유지하기 어렵다는데 있다.

10 ②

풀이 회수기간법은 현금흐름에 대한 화폐의 시간적 가치를 무시하고, 회수기간 이후의 현금흐름을 무시하고, 기업에서 설정한 목표회수기간이 자의적이라는 문제점이 있다. 그러나 회수기간 계산이 간단하므로 쉽게 사용할 수 있고, 회수기간이 짧은 투자안을 선택함으로서 미래의 불확실성을 감소시킬 수 있으며, 회수기간이 짧은 투자안을 선택함으로써 기업의 유동성을 증가시킬 수 있다는 장점이 있다.

11 ④

풀이 회계적이익률법은 현금흐름이 아닌 회계적 이익을 사용하고, 화폐의 시간적 가치를 무시하고, 적절한 목표회계이익률의 설정이 자의적이라는 단점이 있음.

내부수익률이란 투자의 결과 발생하는 현금유입의 현가와 현금유출의 현가를 같아지게 하는 할인율로서 평균투자수익률의 의미를 가짐. 투자안 평가기준으로 내부수익률이 자본비용보다 높을 경우 투자안을 채택하고 낮을 경우 기각함. 내부수익률법에서 사용하는 할인율이 시장이자율과 동일한 경우도 있을 수 있지만 일반적으로는 다르다.

회수기간법의 투자안 평가기준은 투자자금 회수 기간이 기업에서 결정한 목표회수기간 보다 짧을 경우 채택된다.

12 ④

풀이 회계적이익률법에서는 현금흐름이 아닌 회계적이익을 이용하므로 합리적인 평가방법이라 보기 어렵다.

13 ①

풀이 순현재가치법에서 투자안 평가기준은 순현가가 0보다 큰 투자안을 채택하고, 0보다 작은 투자안은 기각한다.

14 ③

풀이 순현가법은 주주 부의 극대화라는 기업의 목표에 부합되는 가장 합리적인 투자안 평가방법으로 현금흐름을 사용하며, 시간적 가치를 고려하고 있으며, 각 투자안의 *NPV*는 모두 현재시점의 가치를 의미하므로 그들을 합할수 있다. 즉 가치가산의 원칙이 성립한다.

15 ②

풀이 내부수익률법의 투자안 평가기준은 내부수익률이 자본비용보다 높을 경우 투자안을 채택하고, 내부수익률이 자본비용보다 낮을 경우 투자안을 기각한다.

## 제7장 자본예산의 실제적용

〈주관식〉

### 01 연도별 감가상각비

(단위 : 천원)

| 연도 | 감가상각비 | |
|---|---|---|
| | 정액법 | 정률법 |
| 1 | $\frac{20,000 - 2,000}{5} = 3,600$ | 20,000 × 0.369 = 7,380 |
| 2 | $\frac{20,000 - 2,000}{5} = 3,600$ | 12,620 × 0.369 = 4,657 |
| 3 | $\frac{20,000 - 2,000}{5} = 3,600$ | 7,963 × 0.369 = 2,938 |
| 4 | $\frac{20,000 - 2,000}{5} = 3,600$ | 5,025 × 0.369 = 1,854 |
| 5 | $\frac{20,000 - 2,000}{5} = 3,600$ | 3,171 × 0.369 = 1,171 |
| 계 | 18,000 | 18,000 |

| 연도 | 정액법 | | 정률법 | |
|---|---|---|---|---|
| | 상각액 | 감세액 | 상각액 | 감세액 |
| 1 | 3,600 | 720 | 7,380 | 1,476 |
| 2 | 3,600 | 720 | 4,657 | 931 |
| 3 | 3,600 | 720 | 2,938 | 588 |
| 4 | 3,600 | 720 | 1,854 | 371 |
| 5 | 3,600 | 720 | 1,171 | 234 |
| 계 | 18,000 | 3,600 | 18,000 | 3,600 |
| 현재가치의 합 (할인률 10%) | | 2,730[1)] | | 2,978[2)] |

1) $NPV = \frac{720}{(1+0.1)} + \frac{720}{(1+0.1)^2} + \frac{720}{(1+0.1)^3} + \frac{720}{(1+0.1)^4} + \frac{720}{(1+0.1)^5}$

$= 2{,}730$

$= 720(PVIF_{0.1,\,1}) + 720(PVIF_{0.1,\,2}) + 720(PVIF_{0.1,\,3}) + 720(PVIF_{0.1,\,4})$

$+ 720(PVIF_{0.1,\,5})$

$= 720(0.90909) + 720(0.82645) + 720(0.75131) + 720(0.68301)$

$+ 720(0.62092)$

$= 2{,}730$

2) $NPV = \frac{1{,}476}{(1+0.1)} + \frac{931}{(1+0.1)^2} + \frac{588}{(1+0.1)^3} + \frac{371}{(1+0.1)^4} + \frac{234}{(1+0.1)^5}$

$= 2{,}978$

$= 1{,}476(PVIF_{0.1,\,1}) + 931(PVIF_{0.1,\,2}) + 588(PVIF_{0.1,\,3}) + 371(PVIF_{0.1,\,4})$

$+ 234(PVIF_{0.1,\,5})$

$= 1{,}476(0.90909) + 931(0.82645) + 588(0.75131) + 371(0.68301)$

$+ 234(0.62092)$

$= 2{,}978$

정률법을 통한 법인세 절감액이 더 크게 나타난다.

02 본 문제를 해결하는 방법은 크게 2가지가 있다.

첫째, 명목현금흐름과 명목이자율을 사용하는 방법

둘째, 실질현금흐름과 실질이자율을 사용하는 방법이 있는데 어느 방법을 사용하더라도 결과는 동일함. 따라서 본 해답에서는 첫 번째 방법을 사용하기로 함

명목이자율을 사용했을 때의 민국병원 투자안의 명목현금흐름

(단위 : 만원)

| 연 | 0 | 1 | 2 | 3 | 4 |
|---|---|---|---|---|---|
| ① 최초투자액 | 3,000 | | | | |
| ② 영업현금흐름 | | 800 | 1,500 | 1,200 | 1,300 |
| ③ 감가상각비 | | −600 | −600 | −600 | −600 |
| ④ 영업이익 | | 200 | 900 | 600 | 700 |
| ④ 법인세 | | −60 | −270 | −180 | −210 |
| ⑤ 세후영업이익 | | 140 | 630 | 420 | 490 |
| ⑥ 감가상각비 | | 600 | 600 | 600 | 600 |
| ⑧ 현금흐름 | −3,000 | 740 | 1,230 | 1,020 | 1,090 |

$$
\begin{aligned}
\text{명목이자율} &= (1+\text{실질이자율})\times(1+\text{인플레이션율})-1 \\
&= (1+0.08)\times(1+0.0648)-1 \\
&= 0.15
\end{aligned}
$$

명목이자율을 반영한

$$
\begin{aligned}
NPV &= \frac{740}{(1+0.15)} + \frac{1{,}230}{(1+0.15)^2} + \frac{1{,}020}{(1+0.15)^3} + \frac{1{,}090}{(1+0.15)^4} - 3{,}000 \\
&= 740(PVIF_{0.15,1}) + 1{,}230(PVIF_{0.15,2}) + 1{,}020(PVIF_{0.15,3}) \\
&\quad + 1{,}090(PVIF_{0.15,4}) - 3{,}000 \\
&= 740(0.86957) + 1{,}230(0.76276) + 1{,}020(0.65752) + 1{,}090(0.57175) - 3{,}000 \\
&= -124.4
\end{aligned}
$$

따라서 본 투자안은 기각한다.

**03** (1) 현재시점에서 투자하지 않으면, 투자기회가 없어지는 경우는 순현가법이 평가기준으로 이용된다.

$$
\begin{aligned}
NPV_{\text{소아과}} &= \sum_{t=1}^{5} \frac{2{,}000}{(1+0.1)^t} - 5{,}000{,}000 \\
&= 2{,}000{,}000(PVIFA_{0.1,5}) - 5{,}000{,}000 \\
&= 2{,}518{,}580
\end{aligned}
$$

$$NPV_{산부인과} = \sum_{t=1}^{5} \frac{5,500}{(1+0.1)^t} - 15,000,000$$

$$= 5,500,000(PVIFA_{0.1,\,5}) - 15,000,000$$

$$= 5,849,345$$

$NPV_{산부인과} > NPV_{소아과}$이므로 산부인과 진료과목을 개설하게 된다.

(2) 중복투자가 가능할 경우 수익성지수를 판단기준으로 사용한다.

$$PI = \frac{현금유입의\ 현가}{총투자의\ 현가}$$

$$NPV_{소아과} = \frac{7,518,580}{5,000,000} = 1.50$$

$$NPV_{산부인과} = \frac{20,849,345}{15,000,000} = 1.39$$

이 경우 산부인과 개설의 수익성지수가 더 크기 때문에 산부인과 개설을 선택하게 된다.

(3) 소아과 개설의 경우 산부인과 개설 비용의 차이 10,000,000원은 새로운 C안으로 투자 결합이 가능하다면 소아과 개설 + C투자안, 산부인과 개설 두가지 대안을 비교하면 된다.

$$NPV_{소아과} = \sum_{t=1}^{5} \frac{2,000}{(1+0.1)^t} - 5,000,000$$

$$= 2,000,000(PVIFA_{0.1,\,5}) - 5,000,000$$

$$= 2,518,580$$

$$NPV_C = \sum_{t=1}^{5} \frac{3,900}{(1+0.1)^t} - 10,000,000$$

$$= 3,900,000(PVIFA_{0.1,\,5}) - 10,000,000$$

$$= 4,784,081$$

소아과 개설 + C투자안의 NPV = 7,302,661

$$NPV_{\text{산부인과}} = \sum_{t=1}^{5} \frac{5,500}{(1+0.1)^t} - 15,000,000$$
$$= 5,500,000(PVIFA_{0.1,\,5}) - 15,000,000$$
$$= 5,849,345$$

산부인과 개설의 NPV 5,849,345원이다. 따라서 소아과 개설 + C투자안을 선택하게 된다.

〈객관식〉

01 ②

풀이 투자초기에 감가상각을 많이 하게 되면 세금절감효과의 현재가치는 커지며, 투자후기에 감가상각을 많이 하게 되면 상대적으로 세금절감효과의 현재가치는 작아지게 된다.

02 ②

풀이 투자안을 평가할 때 인플레이션을 현금흐름과 할인율에 일관성 있게 반영하여야 하므로, 명목현금흐름은 명목이자율로 할인하여야 하고, 실질현금흐름은 실질이자율로 할인하여야 함

03 ③

풀이 투자규모가 서로 다른 투자안의 분석에는 수익성지수법이 사용된다.

## 제8장 자본비용과 자본조달 원천

〈주관식〉

07

풀이

$$\text{세전부채비용}(k) = \frac{C(\text{매년이자지급액})}{I(\text{순차입금})}$$

$$\text{세전부채비용}(k_d) = \frac{C}{I}(1-t)$$

$$k = \frac{600,000}{5,000,000} = 0.12$$

$$k_d = \frac{600,000}{5,000,000}(1 - 0.3) = 0.084(8.4\%)$$

08

풀이 $$k_e = \frac{D_1}{P_0} + g$$

$$= \frac{2,000}{15,000} + 0.05 = 0.183(18.3\%)$$

〈객관식〉

01 ②

풀이 자기자본을 다른 곳에 투자하면 일정 수익을 올릴 수 있으므로, 자기자본 사용에 대한 기회비용 만큼은 수익을 올려야 한다. 따라서 자기자본비용도 자본비용에 포함되게 된다.

02 ①

풀이 투자안이 경제성을 갖기 위해서는 내부수익률이 자본비용을 초과해야 하고, 순현재가치는 0보다 커야 한다.

03 ④

풀이 투자안이 경제성을 갖기 위해서는 내부수익률이 자본비용을 초과해야하고, 순현재가치는 0보다 커야 한다.

04 ③

05 ①

풀이 우리나라 병원은 비영리 산업으로 분류되어 주식을 통한 자본조달을 할 수 없고, 회사채 발행도 금지된다.

06 ④

풀이 일반적으로 대출에 대한 이자와 차입금 규모는 차입자의 신용도에 따라 결정되는데, 신용도가 낮은 차입자의 경우 가치가 높고 시장성이 높은 담보물권을 제공함으로서 보다 많은 금액의 대출을 받거나 낮은 대출이자율을 적용 받을 수 있기 때문에 채무자에게도 유리하게 작용할 수도 있다.

## 제9장 리스금융

〈주관식〉

04

풀이 한국병원의 리스-구입 증분 현금흐름

(단위 : 만원)

| 리스 - 구입 | 현재 | 1년도 말 | 2년도 말 | 3년도 말 |
|---|---|---|---|---|
| EMR 구입가격 | 4,500 | | | |
| 상실된 감가상각비 감세효과 | | -450 | -450 | -450 |
| 리스료 | | -1,800 | -1,800 | -1,800 |
| 리스료의 세금 절감액 | | 540 | 540 | 5400 |
| 합계 | 4,500 | -1,710 | -1,710 | -1,710 |

할인율이 10%인 경우 리스의 순현가는

$$NPV = 4,500 - \sum_{n=1}^{3} \frac{1,710}{(1+0.1)^n}$$

$$=4,500 - 1,710(PVIFA_{0.1,\,3})$$

$$= 4,500 - 1,710 \times 2,48685$$

$$= 247.5(\text{만 원})$$

따라서 리스의 순 현가가 양(+)의 값을 가지므로 리스를 실행하는 것이 구입하는 것보다 유리하다.

05 균형리스료는

$$4,500 = \sum_{n=1}^{3} \frac{L(1+0.3)+450}{(1+0.1)^n}$$

$$4{,}500 = (0.7L + 450) \times (PVIFA_{0.1,\ 3})$$
$$4{,}500 = (0.7L + 450) \times 2.48685$$
$$4{,}500 = 1.74L + 1{,}119.1$$
$L$ = 1,943만 원

〈객관식〉

01 ②

풀이 리스는 임차인(리스이용자)이 자산의 사용권을 갖는 대가로 임대인(리스회사)에게 일정한 임차료(리스료)를 지급하는 계약으로 소유권은 임대인이 갖는다.

02 ④

풀이 운용리스는 임차자가 필요로 하는 자산을 비교적 단기간 임차하는 형태의 리스로 서비스 리스라고도 불린다. 운용리스는 자산확보 측면보다는 자산의 효율적 이용이라는 성격이 강한 리스로 자산의 성격상 모형이나 기술의 발전 속도가 빨라 진부화 위험이 매우 심한 자산의 경우에 널리 이용된다.

03 ④

풀이 금융리스는 임차자가 필요로 하는 자산을 장기적으로 확보하기 위해 임대자와 장기사용계약을 맺은 리스의 형태로 성격상 자산 구입을 위한 자금조달의 대체 방법으로 이용되는 리스로 자본리스라고도 한다. 일반적으로 리스자산의 유지, 보수 및 제반관리의 부담은 임차인(리스이용자)이 부담한다.

04 ④

풀이 리스 자산은 임대자의 승낙 없이는 임차자 임의로 리스대상자산을 변경 또는 개량할 수 없으므로 자산관리에 어려움이 많다.

05 ①

풀이 리스료는 비용처리되기 때문에 법인세 절감효과가 있다.

06 ③

## 제10장 자본구조이론

〈객관식〉

01 ③

풀이 자본구조의 항목은 대차대조표 상의 대변항목에서 단기적 항목을 제외한 병원의 장기자본의 구성상태를 나타낸다. 의료미수금은 대차대조표 차변항목이다.

02 ④

풀이 현금흐름이 일정하다는 가정 하에 기업의 가치는 현금흐름을 가중평균자본비용으로  나눈 것이 된다.

03 ①

풀이 MM이론에서는 완전자본시장을 가정하여 자본구조가 기업의 가치에 전혀 영향이 없다는 무관련이론을 주장하였다. 완전자본시장은 거래비용과 세금이 존재하지 않고, 시장에는 증권가격에 영향을 미칠 수 없을 만큼의 충분한 수의 매입자와 매도자가 존재하고, 모든 정보는 개인이 비용부담 없이 이용 가능하며, 개인도 동일한 조건으로 차입 또는 대출할 수 있는 상황을 말한다.

04 ①

풀이 ①은 MM의 제2명제이다.

05 ④

풀이 파산비용을 고려할 경우 기업의 가치는 부채를 사용함에 따라 부채발행액이 일정수준까지는 증가하다가 그 이후부터는 오히려 감소된다. 그 이유는 부채를 사용하는 경우 법인세 절감효과에 의한 기업가치의 증가액이 파산비용에 의한 기업가치의 감소액보다 작아져서 기업의 가치가 감소함을 의미한다. 따라서 부채를 일정하게 사용하였을 때 최적자본구조는 존재하게 된다.

## 제11장 현금 및 유가증권관리

〈주관식〉

09

풀이 이 기업의 1년 동안 필요한 총 현금액($A$)은 2,000만원, 유가증권 투자수익률($r$)은 10%, 1회 거래비용($F$)은 40,000원이다.

① 최적 1회 현금조달액

$$B^* = \sqrt{\frac{2FA}{r}} \text{ 이므로,}$$

$$B^* = \sqrt{\frac{2 \times 40{,}000 \times 2{,}000\text{만 원}}{0.1}}$$

$$= 4{,}000{,}000\text{원}$$

④ 현금관리의 총비용

$$TC^* = \sqrt{2FAr}$$

$$= \sqrt{2 \times 40{,}000 \times 2{,}000\text{만 원}}$$

10

풀이 이 기업의 1년 동안 필요한 총 현금액($A$) 은 1,000만원, 유가증권 연간수익률($r$)은 8%, 1회 거래비용($F$)은 1,000원이다.

(1) 최적 1회 현금조달액

$$B^* = \sqrt{\frac{2FA}{r}} \text{ 이므로,}$$

$$B^* = \sqrt{\frac{2 \times 10{,}000 \times 10{,}000{,}000}{0.08}}$$

$$= 500{,}000\text{원}$$

(2) 현금관리의 총비용

$$TC^* = \sqrt{2FAr}$$

$$\sqrt{2 \times 1{,}000 \times 1{,}000\text{만 원} \times 0.08} = 40{,}000\text{원}$$

(3) 최적 현금보유수준

$$\frac{B^*}{2} = \frac{500{,}000}{2} = 250{,}000\text{원}$$

(4) 연간 유가증권의 거래 횟수

$$\frac{A}{B^*}\text{이므로 } \frac{10{,}000{,}000}{500{,}000} = 20\text{회}$$

〈객관식〉

01 ②

풀이 운전자본이 부족하게 되면 채무불이행위험이 있고, 운전자본을 과다하게 보유하게 되면 수익성 악화 위험이 있다.

02 ④

03 ③

풀이 일반적으로 동일한 매출액 수준에서 유동자산 보유수준이 가장 많은 정책은 보수적 정책 시이며, 유동자산 보유수준이 가장 적은 정책은 공격적 정책이 된다.

04 ①

05 ④

풀이 악성미수금을 대손으로 처리하는 것은 회계처리상 비용으로 상계하는 것으로 직접적인 현금유입과는 무관하다.

06 ①

07 ③

풀이 보몰은 현금유출이 매기간 일정하게 발생한다 가정하였으나, 밀러와 오어는 매기간 현금유입과 현금유출을 예측할 수 없다는 가정하에 출발하였다.

08 ④

09 ①

## 제12장 의료미수금관리

〈주관식〉

07

풀이 ① 현재시점에서 2% 할인한 가치

50,000,000원(1 − 0.02) = 49,000,000원

② 60일 후의 50,000,000원의 현재가치

$$PV = \frac{50,000,000}{1 + (1 \times \frac{60}{365})} = 49,212,598\text{원}$$

60일 후의 5,000만원의 현재가치가 더 크기 때문에 대한 병원은 이 제안을 거절해야 한다.

〈객관식〉

01 ②

풀이 제3자지불자 단체는 채권확보의 가능성은 매우 높지만, 해당 병원담당자의 노력여부에 따라 회수기간이 달라질 수 있으므로, 의료미수금을 조기에 회수할 수 있도록 최선을 다하여야 한다.

02 ①

풀이 퇴원 시 진불능력 부족으로 진료비가 미납될 경우 분납 등의 방법으로 진료비를 수

납할 수 있도록 유도하여야 한다.

03 ④

04 ③

풀이 소액의 매출채권의 관리는 비용도 많이 들고 고객의 중요성도 낮으므로 신용기간을 짧게해야 할 것이다.

05 ④

풀이 고객의 자산규모로 고객의 신용도를 평가하기는 어렵다. 자산은 부채와 자본의 합으로 이루어져 있는데, 자산의 규모가 크다 하더라도 부채의 규모가 크면 고객의 신용상태는 좋다고 보기 어렵다.

06 ①

07 ③

풀이 매출감소에 따른 손실 비용은 기회비용이다.

## 제13장 재고자산관리

〈주관식〉

08

풀이 1년 동안 총 소요주문량($S$) = 10,000개, 1회 주문당 주문비용($O$) = 5,000원 연간재고비용($C$) = 300원

경제적 주문량($Q^*$) = $\sqrt{\dfrac{2 \times O \times S}{C}} = \sqrt{\dfrac{2 \times 5{,}000 \times 10{,}000}{300}} = 577.4$회

총재고관리비용($T$) = $\sqrt{2SOC} = \sqrt{2 \times 10{,}000 \times 5{,}000 \times 300} = 173{,}205$원

〈객관식〉

01 ②

풀이 과다한 재고수준 유지는 유동성 악화의 원인으로 작용할 가능성이 높기 때문에 적정수준의 재고자산을 보유하여야 한다.

02 ①

03 ④

풀이 재고자산의 비용은 구입비, 주문비, 재고유지비, 초과재고비, 부족재고비 등이 해당되고, 시장조사비는 구매비용에 해당된다.

04 ①

풀이 재고유지비용은 매입한 재고를 유지하고 보관하는데 수반되는 비용으로, 이에는 재고자산에 투입되어 동결되어 있는 자본 비용. 재고를 가지고 있다는 것은 그 재고에 투입된 금액만큼의 현금을 다른 용도로 사용했을 때 얻을 수 있는 수익을 희생시키는 것이므로 기회비용을 뜻함. 그리고 창고를 유지하기 위해서는 유지비용, 도난 부패 등으로 인한 재고자산의 가치하락에 따른 손실, 그리고 보험료, 보관시설비, 감가상각비 등이 재고유지비에 포함됨. 진료를 할 수 없음으로 인한 이미지 손상비용은 부족재고비에 해당됨

05 ①

풀이 EOQ는 자재나 제품의 구입에 수반되는 비용과 이에 따르는 재고유지비 등을 고려하여 가장 경제적이라 판단되는 자재 또는 제품의 1회 주문량이다.

06 ②

풀이 최적주문량$(Q^*) = \sqrt{\frac{2O \times S}{C}} = \sqrt{\frac{2 \times 2{,}000 \times 1{,}000}{100}} = 200$개

07 ③

풀이 $T = \sqrt{2S \times O \times C} = \sqrt{2 \times 2{,}000 \times 1{,}000 \times 100} = 20{,}000$원

08 ②

풀이 재고유지비용은 평균재고량의 변동에 따라 1차함수로, 즉 정비례하여 변한다.

09 ②

풀이 재고유지비용이 높아지면 안전재고의 적정수준은 낮아지게 된다.

10 ④

풀이 병원의 재고관리 시 물품의 도난이나 분실, 물품의 대치를 방지하기 위하여 창고담당직원 외는 창고출입을 통제하여야 함.

11 ③

풀이 중앙창고시스템과 분산창고시스템의 장단점이 보완된 방법이 가장 선진적인 방법이라 할수 있음.

12 ①

풀이 창고관리의 중앙화의 장점은 통제 및 관리가 용이하고 전문 인력의 낭비를 줄일수 있으며 물품의 부정적 유출을 방지함. 반면 분산화는 부서별로 재고를 항상 파악할 수 있으므로 필요 없는 물품의 재고를 줄일 수 있다.

13 ③

풀이 사용부서와 협조가 이루어지지 않으면 특정물품의 재고관리가 잘 되지 않고, 관리상 전문지식을 필요로 하는 물품의 관리가 어렵다는 것이 창고관리의 중앙화의 단점이다.

14 ②

풀이 원인과 결과행위의 구분에 따라 재고의 실사는 ABC분석이 효율적이며 실사 중에는 물품의 이동이 없어야 한다. 또한 일시의 구분(cut-off)이 명확해야 한다. 실사 중 부정이나 조작 가능성이 있으므로 사용부서의 부서직원들이 하는 것이 바람직하지 않다. ABC방법은 품목별 사용금액이 가장 큰 품목을 순서대로 나열한 다음, 그 중에서 10%~20%에 해당하는 상위 품목만을 중점적으로 관리하는 방법이다.

15 ③

풀이 14번 문제해설 참조

16 ②

17 ②

풀이 정량보충방법은 사용단위에서 품목별 표준사용량을 중앙창고에서 조사하여 일정기간 쓸 수 있는 물량을 사용부서에 미리 배정해 주고 매일 또는 일주일에 수회 중앙창고 배달요원이 순회하면서 그 동안에 소비된 물량만큼을 보충해 주는 방법임

18 ④

풀이 ④의 내용은 자동화된 운송설비에 의한 물품공급의 장점을 설명하는 내용

19 ①

풀이 병원 구매관리의 특징은 물품의 대체성이 높으며 구매과정에서 의료진의 결정권이 크다. 또한 가격의 통제를 받고 있으며 제품의 질을 우선 고려하고 구매물품이 다품종 소량 소비형태이다. 병원구매는 제품의 가격보다 제품의 질을 우선으로 하는 특징이 있음. 즉 병원에서 상용되는 물품은 주로 인간의 생명과 연관된 것이기에 구매시 가격보다 품질을 항상 우선적으로 고려해야 함.

20 ②

풀이 구매관리의 기능은 이익의 창조기능, 경영의 주요기능, 구매관련방침, 계획업무, 전문적, 경험적, 분석적 기능을 갖고 있으며 구매관리 기능의 변화로 현대의 구매관리는 경영의 보조기능이 아닌 주요기능에 해당함.

21 ①

풀이 구매요구기능은 물자사용부서나 재고관리부서로부터 구매부서에 전달되는 구매지

시로서의 구매요구이다. 구매부서에서는 규격, 사양, 품질, 수량, 시기 등은 가능한 사용부서의 요구사항을 지켜주는 것이 좋고 가격은 조정하여도 무방하다.

22 ④

풀이 물자관리 기능이 효과적으로 이루어지기 위해서는 구매와 검수, 재고관리, 대금 지급 등의 업무는 각각 분리되어 업무가 수행되어야 한다.

23 ③

풀이 구매기능의 중앙화는 구매, 검수, 입고, 대금지급 등 구매관리 절차의 통일화가 이루어지는 것이지 업무의 통합은 아님. 즉 구매는 구매부서, 검수는 검수부서, 대금지급은 경리부서에서 하게됨

24 ③

풀이 병원구매관리의 절차는 물품 구매요청서 결제 및 제출 → 물품 시장조사 → 공급업체 결정 및 계약 → 입고 및 검수 → 물품대금지급 → 물품출고의 절차로 이루어진다.

25 ④

풀이 구매요구서는 사용부서, 시장조사 및 계약 구매수량, 조달시기에 서 작성은 구매부서, 검수 및 입고는 검수(관리)부서의 업무이다. 그러나, 세금계산서 작성은 공급자의 업무에 해당한다.

26 ①

풀이 재고자산 구매요구서에는 구매대상 물품명, 단위, 규격, 성분 등의 내용과 구매수량, 조달시기에 대한 정보가 기록됨. 이때 구매대상 물품의 상표명은 기재하지 못하는 것이 원칙임.

27 ④

풀이 상대방의 실정을 숙지하고 있으므로 안정된 거래가 가능한 것은 수의계약의 특징이다.

28 ①

풀이 절차와 관련하여 지명경쟁계약은 일반경쟁계약보다는 간편하지만, 수의계약보다는 절차가 복잡하다.

29 ②

풀이 ① 일반경쟁계약(공개경쟁입찰)은 계약내용을 공고해 불특정 다수인이 미리 정한 예정가격의 범위 내에서 유리한 가격의 입찰지를 거래대상자로 계약을 체결하는 방법.

② 지명경쟁계약(제한경쟁입찰)은 담당자가 경쟁에 참여할 상대방을 미리 선정, 지명하여 경쟁입찰하게 해 유리한 상대방을 선정 계약하는 방식.

③ 수의계약은 계약이행능력이 있다고 판단되는 특정인과 협의하여 계약을 체결하는 방법.

30 ③

31 ③

풀이 년간계약방법은 한번 정해진 단가에 의하여 1년 동안 계속 구입할 수 있는 방법으로 가격의 안정을 기할 수 있고 계약 전에 가격 등에 대한 조사를 한번만 철저히 하면 되므로 노력이 절약됨

## 제14장 레버리지분석

〈주관식〉

03 (1) 영업이익을 계산하는 과정은 다음과 같다.

매출액($P \times Q$) = 50,000 × 20,000 = 1,000,000(천원)

총변동비($VC$) = 20,000 × 20,000 = 400,000(천원)

고정비($FC$) = 200,000(천원)

영업이익 = 400,000(천원)

(2) 매출액($P \times Q$) = 50,000 × 25,000 = 1,250,000(천원)

총변동비($VC$) = 20,000 × 25,000 = 500,000(천원)

고정비($FC$) = 200,000(천원)

영업이익 = 550,000(천원)

(3) 매출액은 25%증가, 영업이익은 37.5%증가하였다. 즉, 매출액 증가율과 영업이익 증가율은 다르다. 그 이유는 고정비가 지렛대 역할을 하였기 때문이다.

**04** (1) 당기순이익 계산과정

(단위 : 천원)

| 항목 | 계산과정 |
|---|---|
| 영업이익 | 40,000,000 |
| 지급이자 | 80,000 |
| 법인세차감전 순이익 | 39,920,000 |
| 법인세 | 11,946,000 |
| 당기순이익 | 27,974,000 |

(2)

| 항목 | 계산과정 |
|---|---|
| 영업이익 | 48,000,000 |
| 지급이자 | 80,000 |
| 법인세차감전 순이익 | 47,920,000 |
| 법인세 | 14,376,000 |
| 당기순이익 | 33,544,000 |

(3) 영업이익 20%증가, 당기순이익은 19.9%증가하였다. 즉, 영업이익 증가율과 당기순이익 증가율은 다르다. 그 이유는 고정영업비인 이자가 지렛대 역할을 하였기 때문이다.

〈객관식〉

**01** ①

풀이 손익분기점은 총수익($TR$)과 총영업비용($TC$)이 일치하는 점으로, 이 때 영업이익은

0이 된다.

02 ②

풀이 영업레버리지효과 : 고정영업비가 많으면 영업이익은 큰폭으로 확대되고, 고정영업비가 적으면 영업이익은 상대적으로 적은 폭으로 확대된다. 즉 고정영업비가 적더라도 감소하는 것은 아니다.

재무레바리지효과 : 고장재무비가 많으면 순이익은 큰폭으로 확대되고, 고정재무비가 적으면 순이익은 적은 폭으로 확대된다.

03 ③

풀이 손익분기점은 총수익(*TR*)과 총영업비용(*TC*)이 일치하는 점으로 총수익은 비교적 정확히 계산할 수 있다. 총영업비용은 고정영업비용과 변동영업비용으로 구분하여야 하는데 실제로 정확히 구분이 어렵다. 따라서 정확하게 손익분기점을 구하는 것은 현실적으로 어렵다. 손익분기점이 몇가지의 한계점이 있지만 미래의 수익성 판단 시 유용하게 사용될 수 있다.

04 ③

풀이 손익분기점 분석

- 다른 조건이 같고 고정비가 커지면 총비용이 증가하기 때문에 손익분기점은 높아진다.
- 환자1인당 의료수익이 증가하면 손익분기점은 낮아진다.
- 손익분기점 분석은 정태적 분석이어서 매출액의 변화에 대한 영업이익의 변화를 정확히 측정하기는 어렵다.

05 ①

풀이 레버리지 효과(leverage effect)

- 레버리지의 뜻은 지렛대작용 혹은 “어떤 목적에 영향을 미치는 추가적 수단”등으로 정의된다. 이를 경영에 있어서의 의사결정과 연결하면 고정적인 비용이나 대가

를 지급하고 추가적인 자산이나 자금을 얻는 것을 레버리지라고 할 수 있다. 이 고정비를 받침으로 이용하여 추가적인 생산을 하거나 추가로 자본을 조달하였을 경우, 추가로 투입되는 비용과 이를 통해 추가로 얻어지는 수익을 비교하여 이익의 순수한 증가를 가져다 주는 효과를 레버리지효과라고 한다. 기업에서의 레버리지는 영업레버리지, 재무레버리지로 구분된다.

- 재무레버리지(financial leverage) : 고정재무비가 지렛대 역할을 하여 영업이익의 변화가 순이익에 미치는 영향
- 영업레버리지(operatig leverage) : 고정영업비가 지렛대 역할을 하여 매출액의 변화가 영업이익에 미치는 영향

06 ③

풀이 5번 해설 참조

## 제15장 재무분석

〈주관식〉

03 (1) $\text{매출액순이익률(\%)} = \dfrac{\text{순이익}}{\text{매출액}} \times 100$

$$\frac{500,000}{4,000,000} \times 100 = 12.5\%$$

(2) $\text{총자산회전율} = \dfrac{\text{매출액}}{\text{총자산}}$

$$\frac{4,000,000}{3,000,000} = 1.33$$

(3) $\text{부채비율(\%)} = \dfrac{\text{부채}}{\text{자기자본}} \times 100$

자산 = 부채 + 자기자본이므로 부채는 1,000,000원

$$\frac{1,000,000}{2,000,000} \times 100 = 50.0\%$$

(4) 자기자본순이익률(%) = $\frac{\text{순이익}}{\text{자기자본}} \times 100$

$$\frac{500{,}000}{2{,}000{,}000} \times 100 = 25.0\%$$

04 유동비율(%) = $\frac{\text{유동자산}}{\text{유동부채}} \times 100$

당좌비율(%) = $\frac{\text{당좌자산}}{\text{유동부채}} \times 100$

유동자산 = 당좌자산 + 재고자산

$70 = \frac{\text{유동자산}}{5{,}000{,}000} \times 100$, 유동자산 = 3,500,000원

$60 = \frac{\text{당좌자산(= 유동자산 − 재고자산)}}{5{,}000{,}000} \times 100$

$60 = \frac{3{,}500{,}000 - \text{유동자산}}{5{,}000{,}000} \times 100$, 재고자산 = 500,000원

〈객관식〉

01 ①

풀이 유동성비율 단기채무를 상환할 수 있는 능력을 측정하는 재무비율로 단기채무지급능력비율이라고도 한다.

유동비율은 기업의 단기지급능력을 나타내는 지표로 $\frac{\text{유동자산}}{\text{유동부채}} \times 100$로 표시되며, 유동비율이 높을수록 단기채무지급능력이 양호하다고 평가되며, 일반적인 기준으로 유동비율이 200% 이상이면 바람직한 것으로 평가한다.

02 ④

풀이 유동비율은 단기채무 상환능력을 의미하며, 수익성과는 직접적인 관련성이 없다.

03 ④

풀이 당좌비율은 산성시험비율이라고도 하며, 당좌자산을 유동부채로 나눈 비율로 계산된다.

04 ①

풀이 유동성비율은 단기채무 상환능력으로 유동비율, 당좌비율, 순운전자본 구성비율이 해당된다. 매출채권회전율은 매출채권의 현금화 속도를 측정하는 지표로 활성성비율에 해당된다.

05 ①

풀이 당좌비율은 당좌자산을 유동부채로 나눈 비율로 계산된다. 당좌비율은 유동비율보다 유동성 측면을 더 강조하는 비율로, 당좌비율이 높을수록 단기채무지급능력이 양호하다고 평가하고, 일반적으로 당좌비율이 100% 이상이어야 바람직한 것으로 평가한다.

당좌비율은 유동비율의 보조비율로 중요하며, 특히 경기가 민감한 재고자산 또는 진부화위험이 높은 재고자산을 보유하는 기업의 단기채무지급능력을 평가하는 데 유용한 지표이다.

06 ②

풀이 순운전자본비율은 유동자산에서 유동부채를 차감한 금액으로 측정하는데, 순운전자본이 양의 값을 가진다는 것은 유동자산으로 유동부채를 상환한 후 여유가 있다는 것을 의미하는 것으로 도산예측에 많이 사용되는 지표이다.

07 ④

풀이 레버리지비율은 기업의 장기채무지급 능력을 나타내는 비율이며 부채비율, 자기자본비율, 고정비율, 이자보상비율이 레버리지비율에 해당된다. 의료수익증가율은 성장성비율에 해당된다.

08 ①

풀이 장기채무지급능력을 측정하는 지표는 레버리지 비율로, 위 32번 문제와 동일한 문제이다. 따라서 본 문제에서는 레버리지 비율을 찾으면 된다.

09 ④

풀이 자기자본비율은 금융비용을 부담하지 않고 이용할 수 있는 자본을 의미하는 것으로 이 비율이 높을수록 재무안전성이 높은 것으로 판단하며, 일반적으로 50%이상일 때 바람직한 것으로 판단한다.

10 ①

풀이 $$\text{고정비율}(\%) = \frac{\text{고정자산}}{\text{자기자본}} \times 100$$

11 ①

풀이 고정비율은 낮을수록 기업의 장기적 재무안정성이 좋은 것으로 평가하며, 일반적으로 100%이하이면 양호한 것으로 보고 있다.

12 ③

풀이 이자보상비율이 높다는 것은 이익규모에 비하여 지급이자에 대한 부담이 상대적으로 적다는 것을 의미한다.

13 ②

14 ③

풀이 활동성비율은 자산의 효율적 이용도를 측정하는 지표로 매출채권회전율, 재고자산회전율, 유형자산회전율, 총자산회전율 등이 있다.

15 ③

풀이 재고자산 회전율이 높다는 것은 적은 재고생산으로 생산 및 판매활동을 효율적으로 수행하고 있다는 것을 의미하는 것으로 매출에 비하여 재고자산이 적다고 해석할 수 있다.

16 ②

풀이 의료미수금회전율(매출채권회전율) = $\frac{\text{의료수익(매출액)}}{\text{의료미수금(매출채권)}} \times 100$으로 의료미수금회전율이 높다는 것은 의료미수금으로 묶여있는 기간이 짧다는 것이며, 이는 의료미수금의 현금화 속도가 빠르다는 것을 의미한다.

17 ③

풀이 자기자본순이익률은 경영자가 기대하는 투자수익율을 의미하며, 이 비율이 높다는 것은 경영성과가 매우 우수하다고 판단할 수 있다.

18 ①

풀이 재무비율분석은 과거의 회계자료에 의존하고 있으므로, 미래를 예측하는데 한계점이 있을 수 있다.

## 제16장 재무계획과 통제

〈주관식〉

02

풀이 매년 인구와 의료이용율이 각 5%씩 증가할 것으로 예상되므로 3년 후의 병상수요는 다음과 같이 추정 된다.

$$\text{총재원일수} = \frac{[500{,}000 \times (1 + 0.05 \times 3)]\ [900 \times (1 + 0.05 \times 3)]}{1{,}000} = 595{,}125\text{원}$$

$$\text{병상수요} = \frac{\dfrac{\text{총재원일수}}{\text{병상이용율}}}{365} = \frac{\dfrac{595{,}125}{0.90}}{365} = 1{,}812\text{병상}$$

3년 후 A지역에는 1,812병상이 필요할 것으로 나타났다. 기존 공급된 병상수가 1,300병상 이으로 3년 후 필요 병상수는 512병상이다. A지역에 추가적인 병상공급이 없다는 가정하에서 A 병원이 500병상 건립 계획은 타당하다.

03

풀이 매출액과 직접적인 관계를 가지고 있는 항목은 현금, 의료미수금, 재고자산, 외상매입금, 미지급금 등이다. 이들 항목이 매출액에서 차지하는 비율을 백분율로 표시하면 다음과 같다.

대한병원의 매출액에 대한 백분율

(단위 : %)

| 자 산 | | 부채 및 자본 | |
|---|---|---|---|
| 현금 | 5.0 | 외상매입금 | 10.0 |
| 의료미수금 | 20.0 | 미지급금 | 7.5 |
| 재고자산 | 15.0 | | |
| 합 계 | 40.0 | 합계 | 17.5 |

매출액과 비례하여 변화하는 자산의 비율은 40.0%, 부채의 비율은 17.5%이다.

매출액 증가에 따른 추가적인 필요 자금은 매출액증가분의 22.5%(40.0% - 17.5%)는 유보이익 또는 외부로부터 조달해야 한다.

대한병원의 경우에서 2013년도에 매출액의 증가분이 2,000,000원(12,000천원 - 10,000천원)이므로 필요하게 될 자금은 450천원(= 2,000천원 × 22.5%)이다.

매출액이 1,200만원이면 당기순이익 = 120만원(유보이익).

대한병원 외부 추가필요자금 = 800,000원(2,000,000원 - 1,200,000원)

〈객관식〉

01 ②

풀이 자금계획에는 자본예산계획과 자본조달계획으로 구분되고, 운전자본조달을 위한 단기자본조달계획과 고정자산 등의 설비자본계획을 위한 장기재무계획으로 구분된다. 그리고, 이익계획은 현금유입이나 현금유출의 결과를 가져오게 될 것으로 예상되는 모든 병원활동의 예측이 필요하다. 이를 위해 먼저 의료수익이 예측하여야 하며, 그 다음으로 비용계획을 수립하여야 할 것이다.

02 ①

03 ③

04 ③

풀이 지역 친화도 : 한 지역 주민의 연간 총퇴원환자 중 해당병원에서 퇴원한 환자의 비율. 따라서 지역친화도가 높다는 것은 그 지역의 주민들이 해당병원을 많이 이용한다는 것을 의미하며, 지역친화도가 낮다는 것은 그 지역의 주민들이 해당병원을 많이 이용하지 않는다는 것을 의미한다.

05 ③

풀이 A병원에 대한 지역주민의 친화도가 높다는 것은 이 지역의 주민 대다수가 A병원을 이용한다는 것을 의미한다.

06 ④

풀이 $$조정환자수 = 총재원일수 + 년외래환자수 \times \frac{외래환자\ 1인\ 당\ 일\ 평균진료비}{입원환자\ 1인\ 당\ 일\ 평균진료비}$$

$$500 + 1{,}000 \times \frac{10{,}000}{20{,}000} = 1{,}000$$

07 ④

08 ④

풀이 병상규모가 큰 병원은 입원환자 위주의 진료 경향을 보이며, 병상규모가 적은 병원은 환자 진료에 더 많은 비중을 두는 것이 일반적이다. 하지만 병상규모와 병상이용률의 일반적 관계를 설정하기는 매우 어렵다. 최근 병상규모가 적은 전문병원들의 병상이용률이 매우 높은 경우는 매우 많고, 병상규모가 큰 병원이라도 병상이용률이 낮은 경우도 흔히 나타나고 있다. 결국 병상이용률은 그 병원의 내부적 문제에 기인하는 것이지 병성규모와 상관관계가 없다고 보아야 할 것이다.

09 ④

# 참고문헌

〈외국문헌〉

Alexander, J., Lewis, B.L., The Financial Characteristics of Hospital Under For-Profit and Non-Profit Contract Management, Inquiry 21, Fall, 1984

Allan Dever, G. E., Community Health Analysis, An Aspen Publication, 1980

Altman, E. I., Financial Ratio, discriminant analysis and the prediction of corporate bankruptcy, Journal of Finance 23, 1968.

Arnold D. Kaluzny et al., Management of Health Services. Prentice Hall Inc. 1982.

Bacon, Peter W. and Williams, R., "Interest Trading New Tool for the Financial Manager," Financial Management, Vol. 5(Spring 1976).

Beaver, W. H., Financial Ratios as Predictors of Failure. Empirical Research in Accounting: Selected Studies. Journal of Accounting Research 1966.

Bernard, V. L, Stober T. L. The Nature and Amount of Information in Cash Flows and Accruals, The Accounting Review, 1992.

Berliner, H. S, Szilagyi, A. D., Sims, H.P. Antecedents of Employee Satisfaction in a Hospital Environment. HMC Review, winter 1980.

Bierman, Harold, Jr. & Smidt, Seymour, The Capital Budgeting Decision, 6th ed.(New York: The Macmillan Company, 1984).

Blum, M. Failing Company Discriminant Analysis. Journal of Accounting Research:1974.

Brealy, Richard & Myers, Stewart, Principles of Corporate Finance, 2nd ed. (New York: McGraw-Hill Book Co., 1988).

Brennan, M., "A Theory of Price Limit Futures Markets," Journal of Financial Economics, 16, 1986.

Cleverley, W. O., Financial Flexibility: A measure of financial position for hospital managers, Hospital and Health Services Adminstration 29, 1984.

Cleverley, W. O., Predicting hospital failure with the financial flexibility index, Healthcare Financial Management 39, 1985, p29-36.

Cleverley, W. O., Nilsen, J., Assessing financial position with 9 key ratios Hospital Financial Management 34(1), 1980

Cleverley, W. O., Essential of Health care Finance, 2d ed, Rockville, MD: Aspen Publishers, 1986

Cook, Timothy A. and Summers, Bruce J., Instruments of the Money Market, 5th ed., Federal Reserve Bank of Richmond, 1981.

Copeland, T. E. & Weston, J. F., Financial Theory and Corporate Policy, 2nd ed., Addison-Wesley Co, 1988.

Copeland, T. E. and Koller, J. Murrin, Valuation : Measuring and Managing the Value of Companies, 3nd ed.(John Wiley & Sons, Inc). 2000.

Copeland, T. E., Lemgruber, E. F. and Mayers, D., "Corporate Spinoffs: Multiple Announcement and Ex-Date Abnormal Performance," in Cope-land, ed., Modern finance and Industrial Economics, 9, pp.321~46, 1981.

Cox, J., Ingersoll, J. and Ross, S., "The Relation Between Forward Rices and Futures Prices," Journal of Financial Economics, 9, pp.321~46, 1981

Cox, J. Rubomstin, M., Options Markets (Englewood Clidds, New Jersey: Prentics -Hall, 1985).

Dambolena, I. G. and S.J. Khoury. Ratio Stability and Corporate Failure. Journal of Finance 1980.

Dambrosio, Charles A., Principles of Modern Investment(Illinois: Science Research Associates, Inc., 1976).

Daniel, W. Katharine, L. Helen, L. National Health Expenditures, Health Care Financing Review 8, 1980.

DeAngelo, H. and Masulis, R., "Optimal Capital Structure Under Corporate and Personal Taxation," Journal of Financial Economics(march 1980).

Dusak, K., "Futures Trading and Investor's Return: On Investigation of Commodity Market Risk Premiums," Journal of Political Economy, 81, pp.1387~406, 1973.

Elton, Edwin & Gruber, Martin, "Marginal Stockholder Tax Rates and the Clientele Effect," Review of Economics and Statistics(February 1970.

Fama, Eugene F., "Risk, Return and Equilibrium: Some Clarifying Comments," Journal of Finance (March 1968).

Fama, E.F., "Efficient Capital Markets: A Review of Theory and Empirical Work," Journal of Finance(May 1970).

Fama, Eugene R., "Forward Rates as Predictors of Future Spot Rates," Journal of Financial Economics, 3, 1976.

Fama F. & Miller, Merton H., Theory of Finance, The Dryden Press, 1972.

French, K., "A Comparison of Futures and Forward Prices," Journal of Financial Economics, 12, pp.311~342, 1983

Friedman, Benjamin M., "Interest Rate Expectations Versus Forward Rates: Evidence from an Expectations Survey," Journal of Finance, Vol. 34(September 1979).

Gapenski, L. C., Understanding healthcare financial management, ALPHA press, 2001

Getzen, T.E.. Health economics, Wiley, 2004

Gitman, Lawrence J., Principles of Managerial Finance(New York: Harper International Editions, 1976).

Haugen, Modern Investment Theory(Prentice-Hall, 1986)

Housley, C. E.. Hospital Material Management, An Aspen Publication. 1978

Hemmler, M., "The Quality Delivery Option in Treasury Bond Futures Contracts," Ph. D. dissertation, University of Chicago, 1987.

Hirschleifer, J., Investment, Interest and Capital(New Jersey: Prentice-Hall, Inc., 1970).

Jensen, M., "The Takeover Controversy: Analysis and Evidence, " in Coffee, Lo-wenstein, and Rose-Ackerman(eds.), Takeover and Contests for Corporate Control, Oxford University Press, Oxford, 1987.

Jensen, M. and Ruback, R., "The Market for Corporate Control: The Scientific Evidence," Journal of Financial Economics(April 1983).

Jenson, M and Meckling, W., "Theory of Firm: Managerial Behavior, Agency Costs and Ownership Structure", Journal of Financial Economics, Vol. 3(Oct. 1976)

Leland, Hayne and David Pyle, Information Asymmetric. Financial Structure. and Financial Intermediation, Journal of Finance 32, 1977, p371 - 388

Lessard Donald R., International Financial Management: Theory and Application, 2nd ed., John Wiley & Sons, 1985.

Levy, A., Why does capital structure choice vary with macroeconomic conditions?, Haas School of Business, U.C. Berkeley. 2001.

Levy, H. and Sarnat, M, "Diversification, Portfolio Analysis and the Uneasy Case for Conglomerate Mergers," Journal of Finance(September 1970).

Long, M., Ilen M., The investment-financing nexus: Some empirical evidence, Medland Corporate Finance Journal 3, 1985, p 53-59.

Loll, L.M. and Buckley, J.G., The Over-the-Counter Market, 3rd ed.(Englewood Cliffs, N.J.: Prentice-Hall, 1973).

Mark G. Duggan, Hospital Ownership and Public medical spending, The Quarterly Journal of Economics, November, 2000.

McConnell, John J. and Henri Servaes, Equity ownership and the two faces of debt, Journal of Financial Economics 39, 1995, p 131-157.

McCue, M. J., The use of cash flow to analyze financial distress in california hospitals, Hospital and Health Services Administration 36(2), 1991, 223-243.

Miller, M. H., "Debt Taxes," Journal of Finance(May 1977).

Miller, M. H. & Modigliani, Franco, "Dividend Policy, Growth and the Valuation of Shares," Journal of Business(October 1961).

Miller, M. & Scholes, M., "Dividends and Taxes," Journal of Financial Economics, (December 1978).

Nelson, Charles R., The Term Structure of Interest Rates, Basic Books, Inc., New York, 1972.

Pettit, R. R., "Taxes, Transaction Costs and the Clientele Effect of Dividends," Journal of Financial Economics(December 1977).

Poterba, J., "The Market Valuatio of Cash Dividends: The Citizens Utilities Case Reconsidered," Journal of Financial Economics(March 1986).

Rendleman, Richard J. and Christopher E. Carabini, "The Efficiency of the Treasury Bill Futures Market," Journal of Finance, Vol. 34(September 1979).

Roll, Richard, "A Critique of the Asset Pricing Theory's Tests," Journal of Financial Economics(March 1977).

Roll, Richard, & Ross, Stephen, "An Empirical Investigation of the Arbitrage Pricing Theory," The Journal of Finance(December 1980).

Ross, Stephen, "The Determination of Financial Structures: The Incentive Signalling Approach," The Bell Journal of Economics(Spring 1977).

Ross, Stephen, "The Arbitrage Theory of Capital Asset Pricing," The Journal of Financial Economics(December 1976).

Schwartz, Robert A., "An Economic Analysis of Trade Credit," Journal of Financial and Quantitative Analysis(September 1974).

Sharpe, William F., Investments, 3rd ed.(New Jersey: Prentice-Hall, Inc., 1985).

Smith, Keith V., Managment of Working Capital (New York: West Publishing Co., 1980)

Stewart, B., The Quest for Value : The EVA Management Guide, Harper Business, 1991,

Van Horne, James C., Financial Management and Policy, 6th ed.(New Jersey; Prentice-Hall, Inc., 1983)

Van Horne, James C., "The Term Structure: A Test of the Segmented Markets Hypothesis," Southern Economics Journal, Vol. 46(April 1980).

Weston, J., Fred & Brigham, Eugene F., Managerial Finance, 7th ed.(Illinois: The Dryden Press, 1981).

Weston, J. Fred & Brigham, Eugene F., Essentials of Managerial Finance, 7th ed.(Illinois: The Dryden Press, 1985).

Weston, F. and  Copeland T. E., Managerial Finance, The Dryden press, 1992

〈국내문헌〉

강효석, 이원흠, 조장연, 기업가치평가론, : EVA와 가치창조경영, 제2판, 홍문사, 1999,

김민규, "비영리법인의 개념과 납세의무의 범위에 관한 고찰", 계간 세무사 78권, 1997.

김영규 · 감형규, 재무관리, 박영사, 2005

김찬목 외, 글로벌 시대의 경영학, 전략경영연구소, 2003

박경권 박한수 이종만, 비영리조직과 경영, 도서출판 청람, 2011

박정식, 현대재무관리, 다산출판사, 1995

박정식 외, 현대재무관리, 다산출판사, 2004

박주희, 의료재무론, 대학서림, 1999

손영석, 재무관리, 세학사, 2010

안영창, 도산 예측 모델에 기초한 병원기업의 자본구조 실증분석, 강원대학교 대학원 박사학위논문, 2006

안영창, 병원의 소유구조에 관한 연구, 법과정책연구, 2003

안영창, 현금흐름표를 이용한 병원경영 특성 분석, 산업과 경제 제13권(통권 제22호) 2003.

이성주, 현금흐름표 작성 예, 회계와 세무, 1994년 7월

이필상, 재무관리, 박영사, 1999

이해영 김병기 김성우, 재무관리, 도서출판 청람, 2012

장영광, 경영분석, 무역경영사, 2007

정기선, 현대 병원재무관리, 정우서적, 1998

조 담, 현대재무관리, 무역경영사, 2006

주순제 외, 재무관리 이보다 쉬울 수 없다, 원앤원북스, 2012

# 찾아보기

D



E



F



G

H



I



K



L



m



n

S



T



U



V



W



Y



ㄱ

ㅇ

# 부 록

〈표 1〉 複利利子要所(CVIF)

$CVIF = (1 + i)^n$ ($n$ = 기간, $i$ = 기간당 이자율)

| $n/i$ | 1.0 | 1.5 | 2.0 | 2.5 | 3.0 | 3.5 | 4.0 | 4.5 | 5.0 | 5.5 |
|---|---|---|---|---|---|---|---|---|---|---|
| 1 | 1.01000 | 1.01500 | 1.02000 | 1.02500 | 1.03000 | 1.03500 | 1.04000 | 1.04500 | 1.05000 | 1.05500 |
| 2 | 1.02010 | 1.03022 | 1.04040 | 1.05062 | 1.06090 | 1.07122 | 1.08160 | 1.09202 | 1.10250 | 1.11302 |
| 3 | 1.03030 | 1.04568 | 1.06121 | 1.07689 | 1.09273 | 1.10872 | 1.12486 | 1.14117 | 1.15762 | 1.17424 |
| 4 | 1.04060 | 1.06136 | 1.08243 | 1.10381 | 1.12551 | 1.14752 | 1.16986 | 1.19252 | 1.21551 | 1.23882 |
| 5 | 1.05101 | 1.07728 | 1.10408 | 1.13141 | 1.15927 | 1.18769 | 1.21665 | 1.24618 | 1.27628 | 1.30696 |
| 6 | 1.06152 | 1.09344 | 1.12616 | 1.15969 | 1.19405 | 1.22926 | 1.26532 | 1.30226 | 1.34010 | 1.37884 |
| 7 | 1.07214 | 1.10984 | 1.14869 | 1.18869 | 1.22987 | 1.27228 | 1.31593 | 1.36086 | 1.40710 | 1.45468 |
| 8 | 1.08286 | 1.12649 | 1.17166 | 1.21840 | 1.26677 | 1.31681 | 1.36857 | 1.42210 | 1.47746 | 1.53469 |
| 9 | 1.09369 | 1.14339 | 1.19509 | 1.24886 | 1.30477 | 1.36290 | 1.42331 | 1.48609 | 1.55133 | 1.61909 |
| 10 | 1.10462 | 1.16054 | 1.21899 | 1.28008 | 1.34392 | 1.41060 | 1.48024 | 1.55297 | 1.62889 | 1.70814 |
| 11 | 1.11567 | 1.17795 | 1.24337 | 1.31209 | 1.38423 | 1.45997 | 1.53945 | 1.62285 | 1.71034 | 1.80209 |
| 12 | 1.12682 | 1.19562 | 1.26824 | 1.34489 | 1.42576 | 1.51107 | 1.60103 | 1.69588 | 1.79586 | 1.90121 |
| 13 | 1.13809 | 1.21355 | 1.29361 | 1.37851 | 1.46853 | 1.56396 | 1.66507 | 1.77220 | 1.88565 | 2.00577 |
| 14 | 1.14947 | 1.23176 | 1.31948 | 1.41297 | 1.51259 | 1.61869 | 1.73168 | 1.85194 | 1.97993 | 2.11609 |
| 15 | 1.16097 | 1.25023 | 1.34587 | 1.44830 | 1.55797 | 1.67535 | 1.80094 | 1.93528 | 2.07893 | 2.23248 |
| 16 | 1.17258 | 1.26899 | 1.37279 | 1.48451 | 1.60471 | 1.73399 | 1.87298 | 2.02237 | 2.18287 | 2.35526 |
| 17 | 1.18430 | 1.28802 | 1.40024 | 1.52162 | 1.65285 | 1.79468 | 1.94790 | 2.11338 | 2.29202 | 2.48480 |
| 18 | 1.19615 | 1.30734 | 1.42825 | 1.55966 | 1.70243 | 1.85749 | 2.02582 | 2.20848 | 2.40662 | 2.62147 |
| 19 | 1.20811 | 1.32695 | 1.45681 | 1.59865 | 1.75351 | 1.92250 | 2.10685 | 2.30786 | 2.52695 | 2.76565 |
| 20 | 1.22019 | 1.34685 | 1.48595 | 1.63862 | 1.80611 | 1.98979 | 2.19112 | 2.41171 | 2.65330 | 2.91776 |

## 複利利子要所(CVIF)

| $n/i$ | 6.0 | 6.5 | 7.0 | 7.5 | 8.0 | 8.5 | 9.0 | 9.5 | 10.0 | 10.5 |
|---|---|---|---|---|---|---|---|---|---|---|
| 1 | 1.06000 | 1.06500 | 1.07000 | 1.07500 | 1.08000 | 1.08500 | 1.09000 | 1.09500 | 1.10000 | 1.10500 |
| 2 | 1.12360 | 1.13422 | 1.14490 | 1.15562 | 1.16640 | 1.17722 | 1.18810 | 1.19902 | 1.21000 | 1.22102 |
| 3 | 1.19102 | 1.20795 | 1.22504 | 1.24230 | 1.25971 | 1.27729 | 1.29503 | 1.31293 | 1.33100 | 1.34923 |
| 4 | 1.26248 | 1.28647 | 1.31080 | 1.33547 | 1.36049 | 1.38586 | 1.41158 | 1.43766 | 1.46410 | 1.49090 |
| 5 | 1.33823 | 1.37009 | 1.40255 | 1.43563 | 1.46933 | 1.50366 | 1.53862 | 1.57424 | 1.61051 | 1.64745 |
| 6 | 1.41852 | 1.45914 | 1.50073 | 1.54330 | 1.58687 | 1.63147 | 1.67710 | 1.72379 | 1.77156 | 1.82043 |
| 7 | 1.50363 | 1.55399 | 1.60578 | 1.65905 | 1.71382 | 1.77014 | 1.82804 | 1.88755 | 1.94872 | 2.01157 |
| 8 | 1.59385 | 1.65500 | 1.71819 | 1.78348 | 1.85093 | 1.92060 | 1.99256 | 2.06687 | 2014359 | 2.22279 |
| 9 | 1.68948 | 1.76257 | 1.83846 | 1.91724 | 1.99900 | 2.08386 | 2.17189 | 2.26322 | 2.35795 | 2.45618 |
| 10 | 1.79085 | 1.87714 | 1.96715 | 2.06103 | 2.15892 | 2.26098 | 2.36736 | 2.47823 | 2.59374 | 2.71408 |
| 11 | 1.89830 | 1.99915 | 2.10485 | 2.21561 | 2.33164 | 2.45317 | 2.58043 | 2.71366 | 2.85312 | 2.99906 |
| 12 | 2.01220 | 2.12910 | 2.25219 | 2.38178 | 2.51817 | 2.66169 | 2.81266 | 2.97146 | 3.13843 | 3.31396 |
| 13 | 2.13293 | 2.26749 | 2.40984 | 2.56041 | 2.71962 | 2.88793 | 3.06580 | 3.25374 | 3.45227 | 3.66193 |
| 14 | 2.26090 | 2.41487 | 2.57853 | 2.75244 | 2.93719 | 3.13340 | 3.34173 | 3.56285 | 3.79750 | 4.04643 |
| 15 | 2.39656 | 2.57184 | 2.75903 | 2.95888 | 3.17217 | 3.39974 | 3.64248 | 3.90132 | 4.17725 | 4.47130 |
| 16 | 2.54035 | 2.73901 | 2.95216 | 3.18079 | 3.42594 | 3.68872 | 3.97030 | 4.27195 | 4.59497 | 4.94079 |
| 17 | 2.69277 | 2.91705 | 3.15881 | 3.41935 | 3.70002 | 4.00226 | 4.32763 | 4.67778 | 5.05447 | 5.45957 |
| 18 | 2.85434 | 3.10665 | 3.37993 | 3.67580 | 3.99602 | 4.34245 | 4.71712 | 5.12217 | 5.55992 | 6.03283 |
| 19 | 3.02560 | 3.30859 | 3.61653 | 3.95149 | 4.31570 | 4.71156 | 5.14166 | 5.60878 | 6.11591 | 6.66627 |
| 20 | 3.20713 | 3.52364 | 3.86968 | 4.24785 | 4.66096 | 5.11204 | 5.60114 | 6.14161 | 6.72750 | 7.36623 |

## 複利利子要所(CVIF)

| | 11.0 | 11.5 | 12.0 | 12.5 | 13.0 | 13.5 | 14.0 | 14.5 | 15.0 | 15.5 |
|---|---|---|---|---|---|---|---|---|---|---|
| 1 | 1.11000 | 1.11500 | 1.12000 | 1.12500 | 1.13000 | 1.13500 | 1.14000 | 1.14500 | 1.15000 | 1.15500 |
| 2 | 1.23210 | 1.24322 | 1.25440 | 1.26562 | 1.27690 | 1.28822 | 1.29960 | 1.31102 | 1.32250 | 1.33402 |
| 3 | 1.36763 | 1.38620 | 1.40493 | 1.42383 | 1.44290 | 1.46214 | 1.48154 | 1.50112 | 1.52087 | 1.54080 |
| 4 | 1.51807 | 1.54561 | 1.57352 | 1.60181 | 1.63047 | 1.65952 | 1.68896 | 1.71879 | 1.74901 | 1.77962 |
| 5 | 1.68506 | 1.72335 | 1.76234 | 1.80203 | 1.84244 | 1.88356 | 1.92541 | 1.96801 | 2.01136 | 2.05546 |
| 6 | 1.87041 | 1.92154 | 1.97382 | 2.02729 | 2.08195 | 2.13784 | 2.19497 | 2.25337 | 2.31306 | 2.37406 |
| 7 | 2.07616 | 2.14252 | 2.21068 | 2.28070 | 2.35261 | 2.42645 | 2.50227 | 2.58011 | 2.66002 | 2.74204 |
| 8 | 2.30454 | 2.38891 | 2.47596 | 2.56678 | 2.65844 | 2.75402 | 2.85259 | 2.95423 | 3.05902 | 3.16706 |
| 9 | 2.55804 | 2.66363 | 2.77308 | 2.88651 | 3.00404 | 3.12581 | 3.25195 | 3.38259 | 3.51788 | 3.65795 |
| 10 | 2.83942 | 2.96995 | 3.10585 | 3.24732 | 3.39457 | 3.54780 | 3.70722 | 3.87306 | 4.04556 | 4.22493 |
| 11 | 3.15176 | 3.31149 | 3.47855 | 3.65324 | 3.83586 | 4.02675 | 4.22623 | 4.43466 | 4.65239 | 4.87980 |
| 12 | 3.49845 | 3.69231 | 3.89598 | 4.10989 | 4.33452 | 4.57036 | 4.81790 | 5.07768 | 5.35025 | 5.63617 |
| 13 | 3.88328 | 4.11693 | 4.36349 | 4.62363 | 4.89801 | 5.18736 | 5.49241 | 5.81395 | 6.15279 | 6.50977 |
| 14 | 4.31044 | 4.59037 | 4.88711 | 5.20158 | 5.53475 | 5.88765 | 6.26135 | 6.65697 | 7.07570 | 7.51879 |
| 15 | 4.78459 | 5.11827 | 5.47356 | 5.85178 | 6.25427 | 6.68248 | 7.13794 | 7.62223 | 8.13706 | 8.68420 |
| 16 | 5.31089 | 5.70687 | 6.13039 | 6.58325 | 7.06732 | 7.58462 | 8.13725 | 8.72746 | 9.35762 | 10.03025 |
| 17 | 5.89509 | 6.36316 | 6.86604 | 7.40615 | 7.98608 | 8.60854 | 9.27646 | 9.99294 | 10.76126 | 11.58494 |
| 18 | 6.54355 | 7.09492 | 7.68996 | 8.33192 | 9.02427 | 9.77069 | 10.57517 | 11.44191 | 12.37545 | 13.38060 |
| 19 | 7.26334 | 7.91084 | 8.61276 | 9.37341 | 10.19742 | 11.08974 | 12.05569 | 13.10099 | 14.23177 | 15.45459 |
| 20 | 8.06231 | 8.82058 | 9.64629 | 10.54509 | 11.52309 | 12.58685 | 13.74348 | 15.00063 | 16.36653 | 17.85005 |

## 複利利子要所(CVIF)

| | 16.0 | 16.5 | 17.0 | 17.5 | 18.0 | 18.5 | 19.0 | 19.5 | 20.0 | 25.5 |
|---|---|---|---|---|---|---|---|---|---|---|
| 1 | 1.16000 | 1.16500 | 1.17000 | 1.17500 | 1.18000 | 1.18500 | 1.19000 | 1.19500 | 1.20000 | 1.20500 |
| 2 | 1.34560 | 1.35722 | 1.36890 | 1.38062 | 1.39240 | 1.40422 | 1.41610 | 1.42802 | 1.44000 | 1.45202 |
| 3 | 1.56090 | 1.58117 | 1.60161 | 1.62223 | 1.64303 | 1.66401 | 1.68516 | 1.70649 | 1.72800 | 1.74969 |
| 4 | 1.81064 | 1.84206 | 1.87389 | 1.90613 | 1.93878 | 1.97185 | 2.00534 | 2.03926 | 2.07360 | 2.10838 |
| 5 | 2.10034 | 2.14600 | 2.19245 | 2.23970 | 2.28776 | 2.33664 | 2.38635 | 2.43691 | 2.48832 | 2.54059 |
| 6 | 2.43640 | 2.50009 | 2.56516 | 2.63164 | 2.69955 | 2.76892 | 2.83976 | 2.91211 | 2.98598 | 3.06141 |
| 7 | 2.82622 | 2.91260 | 3.00124 | 3.09218 | 3.18547 | 3.28117 | 3.37931 | 3.47997 | 3.58318 | 3.68900 |
| 8 | 3.27841 | 3.39318 | 3.51145 | 3.63331 | 3.75886 | 3.88818 | 4.02138 | 4.15856 | 4.29982 | 4.44525 |
| 9 | 3.80296 | 3.95306 | 4.10840 | 4.26914 | 4.43545 | 4.60750 | 4.78545 | 4.96948 | 5.15978 | 5.35653 |
| 10 | 4.41143 | 4.60531 | 4.80683 | 5.01624 | 5.23383 | 5.45988 | 5.69468 | 5.93853 | 6.19173 | 6.45461 |
| 11 | 5.11726 | 5.36519 | 5.62399 | 5.89409 | 6.17592 | 6.46996 | 6.77667 | 7.09654 | 7.43008 | 7.77781 |
| 12 | 5.93603 | 6.25045 | 6.58007 | 6.92555 | 7.28759 | 7.66690 | 8.06424 | 8.48037 | 8.91610 | 9.37226 |
| 13 | 6.88579 | 7.28177 | 7.69868 | 8.13752 | 8.59936 | 9.08528 | 9.59645 | 10.13404 | 10.69932 | 11.29357 |
| 14 | 7.98752 | 8.48326 | 9.00745 | 9.56159 | 10.14724 | 10.76606 | 11.41977 | 12.11018 | 12.83918 | 13.60876 |
| 15 | 9.26552 | 9.88300 | 10.53872 | 11.23487 | 11.97374 | 12.75778 | 13.58953 | 14.47166 | 15.40701 | 16.39855 |
| 16 | 1074800 | 11.51369 | 12.33030 | 13.20097 | 14.12902 | 15.11797 | 16.17154 | 17.29364 | 18.48842 | 19.76025 |
| 17 | 12.46768 | 13.41345 | 14.42645 | 15.51114 | 16.67224 | 17.91479 | 19.24413 | 20.66589 | 22.18610 | 23.81111 |
| 18 | 14.46251 | 15.62667 | 16.87895 | 18.22558 | 19.67324 | 21.22903 | 22.90051 | 24.69574 | 26.62332 | 28.69238 |
| 19 | 16.77651 | 18.20507 | 19.74837 | 21.41506 | 23.21443 | 25.15640 | 27.25161 | 29.51141 | 31.94798 | 34.57432 |
| 20 | 19.46075 | 21.20891 | 23.10559 | 25.16270 | 27.39302 | 29.81033 | 32.42941 | 35.26614 | 38.33758 | 41.66205 |

〈표 2〉 現價利子要素(PVIF) $PVIF = \frac{1}{(1+i)^n}$ ($n$ = 기간, $i$ = 기간당 이자율)

| | 1.0 | 1.5 | 2.0 | 2.5 | 3.0 | 3.5 | 4.0 | 4.5 | 5.0 | 5.5 |
|---|---|---|---|---|---|---|---|---|---|---|
| 1 | 0.99010 | 0.98522 | 0.98039 | 0.97561 | 0.97087 | 0.96628 | 0.96154 | 0.95694 | 0.95238 | 0.94787 |
| 2 | 0.98030 | 0.97066 | 0.96117 | 0.95181 | 0.94260 | 0.93351 | 0.92456 | 0.91573 | 0.90703 | 0.89845 |
| 3 | 0.97059 | 0.95632 | 0.94232 | 0.92860 | 0.91514 | 0.90194 | 0.88900 | 0.87630 | 0.86384 | 0.85161 |
| 4 | 0.96098 | 0.94218 | 0.92385 | 0.90595 | 0.88849 | 0.87114 | 0.85480 | 0.83856 | 0.82270 | 0.80722 |
| 5 | 0.95147 | 0.92826 | 0.90573 | 0.88385 | 0.86261 | 0.84197 | 0.82193 | 0.80245 | 0.78353 | 0.76513 |
| 6 | 0.94205 | 0.91454 | 0.88797 | 0.86230 | 0.83748 | 0.81350 | 0.79031 | 0.76790 | 0.74622 | 0.72525 |
| 7 | 0.93272 | 0.90103 | 0.87056 | 0.84127 | 0.81309 | 0.78599 | 0.75992 | 0.73483 | 0.71608 | 0.68744 |
| 8 | 0.92348 | 0.88771 | 0.85349 | 0.82075 | 0.78941 | 0.75941 | 0.73069 | 0.70319 | 0.67684 | 0.65160 |
| 9 | 0.91434 | 0.87459 | 0.83676 | 0.80073 | 0.76642 | 0.73373 | 0.70259 | 0.67290 | 0.64461 | 0.61763 |
| 10 | 0.90529 | 0.86167 | 0.82035 | 0.78120 | 0.74409 | 0.70892 | 0.67556 | 0.64393 | 0.61391 | 0.58543 |
| 11 | 0.89632 | 0.84893 | 0.80426 | 0.76214 | 0.72242 | 0.68495 | 0.64958 | 0.61620 | 0.58468 | 0.55491 |
| 12 | 0.88745 | 0.83639 | 0.78849 | 0.74356 | 0.70138 | 0.66178 | 0.62460 | 0.58966 | 0.55684 | 0.52598 |
| 13 | 0.87866 | 0.82403 | 0.77303 | 0.72542 | 0.68095 | 0.63940 | 0.60057 | 0.56427 | 0.53032 | 0.49856 |
| 14 | 0.86996 | 0.81185 | 0.75788 | 0.70773 | 0.66112 | 0.61778 | 0.57748 | 0.53997 | 0.50507 | 0.47257 |
| 15 | 0.86135 | 0.79985 | 0.74301 | 0.69047 | 0.64186 | 0.59689 | 0.55526 | 0.51672 | 0.48102 | 0.44793 |
| 16 | 0.85282 | 0.78803 | 0.72845 | 0.67362 | 0.62317 | 0.57671 | 0.53391 | 0.49447 | 0.45811 | 0.42458 |
| 17 | 0.84438 | 0.77639 | 0.71416 | 0.65720 | 0.60502 | 0.55720 | 0.51337 | 0.47318 | 0.43630 | 0.40245 |
| 18 | 0.83602 | 0.76491 | 0.70016 | 0.64117 | 0.58739 | 0.53836 | 0.49363 | 0.45280 | 0.41552 | 0.38147 |
| 19 | 0.82774 | 0.75361 | 0.68643 | 0.62553 | 0.57029 | 0.52016 | 0.47464 | 0.43330 | 0.39573 | 0.36158 |
| 20 | 0.81954 | 0.74247 | 0.67297 | 0.61027 | 0.55368 | 0.50257 | 0.45639 | 0.41464 | 0.37689 | 0.34273 |

## 現價利子要素(PVIF)

| | 6.0 | 6.5 | 7.0 | 7.5 | 8.0 | 8.5 | 9.0 | 9.5 | 10.0 | 10.5 |
|---|---|---|---|---|---|---|---|---|---|---|
| 1 | 0.94340 | 0.93897 | 0.93458 | 0.93023 | 0.92593 | 0.92166 | 0.91743 | 0.91324 | 0.90909 | 0.90498 |
| 2 | 0.89000 | 0.88166 | 0.87344 | 0.86533 | 0.85734 | 0.84946 | 0.84168 | 0.83401 | 0.82645 | 0.81898 |
| 3 | 0.83962 | 0.82785 | 0.81630 | 0.80496 | 0.79383 | 0.78291 | 0.77218 | 0.76165 | 0.75131 | 0.74116 |
| 4 | 0.79209 | 0.77732 | 0.76290 | 0.74880 | 0.73503 | 0.72157 | 0.70843 | 0.69557 | 0.68301 | 0.67073 |
| 5 | 0.74726 | 0.72988 | 0.71299 | 0.69656 | 0.68058 | 0.66505 | 0.64993 | 0.63523 | 0.62092 | 0.60700 |
| 6 | 0.70496 | 0.68533 | 0.66634 | 0.64796 | 0.63017 | 0.61295 | 0.59627 | 0.58012 | 0.56447 | 0.54932 |
| 7 | 0.66506 | 0.64351 | 0.62275 | 0.60275 | 0.58349 | 0.56493 | 0.54703 | 0.52927 | 0.51316 | 0.49712 |
| 8 | 0.62741 | 0.60423 | 0.58201 | 0.56070 | 0.54027 | 0.52067 | 0.50187 | 0.48382 | 0.46651 | 0.44989 |
| 9 | 0.59190 | 0.56735 | 0.54393 | 0.52158 | 0.50025 | 0.47988 | 0.46043 | 0.44185 | 0.42410 | 0.40714 |
| 10 | 0.55839 | 0.53273 | 0.50835 | 0.48519 | 0.46319 | 0.44229 | 0.42241 | 0.40351 | 0.38554 | 0.36845 |
| 11 | 0.52679 | 0.50021 | 0.47509 | 0.45134 | 0.42888 | 0.40764 | 0.38753 | 0.36851 | 0.35049 | 0.33344 |
| 12 | 0.49697 | 0.46968 | 0.44401 | 0.41985 | 0.39711 | 0.37570 | 0.35553 | 0.33654 | 0.31863 | 0.30175 |
| 13 | 0.46884 | 0.44102 | 0.41496 | 0.39056 | 0.36770 | 0.34627 | 0.32618 | 0.30734 | 0.28966 | 0.27308 |
| 14 | 0.44230 | 0.41410 | 0.38782 | 0.36331 | 0.34046 | 0.31914 | 0.29925 | 0.28067 | 0.26333 | 0.24713 |
| 15 | 0.41727 | 0.38883 | 0.36245 | 0.33797 | 0.31524 | 0.29414 | 0.27454 | 0.25632 | 0.23939 | 0.22365 |
| 16 | 0.39365 | 0.36510 | 0.33873 | 0.31439 | 0.29189 | 0.27110 | 0.25187 | 0.23409 | 0.21763 | 0.20240 |
| 17 | 0.37136 | 0.34281 | 0.31657 | 0.29245 | 0.27027 | 0.24986 | 0.23107 | 0.21378 | 0.19784 | 0.18316 |
| 18 | 0.35034 | 0.32189 | 0.29586 | 0.27205 | 0.25025 | 0.23028 | 0.21199 | 0.19523 | 0.17986 | 0.16576 |
| 19 | 0.33051 | 0.30224 | 0.27651 | 0.25307 | 0.23171 | 0.21224 | 0.19449 | 0.17829 | 0.16351 | 0.15001 |
| 20 | 0.31180 | 0.28380 | 0.25842 | 0.23541 | 0.21455 | 0.19562 | 0.17843 | 0.16282 | 0.14864 | 0.13575 |

## 現價利子要素(PVIF)

| | 11.0 | 11.5 | 12.0 | 12.5 | 13.0 | 13.5 | 14.0 | 14.5 | 15.0 | 15.5 |
|---|---|---|---|---|---|---|---|---|---|---|
| 1 | 0.90090 | 0.89686 | 0.89286 | 0.88889 | 0.88496 | 0.88106 | 0.87719 | 0.87336 | 0.86957 | 0.86580 |
| 2 | 0.81162 | 0.80436 | 0.79719 | 0.79012 | 0.78315 | 0.77626 | 0.76947 | 0.76276 | 0.75614 | 0.74961 |
| 3 | 0.73119 | 0.72140 | 0.71178 | 0.70233 | 0.69305 | 0.68393 | 0.67497 | 0.66617 | 0.65752 | 0.64901 |
| 4 | 0.65873 | 0.64699 | 0.63552 | 0.62430 | 0.61332 | 0.60258 | 0.59208 | 0.58181 | 0.57175 | 0.56192 |
| 5 | 0.59345 | 0.58026 | 0.56743 | 0.55493 | 0.54276 | 0.53091 | 0.51937 | 0.50813 | 0.49718 | 0.48651 |
| 6 | 0.53464 | 0.52042 | 0.50663 | 0.49327 | 0.48032 | 0.46776 | 0.45559 | 0.44378 | 0.43233 | 0.42122 |
| 7 | 0.48166 | 0.46674 | 0.45235 | 0.43846 | 0.42506 | 0.41213 | 0.39964 | 0.38758 | 0.37594 | 0.36469 |
| 8 | 0.43393 | 0.41860 | 0.40388 | 0.38974 | 0.37616 | 0.36311 | 0.35056 | 0.33850 | 0.32690 | 0.31575 |
| 9 | 0.39092 | 0.37543 | 0.36061 | 0.34644 | 0.33288 | 0.31992 | 0.30751 | 0.29563 | 0.28426 | 0.27338 |
| 10 | 0.35218 | 0.33671 | 0.32197 | 0.30795 | 0.29459 | 0.28187 | 0.26974 | 0.25819 | 0.24718 | 0.23669 |
| 11 | 0.31728 | 0.30198 | 0.28748 | 0.27373 | 0.26070 | 0.24834 | 0.23662 | 0.22550 | 0.21494 | 0.20493 |
| 12 | 0.28584 | 0.27083 | 0.25668 | 0.24332 | 0.23071 | 0.21880 | 0.20756 | 0.19694 | 0.18691 | 0.17743 |
| 13 | 0.25751 | 0.24290 | 0.22917 | 0.21628 | 0.20416 | 0.19278 | 0.18207 | 0.17200 | 0.16253 | 0.15362 |
| 14 | 0.23199 | 0.21785 | 0.20462 | 0.19225 | 0.18068 | 0.16985 | 0.15971 | 0.15022 | 0.14133 | 0.13300 |
| 15 | 0.20900 | 0.19538 | 0.18270 | 0.17089 | 0.15989 | 0.14964 | 0.14010 | 0.13120 | 0.12289 | 0.11515 |
| 16 | 0.18829 | 0.17523 | 0.16312 | 0.15190 | 0.14150 | 0.13185 | 0.12289 | 0.11458 | 0.10686 | 0.09970 |
| 17 | 0.16963 | 0.15715 | 0.14564 | 0.13502 | 0.12522 | 0.11616 | 0.10780 | 0.10007 | 0.09293 | 0.08632 |
| 18 | 0.15282 | 0.14095 | 0.13004 | 0.12002 | 0.11081 | 0.10235 | 0.09456 | 0.08740 | 0.08081 | 0.07474 |
| 19 | 0.13768 | 0.12641 | 0.11611 | 0.10668 | 0.09806 | 0.09017 | 0.08295 | 0.07633 | 0.07027 | 0.06471 |
| 20 | 0.12403 | 0.11337 | 0.10367 | 0.09483 | 0.08678 | 0.07945 | 0.07276 | 0.06666 | 0.06110 | 0.05602 |

## 現價利子要素(PVIF)

| | 16.0 | 16.5 | 17.0 | 17.5 | 18.0 | 18.5 | 19.0 | 19.5 | 20.0 | 20.5 |
|---|---|---|---|---|---|---|---|---|---|---|
| 1 | 0.86207 | 0.85837 | 0.85470 | 0.85106 | 0.84746 | 0.84388 | 0.84034 | 0.83682 | 0.83333 | 0.82988 |
| 2 | 0.74316 | 0.73680 | 0.73051 | 0.72431 | 0.71818 | 0.71214 | 0.70616 | 0.70027 | 0.69444 | 0.68869 |
| 3 | 0.64066 | 0.63244 | 0.62437 | 0.61643 | 0.60863 | 0.60096 | 0.59342 | 0.58600 | 0.57870 | 0.57153 |
| 4 | 0.55229 | 0.54287 | 0.53365 | 0.52462 | 0.51579 | 0.50714 | 0.49867 | 0.49038 | 0.48225 | 0.47430 |
| 5 | 0.47611 | 0.46598 | 0.45611 | 0.44649 | 0.43711 | 0.42797 | 0.41905 | 0.41036 | 0.40188 | 0.39361 |
| 6 | 0.41044 | 0.39999 | 0.38984 | 0.37999 | 0.37043 | 0.36115 | 0.35214 | 0.34339 | 0.33490 | 0.32665 |
| 7 | 0.35383 | 0.34334 | 0.33320 | 0.32340 | 0.31393 | 0.30477 | 0.29592 | 0.28736 | 0.27908 | 0.27108 |
| 8 | 0.30503 | 0.29471 | 0.28478 | 0.27523 | 0.26604 | 0.25719 | 0.24867 | 0.24047 | 0.23257 | 0.22496 |
| 9 | 0.26295 | 0.25297 | 0.24340 | 0.23424 | 0.22546 | 0.21704 | 0.20897 | 0.20123 | 0.19381 | 0.18669 |
| 10 | 0.22668 | 0.21714 | 0.20804 | 0.19935 | 0.19106 | 0.18315 | 0.17560 | 0.16839 | 0.16151 | 0.15493 |
| 11 | 0.19542 | 0.18639 | 0.17781 | 0.16966 | 0.16192 | 0.15456 | 0.14757 | 0.14091 | 0.13459 | 0.12857 |
| 12 | 0.16846 | 0.15999 | 0.15197 | 0.14439 | 0.13722 | 0.13043 | 0.12400 | 0.11792 | 0.11216 | 0.10670 |
| 13 | 0.14523 | 0.13733 | 0.12989 | 0.12289 | 0.11629 | 0.11007 | 0.10421 | 0.09868 | 0.09346 | 0.08855 |
| 14 | 0.12520 | 0.11788 | 0.11102 | 0.10459 | 0.09855 | 0.09288 | 0.08757 | 0.08258 | 0.07789 | 0.07348 |
| 15 | 0.10793 | 0.10118 | 0.09489 | 0.08901 | 0.08352 | 0.07838 | 0.07359 | 0.06910 | 0.06491 | 0.06098 |
| 16 | 0.09304 | 0.08685 | 0.08110 | 0.07575 | 0.07078 | 0.06615 | 0.06184 | 0.05782 | 0.05409 | 0.05061 |
| 17 | 0.08021 | 0.07455 | 0.06932 | 0.06447 | 0.05998 | 0.05582 | 0.05196 | 0.04839 | 0.04507 | 0.04200 |
| 18 | 0.06914 | 0.06399 | 0.05925 | 0.05487 | 0.05083 | 0.04711 | 0.04367 | 0.04049 | 0.03756 | 0.03485 |
| 19 | 0.05961 | 0.05493 | 0.05064 | 0.04670 | 0.04308 | 0.03975 | 0.03670 | 0.03389 | 0.03130 | 0.02892 |
| 20 | 0.05139 | 0.04715 | 0.04328 | 0.03974 | 0.03651 | 0.03355 | 0.03084 | 0.02836 | 0.02608 | 0.02400 |

〈표 3〉 年金의 複利利子要所(CVIFA)

$$CVIFA = \frac{(1+i)^n - 1}{i}$$

| | 1.0 | 1.5 | 2.0 | 2.5 | 3.0 | 3.5 | 4.0 | 4.5 | 5.0 | 5.5 |
|---|---|---|---|---|---|---|---|---|---|---|
| 1 | 1.00000 | 1.00000 | 1.00000 | 1.00000 | 1.00000 | 1.00000 | 1.00000 | 1.00000 | 1.00000 | 1.00000 |
| 2 | 2.01000 | 2.01500 | 2.02000 | 2.02500 | 2.03000 | 2.03500 | 2.04000 | 2.04500 | 2.05000 | 2.05500 |
| 3 | 3.03010 | 3.04522 | 3.06040 | 3.07562 | 3.09090 | 3.10622 | 3.12160 | 3.13702 | 3.15250 | 3.16802 |
| 4 | 4.06040 | 4.09090 | 4.12161 | 4.15252 | 4.18363 | 4.21494 | 4.24646 | 4.27819 | 4.31012 | 4.34227 |
| 5 | 5.10100 | 5.15227 | 5.20404 | 5.25633 | 5.30914 | 5.36247 | 5.41632 | 5.47071 | 5.52563 | 5.58109 |
| 6 | 6.15201 | 6.22955 | 6.30812 | 6.38774 | 6.46841 | 6.55015 | 6.63298 | 6.71689 | 6.80191 | 6.88805 |
| 7 | 7.21353 | 7.32299 | 7.43428 | 7.54743 | 7.66246 | 7.77941 | 7.89829 | 8.01915 | 8.14201 | 8.26689 |
| 8 | 8.28567 | 8.43284 | 8.58297 | 8.73612 | 8.89234 | 9.05169 | 9.21423 | 9.38001 | 9.54911 | 9.72157 |
| 9 | 9.36853 | 9.55933 | 9.75463 | 9.95452 | 10.15911 | 10.36850 | 10.58279 | 10.80211 | 11.02656 | 11.25626 |
| 10 | 10.46221 | 10.70272 | 10.94972 | 11.20338 | 11.46388 | 11.73139 | 12.00611 | 12.28821 | 12.57789 | 12.87535 |
| 11 | 11.56683 | 11.86326 | 12.16871 | 12.48347 | 12.80779 | 13.14199 | 13.48635 | 13.84118 | 14.20679 | 14.58350 |
| 12 | 12.68250 | 13.04121 | 13.41209 | 13.79555 | 14.19203 | 14.60196 | 15.02580 | 15.46403 | 14.91713 | 16.38559 |
| 13 | 13.80933 | 14.23683 | 14.68033 | 15.14044 | 15.61779 | 16.11303 | 16.62684 | 17.15991 | 17.71298 | 18.28680 |
| 14 | 14.94742 | 15.45038 | 15.97394 | 16.51895 | 17.08632 | 17.67699 | 18.29191 | 18.93211 | 19.59863 | 20.29257 |
| 15 | 16.09689 | 16.68214 | 17.29342 | 17.93192 | 18.59891 | 19.29568 | 20.12359 | 20.78405 | 21.57856 | 22.40866 |
| 16 | 17.25786 | 17.93237 | 18.63928 | 19.38022 | 20.15688 | 20.97103 | 21.82453 | 22.71933 | 23.65749 | 24.64114 |
| 17 | 18.43044 | 19.20135 | 20.01207 | 20.86473 | 21.76158 | 22.70501 | 23.69751 | 24.74170 | 25.84036 | 26.99640 |
| 18 | 19.61474 | 20.48937 | 21.41231 | 22.38635 | 23.41443 | 24.49969 | 25.64541 | 26.85508 | 28.13238 | 29.48120 |
| 19 | 20.81089 | 21.79671 | 22.84056 | 23.94600 | 25.11686 | 26.35718 | 27.67123 | 29.06356 | 30.53900 | 32.10267 |
| 20 | 22.01900 | 23.12366 | 24.29737 | 25.54465 | 26.87037 | 28.27968 | 29.77807 | 31.37142 | 33.06595 | 34.86831 |

年金의 複利利子要所(CVIFA)

| | 6.0 | 6.5 | 7.0 | 7.5 | 8.0 | 8.5 | 9.0 | 9.5 | 10.0 | 10.5 |
|---|---|---|---|---|---|---|---|---|---|---|
| 1 | 1.00000 | 1.00000 | 1.00000 | 1.00000 | 1.00000 | 1.00000 | 1.00000 | 1.00000 | 1.00000 | 1.00000 |
| 2 | 2.06000 | 2.06500 | 2.07000 | 2.07500 | 2.08000 | 2.08500 | 2.09000 | 2.09500 | 2.10000 | 2.10500 |
| 3 | 3.18360 | 3.19922 | 3.21490 | 3.23062 | 3.24640 | 3.26222 | 3.27810 | 3.29402 | 3.31000 | 3.32602 |
| 4 | 4.37462 | 4.40717 | 4.43994 | 4.47292 | 4.50611 | 4.53951 | 4.57313 | 4.60696 | 4.64100 | 4.67526 |
| 5 | 5.63709 | 5.69364 | 5.75074 | 5.80839 | 5.86660 | 5.92537 | 5.98471 | 6.04462 | 6.10510 | 6.16616 |
| 6 | 6.97532 | 7.06373 | 7.15329 | 7.24402 | 7.33593 | 7.42903 | 7.52333 | 7.61886 | 7.71561 | 7.81361 |
| 7 | 8.39384 | 8.52287 | 8.65402 | 8.78732 | 8.92280 | 9.06050 | 9.20043 | 9.34265 | 9.48717 | 9.63403 |
| 8 | 9.89747 | 10.07686 | 10.25980 | 10.44637 | 10.63663 | 10.83064 | 11.02847 | 11.23020 | 11.43589 | 11.64561 |
| 9 | 11.49132 | 11.73185 | 11.97799 | 12.22985 | 12.48756 | 12.75124 | 13.02104 | 13.29707 | 13.57948 | 13.86840 |
| 10 | 13.18079 | 13.49442 | 13.81645 | 14.14709 | 14.48656 | 14.83510 | 15.19293 | 15.56029 | 15.93742 | 16.32458 |
| 11 | 14.87164 | 15.37156 | 15.78360 | 16.20812 | 16.64549 | 17.09608 | 17.56029 | 18.03852 | 18.53117 | 19.03866 |
| 12 | 16.86994 | 17.37071 | 17.88845 | 18.42373 | 18.97713 | 19.54925 | 20.14072 | 20.75217 | 21.38428 | 22.03770 |
| 13 | 18.88214 | 19.49981 | 20.14064 | 20.80551 | 21.49530 | 22.21093 | 22.95338 | 23.72363 | 24.52271 | 25.35168 |
| 14 | 21.01506 | 21.76729 | 22.55049 | 23.36592 | 24.21492 | 24.09886 | 26.01919 | 26.97738 | 27.97498 | 29.01360 |
| 15 | 23.27597 | 24.18217 | 25.12902 | 26.11836 | 27.15211 | 28.23227 | 29.36091 | 30.54023 | 31.77248 | 33.06003 |
| 16 | 23.67252 | 26.75401 | 27.88805 | 29.07724 | 30.32428 | 31.63201 | 33.00339 | 34.44155 | 35.94973 | 37.53133 |
| 17 | 28.21287 | 29.49302 | 30.84021 | 32.25803 | 33.75022 | 35.32073 | 36.97370 | 38.71349 | 40.54470 | 42.47212 |
| 18 | 30.90565 | 32.41006 | 33.99903 | 35.67738 | 37.45024 | 39.32299 | 41.30133 | 43.39127 | 45.59917 | 47.93169 |
| 19 | 33.75998 | 35.51672 | 37.37896 | 39.35318 | 41.44626 | 43.66544 | 46.01845 | 48.51344 | 51.15908 | 53.96452 |
| 20 | 36.78558 | 38.82530 | 40.99549 | 43.30467 | 45.76196 | 48.37701 | 51.16011 | 54.12222 | 57.27499 | 60.63080 |

年金의 複利利子要所(CVIFA)

| | 11.0 | 11.5 | 12.0 | 12.5 | 13.0 | 13.5 | 14.0 | 14.5 | 15.0 | 15.5 |
|---|---|---|---|---|---|---|---|---|---|---|
| 1 | 1.00000 | 1.00000 | 1.00000 | 1.00000 | 1.00000 | 1.00000 | 1.00000 | 1.00000 | 1.00000 | 1.00000 |
| 2 | 2.11000 | 2.11500 | 2.12000 | 2.12500 | 2.13000 | 2.13500 | 2.14000 | 2.14500 | 2.15000 | 2.15500 |
| 3 | 3.34210 | 3.35822 | 3.37440 | 3.39062 | 3.40690 | 3.42322 | 3.43960 | 3.45602 | 3.47250 | 3.48902 |
| 4 | 4.70973 | 4.74442 | 4.77933 | 4.81445 | 4.84980 | 4.88536 | 4.92114 | 4.95715 | 4.99337 | 5.02982 |
| 5 | 6.22780 | 6.29003 | 6.35285 | 6.41626 | 6.48027 | 6.54488 | 6.61010 | 6.67593 | 6.74238 | 6.80945 |
| 6 | 7.91286 | 8.01338 | 8.11519 | 8.21829 | 8.32271 | 8.42844 | 8.53552 | 8.64395 | 8.75374 | 8.86491 |
| 7 | 9.78327 | 9.93492 | 10.08901 | 10.24558 | 10.40466 | 10.56628 | 10.73049 | 10.89732 | 11.06680 | 11.23897 |
| 8 | 11.85943 | 12.07744 | 12.29969 | 12.52628 | 12.75726 | 12.99273 | 13.23276 | 13.47743 | 13.72682 | 13.98101 |
| 9 | 14.16397 | 14.46634 | 14.77566 | 15.09206 | 15.41571 | 15.74675 | 16.08535 | 16.43165 | 16.78584 | 17.14807 |
| 10 | 16.72201 | 17.12997 | 17.54873 | 17.97857 | 18.41975 | 18.87256 | 19.33729 | 19.81424 | 20.30372 | 20.80602 |
| 11 | 19.56143 | 20.09992 | 20.65458 | 21.22589 | 21.81432 | 22.42036 | 23.04451 | 23.68731 | 24.34927 | 25.03095 |
| 12 | 22.71318 | 23.41141 | 24.13313 | 24.87912 | 25.65018 | 26.44710 | 27.27074 | 28.12197 | 29.00166 | 29.91075 |
| 13 | 26.21163 | 27.10372 | 28.02911 | 28.98901 | 29.98470 | 31.01746 | 32.08865 | 33.19965 | 34.35191 | 35.54691 |
| 14 | 30.09491 | 31.22065 | 32.39260 | 33.61264 | 34.88271 | 36.20482 | 37.58106 | 39.01360 | 40.50470 | 42.05668 |
| 15 | 34.40535 | 35.81102 | 37.27971 | 38.81422 | 40.41746 | 42.09247 | 43.84241 | 45.67057 | 47.580741 | 49.57547 |
| 16 | 39.18994 | 40.92929 | 42.75327 | 44.66599 | 46.67173 | 48.77495 | 50.98034 | 53.29280 | 55.71747 | 58.25967 |
| 17 | 44.50083 | 46.63616 | 48.88367 | 51.24924 | 53.73906 | 56.35957 | 59.11759 | 62.02026 | 65.07508 | 68.28991 |
| 18 | 50.39592 | 52.99931 | 55.74971 | 58.65540 | 61.72513 | 64.96811 | 68.39405 | 72.01320 | 75.83635 | 79.87485 |
| 19 | 56.93947 | 60.09423 | 63.43967 | 66.98732 | 70.74940 | 74.73880 | 78.96922 | 83.45511 | 88.21180 | 93.25545 |
| 20 | 64.20282 | 68.00507 | 72.05243 | 76.36073 | 80.94682 | 85.82854 | 91.02491 | 96.55610 | 102.44357 | 108.71004 |

## 年金의 複利利子要所(CVIFA)

| | 16.0 | 16.5 | 17.0 | 17.5 | 18.0 | 18.5 | 19.0 | 19.5 | 20.0 | 20.5 |
|---|---|---|---|---|---|---|---|---|---|---|
| 1 | 1.00000 | 1.00000 | 1.00000 | 1.00000 | 1.00000 | 1.00000 | 1.00000 | 1.00000 | 1.00000 | 1.00000 |
| 2 | 2.16000 | 2.16500 | 2.17000 | 2.17500 | 2.18000 | 2.18500 | 2.19000 | 2.19500 | 2.20000 | 2.20500 |
| 3 | 3.50560 | 3.52222 | 3.53890 | 3.55562 | 3.57240 | 3.58922 | 3.60610 | 3.62302 | 3.64000 | 3.65702 |
| 4 | 5.06650 | 5.10339 | 5.14051 | 5.17786 | 5.21543 | 5.25323 | 5.29126 | 5.32951 | 5.36800 | 5.40671 |
| 5 | 6.87714 | 6.94545 | 7.01440 | 7.08398 | 7.15421 | 7.22508 | 7.29660 | 7.36877 | 7.44160 | 7.51509 |
| 6 | 8.97748 | 9.09145 | 9.20685 | 9.32368 | 9.44197 | 9.56172 | 9.68295 | 9.80568 | 8.92992 | 10.05568 |
| 7 | 11.41387 | 11.59154 | 11.77201 | 11.95533 | 12.14152 | 12.33064 | 12.52271 | 12.71779 | 12.91590 | 13.11710 |
| 8 | 14.24009 | 14.50414 | 14.77325 | 15.04751 | 15.32699 | 15.61180 | 15.90203 | 16.19775 | 16.49908 | 16.80610 |
| 9 | 17.51851 | 17.89733 | 18.28471 | 18.68082 | 19.08585 | 19.49999 | 19.92341 | 20.35632 | 20.79890 | 21.25135 |
| 10 | 21.32147 | 21.85039 | 22.39311 | 22.94996 | 23.52131 | 24.10748 | 24.70886 | 25.32580 | 25.95868 | 26.60788 |
| 11 | 25.73290 | 26.45570 | 27.19993 | 27.96621 | 28.75514 | 29.56737 | 30.40354 | 31.26433 | 32.15041 | 33.06250 |
| 12 | 30.85016 | 31.82089 | 32.82392 | 33.86029 | 34.93106 | 36.03733 | 37.18021 | 38.36087 | 39.58049 | 40.84031 |
| 13 | 36.78619 | 38.07133 | 39.40399 | 40.78584 | 42.21865 | 43.70423 | 45.24445 | 46.84124 | 48.49659 | 50.21257 |
| 14 | 43.67198 | 45.35310 | 47.10266 | 48.92336 | 50.81801 | 52.78952 | 54.84090 | 56.97528 | 59.19591 | 61.50614 |
| 15 | 51.65949 | 53.83636 | 56.11012 | 58.48495 | 60.96525 | 63.55557 | 66.26067 | 69.08546 | 72.03509 | 75.11490 |
| 16 | 60.92501 | 63.71936 | 66.64883 | 69.71982 | 72.93899 | 76.31335 | 79.85019 | 83.55712 | 87.44210 | 91.51345 |
| 17 | 71.67301 | 75.23305 | 78.97913 | 82.92078 | 87.06801 | 91.43132 | 96.02173 | 100.85076 | 105.93052 | 111.27371 |
| 18 | 84.14069 | 88.64650 | 93.40559 | 98.43192 | 103.74025 | 109.34611 | 115.26585 | 121.51665 | 128.11662 | 135.08481 |
| 19 | 98.60320 | 104.27318 | 110.28453 | 116.65750 | 123.41349 | 130.57514 | 138.16636 | 146.21239 | 154.73994 | 163.77719 |
| 20 | 115.37971 | 122.47825 | 130.03290 | 138.07256 | 146.62792 | 155.73153 | 165.41797 | 175.72381 | 186.68792 | 198.35151 |

〈표 4〉 年金의 現價利子要素(PVIFA)

$$PVIFA = \frac{1 - \frac{1}{(1+i)^n}}{i}$$

| | 1.0 | 1.5 | 2.0 | 2.5 | 3.0 | 3.5 | 4.0 | 4.5 | 5.0 | 5.5 |
|---|---|---|---|---|---|---|---|---|---|---|
| 1 | 0.99010 | 0.98522 | 0.98039 | 0.97561 | 0.97087 | 0.96618 | 0.96154 | 0.95694 | 0.95238 | 0.94787 |
| 2 | 1.97039 | 1.95588 | 1.94156 | 1.92742 | 1.91347 | 1.89969 | 1.88609 | 1.87267 | 1.85941 | 1.84632 |
| 3 | 2.94098 | 2.91220 | 2.88388 | 2.85602 | 2.82861 | 2.80164 | 2.77509 | 2.74896 | 2.72325 | 2.69793 |
| 4 | 3.90197 | 3.85438 | 3.80773 | 3.76197 | 3.71710 | 3.67308 | 3.62990 | 3.58753 | 3.54595 | 3.50515 |
| 5 | 4.85343 | 4.78264 | 4.71346 | 4.64583 | 4.57971 | 4.51505 | 4.45182 | 4.38998 | 4.32948 | 4.27028 |
| 6 | 5.79548 | 5.69719 | 5.60143 | 5.50812 | 5.41719 | 5.32855 | 5.24214 | 5.15787 | 5.07569 | 4.99553 |
| 7 | 6.72819 | 6.59821 | 6.47199 | 6.34939 | 6.23028 | 6.11455 | 6.00206 | 5.89270 | 5.78637 | 5.68297 |
| 8 | 7.65168 | 7.48592 | 7.32548 | 7.17014 | 7.01969 | 6.87396 | 6.73275 | 6.59589 | 6.46321 | 6.33457 |
| 9 | 8.56602 | 8.36051 | 8.16224 | 7.97086 | 7.78611 | 7.60769 | 7.43533 | 7.26879 | 7.10782 | 6.95220 |
| 10 | 9.47130 | 9.22218 | 8.98259 | 8.75206 | 8.53020 | 8.31661 | 8.11090 | 7.91272 | 7.72174 | 7.53763 |
| 11 | 10.36763 | 10.07112 | 9.78685 | 9.51421 | 7.25262 | 9.00155 | 8.76048 | 8.52892 | 8.30642 | 8.09254 |
| 12 | 11.25508 | 10.90750 | 10.57534 | 10.25776 | 9.95400 | 9.66334 | 9.38507 | 9.11858 | 8.86325 | 8.61582 |
| 13 | 12.13374 | 11.73153 | 11.34837 | 10.98318 | 10.63495 | 10.30274 | 9.98565 | 9.68285 | 9.39357 | 9.11708 |
| 14 | 13.00370 | 12.54338 | 12.10625 | 11.69091 | 11.29607 | 10.92052 | 10.56312 | 10.22282 | 9.89864 | 9.58965 |
| 15 | 13.86505 | 13.34323 | 12.84926 | 12.38138 | 11.93793 | 11.51741 | 11.11839 | 10.73955 | 10.37966 | 10.03758 |
| 16 | 14.71787 | 14.13126 | 13.57771 | 13.05500 | 12.56110 | 12.09412 | 11.65230 | 11.23401 | 10.83777 | 10.46216 |
| 17 | 15.56225 | 14.90765 | 14.29187 | 13.71220 | 13.16612 | 12.65132 | 12.16567 | 11.70719 | 11.27407 | 10.86461 |
| 18 | 16.39827 | 15.67256 | 14.99203 | 14.35336 | 13.75351 | 13.18968 | 12.65930 | 12.15999 | 11.68959 | 11.24607 |
| 19 | 17.22601 | 16.42616 | 15.67846 | 14.97889 | 14.32380 | 13.70984 | 13.13394 | 12.59329 | 12.08532 | 11.60765 |
| 20 | 18.04555 | 17.16863 | 16.35143 | 15.58916 | 14.87747 | 14.21241 | 13.59033 | 13.00794 | 12.46221 | 11.95038 |

年金의 現價利子要素(PVIFA)

| | 6.0 | 6.5 | 7.0 | 7.5 | 8.0 | 8.5 | 9.0 | 9.5 | 10.0 | 10.5 |
|---|---|---|---|---|---|---|---|---|---|---|
| 1 | 0.94340 | 0.93897 | 0.93458 | 0.93023 | 0.92593 | 0.92166 | 0.91743 | 0.91324 | 0.90909 | 0.90498 |
| 2 | 1.83339 | 1.82063 | 1.80802 | 1.79557 | 1.78326 | 1.77111 | 1.75911 | 1.74725 | 1.73554 | 1.72396 |
| 3 | 2.67301 | 2.64848 | 2.62432 | 2.60053 | 2.57710 | 2.55402 | 2.53129 | 2.50891 | 2.48685 | 2.46512 |
| 4 | 3.46511 | 3.42580 | 3.38721 | 3.34933 | 3.31213 | 3.27560 | 3.23972 | 3.20448 | 3.16987 | 3.13586 |
| 5 | 4.21236 | 4.15568 | 4.10020 | 4.04588 | 3.99271 | 3.94064 | 3.88965 | 3.83971 | 3.79079 | 3.74286 |
| 6 | 4.91732 | 4.84101 | 4.76654 | 4.69385 | 4.62288 | 4.55359 | 4.48592 | 4.41983 | 4.35526 | 4.29218 |
| 7 | 5.58238 | 5.48452 | 5.38929 | 5.29660 | 5.20637 | 5.11851 | 5.03295 | 4.94961 | 4.86842 | 4.78930 |
| 8 | 6.20979 | 6.08875 | 5.97130 | 5.85730 | 5.74664 | 5.63918 | 5.53482 | 5.43344 | 5.33493 | 5.23919 |
| 9 | 6.80169 | 6.65611 | 6.51523 | 6.37889 | 6.24689 | 6.11906 | 5.99525 | 5.87528 | 5.75902 | 5.64632 |
| 10 | 7.36009 | 7.18883 | 7.02358 | 6.86408 | 6.71008 | 6.56135 | 6.41766 | 6.27880 | 6.14457 | 6.01477 |
| 11 | 7.88687 | 7.68904 | 7.49867 | 7.31542 | 7.13896 | 6.96898 | 6.80519 | 6.64730 | 6.49506 | 6.34821 |
| 12 | 8.38384 | 8.15873 | 7.94269 | 7.73528 | 7.53608 | 7.34469 | 7.16073 | 6.98384 | 6.81369 | 6.64996 |
| 13 | 8.85268 | 8.59974 | 8.35765 | 8.12584 | 7.90378 | 7.69096 | 7.48690 | 7.29118 | 7.10336 | 6.92304 |
| 14 | 9.29498 | 9.01384 | 8.74547 | 8.48915 | 8.24424 | 8.01010 | 7.78615 | 7.57185 | 7.36669 | 7.17018 |
| 15 | 9.71225 | 9.40267 | 9.10791 | 8.82712 | 8.55948 | 8.30424 | 8.06069 | 7.82817 | 7.60608 | 7.39382 |
| 16 | 10.10590 | 9.76777 | 9.44665 | 9.14151 | 8.85137 | 8.57533 | 8.31256 | 8.06226 | 7.82371 | 7.59622 |
| 17 | 10.47726 | 10.11058 | 9.76322 | 9.43396 | 9.12164 | 8.82519 | 8.54363 | 8.27604 | 8.02155 | 7.77939 |
| 18 | 10.82760 | 10.43247 | 10.05909 | 9.70601 | 9.37189 | 9.05548 | 8.75563 | 8.47127 | 8.20141 | 7.94515 |
| 19 | 11.15812 | 10.73471 | 10.33560 | 9.95908 | 9.60360 | 9.26772 | 8.95011 | 8.64956 | 8.36492 | 8.09515 |
| 20 | 11.46992 | 11.01851 | 10.59401 | 10.19449 | 9.81815 | 9.46334 | 9.12855 | 8.81238 | 8.51356 | 8.23091 |

## 年金의 現價利子要素(PVIFA)

| | 11.0 | 11.5 | 12.0 | 12.5 | 13.0 | 13.5 | 14.0 | 14.5 | 15.0 | 15.5 |
|---|---|---|---|---|---|---|---|---|---|---|
| 1 | 0.90090 | 0.89686 | 0.89286 | 0.88889 | 0.88496 | 0.88106 | 0.87719 | 0.87336 | 0.86957 | 0.86580 |
| 2 | 1.71252 | 1.70122 | 1.69005 | 1.67901 | 1.66810 | 1.65732 | 1.64666 | 1.63612 | 1.62571 | 1.61541 |
| 3 | 2.44371 | 2.42262 | 2.40183 | 2.38134 | 2.36115 | 2.34125 | 2.32163 | 2.30229 | 2.28323 | 2.26443 |
| 4 | 3.10245 | 3.06961 | 3.03735 | 3.00564 | 2.97447 | 2.94383 | 2.91371 | 2.88410 | 2.85498 | 2.82634 |
| 5 | 3.69590 | 3.64988 | 3.60478 | 3.56057 | 3.51723 | 3.47474 | 3.43308 | 3.39223 | 3.35216 | 3.31285 |
| 6 | 4.23054 | 4.17209 | 4.11141 | 4.05384 | 3.99755 | 3.94250 | 3.88867 | 3.83600 | 3.78448 | 3.73407 |
| 7 | 4.71220 | 4.63704 | 4.56376 | 4.49230 | 4.42261 | 4.35463 | 4.28830 | 4.22358 | 4.16042 | 4.09876 |
| 8 | 5.14612 | 5.05564 | 4.96764 | 4.88205 | 4.79877 | 4.71774 | 4.63886 | 4.56208 | 4.48732 | 4.41451 |
| 9 | 5.53705 | 5.43106 | 5.32825 | 5.22848 | 5.13166 | 5.03765 | 4.94637 | 4.85771 | 4.77158 | 4.68789 |
| 10 | 5.88923 | 5.76777 | 5.65022 | 5.53643 | 5.42624 | 5.31952 | 5.21612 | 5.11591 | 5.01877 | 4.92458 |
| 11 | 6.20652 | 6.06975 | 5.93770 | 5.81016 | 5.68694 | 5.56786 | 5.45273 | 5.34140 | 5.23371 | 5.12951 |
| 12 | 6.49236 | 6.34058 | 6.19437 | 6.05348 | 5.91765 | 5.78666 | 5.66029 | 5.53834 | 5.42062 | 5.30693 |
| 13 | 6.74987 | 6.58348 | 6.42355 | 6.26976 | 6.12181 | 5.97943 | 5.84236 | 5.71034 | 5.58315 | 5.46055 |
| 14 | 6.98187 | 6.80133 | 6.62817 | 6.46201 | 6.30249 | 6.14928 | 6.00207 | 5.86056 | 5.72448 | 5.59355 |
| 15 | 7.19087 | 6.99671 | 6.81086 | 6.63289 | 6.46238 | 6.29893 | 6.14217 | 5.99176 | 5.84737 | 5.70870 |
| 16 | 7.37916 | 7.17194 | 6.97399 | 6.78479 | 6.60388 | 6.43077 | 6.26506 | 6.10634 | 5.95424 | 5.80840 |
| 17 | 7.54879 | 7.32909 | 7.11963 | 6.91982 | 6.72909 | 6.54694 | 6.37286 | 6.20641 | 6.04716 | 5.89472 |
| 18 | 7.70162 | 7.47004 | 7.24967 | 7.03984 | 6.83991 | 6.64928 | 6.46742 | 6.29381 | 6.12797 | 5.96945 |
| 19 | 7.83929 | 7.59664 | 7.36578 | 7.14652 | 6.93797 | 6.73946 | 6.55037 | 6.37014 | 6.19823 | 6.03416 |
| 20 | 7.96333 | 7.70982 | 7.46944 | 7.24135 | 7.02475 | 6.81890 | 6.62313 | 6.43680 | 6.25933 | 6.09018 |

年金의 現價利子要素(PVIFA)

| | 16.0 | 16.5 | 17.0 | 17.5 | 18.0 | 18.5 | 19.0 | 19.5 | 20.0 | 20.5 |
|---|---|---|---|---|---|---|---|---|---|---|
| 1 | 0.86207 | 0.85837 | 0.85470 | 0.85106 | 0.84746 | 0.84388 | 0.84034 | 0.83682 | 0.83333 | 0.82988 |
| 2 | 1.60523 | 1.59517 | 1.58521 | 1.57537 | 1.56564 | 1.55602 | 1.54650 | 1.53709 | 1.52778 | 1.51857 |
| 3 | 2.24589 | 2.22761 | 2.20959 | 2.19181 | 2.17427 | 2.15698 | 2.13992 | 2.12309 | 2.10648 | 2.09010 |
| 4 | 2.79818 | 2.77048 | 2.74324 | 2.71643 | 2.69006 | 2.66412 | 2.63859 | 2.61346 | 2.58873 | 2.56440 |
| 5 | 3.27429 | 3.23646 | 3.19935 | 3.16292 | 3.12717 | 3.09208 | 3.05764 | 3.02382 | 2.99061 | 2.95801 |
| 6 | 3.68474 | 3.63645 | 3.58918 | 3.54291 | 3.49760 | 3.45323 | 3.40978 | 3.36721 | 3.32551 | 3.28465 |
| 7 | 4.03857 | 3.97979 | 3.92238 | 3.86631 | 3.81153 | 3.75800 | 3.70570 | 3.65457 | 3.60459 | 3.55573 |
| 8 | 4.34359 | 4.27449 | 4.20716 | 4.15154 | 4.07757 | 4.01519 | 3.95437 | 3.89504 | 3.83716 | 3.78069 |
| 9 | 4.60654 | 4.52746 | 4.45057 | 4.37578 | 4.30302 | 4.23223 | 4.16333 | 4.09627 | 4.03097 | 3.96738 |
| 10 | 4.83323 | 4.74460 | 4.65860 | 4.57513 | 4.49409 | 4.41538 | 4.33894 | 4.26466 | 4.19247 | 4.12230 |
| 11 | 5.02864 | 4.93099 | 4.83641 | 4.74479 | 4.65601 | 4.56994 | 4.48650 | 4.40557 | 4.32706 | 4.25087 |
| 12 | 5.19711 | 5.09098 | 4.98839 | 4.88918 | 4.79323 | 4.70037 | 4.61050 | 4.52349 | 4.43922 | 4.35757 |
| 13 | 5.34233 | 5.22831 | 5.11828 | 5.01207 | 4.90951 | 4.81044 | 4.71471 | 4.62217 | 4.53268 | 4.44612 |
| 14 | 5.46753 | 5.34619 | 5.22930 | 5.11666 | 5.00806 | 4.90333 | 4.80228 | 4.70474 | 4.61057 | 4.51960 |
| 15 | 5.57546 | 5.44737 | 5.32419 | 5.20567 | 5.09158 | 4.98171 | 4.87586 | 4.77384 | 4.67547 | 4.58058 |
| 16 | 5.66850 | 5.53422 | 5.40529 | 5.28142 | 5.16235 | 5.04786 | 4.93770 | 4.83167 | 4.72956 | 4.63119 |
| 17 | 5.74870 | 5.60878 | 5.47461 | 5.34589 | 5.22233 | 5.10368 | 4.98966 | 4.88006 | 4.77643 | 4.67318 |
| 18 | 5.81785 | 5.67277 | 5.53385 | 5.40076 | 5.27316 | 5.15078 | 5.03333 | 4.92055 | 4.81220 | 4.70804 |
| 19 | 5.87746 | 5.72770 | 5.58449 | 5.44745 | 5.31624 | 5.19053 | 5.07003 | 4.95444 | 4.84350 | 4.73696 |
| 20 | 5.92884 | 5.77485 | 5.62777 | 5.48719 | 5.35275 | 5.22408 | 5.10086 | 4.98279 | 4.86958 | 4.76096 |